全国高职高专药学类专业规划教材（第二轮）

药理学

（第2版）

（供药学类、中药学类专业使用）

主　编　杨丽珠　贾　雷

副主编　郭丽君　苗久旺　尹龙武　于艳华

编　者（以姓氏笔画为序）

于艳华（白城医学高等专科学校）
马正东（广东江门中医药职业学院）
王丹丹（长春医学高等专科学校）
王雯雯（呼伦贝尔职业技术学院）
尹龙武（长沙卫生职业学院）
杨丽珠（漳州卫生职业学院）
邹艳萍（四川中医药高等专科学校）
陈燕治（福建聚芝林医药连锁有限公司）
范展霞（福建中医药大学附属漳州市中医院）
苗久旺（山东中医药高等专科学校）
贾　雷（淄博职业学院）
郭丽君（漳州卫生职业学院）

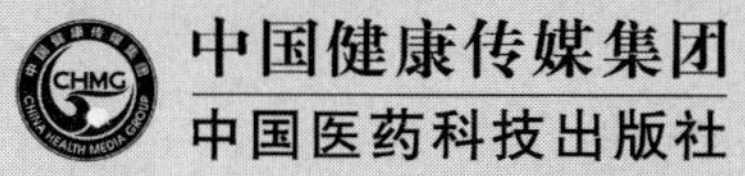

中国健康传媒集团
中国医药科技出版社

内容提要

本教材是"全国高职高专药学类专业规划教材（第二轮）"之一，根据《药理学》教学大纲的基本要求和课程特点编写而成，内容涵盖理论（共47章）和实训（共14个）两个部分，体现理实一体。每章穿插"学习目标""案例""知识链接""知识拓展""考点提示""目标检测"等模块，内容上紧密接轨国家执业药师资格考试内容，注重教考、课证融合，突出了教材的实用性和可读性。本教材为书网融合教材，即纸质教材融合了数字化教学资源（PPT课件、微课、视频等）、题库系统、数字化教学服务（在线教学、在线作业、在线考试），使教材内容立体化、生动化，便教易学。

本教材供高职高专院校药学类、中药学类专业及相关专业教学使用，也可供医药类专业技术人员自学参考用。

图书在版编目（CIP）数据

药理学／杨丽珠，贾雷主编．—2版．—北京：中国医药科技出版社，2019.7

全国高职高专药学类专业规划教材（第二轮）

ISBN 978-7-5214-0925-3

Ⅰ.①药… Ⅱ.①杨… ②贾… Ⅲ.①药理学-高等职业教育-教材 Ⅳ.①R96

中国版本图书馆CIP数据核字（2019）第116181号

美术编辑 陈君杞

版式设计 易维鑫

出版 **中国健康传媒集团**｜中国医药科技出版社

地址 北京市海淀区文慧园北路甲22号

邮编 100082

电话 发行：010-62227427 邮购：010-62236938

网址 www.cmstp.com

规格 889×1194mm 1/16

印张 31¾

字数 686千字

初版 2015年8月第1版

版次 2019年7月第2版

印次 2023年8月第3次印刷

印刷 三河市万龙印装有限公司

经销 全国各地新华书店

书号 ISBN 978-7-5214-0925-3

定价 80.00元

获取新书信息、投稿、为图书纠错，请扫码联系我们。

数字化教材编委会

主　编　杨丽珠

副主编　郭丽君　马正东

编　者（以姓氏笔画为序）

于艳华（白城医学高等专科学校）

马正东（广东江门中医药职业学院）

王丹丹（长春医学高等专科学校）

王雯雯（呼伦贝尔职业技术学院）

尹龙武（长沙卫生职业学院）

杨丽珠（漳州卫生职业学院）

邹艳萍（四川中医药高等专科学校）

范展霞（漳州市中医院）

苗久旺（山东中医药高等专科学校）

贾　雷（淄博职业学院）

夏盟恺（淄博职业学院）

郭丽君（漳州卫生职业学院）

出版说明

“全国高职高专药学类专业规划教材”于2015年8月由中国医药科技出版社出版，自出版以来得到了各院校的广泛好评。为了进一步提升教材质量、优化教材品种，使教材更好地服务于院校教学，同时为了更好地贯彻落实《国务院关于加快发展现代职业教育的决定》及《现代职业教育体系建设规划（2014—2020年）》等文件精神，在教育部、国家药品监督管理局的领导下，在上一版教材的基础上，中国医药科技出版社组织修订编写“全国高职高专药学类专业规划教材（第二轮）”。

本轮教材编写，坚持以药学类专业人才培养目标为依据，以岗位需求为导向，以技能培养为核心，以职业能力培养为根本，体现高职高专教育特色，力求满足专业岗位需要、教学需要和社会需要，着力提高药学类专业学生的实践操作能力。在坚持“三基、五性”原则基础上，强调教材的针对性、实用性、先进性和条理性。坚持理论知识“必需、够用”为度，强调基本技能的培养；体现教考结合，密切联系药学卫生专业技术资格考试（药士、药师、主管药师）和执业药师资格考试的要求；重视吸收行业发展的新知识、新技术、新方法，体现学科发展前沿，并适当拓展知识面，为学生后续发展奠定必要的基础。本轮教材建设对课程体系进行科学设计，整体优化；对上版教材中不合理的内容框架进行适当调整，内容上吐故纳新；建设书网融合教材，配套丰富的数字化教学资源。

本套规划教材（27种），其中24种为新修订教材（第2版），适合全国高职高专药学类、中药学类及其相关专业使用，也可供医药行业从业人员继续教育和培训使用。本轮教材的主要特色如下。

1. 理论适度，强化技能　教材体现高等教育的属性，使学生需要有一定的理论基础和可持续发展能力。教材内容做到理论知识“必需、够用”，强化技能培养。给学生学习和掌握技能奠定必要的、足够的理论基础，不过分强调理论知识的系统性和完整性。教材中融入足够的实训内容，将实验实训类内容与主干教材贯穿一起，体现“理实”一体。

2. 对接岗位，教考融合　本套教材体现专业培养目标，同时吸取高职教育改革成果，满足岗位需求，内容对接岗位，注重实践技能的培养。充分结合学生考取相关职业（药士、药师）资格证书和参加国家执业药师资格考试的需要，教材内容和实训项目的选取涵盖了相关的考试内容，满足考试的要求，做到教考、课证融合。

3. 工学结合，突出案例　每门教材尤其是专业技能课教材，在由教学一线经验丰富的老师组成编写团队的基础上，吸纳了部分具有丰富实践经验的企业人员参与编写，确保工作岗位上先进技术和实际案例操作内容写入教材，更加体现职业教育的职业性、实践性和开放性。本套教材通过从药品生产到药品流通、使用等各环节引入的实际案例，使其内容更加贴近岗位，让学生了解实际岗位的知识和技能需求，做到学以致用。

4. 优化模块，易教易学　教材编写模块生动、活泼，在保持教材主体框架的基础上，通过模块设计增加教材的信息量和可读性、趣味性。其中，既包含有利于教学的互动内容，也有便于学生了解相关知识背景和应用的知识链接。适当介绍新技术、新设备以及科技发展新趋势，为学生后续发展奠定必要的基础。将现代职业发展相关知识，作为知识拓展内容。

5. 书网融合，增值服务 全套教材为书网融合教材，即纸质教材与数字教材、配套教学资源、题库系统、数字化教学服务有机融合。通过“一书一码”的强关联，为读者提供全免费增值服务。按教材封底的提示激活教材后，读者可通过 PC、手机阅读电子教材和配套课程资源（PPT、微课、视频、动画、图片、文本等），并可在线进行同步练习，实时反馈答案和解析。同时，读者也可以直接扫描书中二维码，阅读与教材内容关联的课程资源（“扫码学一学”，轻松学习 PPT 课件；“扫码看一看”，即刻浏览微课、视频等教学资源；“扫码练一练”，随时做题检测学习效果），从而丰富学习体验，使学习更便捷。教师可通过 PC 在线创建课程，与学生互动，开展在线课程内容定制、布置和批改作业、在线组织考试、讨论与答疑等教学活动，学生通过 PC、手机均可实现在线作业、在线考试，提升学习效率，使教与学更轻松。此外，平台尚有数据分析、教学诊断等功能，可为教学研究与管理提供技术和数据支撑。

编写出版本套高质量的规划教材，得到了药学专家的精心指导，以及全国各有关院校领导和编者的大力支持，在此一并表示衷心感谢。希望本套教材的出版，对促进我国高职高专药学类专业教育教学改革和药学类专业人才培养做出积极贡献。希望广大师生在教学中积极使用本套教材，并提出宝贵意见，以便修订完善，共同打造精品教材。

中国医药科技出版社

2019 年 6 月

全国高职高专药学类专业规划教材（第二轮）

建设指导委员会

杨元娟（重庆医药高等专科学校）
杨文章（山东医药技师学院）
杨丽珠（漳州卫生职业学院）
何　丹（四川中医药高等专科学校）
张　虹（长春医学高等专科学校）
张　清（山东医药技师学院）
张　晶（山东医药技师学院）
张　瑜（山东医药技师学院）
张建海（重庆三峡医药高等专科学校）
张承玉（天津医学高等专科学校）
张炳盛（山东中医药高等专科学校）
张淑芳（长春医学高等专科学校）
张琳琳（山东中医药高等专科学校）
陈　文（惠州卫生职业技术学院）
陈育青（漳州卫生职业学院）
陈美燕（漳州卫生职业学院）
林美珍（漳州卫生职业学院）
郑小吉（广东江门中医药职业学院）
单松波（漳州卫生职业学院）
侯　沧（山东医药技师学院）
贾　雷（淄博职业学院）
徐传庚（山东中医药高等专科学校）
黄金敏（荆州职业技术学院）
商传宝（淄博职业学院）
彭裕红（雅安职业技术学院）
靳丹虹（长春医学高等专科学校）
魏启玉（四川中医药高等专科学校）
魏国栋（山东中医药高等专科学校）

前　言 / PREFACE

为深入贯彻落实《国务院关于印发国家职业教育改革实施方案的通知》（国发〔2019〕4 号）和《国务院关于加快发展现代职业教育的决定》（国发〔2014〕19 号）等文件精神和新要求，我们坚持以培养高素质技术技能型人才为核心，以岗位需求为导向，以技能培养为核心，以职业能力培养为根本，紧密围绕高职高专药学类专业人才的知识、技能及素质培养目标，遴选具有丰富教学经验和医药行业、企业实践经验、又有较强写作能力和教材编写经验的教师和行业专家编写本教材。

本教材是在上一版教材的基础上修订完成，并根据《药理学》的新进展吐故纳新，对不适合的内容进行了修订、增减，对上一版教材中不合理、陈旧的知识进行了纠正。本版教材内容涵盖理论和实训两个部分，包括理论 47 章和 14 个实训指导，主要供高职高专药学类专业教学使用。在教材编写过程中，我们秉承上一版教材建设的“三基”（基本理论、基本知识、基本技能）、“五性”（思想性、科学性、先进性、启发性、适用性）的原则，突出体现高职高专教育特点，力求专业特色明显、内容创新、模块优化、编排新颖、教学兼宜。在教材内容选取上，坚持做到理论知识“必需、够用”为度，重视强化技能培养，将实验、实训内容与主干教材贯穿一起，体现理实一体。在理论方面，我们主要遴选最新版的《国家基本药物目录》和《国家基本医疗保险药物目录》中的药物，同时适度拓展与药学职业岗位直接相关的新知识、新技术、新进展，紧密结合国家执业药师资格考试、职业技能鉴定相关知识，做到教考、课证融合；在实验、实训方面，紧密结合药学职业岗位工作特点，编写了药品一般知识、处方基本知识及处方调配和药品分类上架练习等实训项目，突出了药学专业特色和实践性。在教材编写形式上，优化模块，穿插“学习目标、案例、知识链接、知识拓展、考点提示、目标检测”等模块。本教材为书网融合教材，即纸质教材有机融合电子教材、教学配套资源（PPT 课件、微课、视频、动画、音频、图片等）以及题库系统、数字化教学服务（在线教学、在线作业、在线考试），有助于激发学生的学习兴趣，拓展专业知识视野，强化知识的应用和技能的培养，提高分析问题和解决问题的能力，突出了教材的实用性和可读性。

作者在编写本教材过程中得到了各参编单位的大力支持，同时参考引用了国内相关书籍资料，在此一并致谢。

本教材虽反复修改审核，但因水平有限，时间仓促，不足之处在所难免，恳切希望同行专家、广大师生提出批评和建议，以便今后不断总结和修订完善。

编　者

2019 年 4 月

目　录 / CONTENTS

第一章　绪论 …… 1

第一节　药理学的研究内容和任务 …… 1

第二节　药理学的发展史 …… 2

第三节　新药的开发与研究 …… 3

一、新药 …… 3

二、新药的来源 …… 3

三、新药的研究 …… 3

第四节　药理学的学习方法 …… 4

第二章　药物效应动力学 …… 7

第一节　药物的基本作用 …… 7

一、药物的基本作用 …… 7

二、药物作用的类型 …… 7

三、药物作用的两重性 …… 8

第二节　药物的构效关系 …… 10

第三节　药物的量效关系 …… 11

一、剂量-效应曲线 …… 11

二、量效关系中重要的药效学参数 …… 12

第四节　药物作用机制 …… 13

第五节　受体学说 …… 14

一、受体概念及特性 …… 14

二、药物与受体的相互作用 …… 14

三、受体的类型及细胞内信号转导 …… 15

四、受体的调节 …… 16

第三章　药物代谢动力学 …… 19

第一节　药物的跨膜转运 …… 19

一、被动转运 …… 19

二、主动转运 …… 20

第二节　药物的体内过程 …… 20

一、吸收 …… 20

二、分布 …… 21

三、代谢 …… 23

四、排泄 …… 24
第三节　药物代谢动力学的基本概念 …… 25
一、血药浓度-时间曲线 …… 25
二、药物消除动力学过程 …… 26
三、常用的药动学参数及意义 …… 27
四、多次给药的血药浓度变化 …… 28

第四章　影响药物作用的因素及合理用药原则 …… 32
第一节　药物方面的因素 …… 32
一、药物剂量 …… 32
二、药物剂型 …… 32
三、给药途径 …… 32
四、给药时间与次数 …… 33
五、药物的相互作用 …… 33
第二节　机体方面的因素 …… 34
一、年龄 …… 34
二、性别 …… 34
三、遗传因素 …… 35
四、病理状态 …… 36
五、心理因素 …… 36
第三节　反复用药引起的机体反应性变化 …… 36
一、耐受性与耐药性 …… 36
二、药物依赖性 …… 37
第四节　合理用药原则 …… 37
一、明确诊断 …… 38
二、根据药理学知识选药 …… 38
三、个体化治疗 …… 38
四、对因与对症治疗并重 …… 38
五、及时调整用药方案 …… 38

第五章　传出神经系统药理概论 …… 40
第一节　传出神经系统分类 …… 40
一、按解剖学分类 …… 40
二、按化学递质分类 …… 40
三、传出神经递质的体内过程 …… 41
第二节　传出神经系统受体的类型、分布及其效应 …… 42
一、胆碱受体 …… 42
二、肾上腺素受体 …… 42
三、多巴胺受体 …… 43
第三节　传出神经系统药物的作用方式 …… 44
一、直接作用于受体 …… 44
二、影响递质的化学传递 …… 44

第四节　传出神经系统药物的分类 …… 44

第六章　拟胆碱药 …… 47
第一节　胆碱受体激动药 …… 47
一、M、N 胆碱受体激动药 …… 47
二、M 胆碱受体激动药 …… 47
第二节　抗胆碱酯酶药和胆碱酯酶复活药 …… 49
一、可逆性抗胆碱酯酶药 …… 49
二、难逆性抗胆碱酯酶药 …… 51

第七章　胆碱受体阻断药 …… 55
第一节　M 胆碱受体阻断药 …… 55
一、阿托品及阿托品类生物碱 …… 55
二、阿托品的合成代用品 …… 58
第二节　N 胆碱受体阻断药 …… 59
一、N_1受体阻断药 …… 59
二、N_2受体阻断药 …… 59

第八章　肾上腺素受体激动药 …… 63
第一节　构效关系及分类 …… 63
第二节　α、β 受体激动药 …… 64
一、肾上腺素 …… 64
二、其他 α、β 受体激动药 …… 66
第三节　α 受体激动药 …… 67
一、去甲肾上腺素 …… 67
二、其他 α 受体激动药 …… 68
第四节　β 受体激动药 …… 68

第九章　肾上腺素受体阻断药 …… 72
第一节　α 受体阻断药 …… 72
一、非选择性 α 受体阻断药 …… 72
二、选择性 α 受体阻断药 …… 74
第二节　β 受体阻断药 …… 74
一、非选择性 β 受体阻断药 …… 76
二、选择性 β_1受体阻断药 …… 76
三、α、β 受体阻断药 …… 76

第十章　麻醉药 …… 79
第一节　局部麻醉药 …… 79
一、局麻药的药理作用 …… 79
二、局麻药的应用方法 …… 80

三、常用局麻药 …… 81
第二节 全身麻醉药 …… 84
一、吸入麻醉药 …… 84
二、静脉麻醉药 …… 85
三、复合麻醉 …… 85

第十一章 镇静催眠药 …… 88
第一节 苯二氮䓬类 …… 88
第二节 巴比妥类 …… 91
第三节 其他类 …… 92

第十二章 抗癫痫药及抗惊厥药 …… 96
第一节 抗癫痫药 …… 97
一、常用抗癫痫药 …… 97
二、抗癫痫药的应用原则 …… 99
第二节 抗惊厥药 …… 100

第十三章 治疗中枢神经系统退行性疾病药 …… 103
第一节 抗帕金森病药 …… 103
一、中枢拟多巴胺类药 …… 103
二、中枢抗胆碱药 …… 106
第二节 治疗阿尔茨海默病药 …… 107

第十四章 抗精神失常药 …… 110
第一节 抗精神病药 …… 110
一、吩噻嗪类 …… 111
二、硫杂蒽类 …… 113
三、丁酰苯类 …… 114
四、其他抗精神病药物 …… 114
第二节 抗躁狂症药和抗抑郁症药 …… 115
一、抗躁狂症药 …… 115
二、抗抑郁症药 …… 116

第十五章 镇痛药 …… 121
第一节 阿片生物碱类镇痛药 …… 122
第二节 人工合成镇痛药 …… 124
一、阿片受体激动药 …… 124
二、阿片受体部分激动药 …… 126
第三节 其他镇痛药 …… 127
第四节 阿片受体阻断药 …… 127

第十六章　解热镇痛抗炎药 …… 131
第一节　概述 …… 131
一、解热作用 …… 132
二、镇痛作用 …… 132
三、抗炎抗风湿作用 …… 133
第二节　常用解热镇痛抗炎药 …… 133
一、非选择性环氧酶抑制剂 …… 133
二、选择性环氧酶-2 抑制剂 …… 136
三、常用解热镇痛抗炎药复方制剂 …… 137

第十七章　中枢兴奋药及促大脑功能恢复药 …… 140
第一节　中枢兴奋药 …… 140
一、主要兴奋大脑皮层的药物 …… 140
二、兴奋延髓呼吸中枢药物 …… 141
第二节　促大脑功能恢复药 …… 142

第十八章　抗高血压药 …… 144
第一节　抗高血压药物的分类 …… 144
第二节　常用抗高血压药 …… 145
一、利尿药 …… 145
二、钙通道阻滞药 …… 147
三、血管紧张素转化酶抑制药 …… 148
四、血管紧张素Ⅱ受体阻断药 …… 149
五、β 受体阻断药 …… 149
第三节　其他抗高血压药 …… 151
一、α_1受体阻断药 …… 151
二、中枢性降压药 …… 151
三、神经节阻断药 …… 152
四、去甲肾上腺素能神经末梢阻断药 …… 152
五、血管扩张药 …… 153

第十九章　抗心绞痛药 …… 157
第一节　硝酸酯类 …… 158
第二节　β 受体阻断药 …… 160
第三节　钙通道阻滞药 …… 161

第二十章　抗动脉粥样硬化药 …… 164
第一节　调血脂药 …… 164
一、影响胆固醇吸收药 …… 165
二、主要降低三酰甘油和胆固醇的药物 …… 166
三、羟甲基戊二酰辅酶 A 还原酶抑制剂 …… 167

第二节　抗氧化剂 …… 168
第三节　多烯脂肪酸类 …… 168
第四节　保护动脉内皮药 …… 168

第二十一章　抗心律失常药 …… 171
第一节　心律失常的电生理学基础 …… 171
一、正常心肌电生理 …… 171
二、心律失常发生的机制 …… 173
第二节　抗心律失常药的作用机制与分类 …… 174
一、抗心律失常药的作用机制 …… 174
二、抗心律失常药的分类 …… 174
第三节　常用抗心律失常药 …… 175
一、Ⅰ类药——钠通道阻滞药 …… 175
二、Ⅱ类药——β 受体阻滞药 …… 177
三、Ⅲ类药——延长动作电位时程药 …… 178
四、Ⅳ类药——钙通道阻滞药 …… 179

第二十二章　抗慢性心功能不全药 …… 182
第一节　强心苷类正性肌力药 …… 183
第二节　非苷类正性肌力药 …… 187
一、拟交感神经药 …… 187
二、磷酸二酯酶抑制药 …… 187
第三节　减轻心脏负荷药 …… 187
一、利尿药 …… 187
二、扩血管药 …… 188
第四节　肾素-血管紧张素系统抑制药 …… 188
一、血管紧张素转化酶抑制药 …… 188
二、血管紧张素Ⅱ受体阻断药 …… 189
第五节　β 受体阻断药 …… 189

第二十三章　利尿药和脱水药 …… 193
第一节　利尿药 …… 193
一、利尿药的作用机制 …… 193
二、利尿药的分类 …… 195
三、常用利尿药 …… 195
第二节　脱水药 …… 199

第二十四章　抗过敏药 …… 204
第一节　抗组胺药 …… 204
第二节　钙剂 …… 208

第二十五章　消化系统疾病用药 …… 211
第一节　助消化药 …… 211
第二节　治疗消化性溃疡的药物 …… 212
一、抗酸药 …… 212
二、抑制胃酸分泌药 …… 212
三、胃黏膜保护药 …… 215
四、抗幽门螺杆菌药 …… 216
第三节　胃肠运动功能调节药 …… 216
一、胃肠动力药 …… 216
二、胃肠解痉药 …… 217
第四节　泻药和止泻药 …… 217
一、泻药 …… 217
二、止泻药 …… 219

第二十六章　呼吸系统疾病用药 …… 223
第一节　平喘药 …… 223
一、β_2受体激动药 …… 223
二、茶碱类药物 …… 224
三、M 胆碱受体阻断药 …… 225
四、过敏介质阻滞药 …… 226
五、肾上腺皮质激素类药物 …… 227
第二节　镇咳药 …… 228
一、中枢性镇咳药 …… 228
二、外周性镇咳药 …… 229
第三节　祛痰药 …… 229
一、痰液稀释药 …… 229
二、黏痰溶解药 …… 230
三、黏痰调节药 …… 230

第二十七章　作用于子宫平滑肌的药物 …… 234
第一节　子宫平滑肌兴奋药 …… 234
一、垂体后叶素类 …… 235
二、前列腺素类 …… 236
三、麦角碱类 …… 237
第二节　子宫平滑肌抑制药 …… 237
一、钙通道阻滞药 …… 238
二、肾上腺素受体激动药 …… 238
三、硫酸镁 …… 238
四、前列腺素合成酶抑制剂 …… 238
五、缩宫素受体阻断药 …… 238

第二十八章　血液及造血系统疾病用药 …… 241
第一节　抗贫血药 …… 241
一、铁剂 …… 242
二、维生素类 …… 243
三、基因重组类 …… 244
第二节　促凝血药与抗凝血药 …… 244
一、凝血系统与纤溶系统 …… 244
二、促凝血药 …… 244
三、抗凝血药 …… 246
四、溶栓药 …… 248
第三节　促白细胞增生药 …… 251
第四节　血浆代用品 …… 252

第二十九章　肾上腺皮质激素类药 …… 257
第一节　糖皮质激素类药 …… 257
第二节　盐皮质激素 …… 264

第三十章　甲状腺激素类药及抗甲状腺药 …… 268
第一节　甲状腺激素类药 …… 269
第二节　抗甲状腺药 …… 271
一、硫脲类 …… 271
二、碘及碘化物 …… 273
三、放射性碘 …… 274
四、β 受体阻断药 …… 274

第三十一章　胰岛素及口服降糖药 …… 278
第一节　胰岛素 …… 278
第二节　口服降糖药 …… 280
一、磺酰脲类 …… 281
二、双胍类 …… 282
三、α-葡萄糖苷酶抑制剂 …… 282
四、胰岛素增敏剂 …… 283
五、新型促胰岛素分泌药物 …… 283

第三十二章　性激素类药和影响生殖功能药 …… 286
第一节　性激素类药 …… 286
一、雌激素类及抗雌激素类药 …… 286
二、孕激素类药 …… 289
三、雄激素类药和同化激素类药 …… 289
第二节　抗生育药 …… 291
一、避孕药 …… 291

二、抗早孕药 …… 292

第三十三章　抗微生物药概论 …… 295
第一节　常用术语 …… 295
第二节　抗菌药作用机制 …… 296
第三节　细菌的耐药性及耐药机制 …… 297
一、细菌耐药性 …… 297
二、产生耐药性的机制 …… 297

第三十四章　抗生素 …… 300
第一节　β-内酰胺类抗生素 …… 300
一、青霉素类抗生素 …… 301
二、头孢菌素类抗生素 …… 303
三、新型β-内酰胺类抗生素 …… 304
第二节　大环内酯类、林可霉素类及其他抗生素 …… 305
一、大环内酯类抗生素 …… 305
二、林可霉素类抗生素 …… 307
三、万古霉素类抗生素 …… 307
第三节　氨基糖苷类及多黏菌素类抗生素 …… 308
一、氨基糖苷类抗生素 …… 308
二、多黏菌素类抗生素 …… 309
第四节　四环素类抗生素及氯霉素 …… 310
一、四环素类抗生素 …… 310
二、氯霉素 …… 311

第三十五章　人工合成抗菌药 …… 319
第一节　喹诺酮类药物 …… 319
一、喹诺酮药物共性 …… 319
二、常用氟喹诺酮类药物 …… 321
第二节　磺胺类药物和甲氧苄啶 …… 322
一、磺胺类药物的共性 …… 322
二、常用磺胺类药物 …… 324
三、甲氧苄啶及其复方制剂 …… 324
第三节　其他合成抗菌药 …… 325
一、硝基咪唑类 …… 325
二、硝基呋喃类 …… 326

第三十六章　抗结核病药及抗麻风病药 …… 330
第一节　抗结核病药 …… 330
一、常用一线抗结核病药 …… 331
二、其他二线抗结核病药 …… 333

三、抗结核病药的应用原则 …… 334
第二节 抗麻风病药 …… 335

第三十七章 抗真菌药 …… 339
第一节 抗深部真菌药 …… 340
第二节 抗浅部真菌药 …… 341
第三节 广谱抗真菌药 …… 342

第三十八章 抗病毒药 …… 346
第一节 概述 …… 346
第二节 常用药物 …… 347
一、抗呼吸道病毒药 …… 347
二、抗疱疹病毒药 …… 348
三、抗肝炎病毒药 …… 349
四、抗人类免疫缺陷病毒药 …… 349

第三十九章 消毒防腐药 …… 352
第一节 概述 …… 352
一、消毒药的概念 …… 352
二、消毒药的作用机制 …… 352
三、消毒防腐药的应用 …… 352
第二节 常用药物 …… 353
一、酚类 …… 353
二、醇类 …… 353
三、醛类 …… 354
四、酸类 …… 354
五、卤素类 …… 354
六、氧化剂 …… 355
七、表面活性剂 …… 355
八、染料类 …… 355
九、其他 …… 356

第四十章 抗菌药的合理应用 …… 359
第一节 抗菌药临床应用的基本原则 …… 359
一、严格掌握用药指征 …… 359
二、重视病原学检查 …… 359
三、合理制订抗菌药物治疗方案 …… 360
四、根据患者生理病理特点选药 …… 361
五、严格控制抗菌药的预防应用 …… 363
第二节 抗菌药的联合应用 …… 364
一、联合用药目的 …… 364

二、联合用药的适应证 …… 364
三、联合用药中药物的相互作用 …… 365

第四十一章 抗寄生虫病药 …… 368
第一节 抗疟药 …… 368
一、疟原虫的生活史及抗疟药的作用环节 …… 368
二、常用抗疟药 …… 370
第二节 抗阿米巴病药和抗滴虫病药 …… 372
一、抗阿米巴病药 …… 372
二、抗滴虫病药 …… 373
第三节 抗血吸虫病药 …… 373
第四节 抗丝虫病药 …… 373
第五节 抗肠蠕虫病药 …… 374

第四十二章 抗恶性肿瘤药物 …… 377
第一节 概述 …… 377
一、肿瘤细胞增殖周期 …… 377
二、抗恶性肿瘤药的分类 …… 378
三、抗恶性肿瘤药物的主要不良反应 …… 379
第二节 常用抗恶性肿瘤药 …… 380
一、干扰核酸合成的药物 …… 380
二、直接影响 DNA 结构与功能的药物 …… 381
三、干扰转录过程和阻止 RNA 合成的药物 …… 383
四、干扰蛋白质合成与功能的药物 …… 383
五、影响体内激素平衡的药物 …… 384

第四十三章 免疫功能调节药 …… 388
第一节 免疫抑制药 …… 388
第二节 免疫增强药 …… 391

第四十四章 维生素类及矿物缺乏用药 …… 395
第一节 维生素类 …… 395
一、水溶性维生素 …… 395
二、脂溶性维生素 …… 397
第二节 矿物缺乏用药 …… 399
第三节 其他维生素类及矿物缺乏用药 …… 400

第四十五章 临床各科用药 …… 403
第一节 老年病用药 …… 403
一、骨质疏松、骨质增生用药 …… 404
二、前列腺增生用药 …… 407

三、延缓衰老药 …… 408
第二节 皮肤科用药 …… 409
一、止痛、止痒药 …… 410
二、抗皮肤感染药 …… 410
三、抗皮脂溢出药 …… 411
四、其他皮肤科用药 …… 411
第三节 眼科用药 …… 411
一、抗感染药物 …… 412
二、干眼症用药 …… 412
三、白内障用药 …… 413
四、消炎眼科用药 …… 413
五、青光眼用药 …… 413
第四节 耳鼻喉科和口腔科用药 …… 413
第五节 妇产科外用药 …… 415

第四十六章 生物制品 …… 420
第一节 概述 …… 420
一、生物制品的定义 …… 420
二、生物制品的分类 …… 421
三、生物制品的保管 …… 422
四、生物制品的应用注意 …… 422
第二节 常用生物制品 …… 423
一、预防用生物制品 …… 423
二、治疗用生物制品 …… 424
三、体内诊断制剂 …… 426
四、微生态制剂 …… 426

第四十七章 其他类药物 …… 431
第一节 电解质和酸碱平衡调节药 …… 431
一、电解质 …… 431
二、酸碱平衡调节药 …… 433
第二节 调节生活质量药 …… 434
一、抗肥胖症药 …… 434
二、调节性功能药 …… 435

实训指导 …… 438
实训一 药理学动物实验的基本知识与技术 …… 438
实训二 不同剂量对药物作用的影响 …… 447
实训三 不同给药途径对药物作用的影响 …… 448
实训四 药物血浆半衰期（$t_{1/2}$）的测定 …… 449
实验五 传出神经系统药物对家兔肠离体平滑肌的影响 …… 451

实验六　传出神经系统药物对动物血压的影响 …… 452
实训七　镇静催眠药的抗惊厥作用 …… 453
实训八　镇痛药的镇痛作用比较 …… 453
实训九　强心苷对离体蛙心的作用 …… 454
实训十　利尿药对家兔尿量的影响 …… 455
实训十一　氢化可的松的抗炎作用 …… 456
实训十二　链霉素的急性中毒及解救方法 …… 457
实训十三　处方基本知识及处方调配 …… 458
实训十四　药品一般知识及药品分类上架练习 …… 466

目标检测参考答案 …… 471

参考文献 …… 483

第一章

绪　论

扫码"学一学"

学习目标

知识要求

1. 掌握药物、药理学、药效学、药动学的概念。
2. 熟悉药理学的性质与任务。
3. 了解新药研究程序。

扫码"看一看"

第一节　药理学的研究内容和任务

药物（drug）是指能影响机体组织器官生理、生化功能及（或）细胞代谢过程，用以预防、诊断、治疗疾病和计划生育的化学物质。根据其来源可分为三类：天然药物、化学合成药物和基因工程药物。

知识链接

处方药与非处方药

处方药（prescription drug）是指必须凭执业医师或执业助理医师处方才可购买和使用的药品。处方药的用药方法、用药时间都有特殊要求，必须在医生指导下才可使用。

非处方药（over the counter drug，OTC）指不需要凭执业医师或执业助理医师处方，可按药品说明书自行判断、购买和使用的药品。分为甲、乙类，甲类在药店药师的指导下购买和使用；乙类可在超市等地方购买。

考点提示：药物、药理学的概念。

药理学（pharmacology）是研究药物与机体（包含病原体）之间相互作用及作用机制的科学。药理学研究的内容主要包括两方面：①研究药物对机体的作用及其规律，称为药物效应动力学（pharmacodynamics，简称药效学）；②研究机体对药物的作用及其规律，称为药物代谢动力学（pharmacokinetics，简称药动学）。药效学和药动学在体内同时进行并相互

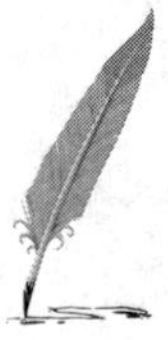

联系。

药理学的学科任务是阐明药物作用及作用机制，为临床合理应用、发挥药物最佳疗效、减少不良反应的发生提供理论基础，为研究开发新药、发现药物新用途以及探索生命现象的本质提供科学依据。

药理学与基础医学、临床医学、药学有着广泛而密切的联系，是医学教育的一门重要专业（专业基础）课程。药理学以生理学、生物化学、病理学和病原微生物学等学科的理论知识为基础，在阐明药效学和药动学的基础上，为指导临床合理用药提供理论依据，所以，药理学是基础医学与临床医学、医学与药学之间的桥梁学科，对医学及药学的实践和发展都具有十分重要的意义。

第二节　药理学的发展史

从远古时代起人们为了生存从生活经验中获知某些天然物质可以治疗疾病与伤痛，如饮酒止痛、大黄导泻、麻黄止喘、柳皮退热等，这是药物的起源。随着人们医药实践经验的积累和药物品种的不断发现，专门记载药物知识的书籍开始出现，如公元一世纪前后的《神农本草经》，是我国最早的一部药物学专著，该书收载药物 365 种，其中不少药物仍沿用至今。唐代（公元659 年）的《新修本草》，共收载药物 884 种，是我国乃至世界上第一部由政府颁发的药典。明朝李时珍的《本草纲目》（1596 年）在药物学发展史上具有巨大贡献，是我国传统医学的经典著作，全书共 52 卷，收载药物 1892 种，插图 1160 幅，药方 11 000 余条，是现今研究中药的必读书籍，在国际上有七种文字译本流传。

药理学作为一门现代科学的发展是从 19 世纪开始的，与其他现代科学技术的发展紧密相连。19 世纪初，化学、生理学的发展，为实验药理学的研究和发展奠定了基础。意大利生理学家 F. Fontana（1720—1805）通过动物实验对千余种药物进行了毒性测试，得出了天然药物都有其活性成分，可选择性作用于机体某个部位而引起反应的客观结论，这一结论为德国化学家 F. W. Scrturner（1783—1841）首先从罂粟中分离提纯吗啡所证实。法国人 F. Magendi 用青蛙实验，确定了士的宁的作用部位在脊髓，这些研究提供了药理学的实验研究方法。1932 年，德国人 Dompagk 发现磺胺类药物可治疗细菌感染。1940 年，英国人 Flory 在 H. W. Fleming 研究基础上，从青霉菌培养液中分离出青霉素，开始将抗生素应用于临床，促进了化学治疗药物的发展。

知识链接

1932 年，德国化学家多马克合成了红色偶氮化合物百浪多息——第一个磺胺药。为了证实百浪多息的杀菌效果，多马克做了一个实验：给健康的小鼠注射溶血性链球菌，然后将这些小鼠分成两组，甲组注射百浪多息，乙组作对照，结果乙组小鼠很快全部死亡，甲组小鼠有的存活，有的即使死亡但生存时间延长，这一发现轰动了全世界的医药界。

多马克于 1939 年被授予诺贝尔医学奖，由于当时德国正处在法西斯统治之下，他没能亲自接受这个奖项，直到第二次世界大战结束，才赶到瑞典斯德哥尔摩正式领取诺贝尔奖。

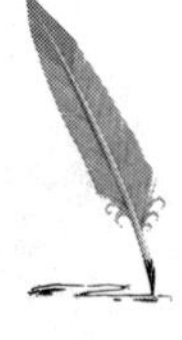

近年来，随着自然科学技术及生理学、生物化学、细胞生物学、分子生物学等学科的发展，特别是单克隆、基因重组等技术的发展，药理学由只与生理学有联系的单一学科发展成为与生物化学、分子生物学等多学科紧密联系的一门综合学科。在药理学的深度和广度方面，出现了许多的药理学的分支学科，如神经药理学、免疫药理学、遗传药理学、分子药理学、量子药理学、时辰药理学、临床药理学等。

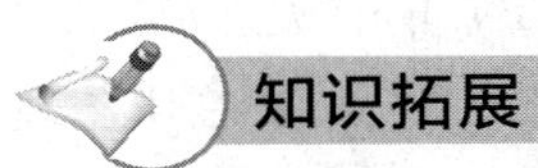

知识拓展

时辰药理学

时辰药理学是自20世纪50年代开始研究，近年来得到迅速发展的一门边缘学科。经研究证实，很多药物的作用与人们的生物节律有着极其密切的关系。同种药物同等剂量因给药时间不同，作用也可能不同。运用时辰药理学知识制定合理的用药方案，对提高药物疗效，降低不良反应具有重要的临床价值。

第三节　新药的开发与研究

一、新药

新药是指化学结构、药品组分或药理作用不同于现有药品的药物。2015年对新药的概念进行了更改，新药系指未曾在中国境内外上市销售的药品。对已上市药品改变剂型、改变给药途径、增加新适应证的药品注册按照新药申请的程序申报。

二、新药的来源

主要包括：①分离、提取、改造动植物药物的有效成分；②定向合成新的化合物；③内源性活性物质的模拟合成和改造；④对已知化合物进行结构修饰；⑤人工导向药物；⑥应用生物技术和基因重组方法制备。

三、新药的研究

新药的研究是药理学中一项既有很强的理论性又有重大实践意义的科学，主要分为临床前研究、临床试验和新药监测期。

（一）临床前研究

临床前研究包括药物的合成工艺、提取方法、理化性质及纯度、剂型选择、处方筛选、制备工艺、检验方法、质量指标、稳定性、药理、毒理、动物药代动力学研究等。中药制剂还包括原药材的来源、加工及炮制等的研究；生物制品还包括菌毒种、细胞株、生物组织等起始原材料的来源、质量标准、保存条件、生物学特征、遗传稳定性及免疫学的研究等。

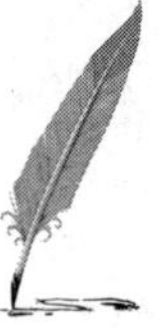

临床前研究应当执行有关管理规定，其中安全性评价研究必须执行《药物非临床研究质量管理规范》（good laboratory practice ，GLP）。新药临床前研究须经所在地省、自治区、

直辖市药品监督管理机构审批后，才能进行临床试验。

（二）临床试验

临床试验是以人为对象，研究药物在人体内作用规律，目的是对新药在人体内的安全性及有效性进行评价。

新药的临床试验（包括生物等效性试验）分为Ⅰ、Ⅱ、Ⅲ、Ⅳ期，临床试验的病例数应符合统计学要求和《药品临床试验规范》（good clinical practice，GCP）的有关规定。

1. Ⅰ期临床试验 其对象为健康成年志愿者，总例数为20～30例，是初步的临床药理学及人体安全性评价试验。观察人体对于新药的耐受程度和药代动力学，为制定给药方案提供依据。

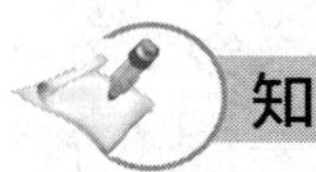

知识拓展

双盲法实验

双盲法实验中试验者与受试者都不清楚所服用的药物是试验药还是对照安慰剂。可使受试者对药物的治疗效果与不良反应的描述、试验者对各种反应的记录尽可能客观。它是一种排除试验者与受试者主观偏见行的有效方法，在临床试验中占有重要地位。

2. Ⅱ期临床试验 其对象为新药的适应证患者，多采用随机双盲法对照试验，病例数不少于100例，其目的是初步评价药物对目标适应证患者的治疗作用和安全性，也包括为Ⅲ期临床试验的研究设计和给药剂量方案的确定提供依据。

3. Ⅲ期临床试验 是治疗作用确定阶段，其病例数不少于300例。其目的是进一步验证药物对适应证患者的治疗作用和安全性，评价利益与风险关系，最终为药物注册申请的审查提供充分的依据。一般采用随机双盲法对照试验。

4. Ⅳ期临床实验 是新药上市后应用研究阶段。其目的是在广泛使用情况下考察药物的疗效和不良反应，评价在普通或者特殊人群中使用药物的利益与风险以及改进给药剂量等。

生物等效性试验是指用生物利用度研究的方法，以药代动力学参数为指标，比较同一种药物的相同或者不同剂型的制剂，在相同的试验条件下，其活性成分吸收程度和速度有无统计学差异的人体试验。

（三）新药监测期

国家食品药品监督管理局根据保护公众健康的要求，可以对批准生产的新药品种设立监测期。监测期自新药批准生产之日起计算，最长不得超过5年。

药品生产、经营、使用及检验、监督单位发现新药存在严重质量问题、严重或者非预期的不良反应时，应当及时向省、自治区、直辖市药品监督管理部门报告。省、自治区、直辖市药品监督管理部门收到报告后应当立即组织调查，并报告国家药品监督管理局。

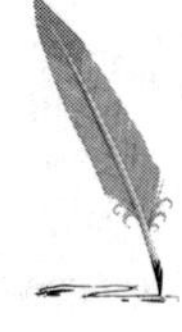

第四节　药理学的学习方法

通过药理学的学习，应掌握药理学的基本概念、基本理论和基本内容，以及药物的分类和各类代表药的药理作用、作用机制、临床应用、主要不良反应及其防治；熟悉各类常用药物的药理作用特点、主要临床应用；了解各类相关药物的作用特点。

学习药理学应注意：①药理学是一门桥梁课程，药理学与生理学、微生物学、生物化学、病理学等医学基础学科密切联系，因此，要注意加强医学基础学科理论知识的学习，以便加深对药物作用的理解和掌握。②药理学内容丰富，药物品种多，甚至一类药物多达数十种。应注意掌握代表药物，熟悉或了解同类药物或相关药物的特点，比较与代表药的异同。③新药不断涌现，疾病谱在不断发生变化，机体（包括病原体）与药物之间相互作用规律处于动态变化之中，人类对疾病或药物的认识处于一个逐渐深化的过程。面对千变万化的客观世界，应注意知识更新，应用选择性高、疗效好，不良反应少的药物，更好地为防病治病服务。

目标检测

一、最佳选择题（每题的备选项中，只有1个最佳答案）

1. 药理学是一门重要的医学基础课程，是因为它（ ）
   A. 具有桥梁学科的性质
   B. 阐明药物作用机制
   C. 改善药物质量，提高疗效
   D. 可为指导临床合理用药提供理论基础
   E. 可为开发新药提供实验资料和理论依据
2. 药物是（ ）
   A. 能干扰细胞代谢活动的化学物质
   B. 是具有滋补营养、保健康复作用的物质
   C. 能改变细胞代谢的化学物质
   D. 能影响或者查明机体组织器官生理、生化功能和病理状态，用以预防、诊断、治疗疾病和计划生育的化学物质
   E. 能影响机体生理功能的物质
3. 药理学（ ）
   A. 是研究药物代谢动力学的学科
   B. 是研究药物效应动力学的学科
   C. 是与药物有关的生理学科
   D. 是研究药物的学科
   E. 研究药物与机体之间相互作用及作用机制的学科
4. 药物效应动力学（药效学）研究的内容是（ ）
   A. 药物的临床效果
   B. 药物在体内的过程
   C. 药物对机体的作用及作用规律
   D. 影响药物疗效的因素
   E. 药物的作用机制
5. 药动学研究的是（ ）
   A. 药物在体内的变化
   B. 药物作用的动态规律
   C. 药物的作用机制
   D. 药物作用强度随时间、剂量变化的规律

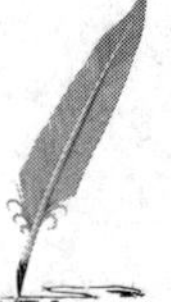

E. 药物在体内的吸收、分布、生物转化和排泄过程及其规律

6. 新药临床试验的主要任务是（　　）

A. 实行双盲给药　　B. 选择病人

C. 合理应用药物　　D. 对药物的安全性及有效性进行评价

E. 计算有关试验数据

二、配伍选择题（每题备选项在前，试题在后。每组若干题。每组题均对应同一组备选项，每题只有一个正确答案。每个备选项可重复选用，也可不选用）

［7～10］

A. 药物　　B. 药理学　　C. 药效学

D. 药动学　　E. 新药

7. 防治和诊断疾病的化学物质（　　）

8. 研究药物对机体作用及机制（　　）

9. 研究药物的体内过程（　　）

10. 研究药物与机体的相互作用规律（　　）

扫码“练一练”

三、多项选择题（每题的备选项中有2个或2个以上正确答案）

11. 新药指的是（　　）

A. 指未曾在中国境内外上市销售的药品　　B. 已生产的药品改变剂型

C. 增加新的适应证的药物　　D. 改成复方制剂

E. 指化学结构、药品组分或药理作用不同于现有药品的药物

四、思考题

解释下列概念：药物、药理学、药物效应动力学、药物代谢动力学、新药。

（杨丽珠）

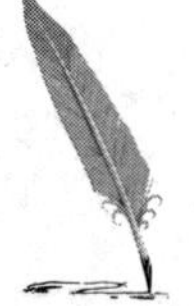

扫码“学一学”

第二章

药物效应动力学

学习目标

知识要求

1. 掌握药物的防治作用及不良反应，以及药物的量效曲线及意义。
2. 熟悉受体学说及其机制。
3. 了解药物的主要作用机制。

技能要求

1. 学会解释药物的不良反应及预防措施。
2. 学会分析用药剂量和效应的关系。

药物效应动力学（药效学），是研究药物对机体的作用及作用机制，为临床合理用药和新药研究提供理论依据的科学。

第一节 药物的基本作用

药物作用（drug action）指药物与机体细胞间的初始作用。药理效应（pharmacological effect）指药物与机体相互作用引起的机体生理、生化功能或形态的变化，是药物作用的结果。

一、药物的基本作用

药物的基本作用包括兴奋作用和抑制作用。凡能使机体生理生化功能增强的药物作用称为兴奋作用，如肌肉收缩、心率加快、酶的活性增强等；反之使机体生理生化功能减弱的药物作用称为抑制作用，如肌肉松弛、心率减慢、酶活性降低等。两者在一定条件下可以相互转化，如中枢神经系统过度兴奋可导致惊厥，持续惊厥可转变为衰竭性抑制，甚至死亡。

二、药物作用的类型

（一）局部作用和吸收作用

1. 局部作用（local action） 药物在吸收进入血液循环之前在用药局部产生的作用称为局部作用，如乙醇、碘酊对皮肤黏膜的消毒作用，口服硫酸镁在肠道产生的导泻作用。

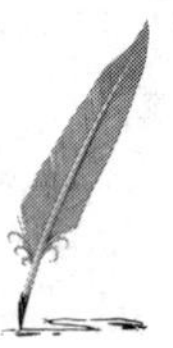

2. 吸收作用（absorptive action） 药物进入血液循环后分布到组织器官而发挥的作用称为吸收作用，也称全身作用。如口服阿司匹林的退热作用，注射硫酸镁的降压作用和抗惊厥作用。

（二）直接作用和间接作用

1. 直接作用 指药物在所分布的组织器官直接产生的作用，又称为原发作用。如强心苷能选择性加强心肌收缩力，增加衰竭心脏的排出量，此作用为强心苷的直接作用。

2. 间接作用 指由药物的直接作用引发的其他作用，又称为继发作用。如强心苷在增强心肌收缩力，增加心排出量的同时，可反射性提高迷走神经的兴奋性，导致心率减慢，此作用为强心苷的间接作用。

（三）药物作用的选择性

药物在治疗剂量时对某些器官或组织发生明显作用，而对其他器官或组织的作用较小或不发生作用，称为药物的选择性（selective action）。药物的选择性与药物的体内分布、机体组织细胞的结构及生理生化功能等有关。如抗慢性心功能不全药物地高辛，对心肌的选择性较强，很小剂量即可产生正性肌力作用，而对骨骼肌则无影响。

药物的选择性是临床选药的依据，一般而言，选择性高的药物不良反应较少，但作用范围及应用较窄；选择性低的药物，不良反应较多，作用及应用范围较广。如阿托品对腺体、胃肠道平滑肌、心脏、血管及中枢神经系统都有作用，可用于治疗多种疾病，也可导致多种不良反应。另外药物的选择性是相对的，与用药剂量有关，如治疗量的地高辛增强心肌的收缩力，但随着剂量的增加，对中枢神经系统也会产生影响，甚至造成毒性反应，因此临床用药过程中，应严格掌握药物的剂量。

三、药物作用的两重性

药物的作用具有两重性，即防治作用和不良反应。

（一）防治作用（therapeutic action）

包括预防作用和治疗作用。

1. 预防作用（preventive effect） 指提前用药以防止疾病或症状发生的作用，如服用小剂量阿司匹林用于防治血栓性疾病。

2. 治疗作用（therapeutic action） 指符合用药目的，有利于防病治病的作用。一般分为对因治疗与对症治疗。

（1）对因治疗（etiological treatment） 用药目的在于消除原发致病因子，彻底治愈疾病，称为对因治疗或治本，如用化疗药物杀灭病原微生物以控制感染。

（2）对症治疗（symptomatic treatment） 用药目的在于消除或缓解疾病的症状，但不能消除病因，称对症治疗或治标，如应用解热镇痛药使发热患者体温下降，高血压患者服用降压药降低血压等。

对因治疗固然重要，但对某些严重危及病人生命的症状，采取对症治疗也是非常重要的。如休克、高热、心力衰竭、脑水肿、惊厥等应及时采取对症治疗，以防病情恶化，为对因治疗争取时间。临床用药时应采用“急则治标，缓则治本，标本兼治”的原则。

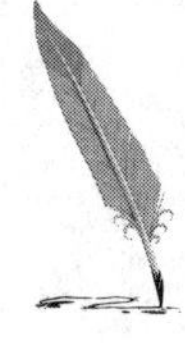

（3）补充治疗（supplementary therapy） 又称替代疗法（replacement therapy）。用药目的在于补充体内营养物质或代谢物质的不足，如维生素 C 用于治疗坏血病，铁剂用于治疗

缺铁性贫血等，补充治疗不能祛除原发病灶，需要进一步进行对因治疗。

（二）药物不良反应（adverse drug reactions）

指不符合用药目的且给患者带来痛苦甚至危害的反应。药物的不良反应多数是药物固有的效应，一般可以预知，但不一定能够避免。少数较严重的难以恢复的不良反应，称为药源性疾病，如氯霉素引起再生障碍性贫血、链霉素与庆大霉素引起的中毒性耳聋。药物不良反应主要包括以下几种类型。

1. 副作用（side reaction） 药物在治疗剂量下出现的与用药目的无关的作用称为副作用或副反应。副作用是药物固有的作用，可以预知但一般不能避免。副作用一般比较轻微，危害不大，可自行恢复。其产生原因是药物的选择性低，当药物的某一效应被用于治疗目的时，其他效应就成了副作用，随着治疗目的的不同，其治疗作用与副作用是可以相互转化的，如阿托品因其抑制腺体分泌作用于全身麻醉时，其松弛平滑肌作用引起的腹气胀则是副作用；应用其抑制胃肠平滑肌痉挛治疗胃肠绞痛时，其抑制腺体分泌引起的口干和加快心率引起的心悸则是副作用。

2. 毒性反应（toxic reaction） 指用药剂量过大、时间过长或机体对药物的敏感性过高产生的危害性反应。短期大剂量应用发生的毒性反应为急性毒性反应，主要损害神经系统、循环系统、呼吸系统。长期应用因药物在体内蓄积而缓慢发生的毒性为慢性毒性反应，多损害肝、肾、骨髓、内分泌等。有些患者由于对某种药物的敏感性过高或有肝肾疾病使药物代谢排泄功能障碍，在常用量下也会出现毒性反应。毒性反应在性质和程度上与副作用不同，一般危害较大，但是毒性反应是可以预知的，也是可以避免的。

致突变（mutagenesis）、致畸（teratogenesis）和致癌（carcinogenesis）作用称为“三致”作用，是药物损伤细胞遗传物质所致的特殊毒性作用或潜在性毒性作用，均属于慢性毒性范畴。

3. 变态反应（allergic reaction） 是药物作为抗原或半抗原与机体接触致敏后所引起的病理性免疫反应，又称过敏反应。致敏物质可能是药物本身或其代谢物，也可能是药剂中杂质。药物过敏反应的特点是：①常见于少数过敏体质患者；②过敏反应的发生与剂量无关，极少量即可发生，反应程度与剂量有关；③不可预知，反应严重程度因人而异，从轻微的皮疹、发热至造血系统抑制、肝肾功能损害、休克、甚至危及生命；④结构相似的药物之间可产生交叉过敏反应，如对青霉素 G 过敏的患者，对头孢菌素也可能过敏。因此，对于过敏体质患者和易致敏的药物临床用药前应做皮肤过敏试验，阳性者禁用。

4. 后遗效应（after effect） 指停药后血浆药物浓度已降至阈浓度以下时残存的药理效应。后遗效应可能是短暂的，如服用苯巴比妥钠催眠和 H_1 受体阻断药后，次晨仍有困倦、头昏、乏力等宿醉现象；也可能比较持久，如长期应用肾上腺皮质激素，停药后出现肾上腺皮质功能低下，数月内难以恢复。

5. 停药反应（withdrawal reaction） 指长期用药后突然停药，原有疾病的症状复发或加剧的现象，又称为反跳现象（rebound）或称撤药综合征，例如长期应用肾上腺皮质激素，由于脑垂体前叶促皮质素的释放受抑制，突然停药可表现皮质激素不足的反应；突然停用血管扩张药硝酸甘油，可造成反跳性血管收缩而致心绞痛发作。因此长期应用此类药物应采取逐渐减量的方法停药，以免发生反跳现象。

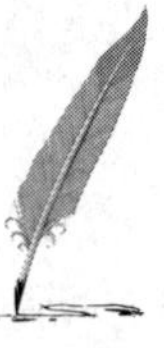

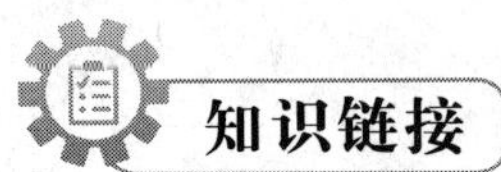

严重不良反应案例

1922—1934年，氨基比林作为一种新型的解热镇痛药物流行于欧洲及美国，常被人们用于退热、止痛。结果造成众多用药者粒细胞缺乏，在美国死亡1981人，在欧洲死亡200余人。1937年，美国某工厂使用二甘醇代替酒精生产磺胺酏剂，用于治疗感染性疾病，结果有300多人发生肾功能衰竭，107人死亡。黄体酮等孕激素是20世纪三、四十年代治疗习惯性流产等妇科疾病的常用药物，在50年代美国霍普金斯大学医院的医生发现有许多女婴（大约有600名）出现外生殖器男性化畸形，结果发现这种异常现象与女婴的母亲在孕期曾服用孕激素有关。

6. 继发反应（secondary reaction） 指继发于药物治疗作用之后的一种不良反应，是治疗剂量下治疗作用本身带来的后果，又称治疗矛盾。如长期使用广谱抗生素阿莫西林等可出现由念珠菌或耐药菌大量繁殖引起的二重感染。

考点提示：药物不良反应的类型及概念。

第二节 药物的构效关系

药物的构效关系（structure activity relationship，SAR）系指药物的化学结构与其药理作用之间的关系。

一般来说，结构类似的药物能与同一受体或酶结合，产生相似或相反的作用，如吗啡、可待因结构相似而具有相似的镇痛作用，而烯丙吗啡虽与吗啡结构相似却产生拮抗吗啡的效应。

有时药物的化学结构完全相同，但光学异构体不同，他们的药理作用可能完全不同，如奎宁为左旋体，具有抗疟作用，而右旋体奎尼丁却具有抗心律失常作用。

侧链常可影响药物作用的强弱、快慢等，如天然糖皮质激素抗炎作用弱，调节水盐代谢作用强，对其侧链结构加以改造，可获得一系列广泛应用的糖皮质激素，降低了其对水盐代谢的影响，增强了其抗炎作用。

药物的构效关系以吗啡及其衍生物为例见表2-1。

表2-1 吗啡及其衍生物的构效关系

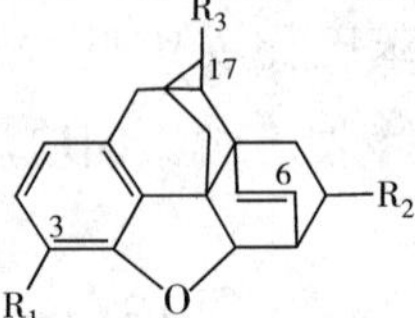

药物	R_1	R_2	R_3	作用特点
吗啡	—OH	—OH	$—CH_3$	镇痛，易成瘾
可待因	$—OCH_3$	—OH	$—CH_3$	镇痛，镇咳
纳洛酮	—OH	—O	$—CH_2CH=CH_2$	吗啡拮抗剂

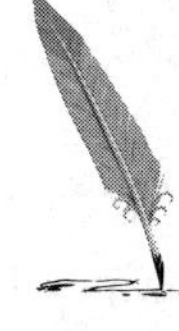

了解药物的构效关系，不仅可帮助理解药物作用的性质和机制，而且可促进新药的定向合成。

第三节　药物的量效关系

药物剂量-效应关系（dose effect relationship）简称量效关系，系指药物的剂量在一定范围内与效应成正比，药物效应随着血药浓度的升高而增强，这种剂量与效应关系称为量效关系。定量分析研究药物的剂量（浓度）与效应之间的关系，对了解药物作用的性质和临床用药都十分重要。

一、剂量-效应曲线

以药理效应为纵坐标，剂量或浓度为横坐标，即得量效曲线（dose-effect curve）（见图 2-1）。

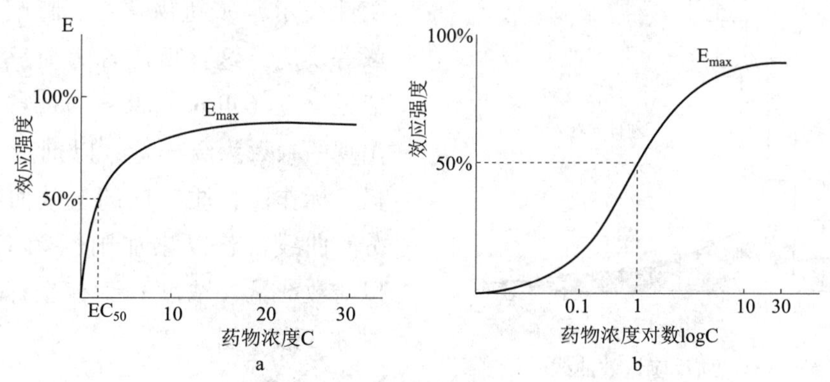

图 2-1　量效关系曲线示意图

a. 药量用剂量表示；b. 药量用剂量对数表示

量效曲线根据所观察的药理效应指标不同，可分为量反应量效曲线和质反应量效曲线。

1. 量反应量效曲线　有些药理效应的强弱可用具体数量或最大效应百分率表示，如心率、血压、血糖浓度、尿量、肌肉张力程度等，称为量反应。以效应强度（E）为纵坐标，药物剂量或浓度（C）为横坐标作图，所得曲线称量反应量-效曲线，为先陡后平的曲线（图 2-1a）；若横坐标改为对数剂量或浓度（lg$C$）则曲线呈对称 S 型（图 2-1b）。

扫码“看一看”

药物的药理效应在一定剂量范围内随着剂量或血药浓度的增加而增强，增加到一定程度时，效应就不再增强，只会引起毒性反应。这一药理效应称为最大效应（或效能）。

效价强度（potency）指药物达到一定效应时所需的剂量。达到相同的药理效应时所需的剂量越小，效价强度越大，反之所需药物剂量越大则效价强度越小。效能和效价强度反映药物的不同性质，具有不同的临床意义，可用于评价同类药物不同品种的作用特点。如利尿药以每天排钠量为效应指标来比较，氢氯噻嗪的效价强度大于呋塞米，但呋塞米的效能远大于氢氯噻嗪，其临床效果也超过氢氯噻嗪（见图 2-2）。所以，两者均可作为临床选择药物和确定药物剂量的依据。

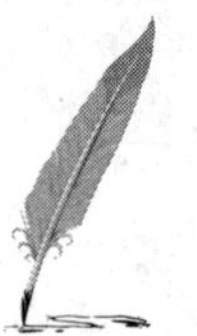

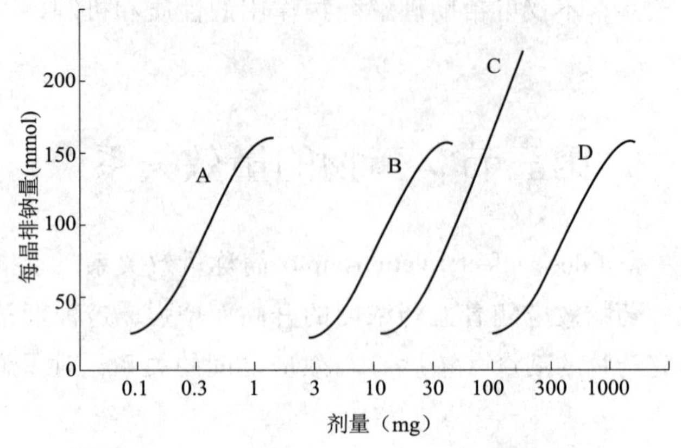

图 2-2　各种利尿药效价强度及效能的比较

A. 环戊噻嗪；B. 氢氯噻嗪；C. 呋塞米；D. 氯酞酮

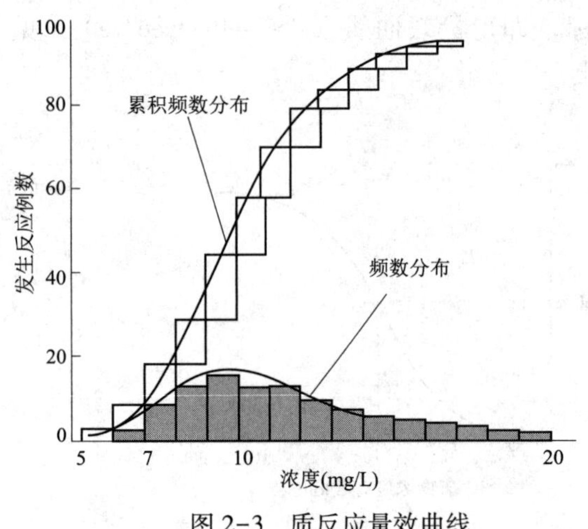

图 2-3　质反应量效曲线

2. 质反应量效曲线　有些药物药理效应不能用具体数量来表示，只能用阳性或阴性表示，如动物存亡、睡眠、麻醉、惊厥等反应，这种反应称为质反应，亦称全或无反应（all or none response）。若以反应出现的频数为纵坐标，以剂量（浓度）为横坐标作图，质反应的量效曲线则为正态分布曲线。若以累加阳性频率为纵坐标，以对数剂量（浓度）为横坐标，则曲线呈对称 S 形（图 2-3）。

二、量效关系中重要的药效学参数

依据量效曲线，可获得一系列重要的药效学参数。

1. 无效量　指未达到有效血药浓度，不产生药理效应的剂量称为无效量。

2. 最小有效量　刚能引起药理效应的最小剂量，或称阈剂量，其血药浓度称为阈浓度。

3. 有效量　随着剂量增加，药理效应随之增强，能达到治疗效果但不引起毒性反应的剂量，称为有效量。治疗量是介于最小有效量与极量之间、疗效显著且安全的剂量。

4. 极量　是产生最大效应而不出现中毒的剂量，又称最大治疗量。

5. 最小中毒量和中毒量　超过极量并能引起毒性反应的最小剂量，称为最小中毒量。介于最小中毒量与最小致死量之间的剂量，称为中毒量。

6. 致死量　可导致动物死亡的剂量。

7. 药物的安全性评价

考点提示：怎样衡量药物的安全性？

（1）半数有效量（median efftctive dose，ED_{50}）或半数有效浓度（median efftctive concentration，EC_{50}）　指能引起 50% 的效应（量反应）或 50% 阳性反应（质反应）的剂量或浓度，是反映药物治疗效应的重要参数。

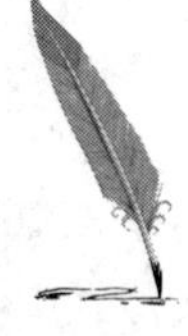

（2）半数致死量（median lethal dose，LD_{50}） 指能引起半数动物死亡的剂量，LD_{50}是反应药物毒性大小的重要参数，常用于临床前药理研究检测药物毒性的大小。

（3）治疗指数（therapeutic index，*TI*） 是评价药物安全性的重要指标，用LD_{50}/ED_{50}来表示，一般而言 *TI* 越大越安全。鉴于治疗指数未考虑到药物达到最大效应时的毒性情况，故单用治疗指数不能完全严格地反映药物的安全性。

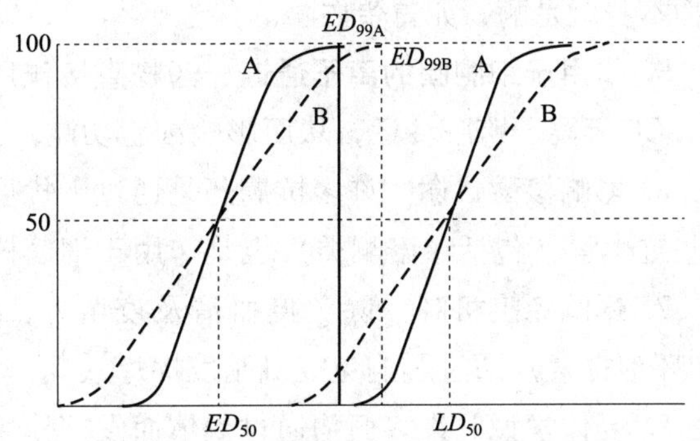

图 2-4 药物的效应和毒性的量效曲线

如图 2-4 所示，A、B 两药的LD_{50}及ED_{50}相同，故治疗指数相同，但两药的量-效曲线的斜率并不相同，A 药表示疗效的曲线和表示毒性的曲线首尾无重叠，在ED_{95}和ED_{99}时没有动物死亡，B 药表示疗效的曲线与表示毒性的曲线首尾有重叠，即LD_5小于ED_{95}，说明 B 药未达最大效应时已出现动物死亡。故 A、B 两药虽然 *TI* 相等，但实际 A 药比 B 药安全，因此单用治疗指数不能完全反应药物的安全性。故用安全范围及可靠安全系数来评价药物的安全性比治疗指数更佳。

（4）安全范围（margin of safety） 指 5% 致死量（LD_5）与 95% 有效量（ED_{95}）的比值。安全范围为ED_{95}~LD_5之间的距离，其距离越大药物越安全。

（5）可靠安全系数（certain safety factor） 指 1% 致死量（LD_1）与 99% 有效量（ED_{99}）的比值，若系数<1，说明有效量与致死量仍有重叠是不安全的。

第四节 药物作用机制

药物作用机制（mechanism of drug action）是药效学研究的重要内容之一，研究药物为什么产生效应和如何产生效应。学习药物的作用机制，对理解药物作用和不良反应的本质，为临床合理用药，新药的开发设计及深入认识机体的生理、生化、病理过程提供帮助。药物的种类繁多，化学结构和理化性质各异，其主要的作用机制如下。

1. 理化性质的改变 有些药物的药理效应是通过简单的物理化学反应而产生的，诸如吸附作用、渗透压改变、离子交换、酸碱中和、氧化还原等，如用抗酸药中和胃酸以治疗胃酸过多症；静脉滴注甘露醇提高血浆渗透压产生脱水作用，以降低颅内压和眼内压。

2. 参与或干扰细胞代谢 有些药物通过补充生命代谢物质，以治疗相应物质的缺乏症，如维生素、铁剂、胰岛素等。而有些药物因化学结构与机体的正常代谢物质相似，掺入代谢过程可阻断或抑制其正常代谢的进行而发挥治疗作用，称为抗代谢物（antimetabolite），如 5-氟尿嘧啶结构与尿嘧啶相似，掺入癌细胞 DNA 及 RNA 中干扰蛋白合成而发挥抗癌作用。

3. 影响物质转运 许多无机离子、代谢物、神经递质、激素在体内主动转运需要载体参与。如能干扰这些过程，可以产生明显药理效应。例如，利尿药抑制肾小管 Na^+-K^+、Na^+-H^+交换而发挥排钠利尿作用。

4. 对酶的影响 酶是细胞生命活动的重要物质，种类很多，在体内分布极广，参与所有细胞生命活动，是药物本身作用的主要靶点。不少药物能抑制酶的活性，如新斯的明竞

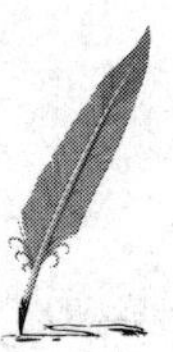

争性抑制胆碱酯酶，奥美拉唑不可逆性抑制胃黏膜 H^+-K^+ ATP 酶（抑制胃酸分泌）。但有些药物则能提高酶的活性，如尿激酶激活血浆纤溶酶原，苯巴比妥诱导肝微粒体酶；有些药物本身就是酶，如胃蛋白酶。

5. 作用于细胞膜的离子通道 药物直接作用于细胞膜上的离子通道，控制 Na^+、Ca^{2+}、K^+、Cl^-等离子跨膜转运，从而影响细胞功能。

6. 影响核酸代谢 许多抗癌药是通过干扰癌细胞 DNA 或 RNA 代谢过程而发挥疗效的。某些抗生素（包括喹诺酮类）也是作用于细菌核酸代谢而发挥抑菌或杀菌效应的。

7. 影响免疫机制 除免疫血清及疫苗外，免疫增强药（如左旋咪唑）及免疫抑制药（如环孢霉素）通过影响免疫机制发挥疗效。

8. 受体学说 许多药物通过受体而发挥作用，有关受体理论，详见本单元第五节。

第五节 受体学说

一、受体概念及特性

受体（receptor）是存在于细胞膜上、细胞质内或细胞核上的大分子蛋白质，能识别和结合特异性配体而传递信息，并产生特定生物效应。配体是与受体特异性相结合的内源性的神经递质、激素或自体活性物质，也可以是外源性药物等，也称第一信使。受体具有以下特性：①特异性：一种特定的受体只能与特定的配体结合，产生特定的效应；②灵敏性：受体能识别周围环境中微量的配体，很低浓度的配体就能与受体结合，产生显著的效应；③饱和性：受体数量是有限的，受体与配体的结合有饱和性，故对作用于同一受体的配体之间具有竞争结合现象；④可逆性：受体与配体所形成的复合物可以解离，也可被另一种特异性配体置换；⑤多样性：一种受体可有若干亚型，其分布及功能有所不同。

二、药物与受体的相互作用

药物与受体结合并产生效应，应具备两个条件。一是药物与受体的结合能力，即亲和力（affinity），其决定着药物作用的强度；二是药物与受体结合后，激动受体产生特定药理效应的能力，即内在活性（intrinsic activity），其决定着药物的作用性质。由此，可将药物分为两类。

考点提示：药物的激动药和拮抗药。

1. 激动药（agonist）或称兴奋药 指与受体结合有亲和力又有内在活性的药物。它们与受体结合并激动受体而产生效应。根据内在活性大小的不同，又分为完全激动药（full agonist）及部分激动药（partial agonist），前者对受体有强的亲和力和强的内在活性，如吗啡是阿片受体的完全激动药，能发挥强大镇痛效应；后者对受体有较强亲和力，但内在活性较低，即使增加浓度也不能像完全激动药那样达到最大效应，相反较大剂量时还可对抗激动药的部分效应。如喷他佐辛是阿片受体部分激动药，镇痛效应弱于吗啡，与吗啡合用可减低吗啡的镇痛作用。

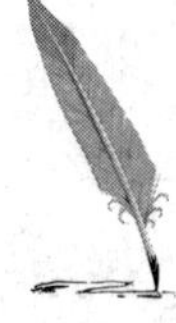

2. 拮抗药（antagonist）或阻断药（blocker） 指对受体有强的亲和力而缺乏内在活性的药物，它能占领受体而妨碍了激动药与受体的结合和效应的发挥。如纳洛酮、普萘洛尔

分别是阿片受体和β受体的拮抗药。少数拮抗药以拮抗作用为主，还兼有微弱的内在活性，表现出一定的激动效应，如氧烯洛尔是β受体的部分拮抗药。

根据拮抗药与受体结合是否具有可逆性，将拮抗药分以下两类。

（1）竞争性拮抗药（competitive antagonist） 能与激动药相互竞争同一受体，且结合是可逆的，增加激动药的剂量，仍可达到单用时的最大效应。当有竞争性拮抗药存在时，激动药的量-效曲线平行右移，但最大效应不变（图2-5）。

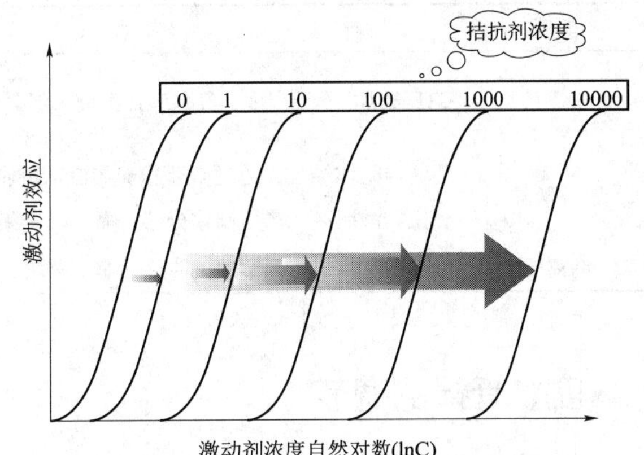

图2-5 竞争性拮抗剂与激动剂对受体的作用

（2）非竞争性拮抗药（noncompetitive antagonist） 不与激动药竞争受体，它与受体结合后，可使激动药亲和力和内在活性均降低，即不仅使激动药的量-效关系曲线右移，而且也抑制其最大效应（图2-6）。

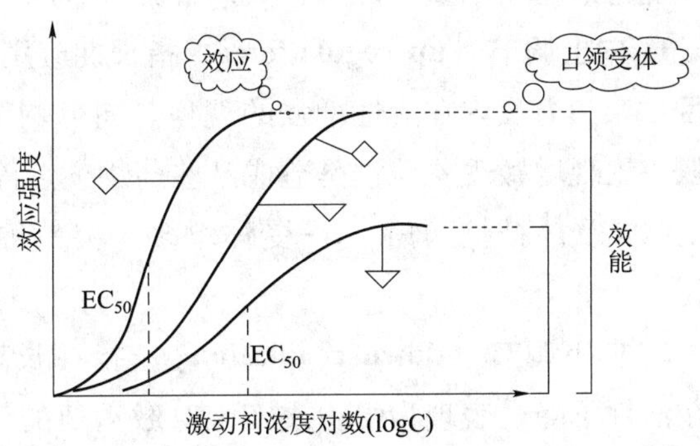

图2-6 非竞争性拮抗剂与激动剂对受体的作用

三、受体的类型及细胞内信号转导

根据受体的蛋白结构，信号转导过程，效应性质和受体位置等特点，受体大致分为四类，即G蛋白偶联受体、离子通道受体、酶活性受体、细胞内受体。

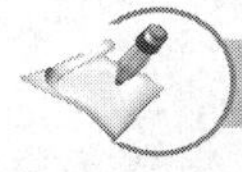

知识拓展

G蛋白偶联受体

G蛋白偶联受体是人类基因组中最大的膜蛋白家族，含800~1000个成员，在视觉、嗅觉、味觉以及神经传递等人类各项生理代谢活动过程中发挥着重要作用，目前的处方中，以G蛋白偶联受体为靶点的药物约占一半以上。

受体在识别相应配体或药物并与之结合后，需通过细胞内第二信使（second messenger）获得信息增强、分化、整合并传递给效应器，才能产生其特定的生理功能和药理效应。第二信使包括cAMP、cGMP、肌醇磷酸、钙离子等（表2-2）。

表2-2 细胞内第二信使及效应

类型	效应
cAMP	ATP经AC作用产生，经磷酸二酯酶灭活，cAMP可激活蛋白激酶A，使细胞内蛋白酶磷酸化，钙离子内流使神经、心肌、平滑肌兴奋

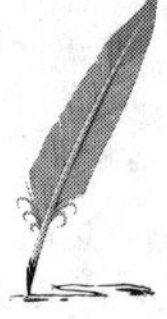

续表

类型	效应
cGMP	GTP 经 GC 作用产生，经磷酸二酯酶灭活，可激活蛋白激酶 C，使心脏抑制、血管舒张、肠腺分泌
肌醇磷酸	药物与受体结合，通过 G 蛋白介导激活磷脂酶 C，磷脂酶 C 使 4，5 二磷酸肌醇磷脂水解为二酰甘油和三磷酸肌醇，产生腺体分泌、血小板聚集、钙离子释放等作用
钙离子	细胞内钙离子可调节肌肉收缩、腺体分泌、白细胞和血小板活化等

四、受体的调节

受体虽是遗传获得的固有蛋白，但并不是固定不变的，受体的数量、亲和力及效应力受到各种生理、病理及药理因素的影响而发生变化，称为受体调节。受体调节是维持机体内环境稳定的一个重要因素，其调节方式有以下两种类型。

1. 向上调节（up regulation） 指长期应用受体拮抗药或受体激动药水平降低后，受体数目、亲和力及内在活性增强的现象。向上调节的受体对再次用药非常敏感，使药物效应增强，出现增敏现象，这是造成某些药物突然停药后出现停药反应的原因。如长期应用β-肾上腺素受体拮抗药后，β-受体增多，突然停药时会出现心动过速、心律失常甚至心肌梗死。

2. 向下调节（down regulation） 指在长期应用受体激动药后，受体数目、亲和力、内在活性下降，表现为组织或细胞对激动药的敏感性和反应性下降的现象。这是导致药物产生耐受性的原因之一。如应用异丙肾上腺素治疗哮喘，长期使用后出现耐受性。

目标检测

一、最佳选择题（每题的备选项中，只有 1 个最佳答案）

1. 药物作用的基本表现是机体器官组织（　　）
   A. 功能升高或兴奋　　B. 功能降低或抑制
   C. 兴奋和/或抑制　　D. 产生新的功能
   E. A 和 D
2. 药物副反应是与治疗效应同时发生的不良反应，此时的药物剂量是（　　）
   A. 大于治疗量　　B. 小于治疗量　　C. 治疗剂量
   D. 极量　　E. 以上都不对
3. 半数有效量是指（　　）
   A. 临床有效量　　B. LD_{50}　　C. 引起 50% 阳性反应的剂量
   D. 效应强度　　E. 以上都不是
4. 药物半数致死量（LD_{50}）是指（　　）
   A. 致死量的一半　　B. 中毒量的一半
   C. 杀死半数病原微生物的剂量　　D. 杀死半数寄生虫的剂量
   E. 引起半数动物死亡的剂量

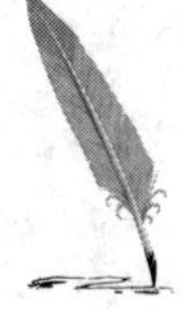

5. 药物的治疗指数是（　　）

A. ED_{50}/LD_{50}　　B. LD_{50}/ED_{50}　　C. LD_5/ED_{95}

D. ED_{99}/LD_1　　E. ED_{95}/LD_5

6. 药物与受体结合后，可激动受体，也可阻断受体，取决于（　　）

A. 药物是否具有亲和力　　B. 药物是否具有内在活性

C. 药物的酸碱度　　D. 药物的脂溶性

E. 药物的极性大小

7. 药物作用的两重性是指（　　）

A. 防治作用和副作用　　B. 对因治疗和对症治疗

C. 防治作用和毒性作用　　D. 防治作用和不良反应

E. 局部作用和吸收作用

8. 属于后遗效应的是（　　）

A. 青霉素过敏性休克　　B. 地高辛引起的心律失常

C. 呋塞米所致的心律失常　　D. 保泰松所致的肝肾损害

E. 巴比妥类药催眠后所致的次晨宿醉现象

9. 药物的效能反映药物的（　　）

A. 内在活性　　B. 效应强度　　C. 亲和力

D. 量效关系　　E. 时效关系

10. 某降压药停药后血压剧烈回升，此种现象称为（　　）

A. 变态反应　　B. 停药反应　　C. 后遗效应

D. 特异质反应　　E. 毒性反应

11. 下列关于受体的叙述，正确的是（　　）

A. 受体是只能与药物结合并引起反应的细胞成分

B. 受体是仅存在于细胞膜上的蛋白质

C. 受体是遗传基因生成的，其分布密度是固定不变的

D. 受体与配基或激动药结合后都引起兴奋性效应

E. 药物可以通过激动或抑制相应受体而发挥作用

二、配伍选择题（每题备选项在前，试题在后。每组若干题。每组题均对应同一组备选项，每题只有一个正确答案。每个备选项可重复选用，也可不选用）

[12~16]

A. 患者服治疗量的伯氨喹所致的溶血反应

B. 强心苷所致的心律失常

C. 四环素和氯霉素所致的二重感染

D. 阿托品在治疗量解除胃肠痉挛时所致的口干、心悸

E. 巴比妥类药物所致的次晨宿醉现象

12. 属毒性反应的是（　　）

13. 属后遗效应的是（　　）

14. 属继发反应的是（　　）

15. 属特异质反应的是（　　）

16. 属副作用的是（　　）

［17～21］

A. 有较强的亲和力，又有较强的内在活性

B. 有较强的亲和力，有较弱的内在活性

C. 有较强的亲和力，无内在活性

D. 无亲和力，无内在活性

17. 受体激动剂（　　）

18. 部分激动剂（　　）

19. 受体阻断剂（　　）

三、多项选择题（每题的备选项中有2个或2个以上正确答案）

20. 药物的不良反应包括（　　）

A. 后遗效应　　B. 变态反应　　C. 副作用

D. 停药反应　　E. 毒性反应

21. 受体的特性包括（　　）

A. 敏感性　　B. 特异性　　C. 饱和性

D. 可逆性　　E. 非特异性

22. 受体向上调节的特点是（　　）

A. 受体的数目增加　　B. 受体的数目减少

C. 受体的敏感性增加　　D. 受体的敏感性减少

E. 由于长期应用受体阻断药引起

23. 受体向下调节的特点是（　　）

A. 受体的数目增加　　B. 受体的数目减少

C. 受体的敏感性增加　　D. 受体的敏感性减少

E. 由于长期应用受体激动药引起

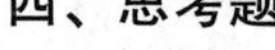

四、思考题

扫码“练一练”

1. 举例说明药物可引起哪些不良反应。

2. 怎样衡量药物的安全性？

（杨丽珠）

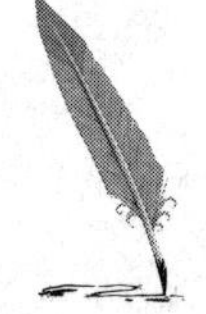

第三章 药物代谢动力学

扫码"学一学"

学习目标

知识要求

1. 掌握药物吸收、分布、生物转化、代谢的概念及其影响因素，药物消除动力学的类型、特点、基本参数及意义。
2. 熟悉药-时曲线及其意义。
3. 了解药物跨膜转运。

技能要求 学会应用药物体内过程分析药物相互作用，并具备用药咨询服务的能力。

药物代谢动力学（简称药动学），研究药物在体内的动态变化规律的学科，即应用数理方法分析药物在体内的吸收、分布、代谢、排泄过程，并揭示体内药物浓度随时间变化的规律。

第一节 药物的跨膜转运

药物跨膜转运是指药物在体内的吸收、分布、生物转化及排泄等过程中，多次跨越各种生物膜的过程。药物的跨膜转运方式主要有被动转运和主动转运两种。

一、被动转运

被动转运（passive transport）是指药物顺浓度梯度由高浓度一侧向低浓度一侧的跨膜转运，包括简单扩散、滤过和易化扩散。被动转运不需消耗能量，转运速率符合扩散规律，故又称扩散转运。药物的被动转运有三种类型。

1. 简单扩散（simple diffusion） 又称脂溶性扩散（lipid diffusion），系指脂溶性药物可溶解于细胞膜的脂质双分子层而透过细胞膜的顺浓度差的扩散方式。大多数药物以这种方式转运。简单扩散的速度除取决于细胞膜的性质、面积及膜两侧的浓度梯度外，还与药物的性质有关，分子量小（200D 以下者）、脂溶性高、极性小、解离度小的药物较易通过细胞膜而转运。

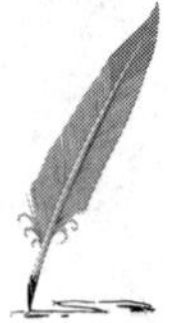

药物大多是弱酸性或弱碱性化合物，属脂溶性，容易透过细胞膜，如在体液环境中转

化成离子型分子，则不易透过细胞膜。药物的离子化程度与其 pK_a（弱酸性、弱碱性药物解离常数的负对数）及其所在溶液的 pH 值有关。

弱酸性药物 pK_a 值越小，酸性越强，如环境 pH 值（体液）增加，则解离度增加，反之如环境 pH 值（体液）减小，则解离度减小。一般来说弱酸性药物在酸性环境下，不易解离，非离子型多，脂溶性大，易透过细胞膜；而在碱性环境中，解离度大，离子型多，脂溶性小，难以透过细胞膜，弱碱性药物则与之相反。临床上，弱酸性药物过量中毒（如苯巴比妥、阿司匹林）可用碳酸氢钠等碱性药物碱化体液以增加排泄；而弱碱性药物中毒时则给予氯化铵等酸性药物酸化体液，以促进排泄。

2. 易化扩散（facilitated diffusion） 易化扩散又称载体转运，系指一些不溶于脂质而与机体生理代谢有关的物质如氨基酸、葡萄糖等借助细胞膜上的某些特异性蛋白质通透酶而扩散的方式，其特点是：不耗能、需要载体、有竞争性抑制现象（即两种药物由同一载体转运时，药物之间可出现竞争性抑制）、有饱和现象（即作为载体的通透酶或离子通道的转运能力有限，如药物浓度过高即出现限速现象）。一些离子如 Na^+、K^+、Ca^{2+} 等，经细胞膜上特定的蛋白质通道由高浓度一侧向低浓度一侧转运，也属于易化扩散。

3. 滤过扩散 又称水溶性扩散（aqueous diffusion）指直径小于膜孔的水溶性的极性或非极性药物，借助膜两侧的流体静压和渗透压差被水携带到低压侧的过程。如水、乳酸、乙醇等水溶性物质等。

二、主动转运

主动转运（active transport）指药物依赖于细胞膜上的特殊载体，由低浓度一侧向高浓度一侧的跨膜转运（逆浓度梯度或电位梯度）过程，其特点是：需要消耗能量，需要载体且多为特殊的酶，具有选择性和特异性，并有竞争性抑制及饱和现象。这类转运主要存在于神经元、肾小管和肝细胞内。如去甲肾上腺素能神经末梢突触前膜对去甲肾上腺素的再摄取及近曲小管主动分泌青霉素及丙磺舒等均属主动转运。

第二节　药物的体内过程

药物的体内过程包括四个方面：吸收（absorption）、分布（distribution）、生物转化（biotransformation）或代谢（metabolism）和排泄（excretion），简称 ADME 过程。其中，药物的生物转化和排泄合称消除（elimination）。

一、吸收

药物从用药部位进入血液循环的过程称为吸收。凡血管外途径给药，如口服、肌内注射等，都必须经过吸收过程，才能产生药理效应。多数药物通过被动转运方式吸收，少数药物可通过主动转运方式吸收。吸收的快慢和多少与给药途径、药物的理化性质、吸收环境等有关。

（一）药物的理化性质和制剂特点

一般来说，分子量小、脂溶性高、极性小的药物易于吸收，反之，则不易吸收。注射用药时，水溶液制剂吸收较快，油剂及混悬剂因在注射部位滞留，吸收较慢。

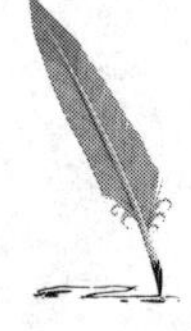

（二）不同给药途径药物吸收的特点

1. 消化道给药

考点提示：首关消除的概念。

（1）口服给药　口服是最常用的给药方式，其特点是简单、经济、安全。胃液 pH 值 0.9~1.5，除弱酸性药物如水杨酸和巴比妥类可从胃中吸收外，口服给药主要的吸收部位是小肠，其原因是：①小肠黏膜薄，表面有绒毛，吸收面积大。②药物在肠道的溶解度好。③肠道的血流量比较大。

影响口服给药吸收的因素有：①药物的崩解度，各种剂型的吸收快慢依次为：水溶液、粉剂、胶囊、片剂；②胃排空速度，加速胃排空可使药物很快进入小肠，加速药物吸收，反之吸收减慢；③胃内容物多少和性质等。

药物自胃肠吸收后经门静脉进入肝脏，有些药物在进入体循环之前，会被胃肠黏膜和肝药酶代谢灭活，使进入全身血液循环的有效药物量减少，药效下降，称为首关消除（first pass elimination），也叫首关代谢（first pass metabolism）或首关效应（first pass effect）。具有首关消除的药物如硝酸甘油、普萘洛尔，一般不宜口服或需增加口服用药的剂量才能达到所需的治疗效果。

（2）舌下给药　少数药物可经舌下含化，通过口腔黏膜吸收，舌下给药吸收迅速，不需经门静脉，可避免首关消除。如硝酸甘油可舌下给药控制心绞痛的发作。

（3）直肠给药　可经直肠黏膜吸收，吸收亦较迅速，对少数刺激性大的药物或不能口服者尤为适合，可经肛门灌肠或使用栓剂置入直肠。

2. 注射给药　静脉给药直接进入血液循环，无需吸收，迅速起效。肌内注射及皮下注射药物通过不同部位的毛细血管进入血液循环，吸收快而完全，吸收速率主要取决于注射部位的血流量，肌肉组织的血流量明显多于皮下组织，故肌内注射比皮下注射吸收快。局部热敷或按摩可加速吸收，缩血管药物则延缓药物吸收。动脉注射可将药物直接输送至该动脉分布部位发挥局部疗效以减少全身反应，如将纤溶药直接用导管注入冠状动脉以治疗心肌梗死。

3. 吸入给药　指一些气体及挥发性药物（如吸入麻醉药等）经过呼吸道直接进入肺泡，由肺泡表面吸收，产生全身作用。肺泡表面积大，血流丰富，吸收迅速，仅次于静脉给药。

4. 经皮给药和黏膜给药　完整的皮肤吸收能力较差，外用药物只能发挥局部作用，随着新型促皮吸收剂如二甲亚砜、月桂酸等的应用，通过贴敷可使体内达到一定的血药浓度，产生稳定持久的药理效应，如硝酸甘油贴膜剂涂布皮肤预防心绞痛发作。黏膜的吸收能力比皮肤强，可经口腔黏膜、支气管黏膜、鼻黏膜或阴道黏膜给药。

二、分布

药物被机体吸收后随血液循环通过各种生理屏障而转运到全身组织器官的过程称为分布。由于药物的理化性质及生理因素的差异，药物在体内分布是不均匀的、动态的。影响分布的因素主要有：

考点提示：药物与血浆蛋白结合的特点。

1. 药物与血浆蛋白结合　吸收进入血液循环的药物可与血浆蛋白结合，成为结合型药

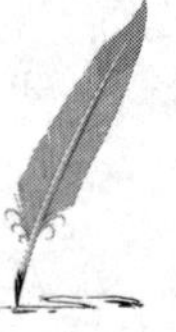

物，未与血浆蛋白结合的药物是游离型药物。酸性药物多与白蛋白结合，碱性药物多与酸性糖蛋白结合，少数药物尚可与球蛋白结合。结合型药物具有以下特点：①差异性，不同的药物均有各自的血浆蛋白结合率，有的药物血浆蛋白结合率比较高，可达99%，如华法林；②暂时失活和暂时贮存，结合型药物分子量大，不能转运及分布到各组织及细胞中，暂时失去药理活性，也不易被代谢或排泄，仅未结合的游离型药物才能产生药理效应，且效应与游离药物浓度成正比；③药物与血浆蛋白结合是可逆的、疏松的，结合型和非结合型药物始终处于一种动态平衡过程中，当血液中游离型药物减少时，结合型药物又可转化为游离型，恢复其药理活性；④存在竞争性抑制与饱和现象，由于血浆蛋白总量和结合能力有限，当一个药物结合达到饱和以后，再继续增加剂量，游离型药物可迅速增加，药物效应或不良反应可明显增强。两个药物可能竞争同一种蛋白结合部位并相互置换，如双香豆素血浆蛋白结合率为99%，保泰松血浆蛋白结合率为98%，当两药合用时，后者可使前者从结合部位置换下来，使游离型双香豆素浓度大大提高，导致患者的出血倾向。

某些疾病使血浆蛋白含量降低（如慢性肾炎、肝硬化）或变质（如尿毒症），使药物与血浆蛋白的结合下降，可发生药物作用增强和中毒现象。研究药物与血浆蛋白的结合状况与规律，可帮助预测药物的作用、毒性及药物间的相互作用，以便调整药物剂量，对合理用药具有重要意义。

2. 器官血流量 药物分布的快慢与组织器官血流量密切相关，分布的量则与组织器官对药物的亲和力有关。某些药物进入体循环后，首先向血流量大的组织器官分布，随后再向亲和力高的组织器官转移，这种现象称为再分布（redistribution）。如硫喷妥钠用药后首先分布到血流量大的脑组织，发挥麻醉效应，随后迅速地再分布到亲和力高的脂肪等组织，使脑组织中药物浓度下降，药物作用消失。

3. 组织的亲和力 有些药物对某些组织有特殊的亲和力，药物在该组织的浓度明显高于其他组织。如碘主要集中分布于甲状腺组织，钙主要沉积于骨骼组织，氯喹在肝、肺的浓度高于血浆数百倍。

4. 体液的pH值与药物的理化性质 在生理条件下，细胞内液pH（约7.0）略低于细胞外液（约7.4），弱酸性药物在细胞外液解离型增多，难以进入细胞内液，弱碱性药物则相反。若改变体液的pH，则药物的分布随之改变。因此，弱酸性药物苯巴比妥中毒时，用碳酸氢钠碱化血液及尿液可使脑细胞中的药物迅速向血浆转移，并减少药物在肾小管中的重吸收，加速药物自尿液排出。

5. 屏障现象 药物在血液与组织器官间转运分布时会受到某些干扰和阻碍，称为屏障现象。

（1）血-脑屏障（blood-brain barrier，BBB） 血-脑屏障是血-脑、血-脑脊液、脑脊液-脑三种屏障的总称。大多数药物难于通过血-脑屏障，只有脂溶性较大，分子量较小及少数水溶性药物可以通过此屏障，血-脑屏障有利于维持中枢神经系统内环境的相对稳定。脑膜炎症时，血-脑屏障通透性增强，应用青霉素可在脑脊液中达到有效治疗浓度。另一方面，为减少药物的中枢不良反应，可适当改造药物化学结构，增加其极性，以减少药物进入中枢，如将阿托品季铵化变成甲基阿托品后，极性增大，难以透过血-脑屏障，中枢兴奋等不良反应降低。

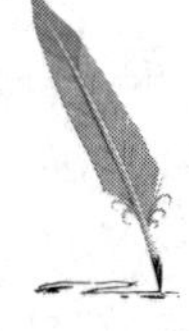

（2）胎盘屏障（placental barrier） 是指胎盘绒毛与子宫血窦之间的屏障，由数层生物膜组成，其通透性与生物膜相似，几乎所有的药物都能穿过胎盘屏障进入胎儿体内。故在妊娠期间应慎重应用药物，避免造成胎儿的中毒或畸形。

（3）其他 还有血眼屏障、血关节囊液屏障等，这些屏障使药物在眼和关节囊中难以达到有效浓度，往往须采用局部直接给药的方法，以达到治疗目的。

三、代谢

药物在体内发生的化学结构的变化称为代谢。大多数药物代谢是在肝脏进行，少数可发生在血浆、肾、肺、肠及胎盘等。经过代谢后，药物的药理活性常可发生改变，绝大多数药物通过代谢后药理活性降低或消失，称为灭活；少数药物通过代谢才具有药理活性或者活性增强，称为活化；部分药物在体内可不被代谢以原形直接排出体外。药物代谢的最终目的是促进药物及代谢物排出体外。药物在肝脏代谢时受肝功能影响较大，肝功能障碍时代谢减慢，易导致药物在体内蓄积。

1. 代谢方式 药物在体内的代谢方式包括：氧化、还原、水解、结合。其步骤分为两阶段。

（1）第一阶段反应 氧化、还原及水解反应。氧化，如醇氧化、醛氧化、单胺氧化、氧化脱氢及N-氧化等；还原，如硝基还原成氨基（$-NH_2$）。药物经过第一阶段反应后药理活性减弱或消失。

（2）第二阶段反应 结合反应。经过第一阶段反应的代谢物或原形药物，可与体内的葡萄糖醛酸、乙酰基、硫酸等结合，结合后的产物药理活性降低或消失，水溶性和极性加大，利于排泄（表3-2）。

表3-2 药物生物转化类型举例

转化类型	转化反应式	转化酶系	举 例
1. 氧化			
脂肪族羟化	$R \rightarrow ROH$	微粒体酶系	司可巴比妥
芳香族羟化	$Ar \rightarrow ArOH$	微粒体酶系	苯妥英
硫氧化	$R_1-S-R_2 \rightarrow R_1-SO-R_2$	微粒体酶系	氯丙嗪
醇类氧化	$R-CH_2OH \rightarrow RCHO$	非微粒体酶系	乙醇
醛类氧化	$RCHO \rightarrow RCOOH$	非微粒体酶系	乙醛
胺类氧化	$RCH_2NH_2 \rightarrow RCHO+NH_3$	非微粒体酶系	肾上腺素；组胺
嘌呤氧化	$Ar(N) \rightarrow Ar(O)$	非微粒体酶系	茶碱
2. 还原			
硝基还原	$ArNO_2 \rightarrow ArNH_2$	微粒体酶系	氯硝西泮
醛类还原	$RCHO \rightarrow RCH_2OH$	非微粒体酶系	水合氯醛
3. 水解			
酰胺键水解	$R_1-CONH-R_2 \rightarrow R_1COOH+R_2NH_2$	微粒体酶系	利多卡因、普鲁卡因胺
酯键水解	$R_1COOR_2 \rightarrow R_1COOH+R_2OH$	非微粒体酶系	乙酰胆碱、普鲁卡因
4. 结合			
葡萄糖醛酸结合	载体：UDP-葡萄糖醛酸	微粒体酶系	氯霉素、吗啡
乙酰化	载体：乙酰辅酶A	非微粒体酶系	异烟肼

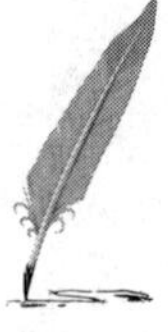

2. 药物代谢酶 药物在体内的转化必须在酶的催化下才能进行，分为微粒体酶系和非微粒体酶系。

（1）非微粒体酶系 分布于肝、肾、肺、肠、神经组织及血浆中，可对水溶性较大、脂溶性较小的药物进行生物转化，非微粒体酶有单胺氧化酶、黄嘌呤氧化酶、醇和醛脱氢酶、胆碱酯酶、乙酰转移酶、磺基转移酶以及谷胱甘肽-S-转移酶等。

（2）微粒体酶系 一般指肝细胞微粒体混合功能酶系统，主要存在于肝细胞内质网上，简称肝药酶，是药物代谢最重要的酶系统。其中最主要的氧化酶系是细胞色素 P-450，此酶系成员众多，可转化数百种药物，其特点主要有：①专一性低，能同时对多种药物发挥生物转化作用。②个体差异较大，其活性和含量均不稳定，受遗传、年龄、营养、疾病、药物等因素影响。③酶活性有限，有饱和现象。

3. 肝药酶诱导剂和肝药酶抑制剂

扫码“看一看”

考点提示：肝药酶诱导剂和肝药酶抑制剂的概念。

（1）肝药酶诱导剂 凡能使肝药酶的活性增强或合成加速的药物称为肝药酶诱导剂。如苯巴比妥、利福平等。肝药酶诱导剂可加速自身或与其合用的药物的代谢，如苯巴比妥与抗凝血药双香豆素合用，双香豆素代谢加速，抗凝作用降低，临床表现为连续用药产生的耐受性。

（2）肝药酶抑制剂 凡能使肝药酶的活性降低或合成减少的药物称为肝药酶抑制剂，如氯霉素、异烟肼等。肝药酶抑制剂可减慢与其合用的其他药物的代谢，使其作用增强或者毒副作用增加。

临床用药时，要充分考虑药物对肝药酶活性的影响，酌情增减药物剂量，确保用药安全有效。

四、排泄

药物在体内经吸收、分布、代谢后，以原型或代谢产物形式经排泄器官或分泌器官排出体外的过程称为排泄（excretion）。

考点提示：影响肾排泄的因素。

1. 肾排泄 肾脏是药物及其代谢物排泄的重要器官。除与血浆蛋白结合的药物不能经肾小球滤过外，游离型药物及其代谢产物均可经肾小球滤过，经过肾小球滤过的药物及其代谢产物进入肾小管可有不同程度的重吸收，脂溶性药物（非解离型）重吸收较多，排泄较慢，水溶性药物（解离型）重吸收较少，排泄较快。

增加尿量可降低尿中药物浓度，减少药物的重吸收。改变尿液的 pH 值可影响药物的排泄，弱酸性药在碱性尿中的解离型增加，脂溶性减小，不易被肾小管重吸收，排泄加快；反之，弱碱性药物则在酸性尿液中重吸收减少，排泄加快。临床常应用碳酸氢钠、氯化铵等药物调整尿液及体液的 pH，促进弱酸或弱碱性药物的肾排泄。

肾小管尚有主动分泌的功能，这一过程由非特异性载体转运系统完成。合用两个分泌机制相同的药物时，经同一载体转运可发生竞争性抑制现象。如丙磺舒可抑制青霉素的分泌，使之排泄减慢，血药浓度增高，药理效应增强或作用时间延长。

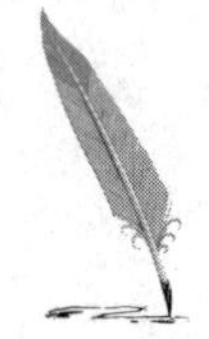

2. 胆汁排泄 有些药物经肝代谢形成极性较强的水溶性代谢物，由胆汁排泄进入肠道，如药物或代谢物在肠道内又被重吸收进入血液循环，可形成肝肠循环（hepato-enteral circulation)。肝肠循环使药物作用时间延长，如洋地黄毒苷。有的抗微生物药物如利福平、多西环素经胆汁排泄，在胆道内浓度较高，有利于胆道感染的治疗。

3. 乳汁排泄　乳汁 pH 低于血浆，并富含脂质，故脂溶性较高或弱碱性药物（如吗啡、阿托品等）可由乳汁排泄，因此哺乳期妇女应谨慎用药，以免对婴儿造成不良反应。

4. 其他排泄途径　有的药物可经汗液排泄，如利福平经汗腺排泄，造成红色汗液；有的药物可经唾液排出，如苯妥英钠的血液中游离浓度与唾液中药物浓度相平行，由于采集方便，可测定唾液中药物浓度进行临床药物监测；有的药物可经泪液排出；挥发性药物如麻醉药、酒精可经肺呼气排出体外。

第三节　药物代谢动力学的基本概念

药物代谢动力学研究药物在体内吸收、分布和消除的规律，为临床合理用药、设计和调整给药方案（给药剂量、途径、间隔时间）具有重要指导意义。

一、血药浓度-时间曲线

药物在体内的吸收、分布、代谢及排泄是一个连续变化的动态过程。在给药后不同时间采集血样，测定血药浓度，以血药浓度为纵坐标，以时间为横坐标，绘制出血药浓度随时间变化的曲线称为血药浓度-时间曲线（drug concentration-time curve），简称药-时曲线（图 3-1）。通过药-时曲线可定量地分析药物在体内的动态变化规律。

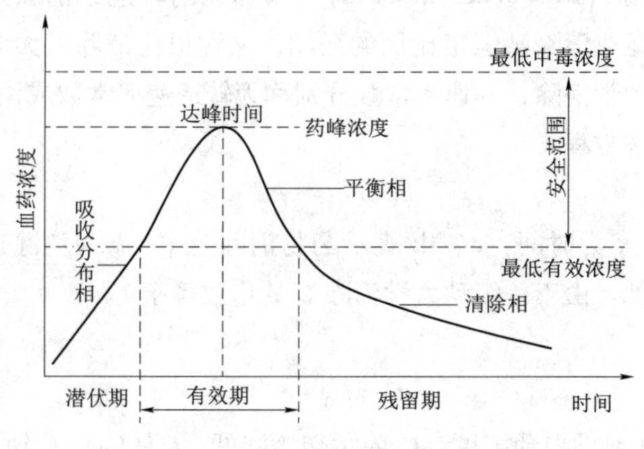

图 3-1　血药浓度-时间曲线

药-时曲线的基本概念如下。

1. 潜伏期　指用药后到药物开始出现作用的时间，反映药物的吸收及分布过程。

2. 持续期　指药物维持基本疗效即维持有效治疗浓度的时间，其与药物剂量成正比。

3. 达峰时间（高峰时间，T_{max}）　指用药后达到药峰浓度（C_{max}）的时间，曲线在达峰时间其吸收与消除的速率相等。

4. 残留期　指药物浓度已降低到最小有效浓度（阈浓度）以下，但尚未在体内完全消除的时间。其长短与消除速度有关。

药物的药-时曲线可随不同给药途径、给药剂量和不同的个体对药物分布、消除情况不同而呈现不同的曲线形态。不同给药途径，反应药物的吸收的快慢（潜伏期的长短），给药

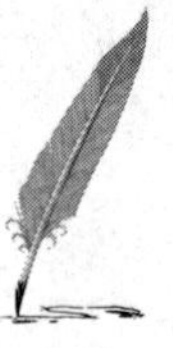

量决定了药峰浓度的高低，不同的分布、消除特性可影响药物持续时间或药物残留期的长短（图 3-2）。

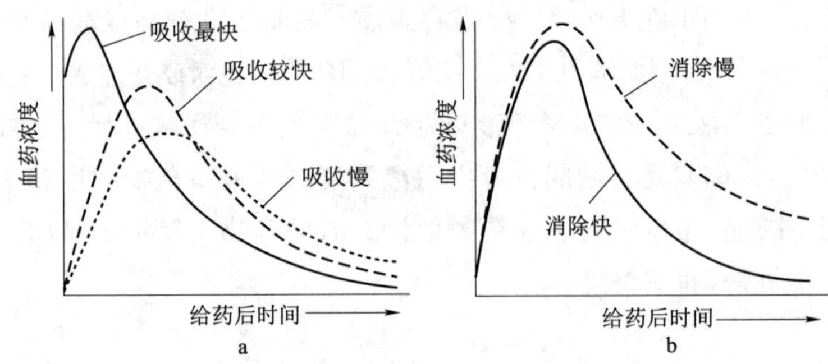

图 3-2　不同药物的药-时曲线比较

a. 表示药物吸收速度的不同；b. 表示药物消除速度的不同

如将药时曲线的血药浓度纵坐标改为药物的效应时，曲线即为时效曲线（time effect curve），曲线的形态与药时曲线相似。

二、药物消除动力学过程

考点提示：一级动力学及零级动力学消除的特点。

药物消除动力学过程指血药浓度不断衰减的动态变化过程，其规律可用消除速率和血药浓度关系的数学方程式表示。有两种类型，一级动力学和零级动力学。

1. 一级动力学消除（first-order kinetics）　指药物的转运或消除速率与血药浓度成正比，即单位时间内转运或消除某恒定比例的药物，又称恒比消除。大多数药物在体内的转运或消除属于一级动力学消除，其速率常数分别称为转运速率常数或消除速率常数 k。

一级动力学的数学方程：

$$dC/dt=-kC$$

式中，C 为血药浓度，t 为时间，dC/dt 表示药物消除速率，k 为消除速率常数。负号表示血药浓度随时间而降低。由于一级动力学消除 C 的指数等于 1。

求积分后得：

$$C_t=C_0 \cdot e^{-kt}$$

式中，C_t表示时间在 t 时的血药浓度，C_0表示初始浓度，t 为 C_0到 C_t所经过的时间。取对数得到下列公式：

$$\lg C_t=\lg C_0-kt/2.303$$

如将血药浓度与时间 t 作图，则为一曲线，如将血药浓度的对数与时间 t 作图，则为一直线，故一级动力学消除又称线性消除。式中 $\lg C_0$为这一直线的截距，斜率为$-kt/2.303$（见图 3-3）。

2. 零级动力学消除（zero-order kinetics）　又称恒量消除，是指单位时间内药物按恒定数量进行消除。药物的消除速率与血药浓度无关。

零级动力学的数学方程：

$$dC/dt=-kC^0=-k$$

式中，C 的指数为 0，属于零级动力学消除，此时如将血药浓度与时间 t 作图，则为一直

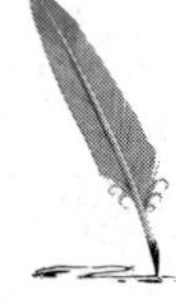

线，如将血药浓度的对数与时间 t 作图，则为一曲线，故零级动力学消除又称非线性消除（图 3-3）。

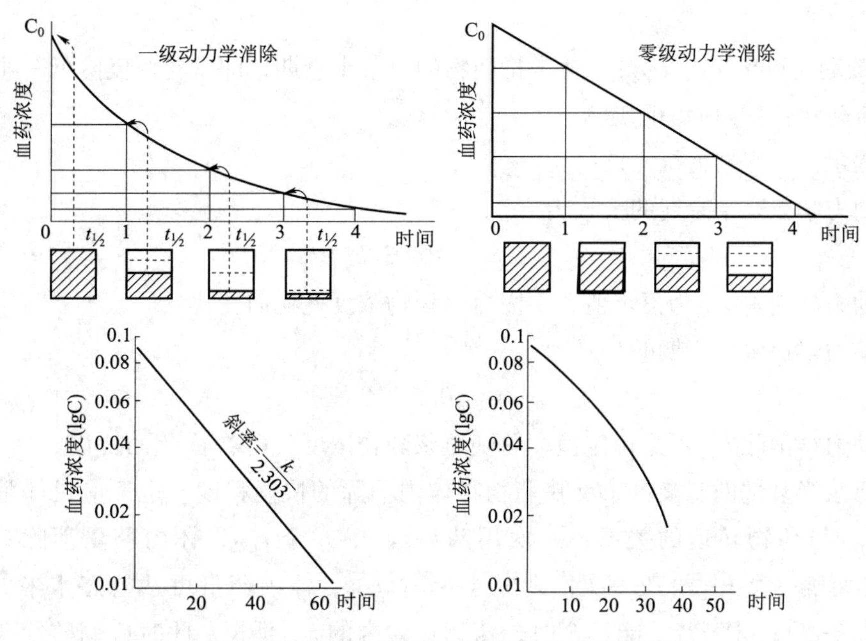

图 3-3 一级动力学及零级动力学消除曲线

零级动力学消除一般是在用药剂量超过机体消除能力或机体消除功能低下时药物的消除方式。如苯妥英钠、阿司匹林、华法林等药物在应用大剂量时，按零级动力学消除，当药物浓度降低到治疗浓度时则按一级动力学消除。

三、常用的药动学参数及意义

1. 表观分布容积 药物在体内的分布是不均匀的，当药物在体内分布达到动态平衡时，体内药量与血药浓度的比值称为表观分布容积（apparent volume of distribution，V_d）。

其计算公式为：

$$V_d = D/C$$

表观分布容积是一个理论容量，可推测药物在体内分布的广泛程度或药物与生物大分子结合的程度。如 V_d 值较小，推测药物主要分布在血浆或血流丰富的心、肝、肾等器官，如 V_d 值较大，推测血药浓度比较低，药物分布比较广泛。另外当已知某药的分布容积，可推算体内药物的总量，或推算达到某一有效浓度时药物应用的剂量。

2. 生物利用度 生物利用度（bioavailability，F）指药物吸收进入体循环的速度和程度。药物生物利用度的测定，一般用非血管途径给药（口服）的药时曲线下面积（AUC），与该药等量注射的 AUC 的比值，以百分率表示。根据试验制剂和参比制剂给药途径的不同，可分为绝对生物利用度和相对生物利用度。

其计算公式为：

绝对生物利用度 = 口服制剂 AUC/静注制剂 AUC×100%

相对生物利用度 = 被试制剂 AUC/参比制剂 AUC×100%

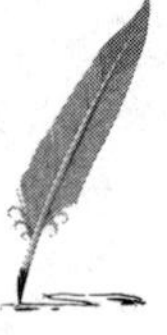

生物利用度可以反映不同药物剂型其血药浓度的差异，或同一药物剂型不同机体生理及病理状态血药浓度的差异（如空腹和餐后、肝肾功能不全等）。需要注意有时不同药厂生

产的相同制剂，甚至同一药厂生产的不同批号的制剂，由于生产工艺和技术水平的影响，生物利用度也会发生明显改变。为了保证药物制剂的质量，往往需要进行药物的生物利用度试验。

3. 半衰期（half-life，$t_{1/2}$） 通常指药物的血浆半衰期，即血药浓度降低一半所需要的时间。反应药物在体内的消除速率。

考点提示：半衰期的概念及意义。

一级动力学血浆半衰期的公式为：

$$t_{1/2}=0.693/k$$

一级动力学消除 $t_{1/2}$ 为恒定值，不因血浆药物浓度变化而变化。

零级动力学血浆半衰期的公式为：

$$t_{1/2}=0.5C_0/k$$

零级动力学消除 $t_{1/2}$ 不是恒定值，可随血浆药物浓度（C_0）变化而变化。

药物血浆半衰期的意义：①反映药物在体内消除的快慢程度，也反应机体消除药物的能力；②$t_{1/2}$ 与药物转运的关系：一次用药后经 4～6 个 $t_{1/2}$，体内药量消除达 93.5%～98.4%，如每隔一个 $t_{1/2}$ 给药一次，则经 4～6 个 $t_{1/2}$，体内药量可达稳态水平的 93.5%～98.4%（表 3-3）；③肝肾功能不全时，药物在体内的 $t_{1/2}$ 延长，此时应调整给药剂量或调整给药间隔时间。

表 3-3 一级动力学消除药物的消除与蓄积

$t_{1/2}$	一次给药后药物残存量（%）	多次给药后药物蓄积量（%）
1	50.00	50.00
2	25.00	75.00
3	12.50	87.50
4	6.25	93.75
5	3.13	96.87
6	1.56	98.44

4. 清除率（clearance，Cl） 指单位时间内从体内清除的药物表观分布容积数，即每分钟有多少毫升血液中的药物被清除。单位为 ml/（min · kg）

计算公式为：

$$Cl=k\cdot V_d \text{或} 0.693\cdot V_d/t_{1/2}$$

Cl 值可反映机体的肝肾功能。肝肾功能不良的患者，应适当调整用药剂量或延长给药间隔时间，以免药物蓄积中毒。

四、多次给药的血药浓度变化

考点提示：稳态血药浓度的概念。

临床上大多数药物需要连续多次给药，才能达到治疗所需的血药浓度。属于一级动力学消除的药物在连续恒速给药（如静脉输注）或分次恒量给药的过程中，血药浓度会逐渐增高，经 4~6 个半衰期可达稳定而有效的血药浓度，此时药物吸收速度与消除速度达到平衡，血药浓度相对稳定在一定水平，这时的血药浓度称为稳态血药浓度（steady state

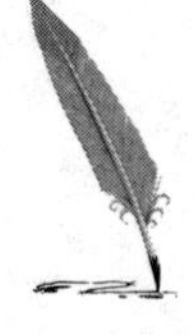

concentration，Css），也称坪值。

如果单位时间内给药总量不变，仅改变给药的间隔时间，一般对达到 Css 的时间和血药浓度的水平无很大影响。缩短给药间隔时间可减小血药浓度峰谷波动的范围，如恒速静滴时血药浓度几乎为一条直线，延长给药间隔时间血药浓度的峰谷波动加大（图 3-4）。

如果给药间隔不变，增加药物剂量，则血药浓度水平可提高，但达到 Css 的时间不变，仍需 4~6 个半衰期。

为了使体内血药浓度迅速达到稳态浓度，可在首次服药时采用负荷剂量（loading dose），或突击剂量。通常负荷剂量为每次服药的加倍量（首次加倍），但须注意只有少数毒性较低的药物可采用这种治疗方法（见图 3-4）。

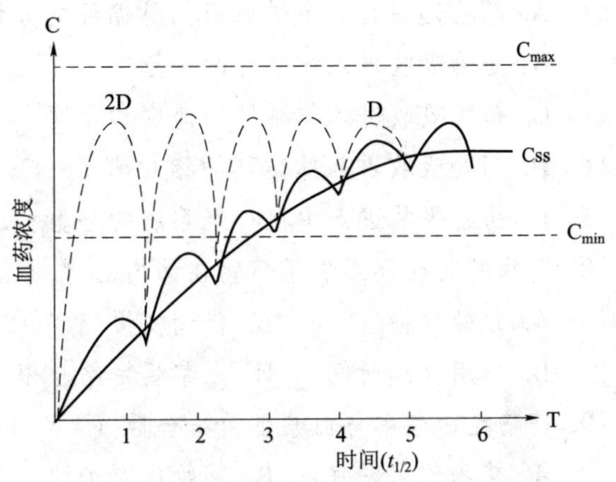

图 3-4　连续多次给药和恒速给药药时曲线

药动学参数大多数是人体的平均值，有时个体差异比较大，因此在临床实际用药过程中，还要结合患者的机体情况、病理状态、并发症等因素，选择和调整剂量、疗程、用药间隔，做到用药个体化，以提高疗效，减少不良反应。

目标检测

一、最佳选择题（每题的备选项中，只有 1 个最佳答案）

1. 大多数药物在体内通过细胞膜的方式是（　　）
   A. 主动转运　B. 被动转运　C. 易化扩散
   D. 膜孔滤过　E. 胞饮
2. 药物被动转运的特点是（　　）
   A. 需要消耗能量　B. 有饱和抑制现象　C. 可逆浓度差转运
   D. 需要载体　E. 顺浓度差转运
3. 药物主动转运的特点是（　　）
   A. 由载体进行，消耗能量　B. 由载体进行，不消耗能量
   C. 不消耗能量，无竞争性抑制　D. 消耗能量，无选择性
   E. 无选择性，有竞争性抑制
4. 在碱性尿液中弱碱性药物（　　）
   A. 解离少，再吸收多，排泄慢　B. 解离多，再吸收少，排泄慢
   C. 解离少，再吸收少，排泄快　D. 解离多，再吸收多，排泄慢
   E. 排泄速度不变
5. 丙磺舒与青霉素合用，可增加后者的疗效，原因是（　　）
   A. 在杀菌作用上有协同作用　B. 两者竞争肾小管的分泌通道

C. 对细菌代谢有双重阻断作用　　D. 延缓抗药性产生
E. 以上都不对

6. 一般说来，吸收速度最快的给药途径是（　　）
A. 外用　　B. 口服　　C. 舌下含服
D. 皮下注射　　E. 肌内注射

7. 药物的生物利用度是指（　　）
A. 药物通过胃肠道进入肝门脉循环的分量
B. 药物吸收进入体循环的分量
C. 药物吸收进入体循环的速度和程度
D. 药物吸收进入体循环的相对速度
E. 药物吸收进入中枢神经系统的分量和速度

8. 药物肝肠循环影响了药物在体内的（　　）
A. 起效快慢　　B. 代谢快慢　　C. 分布
D. 作用持续时间　　E. 血浆蛋白结合率

9. 药物在血浆中与血浆蛋白结合后（　　）
A. 药物作用增强　　B. 药物代谢加快　　C. 药物转运加快
D. 药物排泄加快　　E. 暂时失去药理活性

10. 药物在体内的生物转化是指（　　）
A. 药物的活化　　B. 药物的灭活　　C. 药物的化学结构的变化
D. 药物的消除　　E. 药物的吸收

11. 硝酸甘油口服后经门静脉进入肝脏，再进入体循环的药量约 10% 左右，这说明该药（　　）
A. 活性低　　B. 效能低　　C. 首关代谢显著
D. 排泄快　　E. 排泄慢

12. 具有首关消除的是（　　）
A. 肌注苯巴比妥被肝药酶代谢后，进入体循环的药量减少
B. 硫喷妥钠吸收后贮存于脂肪组织使循环药量减少
C. 硝酸甘油舌下给药自口腔黏膜吸收经肝代谢后药效降低
D. 口服普萘洛尔经肝灭活后进入体循环的药量减少
E. 以上都不是

13. 药物的血浆 $t_{1/2}$ 是（　　）
A. 稳态血药浓度下降一半的时间
B. 有效血药浓度下降一半的时间
C. 组织中药物浓度下降一半的时间
D. 血浆药物浓度下降一半的时间
E. 药物的血浆蛋白结合率下降一半的时间

14. 对半衰期较长的药物要迅速达到稳态血药浓度采用的给药方法是（　　）
A. 等剂量等间隔给药　　B. 首次加倍给药
C. 恒速静脉滴注给药　　D. 增加给药频率
E. 隔日给药

二、配伍选择题（每题备选项在前，试题在后。每组若干题。每组题均对应同一组备选项，每题只有一个正确答案。每个备选项可重复选用，也可不选用）

[15~18]

A. 半衰期　　B. 持续期　　C. 达峰时间

D. 潜伏期　　E. 残留期

15. 药物维持基本疗效的时间（　　）

16. 从给药开始到药物产生效应的时间（　　）

17. 药物吸收后到达最高血药浓度的时间（　　）

18. 血浆中药物浓度下降一半所需的时间（　　）

三、多项选择题（每题的备选项中有 2 个或 2 个以上正确答案）

19. 一级动力学消除的特点是（　　）

A. 是大多数药物的消除方式

B. 药物按照恒定比例消除

C. 药物按恒定数量消除

D. 血药浓度的对数与时间 t 作图，则为一直线

E. 血药浓度的对数与时间 t 作图，则为一曲线

20. 零级动力学消除的特点是（　　）

A. 是大多数药物的消除方式

B. 药物按照恒定比例消除

C. 药物按恒定数量消除

D. 血药浓度的对数与时间 t 作图，则为一直线

E. 血药浓度的对数与时间 t 作图，则为一曲线

21. 药物血浆半衰期的意义是（　　）

A. 反映药物在体内消除的快慢　　B. 反映药物到达稳态血药浓度的快慢

C. 反映药物吸收的快慢　　D. 反映药物剂型的不同

E. 反应药物给药途径不同

22. 关于药物被动转运的叙述，正确的是（　　）

A. 药物从高浓度一侧向低浓度一侧扩散

B. 不消耗能量而都需要载体

C. 不受饱和限速和竞争性抑制的影响

D. 受分子量、极性、脂溶性影响

E. 细胞膜两侧浓度平衡时转运停止

四、思考题

1. 简述肝药酶诱导剂和抑制剂的概念，并简述与肝药酶诱导剂和抑制剂合用时怎样做剂量的调整。

2. 阿司匹林和巴比妥类药物的中毒解救时怎样减少药物的吸收和促进药物的排泄。

（杨丽珠）

扫码“练一练”

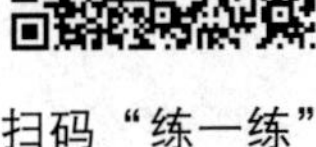

扫码“学一学”

第四章
影响药物作用的因素及合理用药原则

学习目标

知识要求

1. 掌握协同作用、拮抗作用、耐受性、耐药性、依赖性的概念。
2. 熟悉影响药物作用的因素。

技能要求 学会分析影响药物作用的因素，具备用药咨询服务的能力。

第一节 药物方面的因素

一、药物剂量

药物治疗需在一定剂量范围内，一般来说，药物作用随用药剂量的增加而增强，剂量过小（低于阈剂量）则疗效较差甚至无效，剂量过大（高于极量）药效过于剧烈，甚至发生毒性反应，因此采用增加剂量而增加疗效的方法是不可取的，也是危险的。临床一般采用常用量或治疗量，但也要因人而异，适当调整。

二、药物剂型

药物的剂型可影响药物的吸收速率和分布的范围，从而影响药物起效时间、作用强度和维持时间等。注射给药时，水溶液吸收比油溶液或混悬液快；口服给药时，溶液剂型吸收最快，散剂次之，片剂和胶囊须先崩解，故吸收较慢。一般说来，吸收快的剂型，药物血浓度的峰值较高，单位时间内排出也较多，故维持时间较短。吸收太慢，则血药峰浓度可能太低而影响疗效。

为了达到不同目的，设计了多种特殊的药物剂型，例如，糖衣片、胶囊可避免苦味，肠溶片或胶囊可减少药物对胃的刺激。缓释制剂（controlled-release preparations）可使药物缓慢释出，控释制剂（controlled release preparations）可使药物以近似恒速释放，延长药效。

三、给药途径

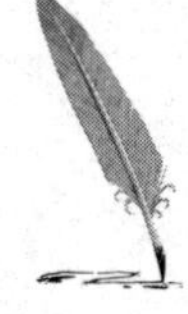

不同的给药途径，可影响药物效应的快慢和强弱，常用给药方式药物作用的快慢顺序为静脉注射>吸入>舌下>直肠>肌内注射>皮下注射>口服，临床用药应根据病情需要和制剂

特点选择适当的给药途径。口服给药起效慢，但简便、安全，适用于大多数药物和大多数患者；静脉给药立即产生疗效，适用于急症和危重患者，但应严密观察患者有无不良反应发生；局部用药如滴眼、滴鼻、外擦皮肤等，可发挥局部治疗作用。

有的药物采用不同的给药途径还会产生不同的作用，从而治疗不同的疾病，如硫酸镁口服可发挥导泻、利胆作用，注射则产生抗惊厥、降低血压作用。

四、给药时间与次数

给药时间不同，药物的作用和不良反应也会发生变化，如空腹服药，吸收较快且充分，药物起效较快；饭后服药，药物吸收较差，起效较慢；有的药物对胃的刺激性较强，宜饭后服用，如解热镇痛抗炎药阿司匹林；也可针对用药的目的，采用不同的时间服药，如镇静催眠药宜睡前服用，降血糖药宜餐前服用等。另外可根据人体的昼夜节律性规律确定给药的时间，如糖皮质激素采用隔日晨服药的方法。

给药次数应根据病情需要和药物的 $t_{1/2}$ 而定。$t_{1/2}$ 是决定给药次数的重要药动学参数，$t_{1/2}$ 短的药物，给药次数要相应增加，$t_{1/2}$ 长的药物，给药次数要相应减少。对毒性大或消除慢的药物，应规定一日的用量和疗程。长期用药还应注意避免蓄积中毒的发生，特别是肝、肾功能不全时，应注意减少给药次数和用药剂量。

五、药物的相互作用

药物的相互作用是指两种或两种以上药物同时或先后应用时，由于药动学和药效学的原因，改变原有的药理效应和毒性反应。药物的相互作用，包括药物在体内的相互作用和药物在体外的相互作用，又称配伍禁忌。

（一）药物在体内的相互作用

1. 药动学方面的相互作用　联合用药对药物的吸收、分布、生物转化和排泄都会产生影响。

（1）对吸收过程的影响　如促进胃动力药多潘立酮能加速口服药物的吸收速度；各种 M 受体阻滞药则能延缓药物的吸收。多种药物同时应用，也可通过相互作用使药效发生改变，如维生素 C 有助于食物和铁制剂中 Fe^{2+} 的吸收；四环素与 Fe^{2+}、Ca^{2+} 等重金属离子同时服用，则可因络合反应而影响各自的吸收。

（2）对分布过程的影响　如多种药物同时应用时，当药物进入血液循环后，可因与血浆蛋白的竞争结合，而影响药物在体内的分布。许多疾病（如肝病、肾病、营养不良等）因血浆蛋白数量减少和变性而影响其与药物结合，因此为确保用药安全，应注意治疗相关疾病和补充营养，或适当减小用药剂量。

（3）对生物转化（代谢）过程的影响　如多种药物同时应用时，肝药酶诱导剂可加速药物在肝脏中的转化，使药效降低；而肝药酶抑制药则相反，能使药效增强，甚至发生中毒。临床使用时，应注意及时调整药物剂量，以达到最佳的治疗效果。

（4）对排泄过程的影响　如尿液 pH 值的变化能改变药物在尿液中的解离度，影响药物的排泄速度。

2. 药效学方面的相互作用　药效学相互作用的结果，主要表现为协同作用（synergism）或拮抗作用（antagonism）。

考点提示：协同作用与拮抗作用。

（1）协同作用　指联合用药药效相加或增强，合用时引起的效应大于单用效应。可分为：①相加作用：两药合用其效应是单独应用的代数和，如硝酸甘油与普萘洛尔合用，抗心绞痛作用相加，可减少每种药物的用药剂量，降低不良反应。②增强作用：两药合用大于单用效应的总和，如磺胺甲基异噁唑（SMZ）与甲氧苄啶（TMP）合用，抗菌作用增强十几倍到几十倍，并可延缓耐药性的产生。③增敏作用：指药物使机体对合用药物的敏感性增强，如呋塞米可降低血液中钾离子浓度，而低钾可使强心苷对心肌的敏感性增强，易出现心脏毒性反应。

（2）拮抗作用　指联合用药后，药物的效应减弱或消失。可分为：①竞争性拮抗：两种药物在共同作用的部位或受体产生相反作用，如吗啡是阿片受体激动剂，纳洛酮是阿片受体拮抗剂。②非竞争性拮抗：两种药物不作用于同一部位或同一受体，如阿托品与乙酰唑胺合用，可降低乙酰唑胺的降眼压作用。

临床多用药物的协同作用增强疗效，用药物的拮抗作用降低不良反应。

（二）药物在体外的相互作用

在配制药物、特别是配置液体药物过程中，药物与药物、药物与辅料、药物与溶媒之间发生的理化反应，可出现浑浊、沉淀、变色以至药效减低、失效、毒性增加的现象，称为配伍禁忌（incompatibility）。向输液剂中加入药物是临床常用的给药方式，但应明确血液、血浆、氨基酸、白蛋白等是特殊性质的输液剂，不允许加入其他药物。氢化可的松注射液（乙醇溶液）与氯化钾注射液（水溶液）混合时，由于溶剂性质发生了变化，可析出氢化可的松沉淀；酸性药物和碱性药物混合，可发生中和反应；红霉素在盐中会析出结晶，导致血栓性静脉炎。故注射剂的配制，尤应注意配伍禁忌的问题。

第二节　机体方面的因素

一、年龄

1. 儿童　医学上14岁以下属于儿童，儿童的各器官组织正处于生长、发育阶段，药物使用不当，会造成中毒或器官组织的发育障碍，甚至导致后遗症。特别是新生儿和早产儿，体液占体重比例较大，水盐转换率较快；血浆蛋白含量较少，药物血浆蛋白结合率较低；肝肾功能尚未发育完善，药物清除率较低，因而对药物的反应一般比较敏感。例如应用氯霉素可导致灰婴综合征，应用庆大霉素易导致肾功能受损（图4-1）。

2. 老人　医学上65岁以上属于老人。老人的器官组织及其功能随年龄增长呈现生理性衰退过程，如肝、肾功能减弱，药物代谢、排泄能力下降，对药物的耐受性减弱，因此老年人的用药量一般为成人的3/4。另外，老人对于多种药物的反应特别敏感，如中枢神经系统药物易导致精神错乱；心血管系统药物易导致心律失常、血压下降；非甾体抗炎药导致胃肠出血；M胆碱受体阻断药导致尿潴留、青光眼等，应高度重视老年人的用药问题。

二、性别

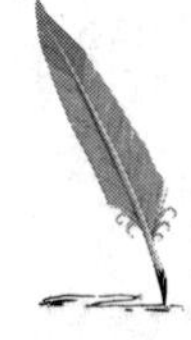

性别对药物的反应无明显差异，但须注意妇女“三期”时的用药：①月经期不宜服用导泻药和抗凝药，以免发生盆腔充血、月经增多和痛经等；②妊娠期应注意避免使用易引起

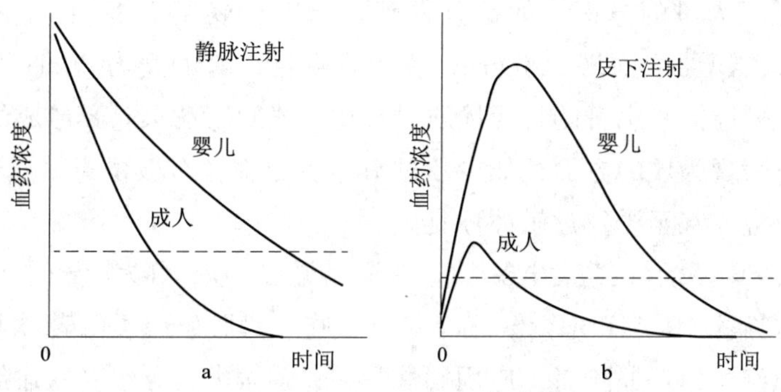

图 4-1 成人与婴儿用药后时-量曲线比较

a. 分别给成人及三个月婴儿静脉注射相当剂量的药物（mg/kg）；

b. 分别给成人及三个月婴儿皮下注射相当剂量的药物（mg/kg）

流产、早产的药物；还要注意某些药物可能有致畸作用；目前认为胎儿在开始发育的最初 3 个月内，有丝分裂处于活跃阶段，胚胎发育分化快，最易受药物的影响，因此，孕妇在妊娠的前三个月内，用药应慎重；③哺乳期应慎用可通过乳汁进入婴幼儿体内，并可能影响婴幼儿发育的药物。另外，产前应用某些药物如吗啡等可影响子宫平滑肌收缩和抑制胎儿的呼吸。

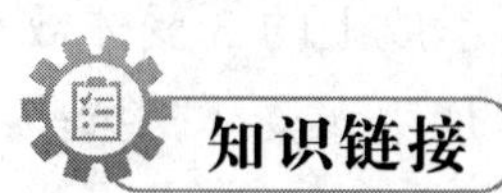

反应停事件

20 世纪 60 年代前后，欧美约 15 个国家的医生使用反应停治疗妇女妊娠反应，效果明显。于是它成了“孕妇的理想选择”（当时的广告用语）。于是，“反应停”被大量生产、销售到世界多个国家，结果出现了 1.2 万名“海豹肢畸形”的新生儿。1961 年，证实这种畸形是由于孕妇服用“反应停”所导致的。

三、遗传因素

药物作用的差异有些是由遗传因素造成的，药物在体内发挥作用时，与药物效应动力学和药物代谢动力学有关的许多大分子物质，包括药物作用的受体，药物体内转运过程中涉及的多种蛋白质，以及药物代谢酶等，都与遗传密切相关。

1. 种属差异 人和动物之间及动物与动物之间的差异称为种属差异。如吗啡对猫、虎等表现为兴奋作用，而对人、犬、大鼠、小鼠则表现为抑制作用，因此动物实验的结果不能简单地推论到人体。

2. 种族差异 即不同种族的人群对药物的代谢和反应的差异。如根据机体对药物的代谢速度分为快代谢型和慢代谢型，中国人和日本人对抗结核药异烟肼的代谢以快代谢型较多，而白种人则以慢代谢型较多。因此西方人身上总结的资料特别是药物剂量，不能简单地搬用到东方人身上。

3. 个体差异 在通常情况下，多数患者对药物的反应基本相似。但少数患者对药物的反应不同，即相同剂量的药物在不同个体，其血药浓度、作用及作用维持时间等并不相同，称为个体差异。

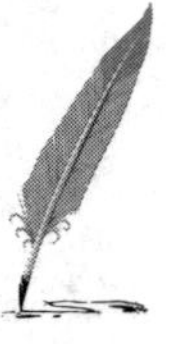

个体差异可表现为量的方面，如镇静催眠药苯巴比妥用于催眠，一般成人一次应用60～100mg，少数人需增加到150～200mg，称为耐受性；有的患者30mg即产生明显疗效，称为高敏性。其主要原因是患者的特异体质对药物处置的药动学差异造成的。

个体差异也可表现为质的方面，如少数过敏体质的患者对极微量（μg）的青霉素都会引起剧烈的变态反应，甚至诱发过敏性休克。

4. 特异质反应 某些个体用药后出现与常人不同的异常反应，称为特异质反应（idiosyncrasy）。如葡萄糖-6-磷酸脱氢酶（G-6-PDH）缺乏者对伯氨喹、磺胺、砜类等药物易发生溶血反应；先天性缺乏高铁血红蛋白还原酶者，应用硝酸酯类、磺胺类，导致高铁血红蛋白血症。

四、病理状态

病理状态可改变药物在体内的药动学，同时也会影响药物的药效学，如甲状腺功能亢进患者，胃排空时间缩短，肠蠕动加速，药物的吸收减少；低白蛋白血症患者结合型药物减少，游离型药物增多，药物作用增强；肝功能不全时，经肝脏生物转化的药物代谢减慢，因而作用加强，持续时间延长；肾功能不全时，经肾排泄的药物清除率降低，药物的半衰期延长，应适当减少用药剂量。

病理状态可影响机体对药物的反应性，如支气管哮喘患者支气管平滑肌上的β受体数目减少，而α受体的功能相对明显，应用β受体激动药往往效果不佳，加用α受体拮抗药则效果明显。

机体的潜在疾病也可影响药物的疗效，如潜在性消化性溃疡患者应用水杨酸类药物或糖皮质激素可导致溃疡病的出血和穿孔。

五、心理因素

指心理活动对药物治疗效果产生的影响。患者的精神状态与药物疗效关系密切。影响心理变化的因素有病人的文化素养、疾病性质、人性特征以及医生和护士的语言、表情、态度、信任程度、技术操作熟练程度、工作经验等。焦虑、恐惧和悲观失望的消极情绪，可使病情加重，药物难以发挥应有的治疗效果。

安慰剂（placebo）指不具备药理活性的制剂（如用乳糖或淀粉制成的片剂或仅含盐水的注射剂）。临床实验证明安慰剂对慢性、功能性疾病及较轻的疾病可产生疗效，如用于头痛、心绞痛、高血压病、手术后痛、神经官能症等具有30%～50%的疗效，同时对血压、心率、胃分泌、呕吐、性功能等自主神经系统功能也会产生较大影响。因此医务人员应主动关心、爱护病人，与病人建立良好的医患关系，充分发挥心理治疗作用。

第三节　反复用药引起的机体反应性变化

一、耐受性与耐药性

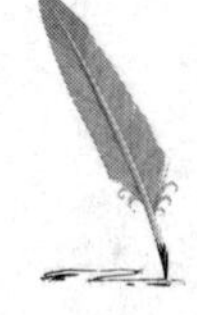

考点提示：耐受性、耐药性。

耐受性（tolerance）系指机体对药物反应性降低的一种状态。耐受性有先天和后天之分。后天者往往是连续多次用药后产生，需要增加剂量才能产生原有的效应。但在停药一段时间后，机体仍可恢复原有的敏感性。如硝酸酯类连续用药数天即可产生耐受性，停药10天后，又可恢复其作用。交叉耐受性（cross tolerance）是对一种药物产生耐受性后，在应用同一类药物（即使是第一次使用）时也会产生耐受性。

扫码“看一看”

耐药性（drug resistance）系指病原体或肿瘤细胞对药物的敏感性降低的一种状态，也称抗药性。是因为长期反复应用抗菌药，特别是剂量不足时，病原体产生了使抗菌药物失活的酶、改变了膜的通透性而阻止抗菌药物的进入或改变了靶结构和代谢过程。滥用抗菌药是病原体产生耐药性的重要原因。

二、药物依赖性

考点提示：成瘾性、习惯性。

药物依赖性（drug dependence）是由于药物与机体相互作用造成的一种精神状态，是在长期使用某种药物后，机体对这种药物产生了生理性的或精神性的依赖和需求。依赖性分为躯体依赖性和精神依赖性。

1. 躯体依赖性（physical dependence） 也称生理依赖性、成瘾性（addiction），指反复多次应用某些麻醉药品或精神药品后所造成的一种生理适应状态，一旦停药，患者会出现严重的戒断症状，极度渴望再次用药。如应用麻醉性镇痛药吗啡成瘾后中断治疗，患者出现流涎、流泪、大汗、恶心、呕吐、腹疼、腹泻、烦躁、惊厥甚至危及生命。应按照《药品管理法》严格控制此类药物的应用。

2. 精神依赖性（phychological dependence） 也称心理依赖性、习惯性，指用药后产生愉快满足的感觉，使患者在精神上渴望周期性或连续用药，产生强迫性用药行为以获得舒适感，但停药时一般不出现戒断症状。易产生精神依赖性的药物如镇静催眠药、中枢兴奋药等，吸烟、饮酒也可产生精神依赖性。

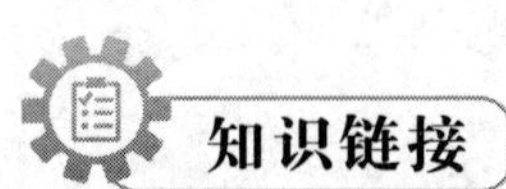

麻醉药品及精神药品

麻醉药品是指连续使用后易产生身体依赖性的药品。我国2013年版《麻醉药品品种目录》中共有麻醉药品121种。常用的麻醉药品分为阿片类、可卡因类、大麻类、合成麻醉药品类。

精神药品是指直接作用于中枢神经系统，使之兴奋或抑制，长期使用能产生依赖性的药品。我国2013年版《精神药品品种目录》中共有精神药品149种，其中第一类精神药品68种，如丁丙诺啡、氯胺酮、哌甲酯、三唑仑、司可巴比妥等；第二类精神药品81种，如地西泮、氯硝西泮、硝西泮、劳拉西泮、阿普唑仑、艾司唑仑、苯巴比妥等。

麻醉药品和第一类精神药品不得零售。

第四节 合理用药原则

合理用药系指用药过程中，充分发挥药物的疗效和尽量避免或减少可能发生的不良反应。具体原则如下。

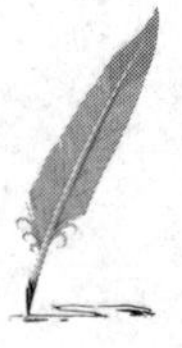

一、明确诊断

首先要在明确诊断的基础上选药，即根据适应证选药，同时还要考虑禁忌证。

二、根据药理学知识选药

尽量少用“撒网疗法”，即不要采用不必要的多种药物联合用药的方法，不仅增加患者的经济负担，且容易发生药物相互作用。选药时，应首先考虑选用“国家基本药物”。

三、个体化治疗

不要单纯依靠书本提供的药物剂量，应根据患者的具体情况选药。

四、对因与对症治疗并重

在采用对因治疗的同时，应采用必要的对症支持疗法，特别是在严重感染及癌症的化学治疗时，更应重视使用增强机体免疫功能的药物。

五、及时调整用药方案

在药物治疗过程中，还必须严密观察患者病情的变化，及时调整药物剂量或更换治疗药物。

目标检测

一、最佳选择题（每题的备选项中，只有1个最佳答案）

1. 药物具有不同的适应证，它可取决于（　　）

A. 药物的不同作用　　B. 药物作用的选择性

C. 药物的不同给药途径　　D. 药物的不良反应

E. 以上均可能

2. 合理用药需具备下述有关药理学知识（　　）

A. 药物作用与副作用　　B. 药物的毒性与安全范围

C. 药物的效价与效能　　D. 药物的 $t_{1/2}$ 与消除途径

E. 以上都需要

3. 对同一药物来讲，下列描述中错误的是（　　）

A. 在一定范围内剂量越大，作用越强

B. 对不同个体，用量相同，作用不一定相同

C. 用于妇女时，效应可能与男人有别

D. 成人应用时，年龄越大，用量应越大

E. 小儿应用时，可根据其体重计算用量

4. 安慰剂是一种（　　）

A. 可以增加疗效的药物

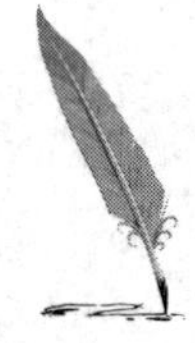

B. 阳性对照药
C. 口服制剂
D. 使病人在精神上得到鼓励和安慰的药物
E. 不具有药理活性的剂型

5. 反复应用药物后，人体对药物的敏感性降低是因为（　　）
A. 习惯性　B. 成瘾性　C. 依赖性
D. 耐受性　E. 抗药性

6. 利用药物的拮抗作用，目的是（　　）
A. 增加疗效　B. 解决个体差异问题
C. 使原有药物作用减弱　D. 减少不良反应
E. 减少药物吸收

7. 某两种药物联合应用，其总的作用大于各药单独应用之和（　　）
A. 增强作用　B. 协同作用　C. 互补作用
D. 拮抗作用　E. 相加作用

8. 对多数患者来说，最安全、最经济、最方便的给药途径是（　　）
A. 皮下注射　B. 口服　C. 肌内注射
D. 静脉滴注　E. 气雾吸入

二、配伍选择题（每题备选项在前，试题在后。每组若干题。每组题均对应同一组备选项，每题只有一个正确答案。每个备选项可重复选用，也可不选用）

［9~12］
A. 耐受性　B. 耐药性　C. 精神依赖型
D. 躯体依赖性　E. 后遗效应

9. 病原体或肿瘤细胞对药物的敏感性降低（　　）
10. 机体对药物反应性降低（　　）
11. 用药后产生愉快满足的感觉，使用者在精神上渴望周期性或连续用药（　　）
12. 反复多次应用某些麻醉药品或精神药品后所造成的一种生理适应状态（　　）

三、多项选择题（每题的备选项中有2个或2个以上正确答案）

13. 联合应用两种以上药物的目的在于（　　）
A. 减少单药用量　B. 减少不良反应
C. 增强疗效　D. 减少耐药性发生
E. 改变遗传异常

14. 影响药物作用的因素包括（　　）
A. 给药时间　B. 病理状态　C. 性别、年龄
D. 遗传异常　E. 药物的相互作用

扫码“练一练”

四、思考题

1. 简述影响药物作用的因素有哪些？
2. 成瘾性、耐药性、耐受性的概念。

（杨丽珠）

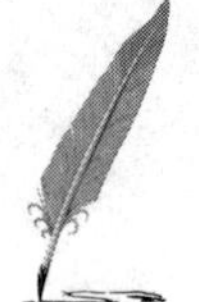

扫码“学一学”

第五章
传出神经系统药理概论

学习目标

知识要求
1. 掌握传出神经系统的受体分类、分布及效应。
2. 熟悉传出神经系统药物的作用方式及分类。
3. 了解传出神经系统药物作用机制。

技能要求 能够解释传出神经系统药物的基本药理作用。

神经系统由中枢神经系统和外周神经系统组成。传出神经是指将神经冲动由中枢传向外周的神经。作用于传出神经系统的药物称为传出神经药。

第一节 传出神经系统分类

一、按解剖学分类

传出神经按解剖学分为运动神经和自主神经两大类。

1. 运动神经 运动神经由中枢发出后，不更换神经元，直接到达所支配的骨骼肌。

2. 自主神经 自主神经分为交感神经和副交感神经，其特点为自中枢发出后，需进入神经节更换神经元，然后到达所支配的效应器。因此，自主神经包括节前纤维和节后纤维，交感神经的节前纤维较短，副交感神经的节前纤维则较长（图5-1）。

二、按化学递质分类

当神经冲动到达末梢时，突触前膜释放传递信息的化学物质称为递质，通过间隙作用于突触后膜，从而影响次一级神经元或效应器细胞的活动，这一过程称为递质的化学传递。传出神经的递质主要有乙酰胆碱（acetylcholine，ACh）和去甲肾上腺素（noradrenaline，NA 或 norepinephrine，NE）。

传出神经按释放递质的不同分为胆碱能神经和去甲肾上腺素能神经。

1. 胆碱能神经 兴奋时末梢释放的递质为ACh，此类神经包括：①运动神经；②交感神经和副交感神经节前纤维；③副交感神经的节后纤维；④少数交感神经的节后纤维。

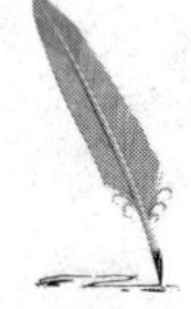

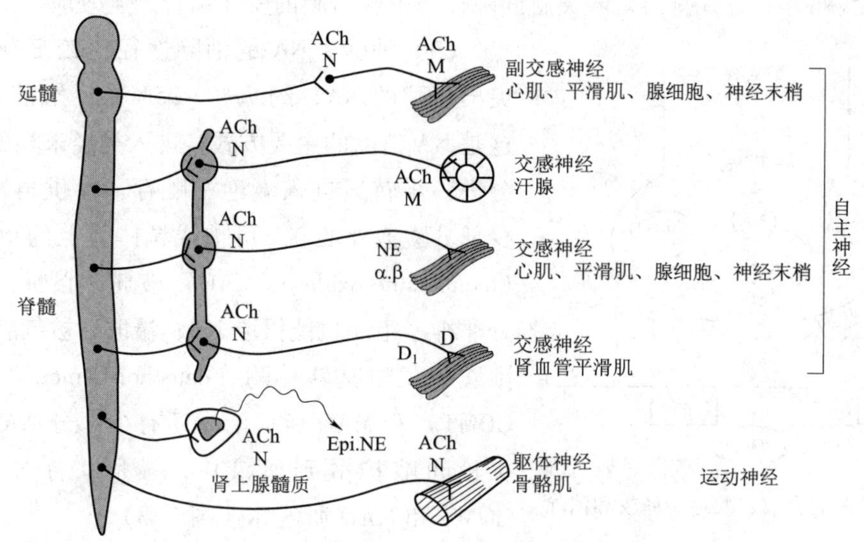

图 5-1　传出神经系统的分类及递质分布

2. 去甲肾上腺素能神经　即兴奋时末梢释放 NA 的神经，只存在于大部分交感神经节后纤维（图 5-1）。

在某些效应器官如肾血管和肠系膜血管内还发现了多巴胺能神经，能释放多巴胺，其作用是使血管舒张。

三、传出神经递质的体内过程

1. 乙酰胆碱的合成、贮存、释放和消除

（1）合成　在胆碱能神经末梢内，ACh 是以胆碱和乙酰辅酶 A 为原料，在胆碱乙酰化酶的催化下合成的。

（2）贮存、释放　ACh 合成后与三磷腺苷（ATP）、蛋白多糖结合共同贮存于囊泡内。当神经冲动到达末梢时，突触前膜去极化，Ca^{2+}内流，囊泡中的 ACh 以“胞裂外排”方式排出，经突触间隙，与突触后膜的受体结合产生效应。

（3）消除：释放出的 ACh 可被突触间隙中的乙酰胆碱酯酶（acetylcholinesterase，AChE）水解为胆碱和乙酸，部分胆碱被神经末梢再摄取，再次利用合成 ACh（图 5-2）。

扫码“看一看”

2. 去甲肾上腺素的合成、贮存、释放和消除

（1）合成　在去甲肾上腺素能神经末梢内，以酪氨酸为原料，在酪氨酸羟化酶的催化下生成多巴，继续在多巴脱羧酶的催化下生成多巴胺（dopamine，DA），多巴胺进入囊泡经多巴胺 β-羟化酶催化生成 NA。在这一过程中，酪氨酸羟化酶是限速酶。当胞质中 DA 和游离的 NA 增加时，对此酶有负反馈作用。

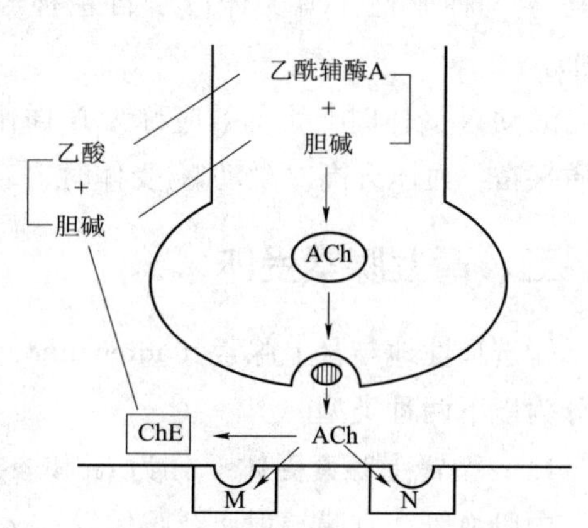

图 5-2　ACh 的合成、贮存、释放和消除

（2）贮存、释放　NA 合成后与 ATP、嗜铬颗粒蛋白结合，贮存于囊泡中。当神经冲动到达末梢时，突触前膜去极化，Ca^{2+}内流，囊泡中的

NA 以“胞裂外排”方式排出，经突触间隙，与突触后膜的受体结合产生效应。

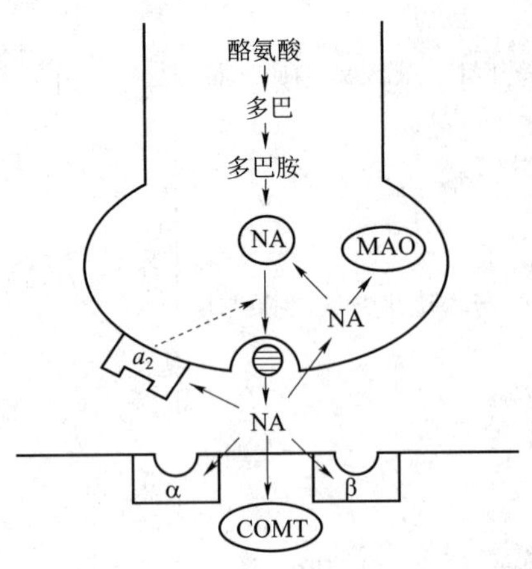

图 5-3　NA 的合成、贮存、释放和消除

（3）消除　NA 的消除途径比较复杂。释放到突出间隙的 NA，约 75%～95% 被突触前膜重摄取，这是 NA 消除的主要方式，进入神经末梢的 NA 大部分进一步转运进入囊泡中贮存，以供再次释放用。少部分囊泡外的 NA 可被线粒体膜上的单胺氧化酶（monoamine oxidase，MAO）破坏。心肌、平滑肌等处非神经组织也能摄取 NA，摄取后被细胞内的儿茶酚胺氧位甲基转移酶（catechol-O-methyltransferase，COMT）和 MAO 所灭活。还有少部分 NA 释放后从突触间隙扩散到血液中，被肝、肾等组织中的 COMT 和 MAO 所破坏（图 5-3）。

第二节　传出神经系统受体的类型、分布及其效应

传出神经系统的受体包括胆碱受体、肾上腺素受体，此外还有多巴胺受体等，它们能选择性的与相应的配体结合，从而产生各种效应（表 5-1）。

一、胆碱受体

胆碱受体为能选择性地与 ACh 结合的受体，分为毒蕈碱型和烟碱型受体。

1. 毒蕈碱型受体　能选择性地与毒蕈碱（muscarine）结合的胆碱受体，简称 M 受体。又分为 M_1、M_2及 M_3等亚型，M_1受体主要分布于神经节、胃腺和中枢；M_2受体主要分布于心脏、传出神经突触前膜及中枢；M_3受体则主要分布于平滑肌与腺体等处。

激动 M 受体时产生的效应称为 M 样作用，主要表现为心脏抑制（心肌收缩力减弱，心率减慢，传导减慢），皮肤、黏膜血管舒张，支气管、胃肠平滑肌、膀胱逼尿肌收缩，瞳孔缩小，汗腺、唾液腺分泌增加等。

2. 烟碱型受体　能选择性地与烟碱（nicotine）结合的胆碱受体，简称 N 受体。分为 N_1与 N_2两种亚型，N_1受体位于自主神经节细胞与肾上腺髓质等处，N_2受体则分布于骨骼肌。

激动 N 受体时产生的效应称为 N 样作用。激动 N_1受体时，表现为自主神经节和肾上腺髓质兴奋，血压升高。激动 N_2受体时，表现为骨骼肌兴奋，过度兴奋可引起肌颤和抽搐。

二、肾上腺素受体

能选择性地与肾上腺素（adrenaline，AD）或 NA 结合的受体，称为肾上腺素受体，又可分为以下两种类型。

1. α 型肾上腺素受体　分为 α_1和 α_2两种亚型，α_1受体存在于突触后膜，如皮肤、黏膜、内脏血管、虹膜辐射肌及腺体等；α_2受体则位于突触前膜上。

激动 α_1受体时，表现为皮肤、黏膜、腹腔内脏血管收缩，血压升高。

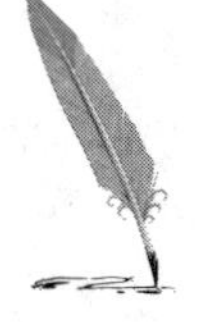

激动 α_2受体时，可反馈性抑制去甲肾上腺素释放，降低血压；激动中枢 α_2受体时，可抑制外周交感神经活性，降低血压。

2. β型肾上腺素受体 分为 β_1和 β_2等亚型，β_1受体位于心脏；β_2受体主要分布在血管、支气管和去甲肾上腺素能神经末梢突触前膜等处。

激动 β_1受体时，表现为心肌收缩力增强，心率加快，传导加速。

激动 β_2受体时，支气管平滑肌、骨骼肌和冠状血管舒张。激动突触前膜的 β_2受体时，能促进去甲肾上腺素的释放。

三、多巴胺受体

能选择性地与多巴胺（dopamine，DA）结合的受体，称为多巴胺受体，分为 D_1和 D_2两种亚型。D_1受体主要分布于肠系膜、肾、心、脑等处血管；D_2受体主要分布在延髓催吐化学感受区、中脑边缘系统、黑质纹状体、下丘脑、垂体。

激动 D_1受体时，主要表现为肾、肠系膜血管舒张。

激动 D_2受体时，可以引起呕吐、诱发精神失常和内分泌紊乱等。

传出神经系统受体分布及效应见表 5-1。

表 5-1 传出神经系统受体分布及效应

效应器		胆碱受体及效应		肾上腺素受体及效应	
		受体	效应	受体	效应
心 脏	心肌	M	收缩力减弱	β_1、β_2	收缩力增强
	窦房结	M	心率减慢	β_1、β_2	心率加快
	传导系统	M	传导减慢	β_1	传导加速
血 管	皮肤、内脏	M	舒张	α	收缩
	骨骼肌	M	舒张	α、β_2	收缩、舒张
	冠状动脉血管	M	舒张	α、β_2	收缩、舒张
支气管	平滑肌	M	收缩	β_2	舒张
胃肠平滑肌	胃肠壁	M	收缩	β_2	舒张
	括约肌	M	舒张	α_1	收缩
	肠肌丛	M	激活		
	分泌	M	增加		
泌尿生殖道	膀胱逼尿肌	M	收缩	β_2	舒张
	膀胱括约肌	M	舒张	α_1	收缩
	子宫（妊娠）	M	收缩	α、β_2	收缩、舒张
	阴茎、精囊	M	勃起	α	射精
眼 睛	瞳孔括约肌	M	收缩（缩瞳）		
	瞳孔开大肌			α_1	收缩（扩瞳）
	睫状肌	M	收缩（近视）	β	舒张（远视）
皮 肤	竖毛肌			α	收缩
	汗腺	M			体温调节增加

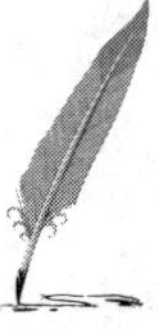

续表

效应器		胆碱受体及效应		肾上腺素受体及效应	
		受体	效应	受体	效应
				α	大汗腺分泌（紧张）
肝肾及脂肪	肝脏			α、β_2	糖异生、糖原分解
	脂肪组织			β_3	脂肪分解
	肾小球旁细胞			β_1	肾素释放
自主神经节		N_1	兴奋		
肾上腺髓质		N_1	分泌		
骨骼肌		N_2	收缩		

第三节　传出神经系统药物的作用方式

一、直接作用于受体

药物直接与受体结合，可激动或阻断受体，称为受体激动药或阻断药，亦称拟似药或拮抗药。毛果芸香碱能直接与M受体结合，激动M受体，为M受体激动药；阿托品能与M受体结合，阻断M受体，为M受体阻断药。

二、影响递质的化学传递

某些药物不直接作用于受体，但可通过影响递质的合成、贮存、释放、消除等过程发挥作用。新斯的明通过抑制胆碱酯酶活性而发挥拟胆碱作用，麻黄碱可促进去甲肾上腺素的释放而发挥拟肾上腺素作用，利血平可抑制神经末梢囊泡对去甲肾上腺素的摄取而发挥抗肾上腺素作用。

第四节　传出神经系统药物的分类

根据传出神经药物的作用性质（激动受体或阻断受体）和对递质的影响进行分类，见表5-2。

表5-2　作用于传出神经系统药物的分类

激动药	阻断药
（一）胆碱受体激动药	（一）胆碱受体阻断药
1. M、N受体激动药（乙酰胆碱）	1. M受体阻断药（阿托品）
2. M受体激动药（毛果芸香碱）	
3. N受体激动药（烟碱）	2. N_1受体阻断药（美卡拉明）
（二）抗胆碱酯酶药	3. N_2受体阻断药（琥珀胆碱）
1. 易逆性抗胆碱酯酶药（新斯的明）	（二）胆碱酯酶复活药（氯解磷定）

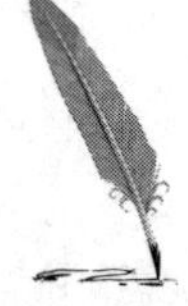

续表

激动药	阻断药
2. 难逆性抗胆碱酯酶药（有机磷酸酯类）	（三）肾上腺素受体阻断药
（三）肾上腺素受体激动药	1. α 受体阻断药（酚妥拉明）
1. α、β 受体激动药（肾上腺素）	2. α_1受体阻断药（哌唑嗪）
2. α 受体激动药（去甲肾上腺素）	3. α_2受体阻断药（育亨宾）
3. α_1受体激动药（去氧肾上腺素）	4. β 受体阻断药（普萘洛尔）
4. β 受体激动药（异丙肾上腺素）	5. β_1受体阻断药（阿替洛尔）
5. β_1受体激动药（多巴酚丁胺）	6. β_2受体阻断药（丁氧胺）
6. β_2受体激动药（沙丁胺醇）	7. α、β 受体阻断药（拉贝洛尔）

目标检测

一、最佳选择题（每题的备选项中，只有 1 个最佳答案）

1. 去甲肾上腺素合成过程中的限速酶为（　　）
   A. 多巴脱羧酶　B. 单胺氧化酶　C. 多巴胺 β-羟化酶
   D. 酪氨酸羟化酶　E. 儿茶酚氧位甲基转移酶
2. 去甲肾上腺素作用的消失主要是（　　）
   A. 被单胺氧化酶破坏　B. 被儿茶酚氧位甲基转移酶破坏
   C. 被神经末梢摄取，贮存于囊泡中　D. 与突触后受体结合
   E. 被血管摄取
3. 乙酰胆碱作用的代谢主要是通过（　　）
   A. 与突触后受体结合　B. 被神经末梢摄取，贮存于囊泡中
   C. 被单胺氧化酶破坏　D. 被儿茶酚氧位甲基转移酶破坏
   E. 被乙酰胆碱酯酶水解
4. 在下列神经递质中，释放后作用消失主要通过神经末梢再摄取的是（　　）
   A. 乙酰胆碱　B. 5-羟色胺　C. 组胺
   D. 多巴胺　E. 去甲肾上腺素
5. 以下叙述错误的是（　　）
   A. 神经递质 ACh 是胆碱能神经的主要递质
   B. 神经递质 NA 释放后作用消失的主要途径是被神经末梢摄取
   C. 神经递质 NA 合成的限速酶是酪氨酸羟化酶
   D. 几乎全部交感神经节后纤维属胆碱能神经
   E. 神经系统的药物主要通过作用于受体及影响递质而发挥作用
6. 兴奋时产生舒张支气管平滑肌效应的主要受体是（　　）
   A. α_1受体　B. α_2受体　C. M 受体
   D. β_1受体　E. β_2受体

7. 去甲肾上腺素能神经包括（　　）

A. 全部副交感神经节后纤维　　B. 大多数交感神经节后纤维

C. 全部交感神经节后纤维　　D. 运动神经

E. 大多数交感神经节前纤维

8. 注射给药后，出现流涎、缩瞳、眼内压降低等反应的药物可能是（　　）

A. M 受体激动药　　B. N 受体激动药　　C. α 受体激动药

D. β 受体激动药　　E. 多巴胺受体激动药

二、配伍选择题（每题备选项在前，试题在后。每组若干题。每组题均对应同一组备选项，每题只有一个正确答案。每个备选项可重复选用，也可不选用）

［9~12］

A. α_1受体　　B. α_2受体　　C. β_1受体

D. β_2受体　　E. M 受体

扫码“练一练”

9. 肾上腺素不可激动哪种受体（　　）

10. 肾上腺素能使血压上升是因其激动（　　）

11. 肾上腺素兴奋心脏主要是因其激动（　　）

12. 肾上腺素扩张支气管是因其激动（　　）

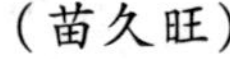

（苗久旺）

扫码"学一学"

第六章

拟胆碱药

学习目标

知识要求

1. 掌握毛果芸香碱、新斯的明的作用、应用和不良反应。
2. 熟悉有机磷酸酯类药物中毒的机制及抢救措施。
3. 了解其他胆碱受体激动药和胆碱酯酶抑制药的特点。

技能要求

1. 能够分析、解释涉及胆碱受体激动药处方的合理性。
2. 具备提供拟胆碱药用药咨询服务的能力。

第一节　胆碱受体激动药

胆碱受体激动药是一类作用与ACh相似的药物。根据它们对受体选择性的不同分为M、N受体激动药，如乙酰胆碱；M受体激动药，如毛果芸香碱；N受体激动药，如烟碱。烟碱因作用广泛而复杂，无临床应用价值，仅具有毒理学意义。

一、M、N胆碱受体激动药

乙酰胆碱（acetylcholine，ACh）

乙酰胆碱作为胆碱能神经释放的神经递质，对M、N受体无选择性，可同时产生M样和N样作用。其在体内易被乙酰胆碱酯酶水解，作用短暂，无临床应用价值，常作为药理实验研究的工具药使用。

卡巴胆碱（carbamylcholine）

卡巴胆碱对M、N受体激动作用与乙酰胆碱相似，因副作用多，毒性大，主要用于局部滴眼治疗青光眼。

二、M胆碱受体激动药

毛果芸香碱（pilocarpine）

毛果芸香碱又名匹鲁卡品，为从毛果芸香属植物中提取的生物碱，现已能人工合成，

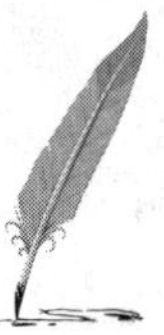

水溶液稳定。

考点提示：毛果芸香碱的药理作用、应用。

【药理作用】能选择性激动M受体，产生M样作用，对眼睛和腺体的M受体作用最为明显。

扫码“看一看”

1. 眼 滴眼后可出现缩瞳、降低眼内压和调节痉挛等作用。

（1）缩瞳 虹膜内有两种平滑肌，一种为瞳孔括约肌，分布有M受体，受胆碱能神经支配，兴奋时瞳孔括约向中心肌收缩，瞳孔缩小；另一种是瞳孔开大肌，分布有α受体，受去甲肾上腺素能神经支配，兴奋时瞳孔开大肌向外周收缩，瞳孔扩大。毛果芸香碱能直接激动瞳孔括约肌上的M受体，使瞳孔括约肌收缩，瞳孔缩小，作用可维持数小时至1天。

（2）降低眼内压 毛果芸香碱由于缩瞳作用，使瞳孔括约肌向中心收缩，虹膜根部变薄，从而使前房角间隙扩大，房水易经滤帘流入巩膜静脉窦，使眼压降低。

知识链接

房水回流通路

房水可由睫状肌上皮细胞分泌或血管渗出产生，经瞳孔流至前房，到达前房角间隙，再经滤帘流至巩膜静脉窦，最后进入血液循环。

（3）调节痉挛 眼睛视近物或远物的视调节功能依赖于睫状肌。毛果芸香碱可激动睫状肌的M受体，使睫状肌向瞳孔中心方向收缩，从而使悬韧带松弛，晶状体由于本身弹性而变厚（凸），屈光度增加，此时视近物清楚，视远物模糊，这种作用称为调节痉挛（图6-1）。

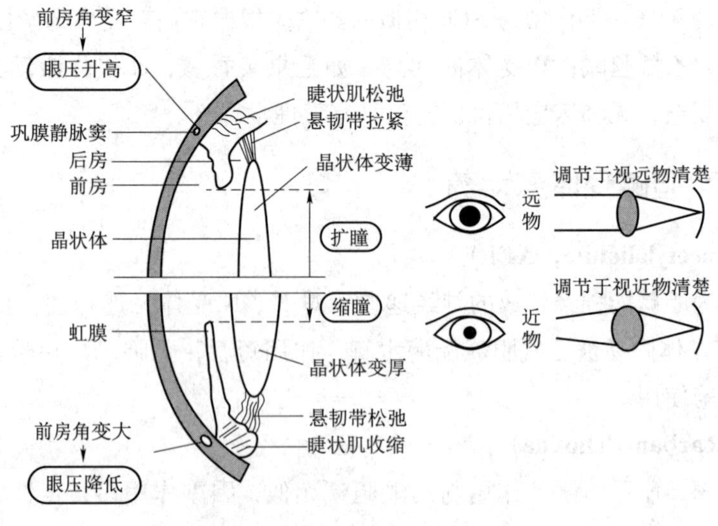

图6-1 胆碱受体激动药（下）和胆碱受体阻断药（上）对眼的作用

2. 腺体 毛果芸香碱可激动腺体上的M受体，皮下注射毛果芸香碱（10~15mg）可使腺体分泌增加，以唾液腺和汗腺分泌增加最为明显。

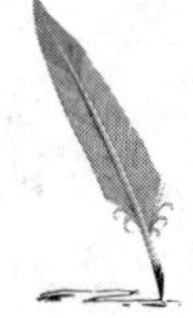

【临床应用】

1. 青光眼　低浓度毛果芸香碱（1%～2%）滴眼可用于治疗闭角型青光眼，用药后瞳孔缩小，前房角间隙扩大，房水回流通畅，眼内压降低；对开角型青光眼早期也有一定疗效，但机制尚不明确。本品脂溶性较强，易透过角膜进入眼房，起效快，降低眼内压作用可维持 4～8 小时。

青光眼

青光眼为常见的眼科疾病，以进行性视神经乳头凹陷及视力减退为主要特征，并伴有眼内压增高症状。青光眼分闭角型和开角型两种类型，前者主要是由于前房角间隙狭窄，房水回流受阻而致眼内压升高；后者主要是由于小梁网及巩膜静脉窦发生变性或硬化引起，阻碍房水循环而使眼内压升高。

2. 虹膜睫状体炎　本品与扩瞳药交替应用，可防止虹膜与晶状体发生粘连。

3. 解救阿托品类药物中毒　本品为 M 胆碱受体激动药，可用于阿托品等 M 受体阻断药中毒。

【不良反应及用药注意】过量或吸收过多可出现 M 受体兴奋症状，如流涎、出汗、呕吐等，可用阿托品对抗。滴眼时应压迫内眦，避免药液流入鼻腔后吸收中毒。

第二节　抗胆碱酯酶药和胆碱酯酶复活药

案例

李某，男，43 岁。误服敌百虫后入院治疗，体格检查：嗜睡状，大汗淋漓，呕吐数次，肌肉抽搐，双侧瞳孔直径 2～3mm，血压 110/82mmHg，体温、脉搏、呼吸基本正常，双肺呼吸音粗。诊断为急性有机磷中毒。

思考：①有机磷中毒的机制是什么？②如何解救有机磷中毒，治疗过程中各药所起的作用是什么？

胆碱酯酶（cholinesterase，ChE）分为乙酰胆碱酯酶（acetylcholinesterase，AChE，真性胆碱酯酶）和丁酰胆碱酯酶（butyry lcholinesterase，BChE，假性胆碱酯酶）。AChE 特异性较高，分布于胆碱能神经末梢突触间隙、运动终板突触后膜等处，水解 ACh 作用较强，AChE 先与 ACh 形成复合物，进而生成胆碱和乙酰化 AChE，后者迅速水解为乙酸和 AChE。BChE 特异性较低，主要分布于血浆中，水解 ACh 作用较弱，可水解琥珀胆碱等胆碱酯类。

一、可逆性抗胆碱酯酶药

新斯的明（neostigmine，普鲁斯的明）

【体内过程】口服吸收少而不规则，故口服剂量要比注射剂量大 10 倍以上；不易通过

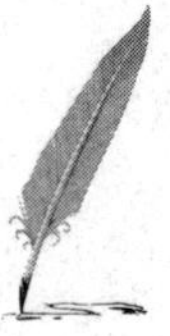

血-脑屏障，无明显的中枢作用；滴眼时，不易通过角膜进入眼前房，因此对眼的作用也较弱。

考点提示：新斯的明的药理作用、机制、应用及不良反应。

【药理作用及临床应用】新斯的明能可逆性抑制乙酰胆碱酯酶活性，使 ACh 水解减少，ACh 浓度升高，激动 M 和 N 受体，呈 M 样和 N 样作用。

1. 兴奋骨骼肌 新斯的明可通过直接作用和间接作用兴奋骨骼肌，故对兴奋骨骼肌作用最强。间接作用为其抑制 AChE，使 ACh 浓度升高，兴奋 N_2受体，使骨骼肌兴奋；还可直接兴奋 N_2受体，兴奋骨骼肌。常用于治疗重症肌无力，一般口服给药，急症或重症患者可注射给药。

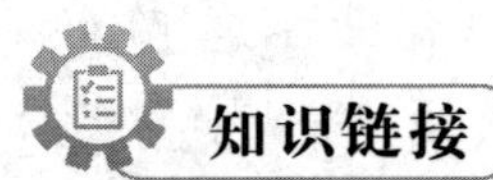

重症肌无力

重症肌无力为一种神经肌肉接头传递障碍的自身免疫性疾病，患者血清中可见抗胆碱受体的抗体，从而导致 N_2受体数目减少，表现为受累骨骼肌极易疲劳，如眼肌、吞咽肌、呼吸肌及骨骼肌无力，甚至出现呼吸困难。大多数病人经过治疗病情可以缓解或得到有效控制，但易复发，目前尚无法彻底根治办法。

2. 兴奋平滑肌 因抑制 AChE，使 ACh 浓度升高，兴奋胃肠平滑肌和膀胱逼尿肌的 M 受体，使蠕动或张力增加，促进排气和排尿，适用于术后腹气胀和尿潴留。

3. 减慢心率 因抑制 AChE，使 ACh 浓度升高，兴奋心脏上 M 受体，使心率减慢，可治疗阵发性室上性心动过速。

4. 其他 能对抗筒箭毒碱和阿托品的作用，用于抢救筒箭毒碱等非除极化型肌松药中毒和阿托品等抗胆碱药中毒出现的外周症状。

【不良反应及用药注意】恶心、呕吐、上腹部不适等症状，过量时可致胆碱能危象，因 ACh 在运动终板处堆积，产生持久性除极化，使神经肌肉传导阻滞，表现为心率减慢、肌肉震颤、痉挛甚至出现肌无力加重等。

【禁忌证】心动过缓、支气管哮喘、机械性肠梗阻、尿路梗阻等患者禁用。

毒扁豆碱（physostigmine，依色林）

毒扁豆碱是从非洲产毒扁豆种子中提取的生物碱，现已能人工合成。作用与新斯的明相似，因结构为叔胺类化合物，易通过血-脑屏障，对中枢作用明显（小剂量兴奋、大剂量抑制、中毒时可致呼吸麻痹）。临床主要用于治疗青光眼，5 分钟即可起效，作用较毛果芸香碱强而持久，降低眼内压作用可维持 1~2 天。本品水溶液不稳定，易氧化变成红色，刺激性增加，药效减弱，应于棕色瓶内避光保存。滴眼时应压迫内眦，避免流入鼻腔后吸收中毒。

其他可逆性抗胆碱酯酶药作用特点与应用，见表 6-1。

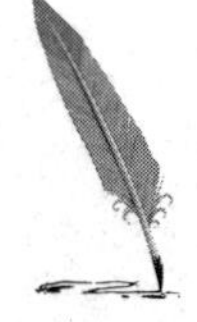

表 6-1　其他可逆性抗胆碱酯酶药作用特点与应用

药　物	作用特点与应用
安贝氯铵（ambenonium，酶抑宁）	作用较新斯的明强而持久，主要用于重症肌无力、腹气胀等
吡斯的明（pyridostigmine）	作用较新斯的明弱而持久，起效慢，用于治疗重症肌无力，也可用于治疗手术后腹气胀和尿潴留
依酚氯铵（edrophonium，腾喜龙）	为超短时抗胆碱酯酶药，对骨骼肌兴奋作用较强，起效快而维持时间短。用于诊断重症肌无力，也可用于非除极化型肌松药中毒的解救
地美溴铵（demecarium bromide）	为长效抗 AChE 药，滴眼后缩瞳作用可持续 1 周以上，降低眼内压作用可持续 9 天以上。用于治疗无晶状体畸形的开角型青光眼

二、难逆性抗胆碱酯酶药

有机磷酸酯类

有机磷酸酯类可与胆碱酯酶牢固结合，难以裂解，故称难逆性抗胆碱酯酶药。常用作农业杀虫剂或环境卫生杀虫剂，如敌敌畏（DDVP）、敌百虫（美曲磷酯）、内吸磷（1059）、对硫磷（1605）、甲拌磷（3911）、马拉硫磷（4049）等；也可用作神经毒剂，如沙林、塔崩、梭曼等。

【中毒途径】消化道、呼吸道以及皮肤吸收是本类药物的主要中毒途径。其中经皮肤吸收是农业生产使用过程中常见的中毒途径。

考点提示：有机磷酸酯类中毒机制、症状及中毒解救。

【中毒机制】有机磷进入体内，以共价键形式与胆碱酯酶牢固结合，生成难以解离的磷酰化胆碱酯酶复合物。胆碱酯酶的活性受到抑制不能水解 ACh，导致 ACh 在突触间隙大量积聚，引起的一系列中毒症状。

【中毒症状】大量积聚的 ACh 可引起广泛作用，故有机磷酸酯类中毒时可出现多种症状，轻度中毒以 M 样症状为主，中度中毒时兼有 M 样和 N 样症状，严重中毒时除 M 样和 N 样症状外，还可出现中枢神经系统症状。

1. M 样症状　恶心、呕吐、腹痛、腹泻；瞳孔缩小、视物模糊、眼痛等；可有流涎、出汗、口吐白沫及支气管腺体分泌增加；支气管平滑肌收缩，引起呼吸困难，严重者可出现肺水肿；对心血管的影响可有血压下降、心率减慢等。

2. N 样症状　交感神经和副交感神经节的 N_1受体和骨骼肌 N_2受体均可被激动，N_1受体激动后表现为心动过速、血压升高，N_2受体激动后表现为肌束震颤、抽搐、肌无力、麻痹等。

3. 中枢神经系统症状　中枢神经胆碱受激动后体可表现为兴奋、不安、抽搐、谵语，严重者可出现昏迷、呼吸抑制、循环衰竭。

【急性中毒及解救措施】

1. 清除毒物避免继续吸收　迅速切断毒源，将患者移出中毒场所。根据不同中毒途径，采取相应措施，经皮肤吸收中毒者，用温水或肥皂水清洗皮肤；经消化道中毒者，可用 2%～5% 碳酸氢钠溶液、生理盐水或 1∶5000 高锰酸钾溶液洗胃，再用硫酸镁导泻，对于昏迷者应使用硫酸钠导泻，禁用硫酸镁以防止 Mg^{2+} 加重中枢抑制症状。注意：敌百虫在碱性

溶液中可转化成毒性更强的敌敌畏，故敌百虫中毒时不宜用碱性溶液洗胃；对硫磷被氧化后其毒性增强，因此对硫磷中毒忌用高锰酸钾洗胃。

2. 阿托品对抗M样症状 及早、足量、反复使用阿托品以对抗M样症状，直至出现轻度阿托品化。阿托品化的指征为瞳孔扩大、口干、皮肤干燥、面部潮红、心率加快、意识好转等。治疗过程中如有谵妄、狂躁不安、体温升高等严重的阿托品中毒症状，应减量或停药，可用毛果芸香碱对抗阿托品毒性，不可用毒扁豆碱或新斯的明，避免加重有机磷酸酯类中毒。因阿托品对N样作用无效，也无胆碱酯酶复活作用，需合用胆碱酯酶复活药。

3. 恢复胆碱酯酶活性 及早、足量使用胆碱酯酶复活药，以尽快恢复胆碱酯酶的活性。

胆碱酯酶复活药

有机磷酸酯类中毒时胆碱酯酶被抑制，胆碱酯酶复活药如氯解磷定和碘解磷定可恢复被抑制的胆碱酯酶活性，复活的胆碱酯酶可水解乙酰胆碱。

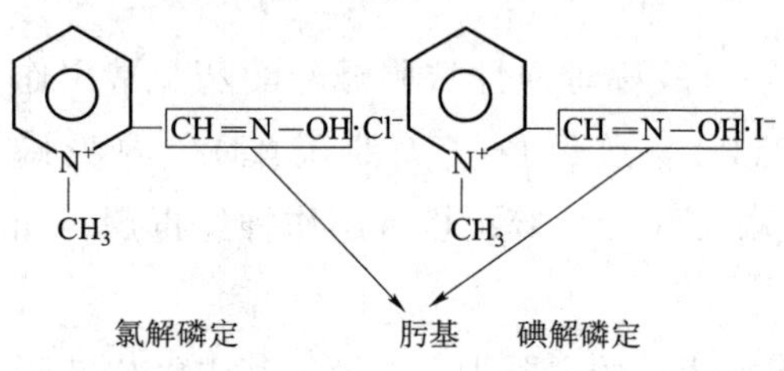

图6-2 氯解磷定和碘解磷定的化学结构

【作用机制】胆碱酯酶复活药结构中含季胺氮原子和肟基（图6-2），带正电荷的季胺氮原子与磷酰化胆碱酯酶带负电荷部位以静电引力形式结合，亲核基团较强的肟基与磷酰基中的磷原子以共价键形式结合，先生成解磷定和磷酰化胆碱酯酶复合物，继续裂解为磷酰化解磷定和胆碱酯酶，复活的胆碱酯酶恢复其水解ACh的活性，使ACh浓度降低，缓解M、N样中毒症状。胆碱酯酶复活药还能与体内残留的有机磷酸酯类结合，形成无毒的磷酰化解磷定排出体外。

【临床应用】用于解救有机磷酸酯类中毒，能迅速缓解骨骼肌兴奋症状，对M样症状的疗效较差，对形成已久的胆碱酯酶水解效果差，故中毒时胆碱酯酶复活药应及早应用。对轻度有机磷中毒，可单独应用本品或阿托品以控制症状；中、重度中毒时则必须与阿托品合用。对内吸磷、对硫磷和马拉硫磷急性中毒疗效较好，对敌百虫、敌敌畏中毒疗效较差，对乐果中毒基本无效。

【不良反应及用药注意】主要有头痛、眩晕、乏力、视物模糊、恶心、呕吐、心动过速等；用量过大可引起神经肌肉传导阻滞，甚至引起呼吸抑制。在碱性溶液中易水解为氰化物，故禁与碱性药物配伍。

氯解磷定（pralidoxime chloride，氯化派姆PAM-Cl）

本品1g的药效相当于碘解磷定1.5g，不良反应较少，既可静脉给药，也可肌内注射，应用方便，价格低廉，为胆碱酯酶复活药中的首选药。

碘解磷定（pralidoxime iodide，派姆，PAM）

在体内迅速被分解维持时间仅为1.5~2小时，须重复给药，注射过快有暂时性抑制呼吸作用。不良反应多，现已少用。

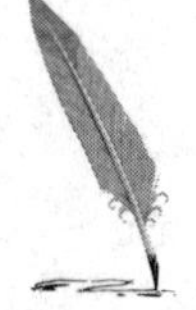

目标检测

一、最佳选择题（每题的备选项中，只有1个最佳答案）

1. 毛果芸香碱属于（　　）

A. 选择性α_1受体阻断药　B. 非选择性β受体阻断药

C. 选择性β_1受体阻断药　D. 非选择性α受体阻断药

E. M受体激动药

2. 毛果芸香碱对眼的调节作用是（　　）

A. 睫状肌松弛，悬韧带拉紧，晶状体变薄

B. 睫状肌松弛，悬韧带拉松，晶状体变厚

C. 睫状肌收缩，悬韧带拉紧，晶状体变厚

D. 睫状肌收缩，悬韧带拉紧，晶状体变薄

E. 睫状肌收缩，悬韧带放松，晶状体变厚

3. 患者张某被诊断为闭角型青光眼急性发作。该病人应立即给予哪种药治疗（　　）

A. 毛果芸香碱　B. 新斯的明　C. 阿托品

D. 肾上腺素　E. 去甲肾上腺素

4. 有关毛果芸香碱的叙述，错误的是（　　）

A. 能直接激动M受体　B. 使腺体分泌增加

C. 可引起眼调节麻痹　D. 可用于治疗青光眼

E. 对骨骼肌作用弱

5. 卡巴胆碱（　　）

A. 只可激动M胆碱受体　B. 易被胆碱酯酶水解

C. 作用时间比乙酰胆碱短　D. 对胃肠道和泌尿道平滑肌无作用

E. 可用于治疗开角型青光眼

6. 关于新斯的明的描述，错误的是（　　）

A. 口服吸收差，可皮下注射给药　B. 易进入中枢神经系统

C. 可促进胃肠道运动　D. 可用于治疗重症肌无力

E. 禁用于机械性肠梗阻

7. 治疗手术后腹胀气及尿潴留最好用（　　）

A. 乙酰胆碱　B. 毛果芸香碱　C. 毒扁豆碱

D. 新斯的明　E. 加兰他敏

8. 新斯的明的作用机制是抑制体内哪种酶（　　）

A. 磷酸二酯酶　B. 乙酰胆碱酯酶　C. 环氧酶

D. 肝药酶　E. 二氢叶酸合成酶

9. 患者张某被诊断为重症肌无力。该病人应给予哪种药治疗（　　）

A. 毛果芸香碱　B. 肾上腺素　C. 阿托品

D. 新斯的明　E. 去甲肾上腺素

10. 新斯的明在临床使用中不可用于（　　）

A. 重症肌无力　B. 肌松药过量中毒　C. 术后腹气胀

D. 阿托品中毒　E. 有机磷酸酯中毒

11. 有机磷酸酯类中毒的机制是（　　）

A. 直接激动 M、N 受体　B. 阻断 M、N 受体

C. 促进乙酰胆碱的释放　D. 可逆性抑制胆碱酯酶

E. 难逆性抑制胆碱酯酶

二、配伍选择题（每题备选项在前，试题在后。每组若干题。每组题均对应同一组备选项，每题只有一个正确答案。每个备选项可重复选用，也可不选用）

［12~14］

A. 虹膜睫状体炎　B. 休克

C. 重症肌无力　D. 心力衰竭

E. 有机磷酸酯农药中毒

12. 毛果芸香碱可用于治疗（　　）

13. 氯解磷定可用于治疗（　　）

14. 新斯的明可用于治疗（　　）

三、思考题

扫码“练一练”

1. 简述有机磷酸酯农药中毒的处理解救措施。

2. 毛果芸香碱为什么能治疗青光眼？对何种类型的青光眼疗效较好？

3. 新斯的明的药理作用和临床用途有哪些？

（苗久旺）

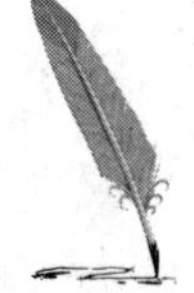

第七章

胆碱受体阻断药

学习目标

知识要求

1. 掌握阿托品的作用、应用、不良反应及禁忌证。
2. 熟悉东莨菪碱、山莨菪碱、阿托品合成代用品的作用特点及临床应用。
3. 了解其他胆碱受体阻断药的作用特点及临床应用。

技能要求

1. 学会分析、解释涉及胆碱受体阻断药处方的合理性。
2. 具备提供胆碱受体阻断药用药咨询服务的能力。

胆碱受体阻断药是一类对胆碱受体有较高的亲和力，但无内在活性，能竞争性阻断乙酰胆碱和拟胆碱药与受体结合，从而产生抗胆碱作用的药物。按其对胆碱受体选择性不同，可分为M胆碱受体阻断药和N胆碱受体阻断药。

第一节　M胆碱受体阻断药

案例

林某，男，7岁，因高热、腹泻、四肢抽动急诊入院。检查：T：39.6℃，R：31次/分，P：110次/分，BP：80/50mmHg，心律齐，未闻杂音，呼吸音正常；腹软，肝脾未及，面色及皮肤苍白，口唇及指甲轻度发绀。诊断：中毒性休克。

思考：对于中毒性休克，除使用抗感染药、糖皮质激素外，还可以考虑使用本章的哪些药物？为什么？

一、阿托品及阿托品类生物碱

本类药物包括阿托品、东莨菪碱、山莨菪碱等，主要从茄科植物颠茄、曼陀罗和莨菪中提取的生物碱，现已能人工合成。

阿托品（atropine）

【体内过程】口服易吸收，1小时后血药浓度达峰值，生物利用度约为50%，$t_{1/2}$约为4

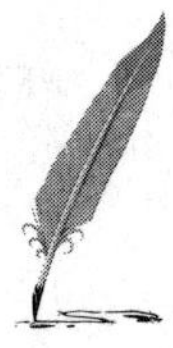

小时。吸收后分布于全身组织，能通过血-脑屏障和胎盘屏障。因通过房水循环排出缓慢，局部滴眼作用可达数天至2周。80%以上经肾排泄，其中1/3为原型，少量经乳汁和粪便排出。

考点提示：阿托品的作用、应用、不良反应及中毒解救。

【药理作用】阿托品作用机制为竞争性拮抗M受体，对抗乙酰胆碱或胆碱受体激动药对M受体的激动作用。作用广泛，不同器官对其敏感性不同，随着剂量加大，可对腺体、眼睛、平滑肌、心血管及中枢产生作用。

1. 腺体 阿托品阻断腺体上的M受体，抑制腺体分泌。以唾液腺和汗腺对阿托品最敏感，小剂量（0.5mg）就可使腺体分泌减少，引起口干、皮肤干燥，也可抑制呼吸道腺体和泪腺分泌；较大剂量还可抑制胃液分泌，由于胃酸分泌还要受组胺、促胃液素等多种因素的调节，其对胃酸分泌影响较小。

2. 眼睛

（1）扩瞳 阿托品阻断瞳孔括约肌上的M受体，使瞳孔括约肌松弛，扩大瞳孔。

（2）升高眼内压 由于瞳孔扩大，虹膜退向四周外缘，前房角间隙变窄，阻碍房水回流入血液循环，升高眼内压。

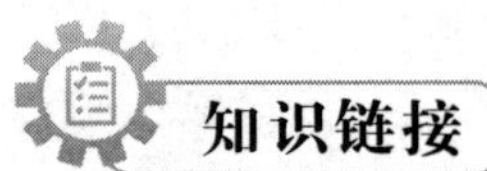

毛果芸香碱对眼的作用

毛果芸香碱因激动M受体对眼的作用有缩瞳、降低眼内压、调节痉挛作用。

毛果芸香碱对眼的作用与阿托品相反，因阿托品可阻断M受体。

扫码“看一看”

（3）调节麻痹 阿托品阻断睫状肌上的M受体，使睫状肌松弛退向周边，悬韧带拉紧，晶状体变薄（凹），屈光度变小，此时视远物清楚，视近物模糊，称为调节麻痹（图6-1）。

3. 平滑肌 阿托品可阻断内脏平滑肌上的M受体，能松弛多种内脏平滑肌，尤其对处于过度兴奋或痉挛状态的平滑肌更为明显。能解除胃肠平滑肌痉挛，也可缓解膀胱逼尿肌和输尿管平滑肌痉挛，但对胆管、支气管及子宫平滑肌解痉作用较弱。

4. 心脏 较大剂量阿托品（1~2mg）阻断心脏窦房结上的M受体，解除迷走神经对心脏的抑制，使心率加快，传导加速。

5. 血管 治疗量阿托品对血管无明显影响，较大剂量阿托品能扩张皮肤血管，出现皮肤潮红和温热等。可解除小血管痉挛，改善微循环，增加重要器官的血流灌注，缓解休克症状。阿托品的扩血管作用机制尚未明确，但与阻断M受体无关，可能与其直接扩血管作用有关。

6. 中枢 治疗量的阿托品对中枢作用不明显，较大剂量（1~2mg）可兴奋延髓和大脑；2~5mg时兴奋作用加强，表现为焦虑不安、谵妄等；中毒剂量（大于10mg）可致惊厥、幻觉、定向障碍和运动失调等，严重时由兴奋转为抑制，表现为昏迷、呼吸麻痹等，最后死于循环和呼吸衰竭。

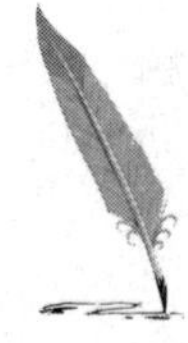

【临床应用】

1. 内脏绞痛　可用于各种内脏绞痛，对胃肠绞痛疗效最好；对肾绞痛及胆绞痛疗效较差，常需与阿片类镇痛药合用。还可用于输尿管平滑肌痉挛所致的绞痛及膀胱刺激症状如尿频、尿急等。

2. 麻醉前给药、盗汗和流涎　用于全身麻醉前给药，以减少呼吸道腺体的分泌，防止分泌物阻塞呼吸道及吸入性肺炎的发生；也用于严重盗汗和流涎症。

3. 眼科

（1）虹膜睫状体炎　用0.5%~1%的硫酸阿托品液滴眼，使虹膜括约肌和睫状肌松弛，使之充分休息，有利于炎症的恢复，与缩瞳药毛果芸香碱交替使用，能预防虹膜和晶体粘连。

（2）检查眼底　用阿托品扩瞳后可以观察视网膜血管的变化情况，为疾病诊断和治疗提供依据。

（3）验光配镜　阿托品调节麻痹作用强，可使晶体固定，有利于准确的测出屈光度。但因阿托品作用持续时间较长，如扩瞳作用可持续1~2周，调节麻痹可维持2~3天，视力恢复较慢，现已少用，主要用于儿童验光。

4. 缓慢型心律失常　用于治疗迷走神经过度兴奋引起的窦性心动过缓、窦房阻滞及房室传导阻滞等缓慢型心律失常。

5. 感染性休克　在补充血容量的基础上给予较大剂量的阿托品用于缓解休克症状，如暴发型流行性脑脊髓膜炎、中毒性菌痢、中毒性肺炎等引起的休克。但对休克伴有高热或心率过快患者不宜应用。由于剂量大、不良反应较多，临床上常被山莨宕碱所取代。

6. 有机磷酸酯类中毒　阿托品可用于解除有机磷酸酯类中毒时的M样症状及中枢症状。因对N_2受体激动引起的肌肉震颤无效，且无胆碱酯酶复活作用，中、重度中毒时须与胆碱酯酶复活药合用。

【不良反应及用药注意】阿托品作用广泛，副作用较多，常见的副作用有口干、便秘、视物模糊、心悸、皮肤干燥、潮红、体温升高等。大剂量可产生中毒症状，有烦躁不安、谵妄、惊厥等兴奋症状，严重时可由兴奋转入抑制，出现昏迷、呼吸麻痹而死亡。此外，误服过量的颠茄果、曼陀罗或莨菪类也可产生中毒症状。阿托品的最低致死量成人为80~130mg，儿童约为10mg。

阿托品中毒时可通过洗胃、导泻，以促进毒物排出；兴奋过于强烈时可用地西泮或短效巴比妥类解救，不能用吩噻嗪类如氯丙嗪等，以免加重M受体阻断症状；呼吸抑制可用人工呼吸、给氧等处理；降低体温可用冰袋或酒精擦浴。严重中毒时可注射新斯的明、毒扁豆碱或毛果芸香等拟胆碱药对抗，其中毒扁豆碱对中枢症状缓解较好。

【禁忌证】青光眼、前列腺肥大、休克伴有心动过速或高热者禁用。

考点提示：东莨菪碱、山莨菪碱、后马托品、托吡卡胺、溴丙胺太林的作用特点、应用。

东莨菪碱（scopolamine）

东莨菪碱是由洋金花等植物提取的生物碱。

与阿托品比较：①对中枢有抑制作用较强，小剂量有镇静作用，较大剂量则有催眠作用，对呼吸中枢表现出兴奋作用；②抑制腺体、扩瞳、调节麻痹分泌作用较阿托品强；

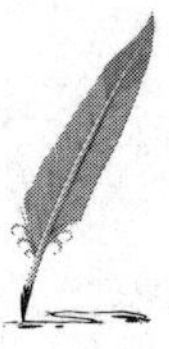

③心血管作用较阿托品弱。

主要用于：①麻醉前给药，因本品不但抑制腺体分泌，而且对中枢有抑制作用，故用作麻醉前给药优于阿托品；②中药麻醉，用东莨菪碱代替中药洋金花作中药麻醉用；③晕动病，对晕车、晕船等晕动病所致头晕、恶心、呕吐有效，也用于妊娠呕吐及放射病呕吐；④帕金森病，因其具有中枢性抗胆碱作用，能缓解流涎、震颤和肌强直等症状。不良反应与禁忌证同阿托品。

知识拓展

阿托品类与中枢作用

阿托品、东莨菪碱、山莨菪碱均为莨菪类化合物，结构上东莨菪碱6、7位为氧桥、山莨菪碱6位羟基。氧桥的存在使分子的亲脂性增强，易透过血-脑屏障，中枢作用增强。而6位羟基的存在，使分子的亲水性增强，中枢作用减弱。因此对中枢的作用：东莨菪碱>阿托品>山莨菪碱，其中东莨菪碱对中枢抑制作用强，阿托品对中枢有兴奋作用，山莨菪碱中枢作用弱。

山莨菪碱（anisodamine）

山莨菪碱是从茄科植物唐古特山莨菪中提取的生物碱，简称“654”，其天然品称为“654-1”，人工合成品称为“654-2”。

与阿托品比较：①解除平滑肌痉挛、扩张血管、改善微循环的作用突出。②抑制腺体分泌和扩瞳作用弱，仅为阿托品的1/20~1/10。③不易通过血-脑屏障，中枢作用弱。

因选择性高、毒性较低，常取代阿托品用于各种感染性休克、内脏平滑肌痉挛性绞痛及微循环障碍性疾病。不良反应与禁忌证与阿托品相似。

二、阿托品的合成代用品

因阿托品作用广泛，选择性低，不良反应较多，针对这些缺点，通过改变其化学结构，合成了一些代用品，主要有扩瞳药、解痉药等。

（一）合成扩瞳药

后马托品（homatropine）、托吡卡胺（tropicamide）为临床常用的合成扩瞳药，均属短效M受体阻断药，对眼的作用与阿托品相似，但扩瞳、调节麻痹作用持续时间短，后马托品约为24~36小时，托吡卡胺约为6小时。常用于成人眼底检查和验光配镜，其中托吡卡胺常作为首选药，但儿童验光仍须用扩瞳作用较强的阿托品。禁忌证同阿托品。

（二）合成解痉药

溴丙胺太林（propantheline bromide）又名普鲁本辛。本品为季铵类，不易通过血-脑屏障，很少发生中枢作用。对胃肠道M受体选择性较高，具有强而持久解除胃肠平滑肌痉挛作用，并能减少胃酸分泌。可用于消化性溃疡、胃肠痉挛、遗尿症及妊娠呕吐。

其他合成的解痉药有溴甲阿托品（mepropine，胃疡平）、胃安（aminopentamide sulfate）、贝那替秦（benactyzine，胃复康）等，其作用、用途和不良反应均与溴丙胺太林相似。

第二节　N胆碱受体阻断药

一、N_1受体阻断药

N_1受体阻断药，也称为神经节阻断药，能选择性地结合神经节细胞上的N_1受体，竞争性阻断ACh与N_1受体的结合，从而阻断神经冲动在神经节中的传递。代表药有美卡拉明（mecamylamine，美加明）、樟磺咪芬（trimetaphan camsilate，阿方那特）等。

因交感神经对血管的支配占优势，用本类药后阻断交感神经节上的N_1胆碱受体，引起血管舒张，特别是小血管舒张明显，使外周阻力降低而迅速降低血压。可用于麻醉时控制血压，以减少手术出血。

二、N_2受体阻断药

N_2受体阻断药，也称骨骼肌松弛药，简称肌松药，能与神经肌肉接头处运动终板上的N_2受体结合，阻断神经冲动的传递，使骨骼肌松弛。根据作用方式的不同，分为除极化型和非除极化型两类。

（一）除极化型肌松药

本类药物与运动终板上的N_2受体结合，产生与乙酰胆碱相似但较为持久的除极化作用，使终板对乙酰胆碱不起产生反应，进而骨骼肌松弛。

考点提示：琥珀胆碱、筒箭毒碱的作用特点及中毒解救。

琥珀胆碱（succinylcholine，司可林，scoline）

【体内过程】本品口服不吸收，注射后即为血液和肝脏中的假性胆碱酯酶迅速水解，仅不到2%的琥珀胆碱以原形从肾脏排泄。

【药理作用】静脉给药后先出现短暂的肌束颤动，1分钟内即出现肌肉松弛，2分钟最强，5分钟左右肌松作用消失。肌肉松弛的顺序是眼睑、颜面部肌肉、颈部肌、上肢肌、下肢肌、躯干肌、肋间肌和膈肌，对呼吸肌松弛作用不明显。恢复顺序则相反，最先松弛的肌肉最晚恢复。

【临床应用】

1. 辅助麻醉　静脉滴注以维持较长的肌松作用，并可减少麻醉药用量，以便在较浅麻醉下进行手术。

2. 气管内插管、气管镜、食管镜检查等短时操作　因对咽喉麻痹力强，作用快而短暂，适用于短时操作。

【不良反应及用药注意】

1. 窒息　过量可引起呼吸肌麻痹，用药时需备有人工呼吸机。

2. 肌肉酸痛　琥珀胆碱产生肌松作用前有短暂的肌束颤动，易引起肌肉酸痛，一般3~5天可自愈。

3. 血钾升高　因肌肉持久除极化能释放钾离子，从而导致血钾升高。

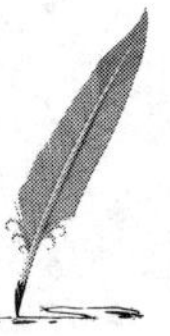

4. 眼压升高 由于琥珀胆碱可短暂收缩眼球外骨骼肌，可致眼内压升高。

【**禁忌证**】高血钾或血钾偏高者，如大面积烧伤、严重软组织损伤、恶性肿瘤及脑血管意外的患者禁用，以免引起心脏骤停；青光眼及白内障晶状体摘除术者禁用。

【**药物相互作用**】因本品在碱性溶液中可分解，故不宜与硫喷妥钠混合使用。不宜与毒扁豆碱、氨基苷类、多肽类抗生素配伍应用，避免发生呼吸肌麻痹。

（二）非除极化型肌松药

本类药物能与骨骼肌运动终板上的N_2受体结合，但不激动受体，能竞争性阻断ACh与N_2受体结合，从而使骨骼肌松弛。

筒箭毒碱（D-tubocurarine）

筒箭毒碱简称箭毒，为南美防己科植物中提取的生物碱，右旋体药理活性强。能竞争性地阻断ACh对N_2胆碱受体的激动作用，使骨骼肌松弛。过量引起呼吸肌麻痹时，可进行人工呼吸，并注射新斯的明对抗。

可作为外科麻醉时的辅助用药。因毒性较大，来源有限，临床已多用其他类非除极化型肌松药取代，如米库氯铵（mivacurium）、阿曲库铵（atracurium）、维库溴铵（vecuronium）、罗库溴铵（rocuronium）、泮库溴铵（pancuronium）、哌库溴铵（pipecuronium）和多库溴铵（doxacurium）等。

目标检测

一、最佳选择题（每题的备选项中，只有1个最佳答案）

1. 阿托品抗休克的主要机制是（　　）
   A. 兴奋中枢神经，改善呼吸　　B. 抗迷走神经，心跳加快
   C. 舒张冠脉及肾血管　　D. 舒张血管，改善微循环
   E. 扩张支气管，增加肺通量
2. 下列哪类患者禁用阿托品进行治疗（　　）
   A. 感染性休克　　B. 流涎症　　C. 有机磷酸酯类中毒患者
   D. 青光眼患者　　E. 胃绞痛
3. 有关阿托品药理作用的叙述，错误的是（　　）
   A. 抑制腺体分泌　　B. 扩张血管，改善微循环
   C. 中枢抑制作用　　D. 松弛内脏平滑肌
   E. 升高眼内压，调节麻痹
4. 扩瞳及调节麻痹作用维持时间短，可代替阿托品的合成扩瞳药为（　　）
   A. 溴丙胺太林　　B. 托吡卡胺　　C. 东莨菪碱
   D. 山莨菪碱　　E. 琥珀胆碱
5. 全身麻醉前给予阿托品的目的是为了（　　）
   A. 松弛骨骼肌　　B. 增强麻醉药的作用
   C. 镇静　　D. 减少呼吸道腺体分泌
   E. 减少患者对术中不良刺激的记忆

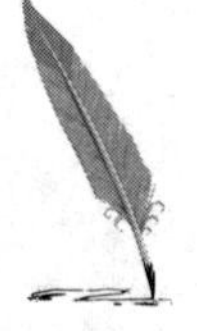

6. 阿托品不会引起下列哪种不良反应（ ）

A. 恶心、呕吐 B. 心悸 C. 视力模糊

D. 排尿困难 E. 口干

7. 山莨菪碱抗休克的主要机制是（ ）

A. 兴奋中枢神经，改善呼吸 B. 抗迷走神经，心跳加快

C. 舒张冠脉及肾血管 D. 舒张血管，改善微循环

E. 扩张支气管，增加肺通量

8. 中枢抑制作用明显的 M 受体阻断药为（ ）

A. 麻黄碱 B. 东莨菪碱 C. 山莨菪碱

D. 后马托品 E. 阿托品

9. 与阿托品比较，东莨菪碱的特点是（ ）

A. 中枢镇静作用较强 B. 对有机磷中毒解救作用强

C. 对眼的作用强 D. 对胃肠道平滑肌作用强

E. 对心脏作用强

10. 琥珀胆碱可引起（ ）

A. 降低眼内压 B. 休克 C. 重症肌无力患者肌张力增加

D. 肌肉松弛 E. 流涎、震颤和肌肉强直症状缓解

二、配伍选择题（每题备选项在前，试题在后。每组若干题。每组题均对应同一组备选项，每题只有一个正确答案。每个备选项可重复选用，也可不选用）

[11~15]

A. 后马托品 B. 碘解磷定 C. 山莨菪碱

D. 毒扁豆碱 E. 东莨菪碱

11. 防治晕动病选用（ ）

12. 验光配镜选用（ ）

13. 青光眼治疗用（ ）

14. 胃肠绞痛选用（ ）

15. 用于感染中毒性休克治疗的是（ ）

三、多项选择题（每题的备选项中有 2 个或 2 个以上正确答案）

16. 阿托品有以下哪些作用（ ）

A. 引起骨骼肌松弛 B. 引起内脏平滑肌松弛

C. 治疗青光眼 D. 治疗室上性心动过速

E. 抑制汗腺分泌

17. 阿托品用于解救有机磷酸酯农药中毒（ ）

A. 必须足量、反复使用，必要时使病人达到“阿托品”化

B. 只在严重中毒时才使用

C. 单独使用无效

D. 能迅速制止骨骼肌震颤

E. 合用氯磷定时，应调整阿托品的剂量

18. 琥珀胆碱的不良反应有（　　）

A. 窒息　　B. 肌束震颤所致的胸腹部肌肉疼痛

C. 高血钙　　D. 高血钾

E. 恶性高热

19. 筒箭毒碱能够（　　）

A. 竞争性阻断 ACh 的除极化作用　　B. 松弛骨骼肌

C. 升高血压　　D. 阻断神经节

E. 肌松作用可被新斯的明加强

扫码“练一练”

四、思考题

1. 简述阿托品的药理作用及临床用途?

2. 简述山莨菪碱和东莨菪碱作用与阿托品有何不同?

（苗久旺）

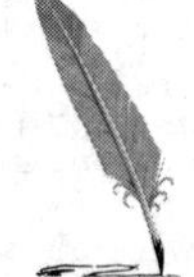

第八章

肾上腺素受体激动药

扫码“学一学”

学习目标

知识要求

1. 掌握肾上腺素、去甲肾上腺素和异丙肾上腺素的作用、应用和不良反应。
2. 熟悉多巴胺、麻黄碱、间羟胺的作用特点及临床应用。
3. 了解其他肾上腺素受体激动药的作用特点。

技能要求

1. 学会分析、解释涉及肾上腺素受体激动药处方的合理性。
2. 具备提供肾上腺素受体激动药用药咨询服务的能力。

肾上腺素受体激动药因其作用与交感神经兴奋的效应相似，故又称拟交感胺类。本类药物通过直接兴奋肾上腺素受体或促进去甲肾上腺素能神经末梢释放递质间接兴奋受体，而产生与肾上腺素相似的作用。

第一节　构效关系及分类

拟肾上腺素药的基本化学结构是β-苯乙胺。按苯环上链接不同基团，可分为儿茶酚胺类和非儿茶酚胺类。儿茶酚胺类苯环上 3、4 位碳上同时链接羟基，如肾上腺素、去甲肾上腺素、异丙肾上腺素、多巴胺等，它们易被儿茶酚胺氧位甲基转移酶（COMT）灭活，作用时间短，中枢作用弱；苯环上 3、4 位碳上不同时链接羟基者为非儿茶酚胺类，如间羟胺、麻黄碱等，作用强度减弱，不易被 COMT 破坏，作用时间长。当侧链上α、β 位碳及氨基上的氢被不同化学基团取代时，可人工合成多种肾上腺素激动药（表 8-1），侧链α碳原子上的氢被甲基取代如麻黄碱、间羟胺，可阻碍单胺氧化酶（MAO）的氧化，使作用时间延长；氨基上的氢被复杂基团取代时，一般更倾向于激动β受体。按对肾上腺素受体的选择性不同，可分为α受体激动药、α、β受体激动药和β受体激动药三类。

表 8-1　肾上腺素受体激动药物化学结构和受体选择性

分类	(苯环 1–6 位)—CH(β)—CH(α)—NH	受体选择性

续表

α 受体激动药						
去甲肾上腺素	3-OH	4-OH	OH	H	H	α_1、α_2
间羟胺	3-OH	4-H	OH	CH_3	H	α_1、α_2
去氧肾上腺素	3-OH	4-H	OH	H	CH_3	α_1
α、β 受体激动药						
肾上腺素	3-OH	4-OH	OH	H	CH_3	α、β
多巴胺	3-OH	4-OH	H	H	H	α、β
麻黄碱	3-H	4-H	OH	CH_3	CH_3	α、β
β 受体激动药						
异丙肾上腺素	3-OH	4-OH	OH	H	$CH(CH_3)_2$	β_1、β_2
多巴酚丁胺	3-OH	4-OH	H	H	HC—$(CH_2)_2$—◯—OH | CH_3	β_1

第二节　α、β 受体激动药

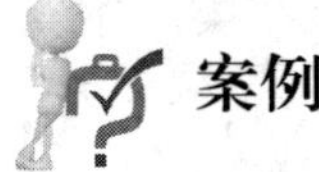

案例

张某，男，25 岁。因患急性扁桃体炎入院就诊。既往无药物过敏史。青霉素皮试阴性，给予青霉素静脉滴注，1 分钟后患者即诉手足麻木，随后出现胸闷、呼吸困难、面色苍白、血压下降、出冷汗。诊断：过敏性休克。

思考：抢救过敏性休克患者时应首选什么药，为什么？

一、肾上腺素

肾上腺素（adrenaline，AD）

肾上腺素是肾上腺髓质分泌的主要激素。药用肾上腺素是从家畜肾上腺中提取或人工合成的，其化学性质不稳定，遇光易分解，在碱性溶液中迅速氧化，变为粉红色或棕色而失效。

【体内过程】因易被碱性肠液和肝脏灭活，故不宜口服。皮下注射因局部血管收缩，吸收速度减慢，作用时间延长，可达 1 小时左右；肌内注射吸收快，可维持 10~30 分钟；静脉注射立即生效，作用仅维持数分钟。体内肾上腺素一部分被 COMT 和 MAO 所转化，另一部分被非神经组织再摄取。

考点提示：肾上腺素的作用、应用及不良反应。

【药理作用】肾上腺素对 α 和 β 受体均有强大的激动作用。

1. 心脏　肾上腺素通过激动心肌、传导系统和窦房结上的 β_1 受体使心肌收缩力增强、

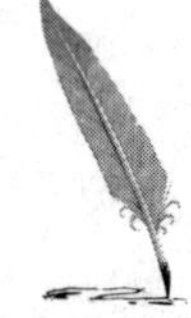

传导加速、心率加快、心排出量增加。因能使心肌代谢和耗氧量显著增加，易引起心肌缺氧，故不能用于治疗慢性心功能不全。剂量过大或静脉注射过快，可引起心律失常，如早搏、心动过速，甚至室颤。

2. 血管　肾上腺素对血管的作用表现出收缩和舒张双重作用。激动内脏、皮肤及黏膜血管上的 α_1受体，可使血管收缩；激动骨骼肌血管和冠状血管上 β_2受体，则使血管扩张；对肺和脑血管收缩作用微弱，有时因血压升高而被动地舒张。

3. 血压　肾上腺素对血压的影响与剂量有关，小剂量静注时，可使心脏兴奋，心排出量增加，收缩压升高；因骨骼肌血管的舒张作用抵消或超过了皮肤黏膜血管的收缩作用，故舒张压不变或稍降，脉压差加大。较大剂量静注时，因 α 受体激动作用占优，故收缩压和舒张压均升高。给药后出现明显的升压作用，在恢复正常前有微弱的降压作用。如预先给予 α 受体阻断药，肾上腺素升压作用可翻转为降压作用，称为肾上腺素升压作用的翻转，原因是 α 受体被阻断后，充分表现其对 β_2受体的激动作用。

4. 支气管　肾上腺素激动支气管平滑肌上的 β_2受体，使支气管平滑肌松弛，特别是对处于收缩痉挛状态的平滑肌尤为突出，也可抑制肥大细胞释放过敏介质。同时激动 α_1受体，使支气管黏膜血管收缩，降低其通透性，有利于消除黏膜水肿。

5. 代谢　可促进肝糖原和肌糖原分解，使血糖升高；促进脂肪分解，使血液中游离脂肪酸升高。

【临床应用】

1. 心脏骤停　用于溺水、麻醉或手术意外、房室传导阻滞、药物中毒等引起的心脏骤停。肾上腺素是心脏骤停复苏的首选药，同时应配合心外按压、人工呼吸和纠正酸中毒等措施。常用“三联针”（阿托品、肾上腺素各 1mg，利多卡因 100mg）进行心内注射，治疗心搏骤停。在使用肾上腺素治疗电击所致心脏骤停时应配合心脏除颤器或利多卡因等除颤。

2. 过敏性休克　为抢救过敏性休克的首选药。过敏性休克时由于组胺等过敏性介质的释放，引起小血管舒张，毛细血管通透性增加、血压下降、喉头水肿、支气管痉挛、呼吸困难等。肾上腺素可减少过敏性介质释放，收缩血管，升高血压，消除黏膜水肿，扩张支气管而消除呼吸困难，能迅速缓解休克症状。一般采用皮下或肌内注射，危急时也可用生理盐水稀释后缓慢静脉注射。为防止血压骤升及心律失常等不良反应，应控制好剂量与速度。

3. 支气管哮喘　作用迅速强大，仅用于控制支气管哮喘的急性发作。

4. 与局部麻醉药合用　适量肾上腺素（一般浓度为 1∶200 000）与局部麻醉药配伍，可使局部血管收缩，延长局麻作用时间。一次用量不超过 0. 3mg。

5. 局部止血　因可使局部血管收缩，当鼻黏膜或牙龈出血时，可用 0. 1% 肾上腺素溶液的纱布或棉球填塞出血处而止血。

【不良反应及用药注意】主要为心悸、头痛、激动不安、血压升高。剂量过大可发生心室颤动及脑出血的危险，故应严格掌握剂量，老年人慎用。

【禁忌证】高血压、糖尿病、器质性心脏病、甲状腺功能亢进者禁用。

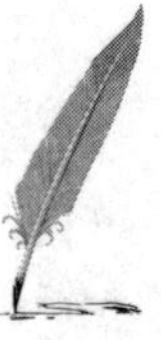

二、其他α、β受体激动药

麻黄碱（ephedrine，麻黄素）

为从中药麻黄中提取的生物碱，现已人工合成，为左旋体或消旋体。

考点提示：麻黄碱的药理作用特点。

【药理作用】

麻黄碱能直接激动α和β受体，还可促进去甲肾上腺素能神经末梢释放NA，间接激动α和β受体。与肾上腺素比较：①性质稳定，可以口服。②升压作用缓慢、温和而持久，无后降压作用。③对皮肤、黏膜和内脏血管收缩作用强，对骨骼肌血管和冠状血管扩张作用弱。④松弛支气管平滑肌作用较弱、缓慢而持久。⑤中枢兴奋作用明显。⑥易产生快速耐受性。

【临床应用】

1. 预防和治疗轻症支气管哮喘，对重症急性发作疗效差。
2. 防治硬膜外和蛛网膜下腔麻醉时引起的低血压。
3. 解除鼻黏膜充血、水肿所引起的鼻塞。
4. 缓解荨麻疹和血管神经性水肿等变态反应所致皮肤黏膜症状。

知识拓展

限售含麻黄碱类的复方制剂

因麻黄碱是合成毒品“冰毒”的主要原料，为进一步加强含麻黄碱类复方制剂的监督管理，国家食品药品监督管理局2008年10月下发了《关于进一步加强含麻黄碱类复方制剂管理的通知》，通知明确要求加强含麻黄碱类复方制剂的管理，药品零售企业零售含麻黄碱类复方制剂时，除执行药品分类管理有关规定外，一次不得超过5个最小包装。

【不良反应及用药注意】可有精神兴奋、不安、震颤、失眠等中枢兴奋症状，加服镇静催眠药可以减轻。可产生快速耐受性，停药数小时后可恢复。

多巴胺（dopamin，DA）

多巴胺是去甲肾上腺素生物合成的前体，也是中枢神经系统的重要递质，现已人工合成。

【体内过程】因易被胃肠道和肝脏破坏，故口服无效。一般采用静滴给药，在体内经COMT和MAO转化而失效，作用时间短。因不易通过血-脑屏障，故外源性DA无明显中枢作用。

【药理作用】多巴胺可激动α、β受体及外周DA受体。

1. 心脏　高浓度多巴胺可激动心脏上β_1受体，使加强心肌收缩力，心输出量增加。一般剂量很少引起心律失常，大剂量可使心率加快。

2. 血管和血压　对血管的作用与浓度有关，低浓度能激动肾脏、肠系膜和冠状血管上的D_1受体，使这些部位的血管舒张；高浓度可引起收缩压升高，对舒张压无明显影响或稍微增加；继续加大给药浓度，多巴胺可激动α_1受体，导致血管收缩，引起总的外周阻力增

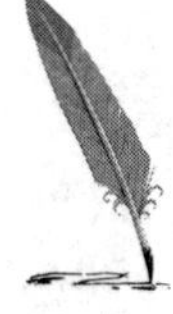

加，使血压升高，此作用可被 α 受体阻断药拮抗。

3. 肾脏　低浓度的多巴胺可激动肾脏上的 D_1受体，舒张肾血管，增加肾血流量及肾小球滤过率而利尿；同时还有排钠利尿作用。

【临床应用】

1. 休克　因多巴胺升压的同时还可增加肾血流量，可用于感染性休克、出血性休克及心源性休克等，尤其适用于伴有心收缩力减弱及尿量减少的休克患者。

2. 急性肾衰竭　因本品可扩张肾血管，增加肾血流量及肾小球滤过率，故可与利尿药合用治疗急性肾衰竭。

【不良反应及用药注意】一般较轻，偶见恶心、呕吐等。用量过大或滴注过快可出现心动过速、肾功能下降等，一旦出现，应减慢滴速或停药。

第三节　α 受体激动药

一、去甲肾上腺素

去甲肾上腺素（noradrenaline，NA；norepinephrine，NE）

为交感神经末梢释放的递质，肾上腺髓质也有少量分泌，现已人工合成。

【体内过程】口服易在消化道内被破坏，皮下或肌内注射因血管剧烈收缩可引起组织坏死，通常采用静脉滴注给药。不易通过血-脑屏障，外源性去甲肾上腺素在肝内被 COMT 转化。

考点提示：去甲肾上腺素的作用、应用及不良反应。

【药理作用】去甲肾上腺素主要激动 α 受体，对 β_1受体作用微弱，对 β_2受体几乎无作用。

1. 血管　激动 α_1受体，可使血管收缩，以皮肤、黏膜血管收缩作用最明显，其次是肾、脑、肝、肠系膜和骨骼肌血管。心脏兴奋，心肌的代谢产物（如肌苷）增加，可使冠脉血管舒张；同时血压升高也可引起冠脉流量增加；激动去甲肾上腺素能神经突触前膜 α_2受体，可抑制递质释放，舒张冠脉血管。

2. 心脏　激动心脏上 β_1受体，使心肌收缩力增强，传导加快。整体情况下，心率减慢，这是由于血压升高后反射性兴奋迷走神经所致。剂量过大，也可导致心律失常，但较肾上腺素少见。

3. 血压　小剂量滴注时可使心肌收缩力加强，心输出量增加，收缩压升高，舒张压略升高，脉压加大；大剂量时收缩压和舒张压均增高，脉压减小。其升压作用可被 α 受体阻断药拮抗。

【临床应用】

1. 休克　去甲肾上腺素在休克的治疗中已不占主要地位，仅限于治疗神经源性休克。

2. 上消化道出血　用本品 1～3mg 稀释后口服，可使食道或胃黏膜血管收缩而局部止血。

3. 药物中毒性低血压　用于中枢抑制药中毒引起的低血压，特别是在氯丙嗪、α 受体阻断药中毒时应选用去甲肾上腺素升压，不可用肾上腺素，否则会加剧降压作用。

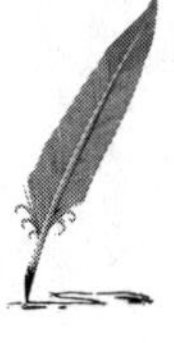

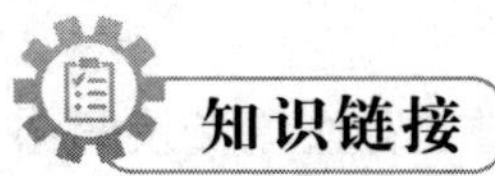

上消化道出血

上消化道出血是指屈氏韧带以上消化道出血，可由食管、胃、十二指肠、胃空肠吻合术后的上段空肠及胰和胆等脏器病变引起。临床表现为呕血、黑便、血便等，伴有失血性周围循环障碍，重者可危及生命。

【不良反应及用药注意】

1. 局部组织缺血坏死 静滴时间过长、浓度过高或药液漏出血管，可因局部血管剧烈收缩而引起组织缺血性坏死。如发现药液外漏或滴注部位皮肤苍白，应立即更换滴注部位，局部热敷，并以0.25%普鲁卡因溶液10ml或酚妥拉明5mg溶于10ml生理盐水中，作局部浸润注射，以扩张血管。

2. 急性肾衰竭 用药时间过久或剂量过大，可使肾血管剧烈收缩，导致少尿、尿闭和急性肾衰竭，故用药期间尿量至少应保持在每小时25ml以上。

【禁忌证】高血压、动脉硬化症及器质性心脏病患者禁用。

二、其他α受体激动药

考点提示：间羟胺的药理作用特点。

间羟胺（metaraminol，阿拉明）

为人工合成品，不易被COMT和MAO破坏，作用较去甲肾上腺素弱而持久。主要激动α_1受体，对心脏β受体作用弱。也可被去甲肾上腺素能神经末梢摄取进入囊泡，通过置换作用促使囊泡中的去甲肾上腺素释放，间接的发挥拟肾上腺素作用。

升压作用持久，对心率影响小，且对肾血管收缩作用弱，故不易引起心律失常及少尿、尿闭等不良反应，临床上取代去甲肾上腺素用于各种低血压和休克早期。

去氧肾上腺素（phenylephrine，苯肾上腺素，neosynephrine，新福林）

为α_1受体激动药，系人工合成品。

作用与间羟胺相似，收缩血管、升高血压作用较去甲肾上腺素弱而持久。激动瞳孔开大肌上的α_1受体，使瞳孔扩大，扩瞳作用起效快而维持时间短，较阿托品弱，不引起调节麻痹和眼内压升高等作用。用于治疗休克及麻醉时引起的低血压，也用于室上性心动过速，还用于眼底检查。

第四节　β受体激动药

异丙肾上腺素（isoprenaline，喘息定）

异丙肾上腺素为人工合成品。

【体内过程】因易在消化道内被破坏，口服无效，常舌下和气雾给药，主要由COMT转化，MAO对其影响小，作用维持时间稍长于肾上腺素。

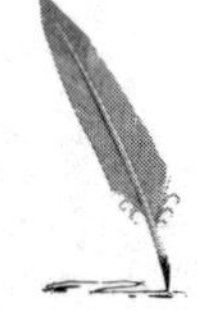

考点提示：异丙肾上腺素的作用、应用及不良反应。

【药理作用】激动 β_1、β_2受体作用强，对 α 受体作用几乎无影响。

1. 心脏　激动心脏 β_1受体，作用较肾上腺素强，可使心肌收缩力增强、心率加快、传导加快、心排出量增多，心肌耗氧量增加。也可致心律失常，但较少引起心室纤颤。

2. 血管　激动血管 β_2受体，可使血管舒张，以骨骼肌血管舒张最为明显，也可舒张肾和肠系膜血管。

3. 血压　小剂量静滴时，因兴奋心脏使心排出量增加，又因舒张血管使外周阻力下降，收缩压升高而舒张压降低，故脉压增大。大剂量静脉注射时，可引起舒张压明显下降，冠状血管的灌注压降低，冠脉有效血流量不增加。

4. 支气管　激动支气管平滑肌的 β_2受体，使支气管平滑肌松弛，尤其是对处于痉挛状态的支气管平滑肌作用更为明显。因对 α 受体作用几乎无影响，故不能消除支气管黏膜水肿。

5. 代谢　可促进糖原和脂肪的分解，使血糖及血中游离脂肪酸升高，也可增加组织耗氧量。

【临床应用】

1. 支气管哮喘　能迅速控制支气管哮喘急性发作，常舌下或气雾给药，起效快而强。

2. 心脏骤停　常与去甲肾上腺素或间羟胺合用作心室内注射，用于各种原因如溺水、麻醉意外及药物中毒等引起的心脏骤停，及心室自身调节缓慢、高度房室传导阻滞或窦房结衰竭并发的心脏骤停。

3. 房室传导阻滞　舌下含服或静滴，用于Ⅱ、Ⅲ度房室传导阻滞。

4. 休克　在补足血容量的基础上，用于心排出量较低的感染性休克。但易现已少用。

【不良反应及用药注意】可见心悸、头痛等。对支气管哮喘已有明显缺氧状态者，用量过大，可引起心肌耗氧增加和心律失常，甚至发生室颤。气雾剂反复使用可产生耐受性，使疗效降低，甚至增加病死率。

【禁忌证】冠心病、心肌炎和甲状腺功能亢进者禁用。

目标检测

一、最佳选择题（每题的备选项中，只有 1 个最佳答案）

1. 给药后，皮肤黏膜、内脏血管出现收缩的药物可能是（　　）

A. α 受体激动药　B. β 受体激动药　C. M 受体激动药

D. N 受体激动药　E. 多巴胺受体激动药

2. 心脏上分布的肾上腺素受体是（　　）

A. α_1受体　B. α_2受体　C. β_1受体

D. β_2受体　E. M 受体

3. 能引起心率加快、收缩压上升、舒张压下降的药物是（　　）

A. 去氧肾上腺素　B. 酚妥拉明　C. 肾上腺素

D. 去甲肾上腺素　E. 普萘洛尔

4. 为了延长局麻药的作用时间和减少不良反应，可与局麻药配伍使用的药物是（　　）

A. 肾上腺素　B. 异丙肾上腺素　C. 多巴胺

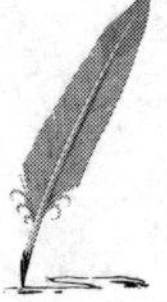

D. 去甲肾上腺素　E. 麻黄碱

5. 过量最易引起心动过速、心室颤动的药物是（　　）

A. 肾上腺素　B. 多巴胺　C. 异丙肾上腺素

D. 麻黄碱　E. 间羟胺

6. 下列能引起血压双向反应的药物是（　　）

A. 去甲肾上腺素　B. 麻黄碱　C. 肾上腺素

D. 间羟胺　E. 异丙肾上腺素

7. 预防腰麻时血压降低可选用的药物是（　　）

A. 异丙肾上腺素　B. 多巴胺　C. 肾上腺素

D. 去甲肾上腺素　E. 麻黄碱

8. 可口服、升压作用弱而持久，中枢兴奋作用明显的是（　　）

A. 多巴胺　B. 麻黄碱　C. 肾上腺素素

D. 去甲肾上腺　E. 异丙肾上腺素

9. 急、慢性鼻炎、鼻窦炎引起鼻充血时，可用于滴鼻的药物是（　　）

A. 去甲肾上腺素　B. 麻黄碱　C. 异丙肾上腺素

D. 肾上腺素　E. 以上都不是

10. 增加肾脏血流量、可用于急性肾功衰竭的肾上腺素受体激动剂是（　　）

A. 多巴胺　B. 肾上腺素　C. 去甲肾上腺素

D. 麻黄碱　E. 异丙肾上腺素

11. 下列只能由静脉给药的是（　　）

A. 麻黄碱　B. 去甲肾上腺素　C. 间羟安

D. 异丙肾上腺素　E. 肾上腺素

12. 无尿休克患者绝对禁用的药物是（　　）

A. 去甲肾上腺素　B. 阿托品　C. 多巴胺

D. 间羟胺　E. 肾上腺素

13. 去甲肾上腺素静滴外漏容易致哪种不良反应（　　）

A. 胃肠道反应　B. 诱发哮喘　C. 局部组织缺血坏死

D. 直立性低血压　E. 心跳加快

14. 去甲肾上腺素对血管作用错误的答案是（　　）

A. 使小动脉和小静脉收缩　B. 肾脏血管收缩

C. 皮肤黏膜血管收缩　D. 骨骼肌血管收缩

E. 冠脉收缩

15. 去氧肾上腺素的散瞳作用机制是（　　）

A. 阻断虹膜括约肌的 M 受体　B. 激动虹膜括约肌的 M 受体

C. 阻断虹膜开大肌的 α 受体　D. 兴奋虹膜开大肌的 α 受体

E. 激动睫状肌的 M 受体

16. 异丙肾上腺素的药理作用是（　　）

A. 收缩瞳孔　B. 减慢心脏传导　C. 松弛支气管平滑肌

D. 升高舒张压　E. 增加糖原合成

17. 支气管哮喘急性发作时，应选用下列何药（　　）
A. 异丙肾上腺素气雾吸入　　B. 麻黄碱口服
C. 氨茶碱口服　　D. 色甘酸钠吸入
E. 阿托品肌注

18. 对 β_1 受体激动作用强于 β_2 受体的药物是（　　）
A. 肾上腺素　　B. 多巴酚丁胺　　C. 沙丁胺醇
D. 可乐定　　E. 麻黄碱

二、配伍选择题（每题备选项在前，试题在后。每组若干题。每组题均对应同一组备选项，每题只有一个正确答案。每个备选项可重复选用，也可不选用）

[**19~22**]
A. α_1 受体　　B. α_2 受体　　C. β_1 受体
D. β_2 受体　　E. M 受体

19. 肾上腺素扩张支气管是因其激动（　　）
20. 肾上腺素能使皮肤黏膜、内脏血管收缩是其激动（　　）
21. 肾上腺素兴奋心脏主要是其激动（　　）
22. 肾上腺素不可激动哪种受体（　　）

三、多项选择题（每题的备选项中有 2 个或 2 个以上正确答案）

23. 肾上腺素的禁忌证包括（　　）
A. 冠状动脉粥样硬化　　B. 甲状腺功能亢进
C. 高血压　　D. 器质性心脏病
E. 哮喘

24. 去甲肾上腺素用于治疗（　　）
A. 休克　　B. 药物中毒性低血压
C. 上消化道出血　　D. 外周血管痉挛性疾病
E. 支气管哮喘

25. 异丙肾上腺素用于治疗（　　）
A. 支气管哮喘　　B. 房室传导阻滞　　C. 心脏骤停
D. 感染性休克　　E. 血管神经性水肿

26. 治疗房室传导阻滞可选用的药物是（　　）
A. 多巴胺　　B. 麻黄碱　　C. 阿托品
D. 异丙肾上腺素　　E. 间羟胺

四、思考题

1. 过敏性休克首选肾上腺素治疗，为什么？
2. 肾上腺素和去甲肾上腺素对血压的影响有何异同？
3. 支气管哮喘急性发作为什么可选用肾上腺素或异丙肾上腺素？

扫码“练一练”

（苗久旺）

扫码“学一学”

第九章

肾上腺素受体阻断药

学习目标

知识要求

1. 掌握β受体阻断药的作用、应用与不良反应。
2. 熟悉酚妥拉明的作用、应用与不良反应。
3. 了解传出神经系统药物作用机制。

技能要求

1. 学会分析、解释涉及肾上腺素受体阻断药处方的合理性。
2. 具备提供肾上腺素受体阻断药用药咨询服务的能力。

肾上腺素受体阻断药又称抗肾上腺素药，本类药物与肾上腺素受体结合后，能拮抗去甲肾上腺素能神经递质或拟肾上腺素药对受体的激动作用。根据药物对受体的选择性不同，分为α受体阻断药、β受体阻断药和α、β受体阻断药。

第一节　α受体阻断药

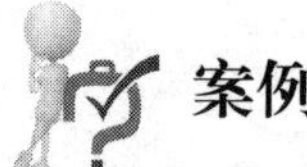
案例

王某，女，33岁，因左足及左小腿疼痛、发凉、怕冷、麻木感，有时出现肌肉抽搐现象入院就诊，诊断：左足及其下肢血栓闭塞性脉管炎。

思考：本章哪些药物可以治疗血栓闭塞性脉管炎，为什么？

α受体阻断药是能选择性地与α受体结合，阻断去甲肾上腺素能神经递质或拟肾上腺素药与α受体结合，产生抗肾上腺素作用。α受体阻断药作用范围较广，根据其对α_1、α_2受体的选择性不同，分为非选择性α受体阻断药和选择性α受体阻断药两类。

一、非选择性α受体阻断药

（一）短效类α受体阻断药

也称为竞争性α受体阻断药，以氢键、离子键与受体结合，由于结合力弱、易解离，

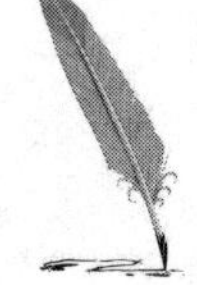

故作用温和而短暂，可被大剂量的儿茶酚胺类拮抗。

酚妥拉明（phentolamine，苄胺唑林，regitine，立其丁）

考点提示：酚妥拉明的作用和应用。

【药理作用】本品为短效类α受体阻断药，对α_1、α_2受体均有阻断作用。

1. 血管 通过阻断血管平滑肌的α_1受体和直接松弛血管平滑肌作用，使血管舒张，血压下降，通过扩张小动脉血管及小静脉血管，可减轻心脏的前、后负荷。

2. 心脏 由于血管舒张、血压下降，反射性兴奋交感神经，使心脏兴奋；也可通过阻断神经末梢突触前膜的α_2受体，促进去甲肾上腺素的释放，激动心脏β_1受体引起心脏兴奋，表现为心肌收缩力加强，心率加快，心排出量增加。

3. 其他 具有拟胆碱作用，可使激动胃肠平滑肌上的M受体，增加胃肠蠕动及胃酸分泌；有组胺样作用，可激动组胺受体，使胃酸分泌增多、皮肤潮红等。

【临床应用】

1. 外周血管痉挛性疾病 用于肢端动脉痉挛性疾病（如雷诺综合征）、血栓闭塞性脉管炎等。

2. 感染性休克 本品可增加心排出量，舒张血管，改善微循环，在补足血容量的基础上，可增加组织血液灌注量，治疗感染性休克。

3. 诊治嗜铬细胞瘤 嗜铬细胞瘤可致大量肾上腺素分泌而引起高血压，注射本品后，因阻断α_1受体可使血压迅速下降，可用于诊断和治疗。用于诊断试验时，曾有致死的报告，应谨慎使用。

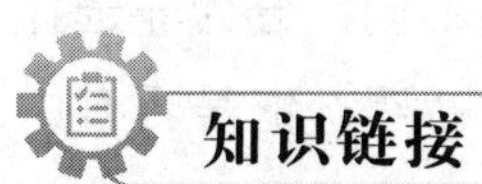

雷诺病综合征

雷诺综合征是寒冷或情绪因素诱发的一种以阵发性肢端小动脉强烈收缩引起肢端缺血改变为特征的疾病，又称肢端血管痉挛症。发作时，肢端皮肤有苍白、发绀及潮红现象。由于1862年Maurice Raynaud首先描述而得名。本病无其他相关疾病和明确病因（原发）时即称雷诺病；与某些疾病相关（继发）则称雷诺现象。

4. 顽固性心力衰竭和急性心肌梗死 本品能解除小动脉和小静脉的痉挛，降低外周血管阻力，减轻心脏前、后负荷和左心充盈度，用于其他药物无效的顽固性心力衰竭及急性心肌梗死。

5. 去甲肾上腺素静滴外漏 本品稀释后皮下浸润注射，可对抗去甲肾上腺素静滴外漏所致局部组织缺血坏死。

【不良反应及用药注意】常见恶心、呕吐、腹泻、腹痛等消化道症状和诱发溃疡病，剂量过大时可引起低血压、心动过速等。消化性溃疡和冠心病患者慎用。

（二）长效类α受体阻断药

又称非竞争性α受体阻断药，以共价键与α受体结合，结合力强，不易解离，故作用强而持久，即使大剂量的儿茶酚胺也难以拮抗其作用。

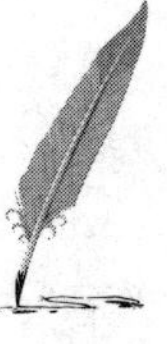

酚苄明（phenoxybenzamine，苯苄胺）

本品起效缓慢、作用强大而持久。作用与酚妥拉明相似，抗胆碱和抗组胺作用较弱，用于血管痉挛性疾病、血栓闭塞性脉管炎和感染性休克及嗜铬细胞瘤等。

不良反应有恶心、呕吐、直立性低血压、心率加快等，因有局部刺激性，不宜作肌内及皮下注射。

二、选择性α受体阻断药

（一）选择性α_1受体阻断药

常用的药物有哌唑嗪、特拉唑嗪、多沙唑嗪等，能选择性阻断血管平滑肌上的α_1受体，舒张血管，降低血压，对突触前膜上的α_2受体无明显作用，较少引起心率加快等副作用，用于治疗高血压、良性前列腺增生。

（二）选择性α_2受体阻断药

育亨宾（yohimbine）

能选择性阻断中枢和外周突触前膜α_2受体，促进去甲肾上腺素能神经末梢释放去甲肾上腺素，使血压升高，心率加快。该药目前主要作为造高血压模型的实验研究的工具药。

第二节　β受体阻断药

【药物分类】β受体阻断药是一类选择性与β受体结合，阻断去甲肾上腺素能神经递质或拟肾上腺素药对β受体激动作用的药物。根据药物对β受体的选择性不同，分为非选择性β受体阻断药（β_1和β_2受体阻断药）、β_1受体阻断药及α、β受体阻断药；依是否有内在拟交感活性，可分为有内在拟交感活性和无内在拟交感活性药。

【体内过程】β受体阻断药口服后自小肠吸收，脂溶性的高低会影响其体内过程。普萘洛尔等脂溶性高，美托洛尔等口服易吸收，但首关消除明显，因此生物利用度低。脂溶性低的吲哚洛尔、阿替洛尔等虽口服吸收差，首关消除不明显，生物利用度较高。脂溶性高的药物主要在肝脏代谢，少量以原形经肾脏排泄，脂溶性低的药物则主要经肾脏排泄。肝肾功能不全者应慎用或调整剂量使用。

【药理作用】

1. β受体阻断作用

（1）心脏　因阻断心脏上的β_1受体，可使心脏抑制，表现为心肌收缩力减弱，心率减慢，房室传导减慢，心排出量减少，心肌耗氧量降低。

（2）血管与血压　β受体阻断药因抑制心脏，可使心排出量减少，反射性兴奋交感神经，引起血管收缩。因对多种系统β受体的阻断作用，对高血压患者具有降压作用，但对正常人血压无明显影响。

（3）支气管　因阻断支气管上的β_2受体，使支气管平滑肌收缩，呼吸道阻力增加，可诱发或加重支气管哮喘。

（4）肾素　阻断肾小球旁器细胞的β_1受体，抑制肾素的释放，而使血压降低。

（5）代谢　一般认为脂肪的分解与激动β受体有关，肝糖原的分解与激动α及β受体

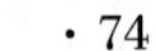

均有关。β 受体阻断药能对抗交感神经兴奋所引起的脂肪分解，降低游离脂肪酸含量；与 α 受体阻断药合用，可对抗肾上腺素的升高血糖作用。β 受体阻断药并不影响正常人的血糖，也不影响胰岛素的降血糖作用，但能延缓应用胰岛素后血糖水平的恢复，因此，在用胰岛素治疗的糖尿病患者时，使用 β 受体阻断药可引起低血糖反应，必须提高警惕。

2. 内在拟交感活性　有些 β 受体阻断药除能阻断 β 受体外，亦有部分激动对 β 受体作用，称为内在拟交感活性。这种作用较弱，被其 β 受体阻断作用所掩盖，不易表现出来。有内在拟交感活性的 β 受体阻断药有吲哚洛尔、醋丁洛尔等。

3. 膜稳定作用　有些 β 受体阻断药能降低细胞膜对离子的通透性，产生局部麻醉作用和奎尼丁样作用，称为膜稳定作用。此作用仅在高浓度时发生，常用量时达不到膜稳定作用。

4. 眼　有些 β 受体阻断药如噻吗洛尔等可减少房水生成，降低眼内压。

β 受体阻断药分类及药理特性见表 9-1。

表 9-1　β 受体阻断药分类及药理特性

药　物	内在拟交感活性	膜稳定作用	口服生物利用度（%）	血浆半衰期（h）
非选择性 β 受体阻断药				
普萘洛尔	-	++	~30	2~5
纳多洛尔	-	-	30~40	12~24
吲哚洛尔	++	+	~90	3~4
噻吗洛尔	-	-	~75	3~5
选择性 β 受体阻断药				
醋丁洛尔	+	+	~40	2~4
阿替洛尔	-	-	~40	6~9
美托洛尔	-	-	~50	3~4
α、β 受体阻断药				
拉贝洛尔	±	-	20~40	4~6

【临床应用】

1. 心律失常　对多种原因引起的快速型心律失常有效，适用于窦性心动过速或因心肌缺血、强心苷中毒所致心律失常疗效较好。

2. 心绞痛和心肌梗死　因能降低心肌耗氧量，对心绞痛疗效良好。早期应用于心肌梗死患者可降低复发率和猝死率。

3. 高血压　能使高血压患者的血压下降，为高血压治疗的基础药物。

4. 甲状腺功能亢进　可通过阻断 β 受体作用而控制甲状腺功能亢进者的激动不安、心率加快等交感神经兴奋症状，并能降低基础代谢率，可作为甲状腺功能亢进的辅助治疗药。

5. 青光眼　噻吗洛尔等因能降低眼内压，可用于治疗原发性开角型青光眼。

考点提示：β 受体阻断药的不良反应、禁忌证。

【不良反应及用药注意】

1. 一般反应　有头晕、恶心、呕吐、轻度腹泻等消化道症状。

2. 心血管反应　可心脏抑制，出现心动过缓、房室传导阻滞、心功能不全等。由于阻

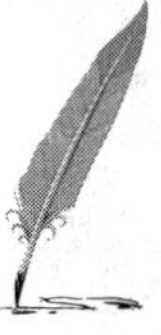

断血管上的 β_2受体，使血管平滑肌的 α_1受体相对占优势而导致外周血管收缩和痉挛，可出现四肢发冷、皮肤苍白等雷诺病症状。

3. 诱发或加重支气管哮喘　非选择性 β 受体阻断药因对支气管上的 β_2受体的阻断作用，可使呼吸道阻力增加，诱发或加重哮喘。

4. 反跳现象　长期应用 β 受体阻断药后突然停药，可使原有病情加重，称为“反跳现象”。因此，长期应用此类药物时应逐渐减量直至停药。

5. 其他　偶可引起过敏性皮疹及血小板减少等；个别患者有抑郁、多梦、幻觉等症状。还具有降低血糖并增强降血糖药的降糖作用，掩盖低血糖症状。

【禁忌证】心动过缓、重度房室传导阻滞、严重左心室心功能不全和支气管哮喘者禁用。心肌梗死及肝功能不良者慎用。

一、非选择性 β 受体阻断药

普萘洛尔（propranolol，心得安）

考点提示：普萘洛尔的体内过程、作用、应用。

【体内过程】口服易吸收，有明显的“首关消除”，故口服生物利用度低，约为 30%。90%以上与血浆蛋白结合，易通过血-脑屏障和胎盘屏障，可分泌于乳汁中。主要在肝脏内代谢，其代谢物 90%以上经肾脏排泄。个体差异大，这可能是因肝脏代谢功能不同所致，故临床用药时应注意剂量的个体化，宜从小剂量开始，逐渐增加至适当剂量。

【药理作用】对 β_1和 β_2受体均有较强的阻断作用，无内在拟交感活性，有膜稳定作用。用药后心肌收缩力减弱，心率减慢，心排出量减少，心肌耗氧量降低，冠脉血流量降低，对高血压患者可降低血压，降低支气管平滑肌收缩。

【临床应用】可用于治疗心绞痛、心律失常、高血压和甲状腺功能亢进等。

噻吗洛尔（timolol，噻吗心安）

为已知的阻断 β 受体作用最强的药物。无内在拟交感活性和膜稳定作用。因能减少房水生成，降低眼内压，临床主要用于治疗青光眼。无缩瞳和调节痉挛等不良反应。

吲哚洛尔（pindolol，心得静）

对 β 受体的阻断作用是普萘洛尔的 6~15 倍，具有较强的内在拟交感活性，激动血管平滑肌上的 β_2受体，可舒张血管，用于治疗高血压和心绞痛。

二、选择性 β_1受体阻断药

阿替洛尔（atenolol，名氨酰心安）和美托洛尔（metoprolol，美多心安）

两药对 β_1受体有选择性的阻断作用，对 β_2受体作用较弱，故增加呼吸道阻力作用弱，一般不诱发或加重支气管哮喘。临床用于治疗各型高血压、心绞痛及室上性心律失常，也用于甲状腺功能亢进等引起的心律失常。

三、α、β 受体阻断药

拉贝洛尔（labetalol，柳胺苄心定）

口服可吸收，生物利用度 20%~40%。具有阻断 α 和 β 受体作用，对 β 受体的阻断作用强于对 α 受体的阻断作用。阻断 β 受体作用普萘洛尔为其 2.5 倍；阻断 α 受体作用酚妥

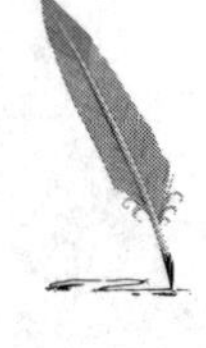

拉明为其的6~10倍。对β_2受体的内在拟交感活性和直接作用，可扩张血管，增加肾血流量。用于中和重度高血压、高血压危象及心绞痛。

目标检测

一、最佳选择题（每题的备选项中，只有1个最佳答案）

1. 临床应用酚妥拉明时所引起低血压可选哪种药物升压（　　）

A. 肾上腺素　B. 去甲肾上腺素　C. 麻黄碱　D. 异丙肾上腺素　E. 多巴胺

2. 酚苄明的临床应用是（　　）

A. 治疗外周血管痉挛性疾病　B. 抗休克　C. 治疗嗜铬细胞瘤　D. 治疗良性前列腺增生　E. 治疗高血压

3. 哌唑嗪属于（　　）

A. 选择性β_1受体阻断药　B. 非选择性β受体阻断药　C. 选择性α受体阻断药　D. 非选择性α受体阻断药　E. α、β受体阻断药

4. 兼有α、β受体阻断作用的是（　　）

A. 阿托品　B. 酚妥拉明　C. 拉贝洛尔　D. 心得安　E. 肾上腺素

5. 普萘洛尔可引起的不良反应为（　　）

A. 水杨酸反应　B. 诱发支气管哮喘　C. 局部组织缺血坏死　D. 心传导加快　E. 心跳加快

6. 禁用普萘洛尔的疾病是（　　）

A. 高血压　B. 心绞痛　C. 窦性心动过速　D. 支气管哮喘　E. 甲亢

7. 有内在拟交感活性的β受体阻断药是（　　）

A. 醋丁洛尔　B. 酚妥拉明　C. 拉贝洛尔　D. 心得安　E. 肾上腺素

8. 普萘洛尔属于（　　）

A. 选择性β_1受体阻断药　B. 非选择性β受体阻断药　C. 选择性α受体阻断药　D. 非选择性α受体阻断药　E. α、β受体阻断药

9. 普萘洛尔的药理作用是（　　）

A. 增加冠状动脉血流量　B. 降低心肌收缩力　C. 加速心脏传导　D. 降低呼吸道阻力　E. 增加糖原分解

10. 治疗窦性心动过速宜选用的药物是（　　）

A. 苯妥英钠　B. 利多卡因　C. 普萘洛尔

D. 溴苄铵　E. 恩卡尼

二、多项选择题（每题的备选项中有 2 个或 2 个以上正确答案）

11. 酚妥拉明使血管扩张的原因是（　　）

A. 激动血管平滑肌的 α_1 受体　B. 阻断血管平滑肌的 α_1 受体

C. 激动血管平滑肌的 β_2 受体　D. 直接扩张血管

E. 阻断 NA 能神经末梢突触前膜 α_2 受体

12. 具有 α 受体阻断作用的药物是（　　）

A. 哌唑嗪　B. 阿托品　C. 酚妥拉明

D. 氯丙嗪　E. 酚苄明

13. 阻断 β 受体能产生的药理作用是（　　）

A. 心率减慢　B. 心肌耗氧量减少

C. 气管平滑肌松弛　D. 降低眼内压

E. 抑制肾素释放

14. 普萘洛尔可用于治疗（　　）

A. 支气管哮喘　B. 心律失常　C. 高血压

D. 心绞痛　E. 甲状腺功能亢进

扫码“练一练”

三、思考题

1. 简述酚妥拉明的临床应用。

2. 简述普萘洛尔的临床应用。

（苗久旺）

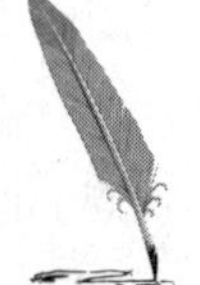

扫码“学一学”

第十章

麻醉药

学习目标

知识要求

1. 掌握局部麻醉药的药理作用。
2. 熟悉常用局部麻醉药的不良反应。
3. 了解全身麻醉药的特点，局麻方法、复合麻醉方法。

技能要求

1. 学会分析、解释涉及麻醉药处方的合理性。
2. 具备提供局部麻醉药用药咨询服务的能力。

第一节　局部麻醉药

案例

患者，男，55岁，体重70kg。因急性阑尾炎行阑尾切除术。考虑到病人既往有慢性支气管炎史10年，胸透示肺气肿，决定用普鲁卡因施行硬膜外麻醉。在给麻醉药过程中病人出现吵闹，主述头痛、眩晕、心烦、胸闷，经查患者颜面发红并有轻微肌震颤，脉搏快。

思考：根据病人的表现做出诊断，并说明应采取哪些措施？

局部麻醉药（local anaesthetics）简称局麻药，是一类能在用药的局部可逆性地阻断神经冲动的产生和传导，在意识清醒状态下，使局部感觉特别是痛觉暂时消失，利于手术的药物。局麻作用消失后，局部神经传导功能恢复正常，同时对各类组织无损伤性影响。

一、局麻药的药理作用

（一）局麻作用

局麻药在低浓度时能阻断无髓鞘感觉神经、无髓鞘自主神经节后纤维冲动的产生和传导，较高浓度时对有髓鞘感觉神经、运动神经和中枢神经均有阻断作用。一般来说，细的无髓鞘神经纤维比粗的有髓鞘纤维对局麻药的作用更敏感。传导痛觉冲动的神经纤维细而无髓鞘，因此，感觉消失的顺序首先是痛觉，其次是温觉、触觉和压觉，恢复时顺序相反。

目前认为，局麻药能穿透神经细胞膜，阻滞 Na^+通道，抑制 Na^+内流，使神经细胞膜不能除极化，阻止动作电位的产生和神经冲动的传导，从而产生局部麻醉作用。

（二）吸收作用

局麻药从给药部位吸收入血或意外注入血管内，达到一定浓度时可产生全身作用，这实际上是局麻药的毒性反应。

1. 中枢作用 局麻药对中枢神经系统的作用是先兴奋后抑制。局麻药被吸收后，首先抑制中枢抑制性神经元，出现中枢兴奋，表现为眩晕、烦躁不安、肌肉震颤等，进而可发展为神志错乱及惊厥；随后再抑制中枢兴奋性神经元，引起中枢神经系统广泛抑制，可导致昏迷、心搏骤停、呼吸麻痹，严重者可因呼吸衰竭而死亡。故中毒时应注意维持呼吸。

2. 抑制心脏 局麻药吸收后可抑制心脏，表现为心肌收缩力减弱，心脏传导减慢，甚至引起心脏停搏。由于心肌对局麻药耐受性较高，心血管系统的影响常迟于呼吸困难。

3. 扩张血管 局麻药可抑制交感神经从而导致血管扩张，酯类局麻药（如普鲁卡因）还有直接扩张血管的作用。通过扩张血管，可致血压骤降，甚至休克；同时还会加速局麻药的吸收，使局麻作用减弱并增加中毒机会。因此，注射用药时，应加入少量肾上腺素（1∶100 000~1∶200 000），以收缩局部血管，延缓局麻药吸收，减少毒性反应的发生，延长局麻药作用时间。但手指、足趾及阴茎等末梢部位的手术，则禁止加入肾上腺素，否则可致局部组织缺血坏死。

扫码“看一看”

二、局麻药的应用方法

（一）表面麻醉（surface anaesthesia）

又称黏膜麻醉，是将黏膜穿透力强的局麻药直接滴、喷或涂于黏膜表面，使黏膜下神经末梢麻醉的一种方法。常用于五官科手术及气管、食管、尿道等黏膜部位的手术或检查。常用穿透力较强的丁卡因、利多卡因等。

（二）浸润麻醉（infiltration anaesthesia）

将局麻药注入手术区域的皮内、皮下或手术野附近的深部组织，使局部神经末梢被药液浸润而产生局部麻醉作用。适用于浅表小手术。因用药量较大，常选用毒性较低、安全性较高、穿透力小的普鲁卡因，其次是利多卡因。

（三）传导麻醉（conduction anaesthesia）

又称阻滞麻醉或神经干麻醉，是将局麻药注入外周神经干或神经丛周围，阻滞其冲动传导，使该神经所支配的区域麻醉。适用于四肢、盆腔、面部、口腔等手术。常用普鲁卡因、利多卡因和丁哌卡因。

（四）蛛网膜下腔麻醉（subarachnoid anaesthesia）

又称腰麻（spinal anaesthesia），是将局麻药注入腰椎蛛网膜下腔（第 3~4 或第 4~5 腰椎间隙），麻醉该部位的脊神经根。此法适用于下腹部及下肢手术。常选用丁哌卡因、利多卡因和普鲁卡因。腰麻时由于硬脊膜被刺穿，脑脊液渗漏，易致麻醉后头痛。蛛网膜下腔与颅腔相通，而局麻药的药液比重与患者体位可影响药液的水平面，增加药液的比重，使药液下沉，可防止药物上升、扩散进入颅腔，避免呼吸中枢麻痹。临床上可采用抽出患者的脑脊液溶解药物加葡萄糖，使药液比重高于脑脊液，使麻醉安全有效。

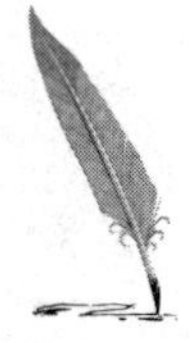

（五）硬脊膜外腔麻醉（epidural anaesthesia）

又称硬膜外麻醉，是将局麻药注入硬脊膜外腔，使局麻药沿脊神经根扩散而麻醉脊神经。其麻醉范围广，适用于胸、腹部的手术。常用利多卡因、丁哌比卡因、罗哌卡因。硬膜外麻醉与腰麻相比，其优点在于硬脊膜外腔与颅腔不相通，不会引起呼吸中枢麻痹；硬膜外麻醉不损伤硬脊膜，不易出现麻醉后头痛。但麻醉用药剂量较大（为腰麻的5～10倍），如误入蛛网膜下腔，可引起严重的毒性反应。

考点提示：腰麻及硬膜外麻醉时出现血压下降，应用何药防治低血压？

腰麻和硬膜外麻醉又称为椎管内麻醉，可阻滞交感神经传导，使麻醉区域血管扩张、血压下降，肌内注射麻黄碱或间羟胺可预防和治疗。

常用局麻药给药方法，见图10-1。

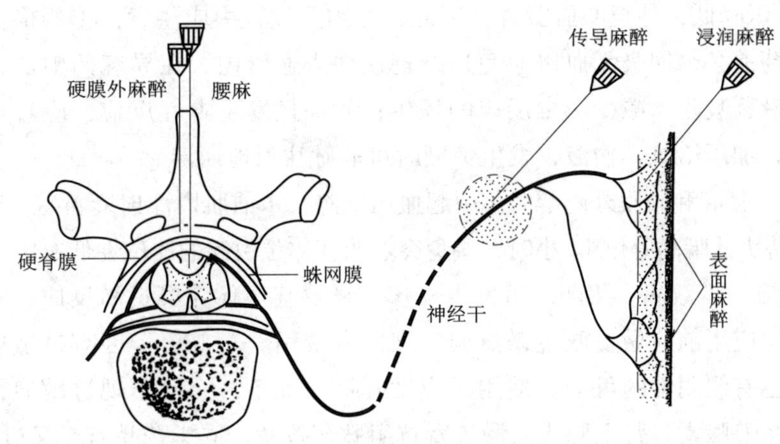

图10-1　常用局部麻醉药给药方法示意图

三、常用局麻药

常用局麻药，根据化学结构不同，可分为酯类和酰胺类两大类。常用麻醉药的比较，见表10-1。

表10-1　常用麻醉药的比较

药名	维持时间（h）	麻醉强度	相对毒性	黏膜穿透力	主要用途
普鲁卡因	0.5～1	1	1	弱	浸润、传导、腰麻、硬膜外麻醉，局部封闭
利多卡因	1～2	2	2	较强	表面、浸润、传导、硬膜外麻醉，抗心律失常
丁卡因	2～3	10	10～12	强	表面、传导、腰麻、硬膜外麻醉
丁哌卡因	5～10	10	5～8	较弱	浸润、传导、腰麻、硬膜外麻醉

（一）酯类局麻药

普鲁卡因（procaine）

普鲁卡因又名奴佛卡因（novocaine），属于短效酯类局麻药。其盐酸盐为白色结晶或结晶性粉末，水溶液不稳定，遇光变性，久贮药液变黄，药效降低，宜避光保存，现用现配。

【药理作用及临床应用】

考点提示：普鲁卡因可用于浸润麻醉，不能用于表面麻醉。

1. 局部麻醉　本品毒性较小，注射给药起效快（1～3分钟），作用维持时间较短

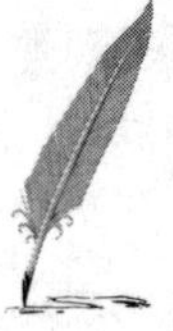

(30~45分钟)。本品对外周血管有直接扩张作用，故常与肾上腺素合用，局麻作用可延长到1~2小时、减少吸收中毒和手术野出血。普鲁卡因对黏膜穿透力较弱，一般不用于表面麻醉。临床广泛用于浸润麻醉、传导麻醉、腰麻及硬膜外麻醉。

2. 局部封闭 用0.25%~0.5%的普鲁卡因溶液注于炎症或损伤的病灶区域，可使炎症或损伤症状缓解。常用于治疗急性化脓性炎症，蛇、蝎所致的炎症，神经痛及外伤痛；也可用于纠正四肢血管舒缩功能障碍及静脉滴注去甲肾上腺素引起的局部组织缺血疼痛和坏死。

【不良反应及用药注意】

1. 毒性反应 常用剂量极少出现毒性反应，但用量过大或误注入血管时，可出现中枢神经系统及心血管系统的毒性反应，表现为先兴奋（兴奋不安、抽搐惊厥）后抑制（昏迷、呼吸麻痹等），血压降低，甚至心脏骤停。因此，在用药过程中应注意：①严格控制剂量和浓度；②每次推药前必须回吸无血以避免局麻药误注入血管内，在局麻药中加入少量肾上腺素，可延缓局麻药吸收，减少中毒反应的发生；③一旦发生毒性反应，应着重采取维持呼吸和循环功能，加压给氧，输液，发生惊厥时可静脉注射地西泮。

2. 低血压 腰麻和硬膜外麻醉时可引起血压下降，术前肌内注射麻黄碱、间羟胺等可预防。术后应保持头低脚高卧位12小时，避免突然改变体位引起的体位性低血压。

3. 过敏反应 少数病人用药后可发生皮疹、哮喘甚至休克等过敏反应。故用药前应询问过敏史，首次应用前应做皮肤过敏试验，阳性者禁用。对普鲁卡因有过敏史、皮试阳性者禁用。皮试也有假阴性的可能，使用时应做好抢救准备，一旦出现过敏症状，立即停药并给氧，选用肾上腺素、肾上腺皮质激素及抗组胺药抢救。同类药品有交叉过敏反应。

【禁忌证】对普鲁卡因过敏者禁用。

【药物相互作用】

1. 局麻药液均呈酸性，不宜与碱性药液配伍。与葡萄糖配伍，局麻效力降低。

2. 本品在体内可被假性胆碱酯酶水解成对氨基苯甲酸和二乙氨基乙醇，能减弱磺胺类药物的抗菌效力，增强强心苷类药物的毒性，因此普鲁卡因禁与磺胺类、强心苷类药物及胆碱酯酶抑制药合用。

丁卡因（tetracaine）

考点提示：丁卡因可用于表面麻醉，不能用于浸润麻醉。

丁卡因又名地卡因（dicaine），属于酯类长效局麻药。丁卡因与普鲁卡因相比，其对皮肤、黏膜穿透力强，作用迅速而持久，1~3分钟显效，可维持2~3小时，麻醉效力强（为普鲁卡因的10倍）、毒性大（比普鲁卡因强约10~20倍）。因易发生毒性反应，故不宜用于浸润麻醉，以免吸收中毒。主要用于眼科、耳鼻喉科和口腔科手术作表面麻醉，也可用于传导麻醉、腰麻、硬膜外麻醉，但须严格控制剂量。

（二）酰胺类

利多卡因（lidocaine）

利多卡因又名赛罗卡因（xylocaine），属于中效酰胺类局麻药，常用其盐酸盐，为白色结晶性粉末，水溶液性质稳定，是目前最常用的局麻药。

【药理作用及临床应用】

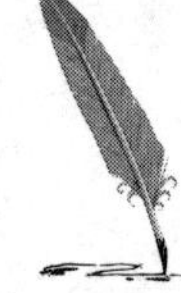

考点提示：利多卡因慎用于腰麻。

1. 局麻作用 本药脂溶性较高，其麻醉作用强度为普鲁卡因的2倍，具有黏膜穿透力强、弥散广、起效快、作用强而持久、无明显扩张血管作用、安全范围较大等特点。临床可用于各种麻醉，尤其用于传导麻醉和硬膜外麻醉，具有全能麻醉药之称。由于利多卡因弥散较广，脊神经阻滞范围不易控制，腰麻时应慎用。因其与普鲁卡因的化学结构不同，与普鲁卡因无交叉过敏反应，故对酯类局麻药如普鲁卡因过敏者可改为此药。

2. 抗心律失常 利多卡因尚有抗心律失常作用，是治疗室性心律失常的常用药物。

【不良反应及用药注意】利多卡因毒性反应发生率比普鲁卡因高，用量过大或误注入血管可引起惊厥及心脏骤停，故临床上的用量控制比普鲁卡因严格。

【禁忌证】严重肝功能不全、严重房室传导阻滞、有癫痫大发作病史者禁用。

丁哌卡因（bupivacaine）

丁哌卡因又名麻卡因（marcaine），是目前常用局麻药中作用维持时间最长的药物，可持续5~10小时，其局麻效力及毒性较普鲁卡因强5~8倍，属于长效、强效局麻药。本药黏膜穿透力及扩散力弱，无血管扩张作用，常用于浸润麻醉、传导麻醉和硬膜外麻醉，不适用于表面麻醉。不良反应较少，偶有精神兴奋、低血压等反应。心脏毒性较强，特别在酸中毒、低氧血症时尤为严重，应予以注意。

罗哌卡因（ropivacaine）

罗哌卡因化学结构与丁哌卡因类似，阻断痛觉的作用较阻断运动作用强，对心肌毒性较丁哌卡因小，收缩血管作用明显，使用时无需加入肾上腺素。临床适用于硬膜外麻醉、臂丛阻滞麻醉和浸润麻醉。因对子宫和胎盘血流几无影响，常用于产科手术麻醉。因维持时间长，耐受性好，毒性低，是丁哌卡因的理想替代药。

阿替卡因（articaine）

阿替卡因属新一代中效酰胺类局麻药，对局部组织的渗透力是利多卡因的1.5倍，起效较快，维持时间约60分钟，麻醉效力强于普鲁卡因。对感觉和运动神经阻滞均较好，是口腔科常用局麻药，适用于牙槽、牙髓治疗及黏膜切开等口腔科手术麻醉。本品毒性是普鲁卡因的0.8倍，利多卡因的0.5倍，故被认为是妊娠期最安全的局麻药。

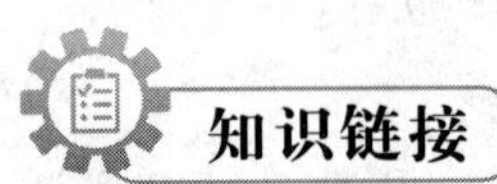

麻醉药和麻醉药品

麻醉药和麻醉药品是两类完全不同的药物，应正确区分以下内容。

麻醉药是指能够使机体或机体的一部分暂时失去对外界刺激反应性（特别是痛觉）的药物。麻醉药分全身麻醉药和局部麻醉药，以便进行外科麻醉。

麻醉药品是指连续应用后能产生欣快感，易产生成瘾性的药物，如吗啡、哌替啶等镇痛药。属于国家重点管理药物，必须按《中华人民共和国药品管理法》、《麻醉药品管理条例》严格管理。

第二节　全身麻醉药

全身麻醉药（general anaesthetics）简称全麻药，是一类能可逆性抑制中枢神经系统，引起意识、感觉（尤其是痛觉）和反射消失、骨骼肌松弛，利于进行外科手术的药物。根据给药途径的不同，全麻药可分为吸入性麻醉药和静脉麻醉药。

一、吸入麻醉药

吸入性麻醉药是一类挥发性的液体或气体，经过呼吸道迅速扩散进入血液，分布至脑组织产生麻醉作用的药物。常用药物有氟烷、恩氟烷、异氟烷、氧化亚氮等。随着吸入量的增加，对中枢神经系统的抑制范围和程度会逐渐加大、加深，出现比较明显的麻醉分期。

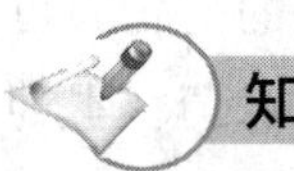
知识拓展

吸入性麻醉药的麻醉分期

1. 镇痛期　从麻醉给药至意识消失。

2. 兴奋期　感觉消失并出现兴奋现象。镇痛期和兴奋期称为诱导期，不宜进行外科手术。

3. 外科麻醉期　病人从兴奋转入安静状态，呼吸规则，血压平稳。此期是麻醉的理想深度，可进行绝大部分手术，故称为外科麻醉期。

4. 延髓麻醉期　延髓生命中枢麻醉，呼吸、心跳完全停止而死亡。临床严禁麻醉到此深度。若发生应立即停止麻醉和手术，进行人工呼吸，心脏复苏术等抢救措施。

氟烷（halothane）

氟烷为无色、透明、有芳香味的挥发性液体，不燃不爆。其特点是：吸入给药，迅速引起全麻，停药后恢复快；对呼吸道黏膜无刺激性；镇痛、肌松作用不强。可用于全身麻醉及诱导麻醉。可扩张脑血管，升高颅内压，可增加心脏对肾上腺素的敏感性诱发心律失常。反复应用易致肝损伤。禁用于胆道疾病、肝功能不全、难产或剖宫产患者。

恩氟烷（enflurane）

恩氟烷为无色、无刺激性的挥发性液体，是目前较为常用的吸入性麻醉药。其麻醉诱导平稳、迅速，苏醒快，肌肉松弛作用良好，不增加心肌对儿茶酚胺的敏感性。常用于各种需要全麻的手术。反复使用对肝脏无明显副作用，偶见恶心、呕吐。癫痫患者禁用。

异氟烷（isoflurane）

异氟烷为无色、轻度刺激性的挥发性液体，稳定性好，毒性小，亦为目前应用最广的吸入麻醉药之一。其药理性质与恩氟烷相似，吸入给药呈现良好全麻作用，术后恶心、呕吐症状较恩氟烷少见，适用于多种手术的麻醉。

氧化亚氮（nitrous oxide）

氧化亚氮又名笑气，为无色、无刺激性的味甜气体，化学性质稳定，不燃不爆。镇痛作用强，诱导期短，苏醒较快，患者使用后舒适愉快。本药麻醉效能较低，需与其他麻醉药配伍使用方可达到满意麻醉效果。临床主要用于诱导麻醉或与其他全身麻醉药配伍使用。

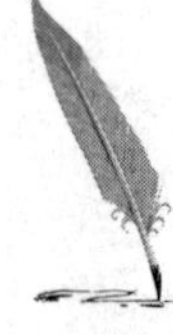

二、静脉麻醉药

静脉麻醉药是由静脉给药的非挥发性全麻药。与吸入麻醉药相比，其用法简便，作用迅速；但麻醉分期不明显，消除较慢，麻醉深度不易控制，多作为其他麻醉药的辅助用药。

硫喷妥钠（thiopental sodium）

硫喷妥钠为超短效巴比妥类药物，为淡黄色粉末，易溶于水。

【药理作用及临床应用】脂溶性高，静脉注射后易透过血-脑屏障进入脑组织发挥麻醉作用，麻醉作用迅速，无兴奋期，维持时间短。脑中药物半衰期只有5分钟，分次静脉注射或静脉滴注可延长麻醉时间。本药镇痛效果差，肌肉松弛不完全，临床主要用于诱导麻醉、基础麻醉以及短时间小手术，也可用于控制惊厥。

【不良反应及用药注意】硫喷妥钠对呼吸中枢有明显抑制作用，新生儿、婴幼儿禁用，不宜与吗啡合用。易诱发喉头和支气管痉挛，支气管哮喘患者禁用。静脉注射过快或剂量过大易致低血压，休克未纠正前及心力衰竭患者禁用。

氯胺酮（ketamine）

氯胺酮一方面阻断痛觉冲动向丘脑和新皮质传导，导致痛觉消失；另一方面兴奋脑干和大脑边缘系统，导致患者意识不完全消失，睁眼、肌张力增加、心率加快、血压升高，产生梦幻般的感觉和烦躁不安等表现。这种感觉和意识分离的麻醉状态称为“分离麻醉”。氯胺酮麻醉作用快，镇痛作用良好，维持时间短，毒性小，临床适用于短时的体表小手术，如烧伤创面修复、切痂、植皮等；也可作为其他全身麻醉的诱导剂使用。本品可兴奋心血管系统，导致心率增加，血压升高，颅内压升高，故高血压、颅内高压和心脏病患者禁用。本品还可升高眼内压，青光眼患者禁用。该药属于第一类精神药品，应严格遵照《精神药品管理办法》管理使用。

丙泊酚（propofol）

丙泊酚是目前较为理想的静脉麻醉药。通过抑制中枢神经系统，产生良好的镇静、催眠作用。起效快，作用维持时间短，苏醒迅速，无蓄积作用。能抑制咽喉反射，有利于气管插管，很少发生喉痉挛。能降低颅内压和眼压，减少脑耗氧量及脑血流量。主要用于门诊短小手术的辅助用药，也可作为诱导麻醉、镇静、催眠的辅助用药。丙泊酚对循环系统有抑制作用，可引起低血压和呼吸暂停。3岁以下儿童和肝肾功能不全者禁用。

三、复合麻醉

目前各种全麻药单独应用均难达到理想的全麻效果（患者安静、无痛、必要的肌肉松弛和合理控制应激反应）。为了克服全麻药的缺点，减少不良反应，增强麻醉效力及安全性，常常同时或先后应用两种以上的麻醉药物或其他麻醉辅助药物，这样的麻醉方法称为复合麻醉。一般有以下几种方法。

1. 麻醉前给药 是指在麻醉前预先使用某些药物以减轻术前患者的紧张情绪，改善麻醉效果的方法。如手术前夜应用地西泮、苯巴比妥等镇静催眠药消除患者紧张、焦虑情绪；手术前应用阿托品、东莨菪碱等M受体阻断药，减少呼吸道分泌物而达到预防窒息和吸入性肺炎；手术时注射吗啡、哌替啶等镇痛药增加麻醉药镇痛效果。

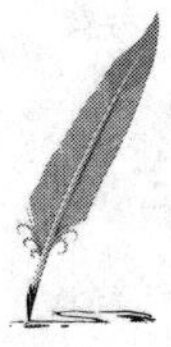

2. 基础麻醉 指进入手术室前应用硫喷妥钠、氯胺酮等，使病人达到深睡眠状态，在此基础上再进行麻醉。常用于不易配合的小儿或精神过度紧张的患者。

3. 诱导麻醉 应用诱导期短的硫喷妥钠或氧化亚氮等，使病人迅速进入外科麻醉期，避免诱导期的不良反应，然后改用易于调节麻醉深度的麻醉药维持麻醉。

4. 合用肌松药 在麻醉同时合用琥珀胆碱等肌肉松弛药，以达到手术所需的肌肉松弛的要求。

5. 低温麻醉 麻醉时配合物理降温并合用氯丙嗪，使体温降至较低水平（28～30℃），降低心、脑、肾等重要器官的耗氧量，以便进行心脏直视手术。

目标检测

一、最佳选择题（每题的备选项中，只有1个最佳答案）

1. 局麻药的作用机制是（　　）

A. 阻滞 K^+ 外流　B. 阻滞 Na^+ 内流　C. 阻滞 Ca^{2+} 内流

D. 阻滞 Cl^- 内流　E. 阻滞 Na^+ 外流

2. 局麻药中毒时中枢神经系统的症状是（　　）

A. 兴奋　B. 抑制　C. 先兴奋后抑制

D. 先抑制后兴奋　E. 以上均不对

3. 有全能麻醉药之称的是（　　）

A. 普鲁卡因　B. 丁卡因　C. 利多卡因

D. 丁哌卡因　E. 硫喷妥钠

4. 预防腰麻及硬膜外麻醉时引起的血压下降，可选用（　　）

A. 肾上腺素　B. 麻黄碱　C. 去甲肾上腺素

D. 异丙肾上腺素　E. 多巴胺

5. 既有局麻作用，又有抗心律失常作用的药物是（　　）

A. 普鲁卡因　B. 丁卡因　C. 利多卡因

D. 丁哌卡因　E. 硫喷妥钠

6. 易出现过敏反应的局麻药是（　　）

A. 普鲁卡因　B. 丁卡因　C. 利多卡因

D. 丁哌卡因　E. 以上都不是

7. 贺某，女，50岁。因患腰椎间盘突出，压迫神经，导致行走不便。现若施行局部封闭，宜选用（　　）

A. 普鲁卡因　B. 丁哌卡因　C. 硫喷妥钠

D. 利多卡因　E. 丁卡因

8. 延长局麻药作用时间的常用方法是（　　）

A. 增加局麻药浓度　B. 增加局麻药用量

C. 加入少量肾上腺素　D. 肌注少量麻黄碱

E. 以上都不是

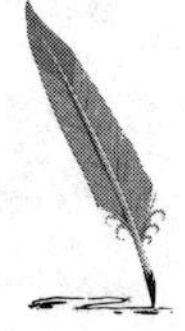

9. 具有分离麻醉作用的是（　　）

A. 硫喷妥钠　B. 氧化亚氮　C. 丙泊酚

D. 氯胺酮　E. 氟烷

二、配伍选择题（每题备选项在前，试题在后。每组若干题。每组题均对应同一组备选项，每题只有一个正确答案。每个备选项可重复选用，也可不选用）

[10~13]

A. 表面麻醉　B. 浸润麻醉　C. 传导麻醉

D. 腰麻　E. 硬膜外麻醉

10. 丁卡因不宜用于（　　）

11. 普鲁卡因不宜用于（　　）

12. 利多卡因一般不用于（　　）

13. 丁哌卡因不宜用于（　　）

三、多项选择题（每题的备选项中有 2 个或 2 个以上正确答案）

14. 防止局麻药中毒应采取的措施有（　　）

A. 局麻前先注射肾上腺素，防治血压下降

B. 严格掌握剂量，限制总量

C. 局麻药液中加入微量的肾上腺素

D. 采用最低有效浓度，分次注入

E. 腰麻时掌握药物比重，调控患者体位及麻醉水平

15. 普鲁卡因常用于（　　）

A. 表面麻醉　B. 浸润麻醉　C. 传导麻醉

D. 腰麻　E. 硬膜外麻醉

四、思考题

1. 比较普鲁卡因、利多卡因和丁卡因三药的特点。

2. 简述常用复合麻醉的机制及方法。

3. 处方分析：

万某，女，20 岁，左侧拇指外伤，需清创缝合，医生开具了以下处方，请分析是否合理？为什么？

Rp.

0.5%普鲁卡因注射液　10ml×1

Sig. 加入少量肾上腺素　局部浸润麻醉

（邹艳萍）

扫码“练一练”

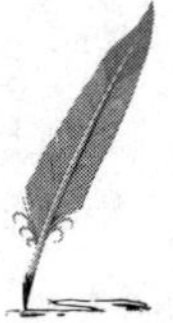

扫码“学一学”

第十一章

镇静催眠药

学习目标

知识要求

1. 掌握苯二氮䓬类的作用、用途和不良反应。
2. 熟悉苯巴比妥、水合氯醛的作用特点及应用。
3. 了解其他镇静催眠药的作用。

技能要求

1. 学会分析、解释涉及镇静催眠药物处方的合理性。
2. 具备提供本类药物用药咨询服务的能力。

镇静催眠药是一类对中枢神经系统功能具有选择性抑制作用的药物。较小剂量时呈现镇静作用，较大剂量时能使机体产生近似生理性睡眠的催眠作用，随着剂量的递增，还可产生抗惊厥等作用。本类药物包括苯二氮䓬类、巴比妥类和其他类药物。

第一节　苯二氮䓬类

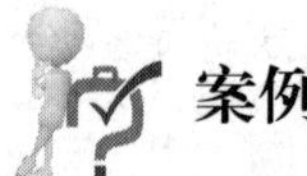

案例

王某，女，50岁，近2个月来入睡困难，夜间觉醒次数多，睡眠时间明显减少，醒后自觉疲劳难以得到缓解，导致白天精神不振、嗜睡、疲乏，近期出现记忆力下降、情绪低落，临床诊断为失眠，给予苯二氮䓬类药艾司唑仑，睡前30分钟口服1mg，患者服药后中途觉醒次数减少，但缺乏熟睡感，加量至2mg。患者连续用药三个月后，艾司唑仑减量至1mg，未见反复。继续观察三个月后，艾司唑仑减至0.5mg，睡眠状态良好，有时忘了服药也可照常入睡。

思考：①苯二氮䓬类药物的药理作用、临床应用和不良反应是什么？②目前临床上较少用巴比妥类药物镇静催眠的原因是什么？

苯二氮䓬类（benzodiazepines，BZ）药物于20世纪60年代应用于临床，种类繁多，它们化学结构相似，药理作用也相似，但各有侧重。其疗效好，安全范围较大，临床应用广

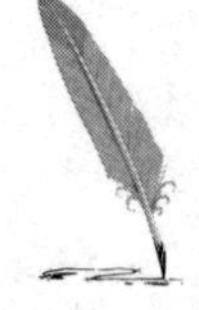

泛（见表 11-1）。

表 11-1　常用苯二氮䓬类药物比较表

分类	药物	半衰期（h）	作用特点和临床应用
长效类	氟西泮（flurazepam）	40~100	催眠作用强而持久，不易产生耐受性，用于各种失眠症
	地西泮（diazepam）	20~80	焦虑症、失眠症、惊厥、癫痫持续状态首选
中效类	氯硝西泮（clonazepam）	24~48	抗惊厥、抗癫痫作用强，可用于各型癫痫、舞蹈症、药物引起的多动症及慢性多发性抽搐等
	劳拉西泮（lorazepam）	10~20	作用为地西泮的 5~10 倍，用于焦虑症或暂时性心理紧张所致的失眠症
	艾司唑仑（estazolam）	10~24	镇静催眠、抗焦虑作用强，后遗作用小。用于焦虑症、失眠症及麻醉前给药
短效类	三唑仑（triazolam）	2~3	催眠作用强而短，用于焦虑、失眠及神经紧张等
	奥沙西泮（oxazepam）	10~20	与地西泮作用相似但较弱，用于神经官能症、失眠及癫痫

地西泮（diazepam，安定）

地西泮为苯二氮䓬类的典型代表药物。

【体内过程】本药口服吸收迅速而完全，肌内注射吸收缓慢而不规则，故较少肌内注射；静脉注射后中枢抑制作用出现快，维持时间短。可透过胎盘，也可从乳汁分泌。在肝内主要代谢为仍具有药理活性的去甲西泮，最终与葡萄糖醛酸结合，经肾排出。

知识链接

焦虑症

焦虑性神经症又称焦虑症，有焦虑、紧张、恐惧的情绪障碍，伴有自主神经系统症状和运动性不安等特征，其紧张惊恐的程度与现实情况不相符。临床分为广泛性焦虑和惊恐发作。

焦虑症的治疗以采用综合治疗为佳，包括：①改善生活方式。②疾病卫生教育。③认知疗法。④行为治疗和放松训练。⑤药物治疗。

扫码“看一看”

考点提示：地西泮的药理作用、不良反应。

【药理作用】

1. 抗焦虑　小于镇静剂量即可发挥明显的抗焦虑作用，能显著改善患者的精神紧张、激动、焦虑不安、恐惧及失眠等症状。

2. 镇静催眠　增大剂量可产生镇静及催眠作用。

（1）镇静作用　镇静作用较快，在快速镇静的同时，可引起暂时性的记忆缺失。

（2）催眠作用　对快动眼睡眠时相（rapid eye movement sleep，REMS）影响较小，能产生近似生理性睡眠；能明显缩短入睡时间，延长睡眠持续时间，减少觉醒次数，提高睡

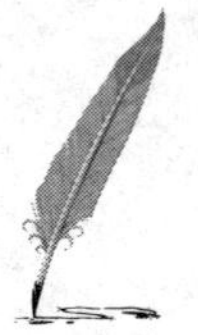

眠质量；醒后无明显后遗效应，加大剂量不产生麻醉作用，可引起短暂性记忆缺失。

3. 抗惊厥、抗癫痫 地西泮通过抑制惊厥病灶的放电向周围大脑皮层及皮层下扩散终止或减轻惊厥发作，有较强的抗惊厥作用；地西泮还可抑制癫痫病灶异常放电扩散，具有较强的抗癫痫作用。

4. 中枢性肌肉松弛 有较强的中枢性肌肉松弛作用，能缓解骨骼肌痉挛，用药后肌张力降低，但不影响正常活动。

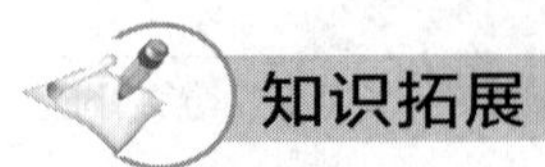

知识拓展

生理性睡眠与反跳现象

正常生理性睡眠可分为非快动眼睡眠（NREMS）和快动眼睡眠（REMS）两个时相。①非快动眼睡眠：可分为1、2、3、4期，其中3、4期又合称慢波睡眠期，表现为肌张力减弱、呼吸和心率减慢、血压比清醒时下降。慢波睡眠有助于机体的生长发育和疲劳的消除。②快动眼睡眠：机体的感觉功能进一步减弱，肌肉更加松弛，腱反射甚至消失，还伴有快速动眼现象。快动眼睡眠对大脑发育和智力发育起重要作用。整个睡眠过程两种睡眠时相交替4~6次。

若催眠药物缩短快动眼睡眠（REMS）时相，则久用停药时可出现REMS时相反跳性延长，出现多梦，易致停药困难。

【作用机制】苯二氮䓬类药物对中枢神经具有较高的选择性，通过与中枢神经系统相应部位的苯二氮䓬受体结合，从而增强中枢抑制性递质γ-氨基丁酸（GABA）的抑制性作用。$GABA_A$受体是脑中主要的GABA受体亚型，它是一种配体门控性Cl^-通道。苯二氮䓬类与$GABA_A$受体结合后，通过变构调节作用，易化GABA与$GABA_A$受体结合，使Cl^-通道开放频率增加，Cl^-内流增多，使细胞膜超极化，加强了GABA对神经系统的抑制效应。

【临床应用】

1. 抗焦虑 临床用于治疗多种原因引起的焦虑症，对持续性焦虑状态宜选用长效类苯二氮䓬类药物，对间歇性严重焦虑患者宜选用中效类药物及短效类苯二氮䓬类药物。

2. 镇静催眠 苯二氮䓬类药物具有镇静作用，可用于麻醉前给药、心脏电击复律前或内窥镜检查前给药，以减轻患者的紧张情绪；因本类药物具有治疗指数高、安全范围大、依赖性较轻的优点，临床已逐渐取代了巴比妥类药物用于治疗各种类型的失眠症，尤其对焦虑性失眠疗效更好；还可用于夜间惊恐和夜游症等。

3. 抗惊厥、抗癫痫 可用于防治破伤风、子痫、小儿高热惊厥及药物中毒性惊厥。静脉注射地西泮是目前治疗癫痫持续状态的首选方法，对于其他类型的癫痫发作则以硝西泮和氯硝西泮的疗效较好。

4. 中枢性肌肉松弛 可用于脑血管意外或脊髓损伤引起的中枢性肌强直，也可缓解局部关节病变、腰肌劳损、内镜检查等所致的肌肉痉挛。

【不良反应及用药注意】

苯二氮䓬类药物安全范围较大，但长期大量用药也可出现明显不良反应，属于二类精神药品。

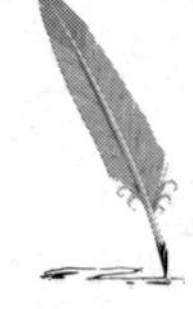

1. 中枢神经系统反应 治疗量连续用药可出现头晕、乏力、嗜睡、记忆力下降等；大

剂量偶见共济失调、视力模糊、震颤等。

2. 耐受性和依赖性 长期应用可产生耐受性和依赖性，突然停用可出现反跳现象和戒断症状，表现为激动、焦虑、失眠、心动过速、震颤，甚至惊厥。应向患者宣传精神药品的危害，严格掌握适应证，避免长期使用或滥用。一般采用控制症状的最低剂量短期或间断用药，连续用药超过2~3周，停药时应逐渐减量。

3. 急性中毒 一次大量吞服或静脉注射速度过快可致昏迷及呼吸、循环功能抑制。当发生急性中毒时，除采用洗胃、导泻、利尿、对症处理外，可用苯二氮䓬受体拮抗药氟马西尼进行鉴别诊断和抢救。

4. 其他 可通过胎盘屏障并可随乳汁分泌，长期服用有致畸的危险，妊娠早期禁用。

【禁忌证】 老年患者、肝肾功能和呼吸功能不全者慎用，重症肌无力患者、急性青光眼患者及6个月以下婴儿禁用。

【药物相互作用】

1. 本类药物与其他中枢抑制药合用可增强中枢抑制作用，如临床需合用，应降低剂量，并密切监护患者。

2. 与肝药酶诱导剂苯妥英钠、苯巴比妥或卡马西平等药物合用可使本类药的消除半衰期明显缩短，而与肝药酶抑制剂如西咪替丁等药物合用则可使本类药物的消除半衰期延长。

第二节 巴比妥类

巴比妥类药物为巴比妥酸的衍生物，根据作用持续时间的长短分为四类（表11-2）。

表11-2 巴比妥类药物的作用特点及主要药理作用

分类	药　物	显效时间（h）	持续时间（h）	主要药理作用
长效类	苯巴比妥（phenobarbital，鲁米那）	0.5~1	6~8	抗惊厥、抗癫痫
中效类	异戊巴比妥（amobarbital）	0.25~0.5	3~6	镇静、催眠
短效类	司可巴比妥（secobarbital）	0.25	2~3	抗惊厥、镇静、催眠
超短效类	硫喷妥钠（thiopental sodium）	立即	0.25	静脉麻醉

【药理作用及临床应用】 巴比妥类对中枢神经系统有普遍性抑制作用，随着剂量增加，相继出现镇静、催眠、抗惊厥及抗癫痫、麻醉等作用，过量则麻痹延髓呼吸中枢和血管运动中枢，甚至死亡。

1. 镇静催眠 小剂量可起到镇静作用，缓解焦虑、烦躁不安等症状。中等剂量可起到催眠作用。因可改变正常睡眠模式，缩短快波睡眠时间，引起非生理性睡眠，较易产生耐受性和依赖性，安全性不及苯二氮䓬类，故已不作为镇静催眠药常规使用。

2. 抗惊厥和抗癫痫 大于催眠剂量的巴比妥类有较强的抗惊厥作用，常用于小儿高热、破伤风、子痫及脑炎、脑膜炎等引起的惊厥。苯巴比妥有抗癫痫作用，常用于治疗癫痫大发作及癫痫持续状态。

3. 麻醉及麻醉前给药 硫喷妥钠常用于静脉麻醉及诱导麻醉。苯巴比妥可用于麻醉前给药，消除患者手术前的紧张情绪。

巴比妥类主要通过激动 $GABA_A$受体-Cl^-通道复合物上的巴比妥结合位点，促进 GABA

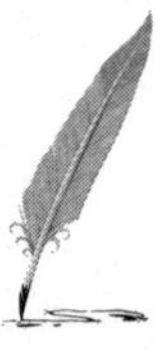

与 $GABA_A$ 受体结合，延长 Cl^- 通道开放时间而增加 Cl^- 内流，引起细胞膜超极化而产生中枢抑制，还可减弱或阻断谷氨酸引起的细胞膜去极化导致的兴奋性反应。

【不良反应及用药注意】

1. 后遗效应 服用催眠剂量的巴比妥类药物后，次晨可出现头晕、嗜睡、精神不振及定向障碍等症状，又称“宿醉”现象。服药期间不宜从事操作机器、驾车、高空作业等，以免发生意外。

2. 耐受性和依赖性 巴比妥类药物能诱导肝药酶的活性，加速自身代谢，减弱药效，产生耐受性。长期连续用药可使患者产生精神依赖性和躯体依赖性，终至成瘾，一旦停药，可出现严重的戒断症状。因此，本类药物按精神药品进行管理，应避免长期使用或滥用。

在镇静催眠药中三唑仑、司可巴比妥属于一类精神药品，其余多属于二类精神药品，其生产、运输、经营及储存均要严格按照《麻醉药品和精神药品管理条例》执行。

3. 急性中毒及解救 大剂量服用或静脉注射过量、过快，均可引起急性中毒，表现为昏迷、发绀、呼吸抑制、血压下降、体温降低、休克及肾衰竭等。呼吸衰竭是致死的主要原因。急性中毒处理主要是排除毒物、支持和对症治疗。

考点提示：苯巴比妥中毒的解救。

（1）排除毒物 ①口服用药未超过 3 小时者，可用 0.9% 氯化钠注射液或 1∶2000 高锰酸钾溶液反复洗胃。②用 10~15g 硫酸钠导泻（禁用硫酸镁）。③静脉滴注碳酸氢钠或乳酸钠碱化血液及尿液，促进药物排泄。④也可用利尿药或甘露醇加速药物排泄，严重者可做血液透析。

（2）支持和对症治疗 保持呼吸道通畅，给氧或进行人工呼吸，必要时行气管切开或气管插管，应用呼吸兴奋药或升压药，以维持呼吸和循环功能。

4. 其他 少数患者可出现荨麻疹、药热、血管神经性水肿等过敏反应，偶可致剥脱性皮炎。

【禁忌证】支气管哮喘、严重肺功能不全及颅脑损伤所致的呼吸抑制者、未控制的糖尿病患者禁用。

第三节 其他类

水合氯醛（chloral hydrate）

水合氯醛口服吸收迅速，催眠作用较强，不缩短快动眼睡眠，醒后无后遗效应，可用于顽固性失眠或对其他催眠药无效的患者。大剂量有抗惊厥作用，可用于中枢兴奋药中毒、小儿高热、子痫、破伤风等惊厥。

局部刺激性强，口服易引起恶心、呕吐及上腹部不适等，须稀释后口服或直肠给药。药物安全范围较小，过量对心、肝、肾有损害。消化性溃疡，严重心、肝、肾疾病患者禁

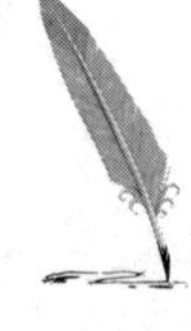

用。久用有耐受性和成瘾性，戒断症状严重。

佐匹克隆（zopiclone，忆梦返）

佐匹克隆为环吡咗酮类衍生物，也能选择性作用于苯二氮䓬受体，主要特点是起效快、睡眠时间延长，能减少梦境，提高睡眠质量，且成瘾性小、毒性低，适用于各种原因引起的失眠症。

唑吡坦（zolpidem，思诺思）

唑吡坦为咪唑吡啶衍生物，也能选择性作用于苯二氮䓬受体，催眠特点类似佐匹克隆，但镇静催眠作用更强，而抗惊厥、抗焦虑和肌肉松弛作用较弱。本品起效快，维持时间短，长期服用无耐受性、依赖性及戒断症状。常用于偶发性、暂时性、慢性失眠症。

知识链接

镇静催眠药物的选择

1. 入睡困难者：选用吸收快、起效快的药物，如咪达唑仑。
2. 早醒者：选用吸收慢，作用时间长的药物，如氯硝西泮。
3. 上述二种症状并存者：选用氟西泮。
4. 睡眠中断者：选用扎来普隆。
5. 伴有焦虑的睡眠障碍患者：选用阿普唑仑、氯硝西泮或劳拉西泮。

扎来普隆（zaleplon）

扎来普隆为咪唑吡啶衍生物，是一种速效的镇静催眠药。在维持正常睡眠的同时对快动眼睡眠无影响，可缩短入睡时间，提高睡眠质量，且不易产生依赖性。适用于入睡困难的失眠症患者。

目标检测

一、最佳选择题（每题的备选项中，只有1个最佳答案）

1. 焦虑症选用（　　）
   A. 苯巴比妥　B. 水合氯醛　C. 地西泮
   D. 氯丙嗪　E. 以上均可
2. 以下为地西泮不具有的作用是（　　）
   A. 加大剂量可引起全身麻醉　B. 有镇静催眠作用
   C. 与血浆蛋白的结合率达99%　D. 代谢物仍有活性
   E. 有中枢性肌松作用
3. 地西泮不用于（　　）
   A. 高热惊厥　B. 麻醉前给药　C. 焦虑症
   D. 诱导麻醉　E. 失眠症

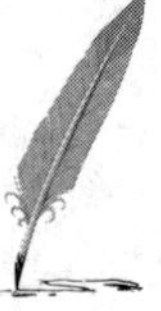

4. 静脉注射地西泮的速度过快时引起的不良反应是（　　）

A. 惊厥　　B. 心跳加快　　C. 血钙下降

D. 血糖升高　　E. 呼吸暂停

5. 对癫痫持续状态的首选药物是（　　）

A. 水合氯醛　　B. 地西泮　　C. 苯巴比妥

D. 异戊巴比妥　　E. 以上均不可

6. 抢救巴比妥类急性中毒时不应采取的措施是（　　）

A. 洗胃　　B. 给氧、维持呼吸　　C. 使用利尿药加速药物排出

D. 给予催吐药　　E. 用硫酸镁导泻

7. 水合氯醛用于小儿高热惊厥时常采用的给药方法是（　　）

A. 静脉注射　　B. 稀释后口服　　C. 稀释后灌肠

D. 肌内注射　　E. 皮下注射

8. 对早醒的患者不宜选用（　　）

A. 三唑仑　　B. 氟西泮　　C. 硝西泮

D. 氯硝西泮　　E. 艾司唑仑

二、配伍选择题（每题备选项在前，试题在后。每组若干题。每组题均对应同一组备选项，每题只有一个正确答案。每个备选项可重复选用，也可不选用）

[9～12]

A. 苯巴比妥　　B. 地西泮　　C. 三唑仑

D. 水合氯醛　　E. 佐匹克隆

9. 刺激性较大，常采用灌肠给药方式的药物是（　　）

10. 会诱导肝药酶活性的药物是（　　）

11. 上述药中成瘾性最小的催眠药是（　　）

12. 可治疗夜游症的药物是（　　）

三、多项选择题（每题的备选项中有 2 个或 2 个以上正确答案）

13. 地西泮的药理作用（　　）

A. 抗焦虑　　B. 镇静　　C. 催眠

D. 抗抑郁症　　E. 抗癫痫

14. 属于苯二氮䓬的药物是（　　）

A. 硝西泮　　B. 地西泮　　C. 阿普唑仑

D. 水合氯醛　　E. 艾司唑仑

15. 巴比妥类的不良反应包括（　　）

A. 后遗效应　　B. 耐受性　　C. 惊厥

D. 呼吸抑制　　E. 依赖性

16. 关于巴比妥类药物正确的是（　　）

A. 小剂量即可产生抗焦虑作用　　B. 具有普遍性中枢抑制作用

C. 可增加 GABA 介导的 Cl^- 内流　　D. 久服可产生成瘾性

E. 有肝药酶诱导作用

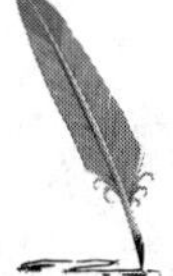

四、思考题

1. 以地西泮为例，说出苯二氮䓬类药物的作用，联系其应用和不良反应。

2. 简述巴比妥类药物的中毒解救处理措施。

3. 处方分析

患者，男，40岁，临床诊断为失眠症。医生开具如下处方，请分析是否合理并说明理由。

Rp.

苯巴比妥片 30mg×6

Sig. 60mg h. s.

（邹艳萍）

扫码“练一练”

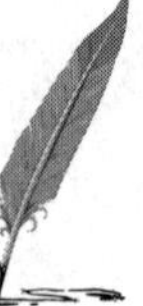

扫码“学一学”

第十二章
抗癫痫药及抗惊厥药

学习目标

知识要求

1. 掌握苯妥英钠的药理作用、临床用途和不良反应。
2. 熟悉其他常用抗癫痫药的作用特点及临床应用。
3. 了解抗癫痫药的用药原则。

技能要求

1. 学会分析、解释涉及抗癫痫药及抗惊厥药物处方的合理性。
2. 具备提供本类药物用药咨询服务的能力。

癫痫是一组大脑局部神经元异常高频放电并向周围正常组织扩散所引起的反复发作的慢性脑疾病，具有突发性、短暂性和反复发作等特点，临床表现为感觉运动功能或意识障碍多伴有脑电图异常。按病因可分为原发性和继发性癫痫两种，前者与遗传有关，后者因脑部外伤、肿瘤、感染、脑血管疾病等原因引起。

目前控制癫痫发作的主要手段是长期服用抗癫痫药物，通过抑制脑细胞异常放电的产生或扩散控制癫痫的发作。

知识链接

癫痫简介

根据临床表现，可将癫痫分为以下6种。

1. 强直-阵挛性发作（大发作） 最常见，表现为突然意识丧失，全身强直-阵挛性抽搐，面色青紫、口吐白沫，持续数分钟后停止进入昏睡。

2. 失神性发作（小发作） 表现为突然而短暂的意识丧失、知觉丧失、动作和语言中断，无抽搐，多见于儿童，一般持续5~30秒后迅速恢复。

3. 单纯性局限性发作（局部性发作） 主要表现为一侧肢体或局部肌群运动抽搐或感觉异常，无意识障碍。当发作累及身体两侧则可表现为大发作，持续20~60秒。

4. 复合性局限性发作（精神运动性发作） 主要表现为阵发性精神失常及无意识的非自主运动，如唇抽动、摇头等。持续0. 5~2分钟。

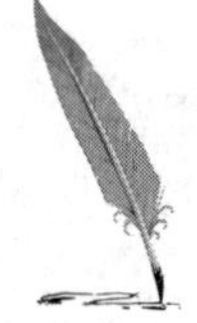

5. 肌阵挛性发作　突然、短暂、快速的肌肉阵挛性抽搐，可能遍及全身，也可能仅限于面部、躯干或者四肢。

6. 癫痫持续状态　通常指大发作持续状态，属危重急症，不及时抢救可危及生命。

第一节　抗癫痫药

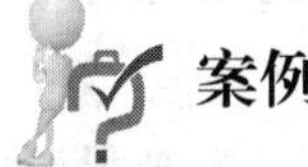

案例

患儿，男，9岁，在学校上体育课时，突然意识丧失，跌倒在地，发出尖叫声，口吐白沫，先全身肌肉强直性抽搐，继而转为阵挛性抽搐，随后进入沉睡状态。初步诊断：癫痫大发作。

思考：①该患者可首选何种药物治疗？②简述其首选药物的药理作用、临床用途及常见不良反应。

扫码"看一看"

一、常用抗癫痫药

苯妥英钠（phenytoin sodium，大仑丁）

【体内过程】口服吸收缓慢且不规则，连续服药需6~10日才能达到稳态血药浓度。因本药呈强碱性（pH=10.4），刺激性大，故不宜作肌内注射。静脉给药易透过血-脑脊液屏障。本药血药浓度的个体差异较大，故临床应注意剂量个体化。

【药理作用及临床应用】

1. 抗癫痫　苯妥英钠对异常高频放电的神经元 Na^+、Ca^{2+} 通道有明显阻滞作用，能阻止异常放电向病灶周围的正常脑组织扩散，达到治疗作用，而对正常的低频放电无明显影响。苯妥英钠是治疗癫痫大发作和局部性发作的首选药，对精神运动性发作也有一定疗效，对小发作和肌阵挛性发作无效，有时甚至可增加发作次数。

2. 抗神经痛　对三叉神经痛疗效最佳，对坐骨神经痛、舌咽神经痛也有效，可减轻疼痛，减少发作次数。

3. 抗心律失常　主要用于强心苷中毒引起的室性心律失常，为首选药。

【不良反应及用药注意】

1. 局部刺激性　本药碱性较强，刺激性大，不能肌内注射；口服可引起胃肠道症状，如恶心、呕吐、食欲减退、上腹部疼痛等，宜分次饭后服用；静脉注射可发生静脉炎，故静脉注射宜适当稀释并选择较粗的大血管缓慢给药；告诉患者服用苯妥英钠后尿液变红色或棕红色对身体无害，停药后可自行消失。

2. 牙龈增生　因苯妥英钠可由唾液排出，刺激胶原组织增生，长期用药可致牙龈增生，青少年和儿童多见。轻者不影响继续用药，服药期间注意口腔卫生，经常按摩牙龈或同服维生素C，可减轻牙龈增生症状，一般停药3~6个月以上可消退。

3. 神经系统反应　用药过量或应用时间过长，可出现眩晕、复视、眼球震颤、共济失调等小脑前庭功能失调的症状，严重者可致精神失常甚至昏睡或昏迷。减量或停药，症状

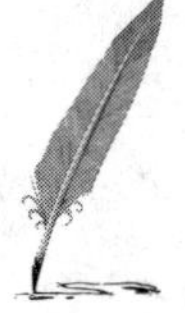

可改善或消失。

4. 造血系统反应 长期用药可影响叶酸的代谢和吸收，导致叶酸缺乏，引起巨幼红细胞性贫血，可补充甲酰四氢叶酸给予纠正。少数患者可出现血小板减少、粒细胞缺乏、再生障碍性贫血。必须定期检查血象。

5. 过敏反应 少数患者可出现皮肤瘙痒、皮疹、药热等。同类药物有交叉过敏现象。一旦出现应立即停药，并给予相应治疗。

6. 其他 可引起低钙血症、佝偻病和软骨病等，服药期间加服维生素 D 预防；可致性激素样反应，男性乳房发育，女性多毛症等；妊娠早期用药偶致畸胎；长期用药的患者不可突然停药或换药，以免引起病情加重，甚至诱发癫痫持续状态。

【禁忌证】心、肝、肾功能不全者及妊娠初期和哺乳期妇女禁用，老年患者、青光眼患者及心血管严重疾病患者慎用。

【药物相互作用】

1. 苯妥英钠是肝药酶诱导剂，能加速多种药物如肾上腺皮质激素、避孕药代谢而降低这些药物的疗效，合用时应增加这些药物的剂量。

2. 保泰松、磺胺类和苯二氮䓬类等可与苯妥英钠竞争血浆蛋白结合部位，使苯妥英钠血药浓度升高，合用时苯妥英钠应减量，以防中毒；肝药酶抑制剂氯霉素、异烟肼等可通过抑制肝药酶活性而使苯妥英钠血药浓度升高，联合应用时应注意调整苯妥英钠剂量。

卡马西平（carbamazepine，酰胺咪嗪）

【体内过程】卡马西平口服吸收缓慢且不规则，服药 3~6 天达到稳态血药浓度。药物在体内代谢产物主要为环氧化物，仍有抗癫痫作用。用药初期血浆半衰期约为 36 小时，因本药有肝药酶诱导作用，加速自身代谢，长期用药后血浆半衰期缩短为 10~20 小时。

【药理作用及临床应用】

1. 抗癫痫 本品为广谱抗癫痫药，对各种类型的癫痫均有效，对精神运动性发作有良效，为首选药；对大发作和局限性发作也有效，尤其适用于伴有精神症状的癫痫，对小发作效果差。

2. 抗神经痛 治疗三叉神经痛和舌咽神经痛的疗效优于苯妥英钠。

3. 抗躁狂抑郁 可控制癫痫并发的精神症状，减轻甚至消除精神分裂症的妄想症状，对锂盐治疗无效的抑郁、躁狂症也有效。

【不良反应及用药注意】

1. 用药初期可见视力模糊、眩晕、恶心、呕吐等症状，少数有共济失调、皮疹、心血管反应等，一般不需治疗，一周左右可自行消退。饭后服用可减少胃肠反应，漏服时应尽快补服，不可一次服双倍量，可一日内分次补足。

2. 偶见的严重的不良反应有骨髓造血功能异常（粒细胞缺乏、血小板减少、再生障碍性贫血）、肝损害等。用药期间应定期检查血象和肝功能。

3. 本药为药酶诱导剂，反复用药半衰期缩短，长期用药时应注意。

【禁忌证】肝、肾功能不全者、严重心血管疾病、有骨髓抑制史者及孕妇和哺乳期妇女禁用。青光眼、糖尿病、肾病患者和老年人慎用。

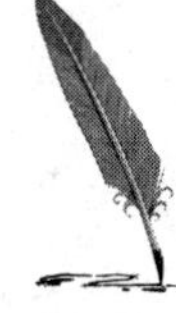

苯巴比妥（phenobarbital，鲁米那）

苯巴比妥能降低癫痫病灶细胞的兴奋性，抑制病灶神经元的异常放电，又能升高病灶周围组织的兴奋阈值，阻止癫痫发作时异常放电的扩散。临床主要用于癫痫大发作和癫痫持续状态，对局部性发作及精神运动性发作也有效，对癫痫小发作效果差。服用催眠剂量的苯巴比妥后，次晨可出现嗜睡、精神不振等后遗效应，长期用药易导致耐药性和依赖性的产生，用量过大可导致呼吸衰竭而死亡。因本药对中枢抑制作用明显，故均不作首选药。

乙琥胺（ethosuximide）

乙琥胺为治疗癫痫小发作的首选药，对其他类型癫痫无效。对于小发作伴大发作的混合型癫痫患者，须与苯妥英钠或苯巴比妥合用。常见不良反应有恶心、呕吐、食欲减退等胃肠道反应；其次为头痛、眩晕、嗜睡、幻觉等中枢神经系统症状；偶见粒细胞缺乏、血小板减少，严重者可发生再生障碍性贫血，用药期间应注意检查血象和肝肾功能。孕妇及哺乳期妇女慎用。

丙戊酸钠（sodium valproate）

本品为广谱抗癫痫药，对各种类型的癫痫均有效。对大发作的疗效不如苯妥英钠和苯巴比妥；对小发作疗效强于乙琥胺，但因其肝脏毒性大，不作首选药，是大发作合并小发作时的首选药。常见不良反应为恶心、呕吐、食欲减退等胃肠道反应；偶见淋巴细胞增多、血小板减少、皮疹、脱发、共济失调等。肝、肾功能不全者禁用。血液病患者、孕妇及哺乳期妇女慎用。

二、抗癫痫药的应用原则

癫痫是一类慢性且反复发作性疾病，需长期用药，有些患者需终生用药控制。用药时需注意以下几点：

考点提示：不同类型癫痫患者的首选药物。

1. 合理选择药物　根据癫痫发作类型及患者具体情况合理选药（表 12-1）。

表 12-1　癫痫的类型及治疗药物

发作类型	治疗药物
大发作	苯妥英钠、卡马西平、苯巴比妥、丙戊酸钠、扑米酮
癫痫持续状态	静注地西泮、苯巴比妥、苯妥英钠、劳拉西泮
小发作	乙琥胺、丙戊酸钠、氯硝西泮
单纯性局限性发作	苯妥英钠、卡马西平、苯巴比妥
精神运动性发作	卡马西平、苯妥英钠、丙戊酸钠、苯巴比妥、扑米酮

2. 继发性癫痫应去除病因　如治疗脑囊虫病、切除脑瘤等，但残余病灶和术后瘢痕形成仍可引起癫痫发作，亦需药物治疗。

3. 治疗方案个体化　不同患者对药物的反应有较大的差异，治疗方案应个体化。单纯型癫痫最好选用一种有效的药物，从小剂量开始逐渐增加剂量，直至达到理想效果且不引起严重的不良反应，而后进行维持治疗。若一种药物疗效不佳或为混合型癫痫，常需联合用药，需注意药物间的相互作用，毒副作用相似的药物不宜合用。

4. 治疗期间不可突然停药或换药　不要随意更换药物，如需更换药物或加用另一药物应采取逐渐过渡的方式，即在原用药物的基础上，逐渐加用新药至其发挥疗效后，再逐渐

减量至停用原药，否则可出现药物反跳现象。

5. 长期用药 癫痫患者应在症状完全控制后至少维持2~3年，然后在数月甚至1~2年内逐渐减量停药，有些患者需终身用药。

6. 定期检查 长期用药期间需注意观察毒性及不良反应，应定期检查血象及肝功能等，有条件者可定期检测血药浓度，调控剂量。

7. 孕妇用药问题 孕妇服用抗癫痫药引起畸胎及死胎几率较高，应注意。对于癫痫发作难于控制或多药合用者，不宜继续妊娠。

第二节 抗惊厥药

惊厥是由疾病或药物等多种原因引起的中枢神经系统过度兴奋、全身骨骼肌不自主地强烈收缩综合征。多见于破伤风、子痫、高热、癫痫强直-阵挛发作和中枢兴奋药过量等。常用抗惊厥药有苯二氮䓬类、巴比妥类和水合氯醛等药物。此外，硫酸镁注射给药也有抗惊厥作用，可用于各种原因引起的惊厥，尤其对子痫有较好的作用。

硫酸镁（magnesium sulfate）

考点提示：不同的给药途径，硫酸镁可产生不同的药理作用；硫酸镁中毒的解救措施。

【药理作用及临床应用】

本品不同的给药途径，可产生不同的药理作用。口服给药产生导泻和利胆作用（详见第二十五章消化系统用药），注射给药可产生如下作用。

1. 抗惊厥作用 注射给药后，Mg^{2+}可抑制中枢并松弛骨骼肌而产生抗惊厥作用。临床用于各种原因引起的惊厥，尤其对破伤风和子痫所致惊厥有良效。

2. 降血压 注射给药后，较高浓度Mg^{2+}可直接扩张外周血管，迅速降低血压。用于治疗高血压危象和高血压脑病等。

【不良反应及用药注意】注射过量可引起中毒，出现中枢抑制、血压下降，腱反射消失、呼吸抑制等。一旦发生，应立即静脉注射葡萄糖酸钙或氯化钙注射液解救。

目标检测

一、最佳选择题（每题的备选项中，只有1个最佳答案）

1. 苯妥英钠抗癫痫作用的主要机制是（　　）
   A. 增强中枢抑制功能
   B. 抑制骨骼肌的持续痉挛
   C. 稳定周围正常脑细胞，阻止病灶异常放电的扩散
   D. 抑制脑干网状结构
   E. 抑制Na^{+}内流，抑制癫痫病灶异常高频放电

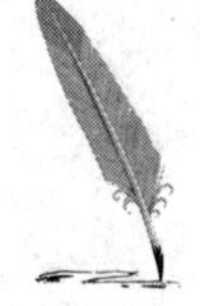

2. 对癫痫大发作、小发作、精神运动性发作均可应用的药物是（　　）
   A. 苯巴比妥　B. 乙琥胺　C. 卡马西平
   D. 丙戊酸钠　E. 苯妥英钠

3. 治疗强心苷中毒引起的室性心律失常，宜选用的药物是（　　）

A. 丙戊酸钠　　B. 苯巴比妥　　C. 乙琥胺

D. 卡马西平　　E. 苯妥英钠

4. 卡马西平最适用于治疗哪种癫痫（　　）

A. 局限性发作　　B. 精神运动性发作　　C. 小发作

D. 大发作　　E. 持续状态

5. 苯妥英钠不用于治疗（　　）

A. 焦虑症　　B. 三叉神经痛　　C. 舌咽神经痛

D. 癫痫大发作　　E. 强心苷中毒所致的心律失常

6. 对惊厥治疗无效的药物是（　　）

A. 硫酸镁　　B. 苯巴比妥　　C. 地西泮

D. 水合氯醛　　E. 乙琥胺

7. 李某，女，32岁，患癫痫大发作5年余，某日大发作后持续处于痉挛、抽搐和昏迷状态，医生诊断为癫痫持续状态，宜选用下列何药治疗（　　）

A. 口服地西泮　　B. 口服硝西泮　　C. 静注地西泮

D. 口服阿普唑仑　　E. 口服劳拉西泮

8. 谢某，男，40岁，刷牙时突然发生左侧面部闪电样剧痛，临床诊断为三叉神经痛，最好选用下列何药治疗（　　）

A. 阿司匹林　　B. 哌替啶　　C. 阿托品

D. 卡马西平　　E. 吲哚美辛

二、配伍选择题（每题备选项在前，试题在后。每组若干题。每组题均对应同一组备选项，每题只有一个正确答案。每个备选项可重复选用，也可不选用）

[9~13]

A. 乙琥胺　　B. 苯妥英钠　　C. 丙戊酸钠

D. 地西泮　　E. 卡马西平

9. 癫痫精神运动发作（　　）

10. 癫痫大发作（　　）

11. 癫痫大发作合并小发作（　　）

12. 小发作选用（　　）

13. 癫痫持续状态选用（　　）

三、多项选择题（每题的备选项中有2个或2个以上正确答案）

14. 苯妥英钠的临床应用是（　　）

A. 治疗癫痫大发作　　B. 治疗室上性快速型心律失常

C. 治疗外周神经痛　　D. 治疗癫痫精神运动性发作

E. 治疗强心苷中毒，改善房室传导阻滞

15. 硫酸镁具有哪些作用（　　）

A. 利胆作用　　B. 导泻作用　　C. 降压作用

D. 强心作用　　E. 中枢抑制作用

16. 治疗癫痫持续状态的有效药物是（　　）

A. 地西泮　　B. 苯妥英钠　　C. 苯巴比妥

D. 氯硝西泮　　E. 奋乃静

17. 治疗惊厥的有效药物有（　　）

A. 地西泮　　B. 扑米酮　　C. 苯巴比妥

D. 水合氯醛　　E. 硫酸镁

四、思考题

1. 对各型癫痫如何选药？

2. 王某，男，48 岁，患有癫痫大发作，长期应用苯妥英钠治疗时出现了巨幼红细胞性贫血，医生开具了以下处方，请分析该处方用药是否合理，为什么？

扫码“练一练”

Rp.

苯妥英钠片　100mg×100

Sig.　100mg　t. i. d.

叶酸片　5mg×100

Sig.　10mg　t. i. d.

（邹艳萍）

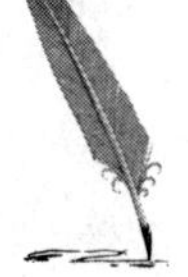

扫码“学一学”

第十三章

治疗中枢神经系统退行性疾病药

学习目标

知识要求

1. 掌握左旋多巴的药理作用、临床应用、不良反应和药物相互作用。
2. 熟悉左旋多巴和卡比多巴、苄丝肼合用的意义。
3. 了解其他治疗中枢神经系统退行性疾病药的药理作用及临床应用。

技能要求

1. 学会分析、审核涉及治疗中枢神经系统退行性疾病药物处方的合理性。
2. 具备提供本类药物用药咨询服务的能力。

第一节 抗帕金森病药

案例

患者，男，62 岁，因拿筷子不稳，右手轻度震颤前来就诊。经检查：面部表情僵硬，运动迟缓、肌强直、静止性震颤、姿势步态异常、讲话速度缓慢。经诊断为帕金森病。

思考：①针对该患者应选用什么药物？②该药常与何药合用？为何？

抗帕金森病药可分为中枢拟多巴胺类药和中枢抗胆碱药两类，能控制或缓解症状，减少并发症。

一、中枢拟多巴胺类药

（一）多巴胺前体药物

左旋多巴（levodopa，L-Dopa）

【体内过程】左旋多巴口服吸收迅速，胃排空延缓、胃酸酸度高或高蛋白饮食等均可降低其生物利用度。95%以上的左旋多巴被外周组织的多巴脱羧酶脱羧成 DA，后者不能透过血-脑屏障进入中枢，在外周可引起不良反应；仅有少量（约 1%）进入中枢脱羧转变为 DA，发挥治疗作用。左旋多巴在体内部分转变为 DA，部分由 MAO 和 COMT 代谢，由肾排出。

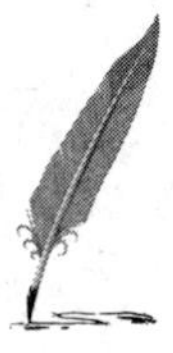

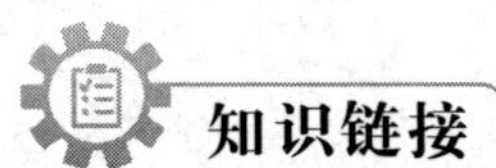

知识链接

帕金森病

帕金森病（PD）又称震颤麻痹，分为两类：①原发性震颤麻痹：因黑质-纹状体通路中多巴胺能神经功能发生退行性病变，胆碱能神经功能相对占优势，使锥体外系功能亢进，因而出现肌张力增高等一系列临床症状：静止震颤、肌肉强直、运动迟缓障碍，因肌张力增强而常呈特殊的面容、姿势与步态，严重患者伴有记忆障碍、痴呆、生活不能自理，甚至卧床不起。②继发性震颤麻痹：因感染（如脑炎）、脑动脉硬化、药物、毒物、脑外伤等因素引起，产生类似帕金森病的临床症状，称之为帕金森综合征。

4月11日为世界帕金森病日。

【药理作用及临床应用】

1. 抗帕金森病 左旋多巴进入中枢转变为DA，使DA和Ach两种递质重新达到平衡，是目前治疗各型帕金森病最有效的药物之一。其特点为：①起效慢，用药2~3周起效，1~6个月以上获得最大疗效。②对轻症和年轻患者疗效比重症和老年患者好。③对改善肌肉强直和运动困难的疗效较肌肉震颤好。④对吩噻嗪类抗精神病药所引起的帕金森综合征无效。

2. 治疗肝昏迷 左旋多巴在脑内可转变成去甲肾上腺素，取代患者脑中伪递质，恢复正常神经功能，可暂时使肝昏迷患者苏醒，但不能改善肝功能，故只作肝昏迷的对症治疗。

【不良反应及用药注意】

1. 消化道反应 大多数患者治疗初期有恶心、呕吐、食欲减退等，这与多巴胺兴奋延髓催吐化学感受区（CTZ）中多巴胺受体（D_2受体）有关。D_2受体阻断药多潘立酮可消除之。其他不良反应尚有腹胀、腹泻或便秘、胃溃疡、出血或穿孔。

2. 心血管反应 约有30%患者治疗初期出现轻度直立性低血压，严格控制剂量可避免。老年患者亦可引起心绞痛、心律失常，这与多巴胺激动β_1受体有关，冠心病患者禁用。

3. 神经系统反应

（1）不自主异常运动 为长期用药所引起的不随意运动，如张口、伸舌、皱眉、头颈扭动等面部肌群抽动，也可累及躯体肌群的摇摆舞蹈样动作。主要是由于多巴胺补充过度有关，须减量。

（2）症状波动及“开-关现象” 有40%~80%患者在服药3~5年后出现症状波动。严重患者出现“开-关现象”，即患者突然由活动正常或肢体多动不安（称“开”）转为全身性或肌强直性运动不能现象（称“关”），两种现象交替出现，严重妨碍患者的正常活动。适当减少用量可减轻此不良反应。

4. 精神障碍 可出现焦虑不安、失眠、噩梦，甚至幻觉、妄想或抑郁等症状，与多巴胺作用于边缘系统有关。需减量或停药，可用氯氮平治疗。精神病患者慎用。

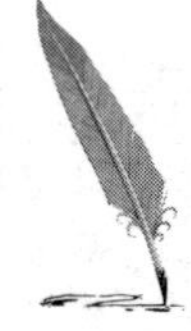

考点提示：左旋多巴不能与维生素B_6合用；抗精神病药引起的帕金森综合征不能用左旋多巴来治疗；左旋多巴避免与牛奶、鸡蛋、豆浆等蛋白性食物同食。

【药物相互作用】

1. 维生素 B_6　为多巴脱羧酶的辅酶，使外周左旋多巴脱羧生成大量的多巴胺，加大左旋多巴的外周副作用，与左旋多巴不能合用。

2. 抗精神病药　能阻断黑质-纹状体多巴胺通路 D_2受体、利血平耗竭中枢多巴胺，二者均不能与左旋多巴合用。

3. 非选择性单胺氧化酶抑制剂　能抑制多巴胺在外周的代谢，可增强多巴胺的外周不良反应，也可使 NA 不能水解而堆积，引起血压升高，甚至发生高血压危象。

4. 牛奶、鸡蛋、豆浆等蛋白性食物　与这些蛋白性食物同食可因食物中氨基酸与左旋多巴的竞争引起左旋多巴吸收减少。应于进食前 30 分钟服用左旋多巴。

（二）左旋多巴增效药

1. 外周多巴脱羧酶抑制药

扫码“看一看”

卡比多巴（carbidopa）

本药不易透过血-脑屏障，仅抑制外周多巴脱羧酶，与左旋多巴合用，可减少其在外周组织脱羧生成大量的 DA，从而使更多的左旋多巴能进入中枢发挥治疗作用。因此。卡比多巴既能提高左旋多巴的疗效，减少后者的用量，又能减轻后者因大量 DA 所引起的外周副作用。临床上本药常与左旋多巴按 1∶10 的剂量比例配伍，制成复方制剂。卡比多巴单独用于抗帕金森病无效。

苄丝肼（benserazide）

本药作用与卡比多巴相似，临床上与左旋多巴按 1∶4 的剂量比例配伍，制成复方制剂。

2. 选择性单胺氧化酶 B（MAO-B）抑制药

司来吉兰（benserazide）

本药是选择性较高的 MAO-B 抑制药，能迅速透过血-脑屏障，低剂量时选择性、不可逆性抑制中枢神经系统的 MAO-B，降低黑质-纹状体内多巴胺的降解，使纹状体内 DA 浓度增加。该药作为治疗帕金森病的辅助药物，与左旋多巴合用后能减少后者剂量和外周副作用，使左旋多巴的“开-关现象”消失。同时该药又是抗氧化剂，延迟神经元变性和帕金森病的发展，与维生素 E 合用有望成为早期帕金森病人的首选药。

常用量时与富含酪胺酸的食物、饮料、其他拟交感类药物合用后不会引起高血压。大剂量（20~25mg/d）时失去抑制中枢 MAO-B 的选择性，对外周组织的 MAO-A 也有抑制，使 NA 堆积产生可能致死的高血压危象。

3. 儿茶酚胺氧位甲基转移酶（COMT）抑制药

硝替卡朋（nitecapone）、托卡朋（tocapone）

托卡朋抑制中枢的 COMT，既可减少左旋多巴的降解，又可减少 3-氧甲基多巴与左旋多巴竞争转运，使更多的左旋多巴进入中枢，延长左旋多巴的半衰期，提高左旋多巴生物利用度。可明显改善病情，尤其适用于伴有症状波动的患者。硝替卡朋只抑制外周的 COMT，减少左旋多巴甲基化，增加左旋多巴进入脑内。

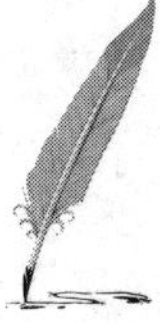

托卡朋主要不良反应是损害肝脏，甚至引起暴发性肝衰竭，仅用于其他抗帕金森病药无效的患者，且要严密监测肝功能。

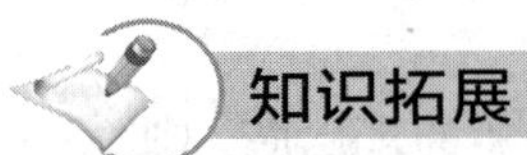

知识拓展

左旋多巴的代谢

左旋多巴在外周分解代谢有两种重要的酶：一是在多巴脱羧酶作用下脱羧为 DA；二是在 COMT 酶作用下左旋多巴代谢为 3-O-甲基多巴（3-OMD）而失去作用。3-OMD 可与左旋多巴竞争转运载体，从而影响左旋多巴进入中枢。

在中枢 DA 的最终失活主要取决于 MAO 和 COMT。

（三）多巴胺神经递质促释放药

金刚烷胺（amantadine）

本药主要通过促进纹状体中残存的多巴胺能神经元释放多巴胺递质，减少多巴胺的再摄取，直接激动多巴胺受体及较弱的中枢抗胆碱等发挥作用。疗效优于抗胆碱药，但不及左旋多巴。见效快、维持时间短。由于左旋多巴起效慢，维持时间长，因此二者合用有协同作用。不良反应较少，长期用药可见：①恶心、呕吐、口干、厌食、腹痛、腹泻等。②中枢神经系统反应：激动失眠、头痛、眩晕、精神不安，过量可致惊厥。癫痫及精神病患者禁用。③下肢皮肤出现网状青斑、踝部水肿。

（四）多巴胺受体激动药

溴隐亭（bromocriptine）

本药能选择性兴奋黑质-纹状体通路的多巴胺（D_2）受体，临床用于治疗帕金森病。其特点是对重症患者疗效佳；对左旋多巴有禁忌、不能耐受或疗效不佳者可使用；与左旋多巴合用还能减少其症状波动和“开-关现象”。因本药还可激动结节-漏斗通路的多巴胺（D_2）受体，使垂体催乳素及生长激素释放减少，用于产后退乳、催乳素分泌过多引起的溢乳症及闭经，也可治疗垂体瘤伴有的肢端肥大症的治疗。

利修来得（lisuride）

本药又名利舒脲，是新型的多巴胺受体激动药，选择性激动 D_2受体。改善运动功能障碍，减少左旋多巴所致的异常运动。临床上不仅作为左旋多巴的辅助药，还逐渐成为帕金森病的早期治疗药。

二、中枢抗胆碱药

苯海索（trihexyphenidyl，安坦）、丙环定（procyclidine）

本药属中枢 M 受体阻断药，能阻断纹状体胆碱受体使增高的肌张力降低；外周抗胆碱作用弱。临床可用于不能耐受或禁用左旋多巴的帕金森病患者和其他原因（如抗精神病药）引起的帕金森综合征。特点对肌震颤疗效好，对肌强直及运动困难效果差，与左旋多巴合用有协同作用。不良反应与阿托品相似但较轻。

苯扎托品（benzatropine）

本药又名苄托品。具有抗胆碱作用、抗组胺、局麻和大脑皮质抑制作用。临床应用及不良反应同苯海索，老年患者对其敏感，用药时要谨慎。

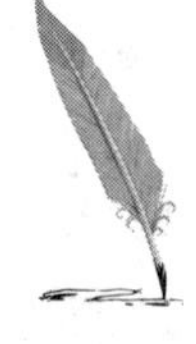

布地品（budipine）

本药除抗胆碱作用外，尚有调节 DA 和 5-HT 的作用，对震颤效果好，疗效优于苯海索。

第二节　治疗阿尔茨海默病药

阿尔茨海默病（AD）又称原发性老年痴呆，是一种与年龄高度相关的、以进行性认知障碍和记忆力损害为主的中枢神经系统退行性疾病。表现为视力、运动能力不受影响，但记忆力、判断力、抽象思维等一般智力丧失。AD 的发病与脑内胆碱能神经功能不足有关。阿尔茨海默病迄今尚无十分有效的治疗方法，本节仅介绍增加中枢胆碱能神经功能的药物（表 13-1）。

表 13-1　治疗阿尔茨海默病药及其特点

种　类	药　物	特　点
1. 胆碱酯酶（AChE）抑制药	他克林（tacrine）	第一代可逆性 AChE 抑制药，因肝毒性较大而限制其临床应用。
	多奈派齐（donepezil）	第二代可逆性 AChE 抑制药。与他克林相比：①对中枢 AChE 有更高的选择性，能改善轻度至中度 AD 患者的认知能力和临床综合功能。②外周不良反应很少，患者耐受性较好
	加兰他敏（galantamine）	第二代 AChE 抑制药。疗效与他克林相当，但肝毒性小
	石杉碱甲（huperzine A）	强效、可逆性 AChE 抑制药。用于老年性记忆功能减退及老年痴呆患者，改善其记忆障碍和认知功能
	美曲磷酯（metrifonate，敌百虫）	是目前用于 AD 治疗的惟一以无活性前药形式存在的 AChE 抑制药。用于轻中度 AD。不良反应少而轻
	利伐斯的明（rivastigmine）	第二代 AChE 抑制药。对中枢 AChE 抑制作用明显强于对外周的作用。适用于轻中度 AD 患者。不良反应轻
2. M 受体激动药	占诺美林（xanomeline）	为目前选择性最高的 M_1 受体激动剂之一。口服易吸收，但易引起胃肠道和心血管方面的不良反应，新研制的透皮吸收贴剂可避免消化道不良反应

目标检测

一、最佳选择题（每题备选项中只有 1 个最佳答案）

1. 左旋多巴抗帕金森病的作用特点是（　　）

A. 奏效较快　　B. 作用维持时间短

C. 对轻度及年轻患者疗效较好　　D. 对肌震颤疗效较好

E. 对肌肉僵直及运动困难疗效较差

2. 溴隐亭治疗帕金森病的作用机制是（　　）

A. 激动中枢胆碱受体　　B. 激动中枢多巴胺受体

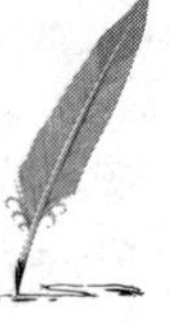

C. 提高中枢多巴胺浓度　　D. 阻断中枢胆碱受体

E. 抑制中枢脱羧酶

3. 左旋多巴的药理作用是（　　）

A. 激动中枢胆碱受体　　B. 阻断胆碱受体

C. 阻断多巴胺受体　　D. 补充中枢神经系统多巴胺

E. 补充中枢神经系统乙酰胆碱

4. 单用治疗帕金森病无效的药物是（　　）

A. 左旋多巴　　B. 卡比多巴　　C. 金刚烷胺

D. 溴隐亭　　E. 苯海索

5. 关于左旋多巴不良反应的叙述，错误的是（　　）

A. 胃肠道反应　　B. 肝损害　　C. "开-关现象"

D. 不自主异常运动　　E. 心血管反应

6. 提高左旋多巴疗效减少不良反应的药物是（　　）

A. 氯丙嗪　　B. 维生素 B_6　　C. 卡比多巴

D. 利血平　　E. 苯乙肼

7. 下列哪个药物能缓解氯丙嗪引起的急性肌张力障碍（　　）

A. 苯海索　　B. 溴隐亭　　C. 金刚烷胺

D. 卡比多巴　　E. 左旋多巴

二、配伍选择题（每组若干题，每组题均对应同一组备选项，每题只有一个正确答案。每个备选项可重复选用，也可不选用）

[8~12]

A. 苄丝肼　　B. 多萘哌齐　　C. 司来吉兰

D. 利修得来　　E. 托卡朋

8. 选择性抑制单胺氧化酶 B 活性的药物是（　　）

9. 与左旋多巴配成复方制剂治疗帕金森病的药物是（　　）

10. 新型的多巴胺受体激动药是（　　）

11. 抑制外周和中枢 COMT 酶的药物是（　　）

12. 治疗阿尔茨海默病的药物是（　　）

三、多项选择题（每题的备选项中有 2 个或 2 个以上正确答案）

13. 左旋多巴的不良反应有（　　）

A. 嗜睡　　B. 齿龈增生　　C. 精神障碍

D. 运动障碍　　E. 开-关现象

14. 抗帕金森病药包括（　　）

A. DA 受体激动药　　B. 促 DA 释放药

C. 中枢胆碱受体激动药　　D. 中枢胆碱受体阻断药

E. 外周多巴脱羧酶抑制剂

15. 关于卡比多巴的叙述，正确的是（　　）

A. 外周多巴脱羧酶抑制药　　B. 帕金森病单用无效

C. 提高苄丝肼的疗效　　D. 减轻左旋多巴的外周副作用

E. 能提高左旋多巴的疗效

16. 下列药物用于阿尔茨海默病的是（　　）

A. 他克林　　B. 加兰他敏　　C. 占诺美林

D. 石杉碱甲　　E. 维拉帕米

17. 左旋多巴的特点（　　）

A. 卡比多巴可减少其不良反应

B. 作用较慢，常需用药 2~3 周才显效

C. 在脑内转变为 DA，补充纹状体 DA 的不足

D. 不产生体位性低血压

E. 与氯丙嗪合用可增强疗效

四、思考题

1. 说出左旋多巴的不良反应及用药注意措施。

2. 处方分析

患者，男，66 岁，临床诊断为帕金森病。医生开具如下处方，请分析是否合理？

Rp.

左旋多巴片剂　250mg×42

Sig.　250mg　t. i. d.

维生素 B_6 片剂　10mg×84

Sig.　20mg　t. i. d.

扫码“练一练”

（郭丽君）

扫码"学一学"

第十四章

抗精神失常药

学习目标

知识要求

1. 掌握氯丙嗪的药理作用、临床应用及不良反应。
2. 熟悉抗抑郁药的作用特点、临床应用和不良反应。
3. 了解其他抗精神病药的作用特点。

技能要求

1. 学会分析、审核涉及抗精神失常药物处方的合理性。
2. 具备提供抗精神失常药物用药咨询服务的能力。

精神失常是由多种原因引起的认知、情感、意志、行为等精神活动障碍的一类疾病，包括精神分裂症、躁狂症、抑郁症和焦虑症等。治疗这些疾病的药物统称抗精神失常药，按临床应用又分为抗精神病药、抗躁狂药、抗抑郁药和抗焦虑症药。

第一节　抗精神病药

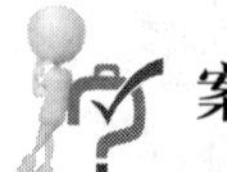

案例

患者，男，44岁，在滑雪时头部撞到岩石，严重受创，颅内出血颅内压升高，陷入昏迷。医生给予了氯丙嗪配合低温治疗，让他的体温下降到34℃，以帮助他脑部消肿及停止不必要的脑部活动。

思考： 此治疗措施是否合理？为何？

精神分裂症是最常见的一类精神病，发病机制尚不明，目前被普遍接受的是多巴胺假说，认为精神分裂症患者脑内DA功能亢进（表14-1）。近年发现，脑内5-HT_2受体功能增强亦参与了精神分裂症的发病。经典抗精神病药如氯丙嗪主要对Ⅰ型精神分裂症有良好治疗效果，对Ⅱ型精神分裂症疗效差甚至无效。也可用于其他精神障碍性疾病的躁狂症状。非经典抗精神病药如氯氮平、利培酮等，除了选择性阻断DA受体，还可拮抗5-HT_2受体，对Ⅱ型精神分裂症也有效，且不良反应较少。

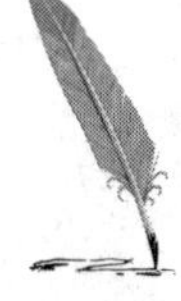

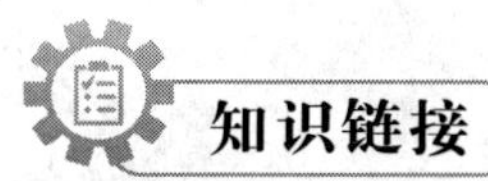

知识链接

精神分裂症

精神分裂症是一类以思维、情感、行为之间不协调，精神活动与现实脱离为主要特征的一类常见的精神病。根据临床症状可分为Ⅰ型和Ⅱ型。Ⅰ型以精神运动性兴奋、幻觉和妄想等阳性症状为主，Ⅱ型以情感淡漠、主动性缺乏等阴性症状为主。

表 14-1 脑内 DA 能神经通路

脑内 DA 能神经通路	主要生理功能
中脑 - 边缘系统通路	调控情绪和感情表达活动
中脑 - 皮质通路	调节认知、思想、感觉、理解、推理能力
黑质 - 纹状体通路	与锥体外系的运动功能有关
结节 - 漏斗通路	与内分泌活动和体温调节等有关

根据其化学结构抗精神病药可分为吩噻嗪类、硫杂蒽类、丁酰苯类和其他类。

一、吩噻嗪类

氯丙嗪（chlorpromazine，冬眠灵，wintermin）

【体内过程】氯丙嗪口服吸收良好但不规则，个体差异较大，食物及药物（如抗胆碱药）可延缓其吸收速度，有首过消除现象。肌内注射吸收迅速，因局部刺激大，需作深部肌内注射。药物脂溶性高，易透过血-脑屏障，也可透过胎盘屏障进入胎儿体内。药物经肝代谢、肾排泄，因蓄积于脂肪组织内故排泄较慢。

【药理作用】氯丙嗪主要阻断脑内 D_2受体，也能阻断 α 受体、M 受体。

1. 中枢神经系统抑制作用

（1）抗精神病作用　对正常人有镇静、安定作用，感情淡漠，对外界事物不感兴趣，在安静环境中易诱导入睡，加大剂量也不引起麻醉。精神分裂症患者用后，可迅速控制兴奋、躁动等症状，大剂量连续用药（6 周~6 个月）可使妄想、幻觉及精神运动性兴奋等症状消失，患者理智恢复正常，情绪安定，生活能自理。

氯丙嗪通过阻断中脑-边缘系统和中脑-皮质通路的 D_2受体而产生抗精神病作用。

（2）镇吐作用　氯丙嗪小剂量时抑制延髓第四脑室底部的催吐化学感受区（CTZ）的 D_2受体，对抗 DA 受体激动剂如阿扑吗啡引起的呕吐。大剂量直接抑制呕吐中枢，呈现强大的镇吐作用；还能抑制位于 CTZ 旁的呃逆调节中枢制止呃逆。但氯丙嗪对因前庭神经受刺激引起的呕吐（如晕车、晕船等晕动病）无效。

考点提示：氯丙嗪对因前庭神经受刺激引起的呕吐（如晕车、晕船等晕动病）无效。

（3）抑制体温调节中枢　氯丙嗪抑制下丘脑体温调节中枢，使体温调节失灵，体温随环境温度的变化而变化。在配合物理降温情况下，可使发热者和正常人体温降至正常值以下；在高温环境中，氯丙嗪可使机体体温高于正常值。

（4）加强中枢抑制药的作用　氯丙嗪可加强乙醇、麻醉药、镇静催眠药及镇痛药的中

枢抑制作用，与这些药物合用时，应适当减少后者的用量。

2. 对自主神经系统的作用

（1）血管扩张　氯丙嗪阻断α受体、抑制血管运动中枢，导致血管扩张，血压下降，可翻转肾上腺素的升压作用。因易产生耐受性，且副作用多，不宜用于高血压的治疗。

考点提示：氯丙嗪引起的低血压能否用肾上腺素来升压？

（2）阻断M受体　引起扩瞳、口干、便秘、排尿困难，视力模糊等。

3. 对内分泌系统的作用　氯丙嗪阻断结节-漏斗通路中的D_2受体，可产生如下作用：①使催乳素分泌增加，导致乳房肿大、泌乳；②抑制促性腺激素释放激素的分泌，使促卵泡素和黄体生成素释放减少，导致月经紊乱、排卵延迟及停经；③抑制促肾上腺皮质激素的分泌，导致肾上腺皮质功能减退，皮质激素分泌减少；④抑制垂体生长激素分泌，导致儿童生长发育缓慢。此作用试用于治疗巨人症。

【临床应用】

1. 精神分裂症　对急、慢性精神分裂症均有效，主要用于Ⅰ型精神分裂症尤其是急性期，可消除兴奋、躁狂、幻觉、妄想及各种思维障碍、行为异常等症状，但无根治作用，需长期甚至终生用药。对Ⅱ型精神分裂症疗效差甚至加重病情。也可治疗躁狂症及其他精神病伴有兴奋、紧张、妄想、幻觉等症状的患者。

2. 止吐和顽固性呃逆　可用于多种原因引起的呕吐，包括生理性（如妊娠早期）、药物性（如强心苷、吗啡、四环素、阿扑吗啡等）以及病理性（如尿毒症、放射病、恶性肿瘤、胃肠炎等）引起的呕吐。对顽固性呃逆也有缓解作用。但对晕动病等因前庭神经刺激所致的呕吐无效。

3. 人工冬眠　氯丙嗪配合物理降温用于低温麻醉，可降低心、脑等重要器官的耗氧量，有利于进行手术。氯丙嗪与异丙嗪、哌替啶等中枢抑制药组成人工冬眠合剂，在物理降温配合下，可使体温降至34℃或更低，使患者处于深睡眠状态，呼吸、脉搏、体温、基础代谢率和组织耗氧量均降低，有利于提高组织器官（尤其是脑组织）对缺氧等各种伤害性刺激的耐受力，减轻机体对病理性刺激的反应，使机体处于一种保护性抑制状态，为患者度过危险期赢得抢救时间，称为“人工冬眠疗法”。可用于严重感染、严重创伤、高热惊厥、甲状腺危象、妊娠毒血症、高血压脑病等急、危、重病症的辅助治疗。

【不良反应及用药注意】

1. 副作用　包括中枢抑制症状如嗜睡、无力、淡漠、注意力不集中等。M受体阻断症状如视物模糊、口干、无汗、便秘、排尿困难、眼压升高、心悸等。α受体阻断症状如鼻塞、反射性心悸、血压下降、体位性低血压等。为防止发生直立性低血压，注射给药后宜卧床休息2小时才可缓慢起立。

2. 局部刺激性　注射液局部刺激性强，应深部肌内注射，并经常更换注射部位；静脉注射可引起血栓性静脉炎，应稀释后缓慢注射。

3. 锥体外系反应　是长期大量应用氯丙嗪后最常见的不良反应。表现为：①帕金森综合征，患者出现流涎、面容呆板（面具脸）、肌张力增强、肌肉震颤、动作迟缓等，一般在用药数周或数月后发生；②急性肌张力障碍，多出现在用药后5天内，表现为局部肌群的持续性痉挛，患者出现强迫性张口、伸舌、斜颈、呼吸运动障碍及吞咽困难等；③静坐不能，以中年患者多见，表现为坐立不安、手足无措、反复徘徊等，以上三类症状是由于氯

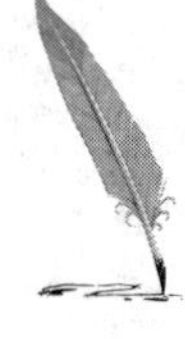

丙嗪阻断黑质-纹状体通路的 D_2受体所致，减量或停药后症状减轻或消失，可用中枢抗胆碱药苯海索或东莨菪碱防治；④迟发性运动障碍，出现较晚，主要表现为不自主的、有节律的刻板运动，出现口-舌-颊三联症（如吸吮、舔舌、咀嚼等）及广泛性舞蹈样手足徐动症。及早发现并停药可减轻，而使用中枢抗胆碱药可使其症状加重。

4. 精神异常　表现为兴奋、躁动、恐惧、妄想、意识障碍或抑郁焦虑等，注意与原有疾病症状的鉴别，若发生立即减量或停药。

5. 过敏反应　如皮疹、光敏性皮炎，多型性红斑、荨麻疹等，停药可消失。用药期间避免太阳曝晒，有过敏史者慎用。少数患者出现肝细胞内微胆管阻塞性黄疸、粒细胞减少、血小板减少、再生障碍性贫血。

6. 内分泌系统紊乱　长期大量用药可出现男性乳房发育、女性乳房增大、泌乳、停经等，使儿童生长发育迟缓。

7. 急性中毒　一次吞服超大剂量（1~2g）氯丙嗪后表现为昏睡、血压下降甚至低血压休克、心动过速、心肌损害、心电图异常等。应立即进行对症治疗，可用去甲肾上腺素升压，禁用肾上腺素。

【禁忌证】禁用于惊厥、癫痫病史者及昏迷、严重肝肾功能受损、青光眼、乳腺增生、乳腺癌等患者。冠心病患者慎用。

奋乃静（perphenazine）、氟奋乃静（fluphenazine）、三氟拉嗪（trifluoperazine）

这三种药的共同特点是：①抗精神病作用强。②镇静作用弱。③锥体外系反应明显（表 14-2）。

硫利达嗪（thioridazine）

具有明显的镇静作用，抗精神病作用弱，锥体外系反应为本类药中最轻者，应用较广泛，常用于老年患者。也可用于儿童多动症和行为障碍。

表 14-2　常用吩噻嗪类药作用比较

药物	抗精神病作用	镇静作用	镇吐作用	降压作用	锥体外系反应
氯丙嗪	1	+++	++	++（口服） +++（肌注）	++
奋乃静	10	+	+++	+	+++
氟奋乃静	50	+	+++	+	+++
三氟拉嗪	20	+	+++	+	+++
硫利达嗪	0.5~1	++	+	++	+

+++：强；++较强；+弱

二、硫杂蒽类

氯普噻吨（chlorprothixene，泰尔登）

是本类药的代表药。与氯丙嗪比较，调整情绪、控制焦虑抑郁的作用较强，抗精神病作用较弱，镇静作用强，适用于伴有焦虑或抑郁情绪的精神分裂症患者、焦虑性神经官能症以及更年期抑郁症。锥体外系反应较氯丙嗪轻。

氟哌噻吨（flupenthixol）

抗精神病作用与氯丙嗪相似，还有抗抑郁作用，故也用于治疗抑郁症或伴有焦虑、情

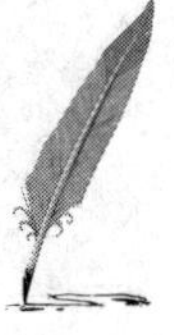

感淡漠、幻觉及抑郁的急、慢性精神分裂症患者。因具有特殊的激动作用，故禁用于躁狂症。锥体外系反应较常见，偶有猝死。

三、丁酰苯类

该类药的药理作用与吩噻嗪类相似，为一类强效抗精神病药。

氟哌啶醇（haloperidol）

本药抗精神病作用、镇吐作用和锥体外系反应均很强，而镇静、降压及抗胆碱作用弱。主要用于以兴奋躁动、幻觉和妄想为主要表现的各种急、慢性精神分裂症、躁狂症，也可用于止吐及顽固性呃逆。本药锥体外系反应发生率高、程度严重，但对心血管系统和肝脏的影响小。

氟哌利多（droperidol）

作用与氟哌啶醇相似，但作用更快、更强、更短。利用其安定作用及增强镇痛药作用的特点，常与强效镇痛药芬太尼配伍，使患者处于一种特殊的麻醉状态，即痛觉消失、精神恍惚、活动减少、对周围环境淡漠，称为“神经阻滞镇痛术”或“神经安定镇痛术”，可用于进行小手术（如严重烧伤的清创、换药）和某些特殊检查如内镜检查、造影等，也可用于麻醉前给药、复合麻醉等。

四、其他抗精神病药物

五氟利多（penfluridol）

本药因能缓慢从贮存的脂肪组织中释放入血，故口服一次药物疗效可维持一周。本药抗精神病作用强，亦有镇吐、镇静及降压作用。可用于急、慢性精神分裂症，尤适用于慢性患者的维持和巩固治疗。亦可用于止吐。锥体外系反应最常见。

氯氮平（clozapine）

又名氯扎平，属苯二氮䓬类药物，为第一个非经典抗精神病药，逐渐取代氯丙嗪成为治疗精神分裂症的首选药。抗精神病作用强，起效快，适用于急、慢性精神分裂症的阴性和阳性症状及对其他抗精神病药无效的难治性患者或锥体外系反应明显的患者；也可用于长期给予氯丙嗪等抗精神病药引起的迟发性运动障碍。本药几乎无锥体外系反应和内分泌方面的不良反应，但可引起粒细胞减少甚至缺乏，应定期检查血象。

舒必利（sulpiride）

镇吐作用强，起效快，并有一定的抗抑郁作用，对紧张型精神分裂症疗效好，改善幻觉、妄想、紧张、抑郁等症状，亦可用于难治性精神分裂症、抑郁症、止吐。锥体外系反应较轻，无明显镇静作用。

利培酮（risperidone）

是第二代非经典抗精神病药。对5-HT受体、D_2受体、H_1受体、α受体均有阻断作用。抗精神病作用强，适用于急、慢性精神分裂症的阴性和阳性症状，对认知功能障碍和继发性抑郁也有效。因其用药剂量小、起效快、锥体外系反应轻、抗胆碱作用及镇静作用弱和病人依从性高等特点而明显优于其他抗精神病药，已成为治疗精神分裂症的一线药物。

第二节　抗躁狂症药和抗抑郁症药

躁狂抑郁症是一种以情感的异常高涨或低落为特征的情感性精神障碍（或情感性精神病），具有躁狂和抑郁两种症状，可在同一患者两种症状间歇交替发作（双相型），也可以一种症状为主反复发作（单相型）。发病机制与脑内单胺类功能失衡有关。抗躁狂症和抑郁症药通过调节脑内5-羟色胺（5-HT）、NA的含量与受体功能发挥治疗作用（表14-3）。

表14-3　躁狂症和抑郁症的比较

	躁狂症	抑郁症
主要表现	情绪高涨、思维和言语难以自制、思维活动加速、联想丰富、言语动作增多、烦躁不安	情绪低落、思维活动减慢、反应迟钝、言语动作减少、悲观厌世、对工作失去兴趣、丧失社会交往能力、常自责自罪，还有自杀倾向或行为
发病机制	脑内5-HT减少 脑内NA增多	脑内5-HT减少 脑内NA减少
药物作用方式	增加脑内5-HT 降低脑内NA	增加脑内5-HT 增加脑内NA
治疗药物	抗躁狂症药：碳酸锂 某些抗精神病药：吩噻嗪类、丁酰苯类、五氟利多、氯氮平等 某些抗癫痫药：卡马西平、丙戊酸钠等	抗抑郁症药：三环类 NA再摄取抑制药 5-HT再摄取抑制药 其他

一、抗躁狂症药

碳酸锂（lithium carbonate）

口服易吸收，需要连续用药2~3周才充分显效。主要经肾排泄，增加钠盐摄入，可促进锂排出。

【药理作用】治疗量对正常人精神活动几无影响，但对躁狂症和精神分裂症的躁狂症状有显著疗效，使言语、行为恢复正常，长期用药还可防止继发抑郁症。

【作用机制】药理作用与锂离子有关，锂可能通过抑制脑内NA的释放，促进突触前膜对NA再摄取，降低突触间隙NA浓度而产生作用。

【临床应用】主要用于治疗躁狂症，对精神分裂症的兴奋躁动也有效，可与抗精神病药（如氯丙嗪、氟哌啶醇）合用，控制症状效果加强，并缓解锂盐所致的恶心、呕吐等胃肠道反应。对抑郁症也有一定疗效，长期用药可降低双相情感障碍性精神病的躁狂抑郁交替发作。

【不良反应及用药注意】锂盐安全范围较窄（0.8~1.5mmol/L），不良反应较多。用药早期有口干、恶心、呕吐、腹痛、腹泻、乏力、肢体震颤、多尿等反应，继续用药1~2周后可逐渐减轻或消失。血药浓度大于2mmol/L则出现中毒，表现为中枢神经系统症状，如肌张力增高、深反射亢进、共济失调、震颤、癫痫发作、惊厥、意识障碍直至昏迷与死亡，应立即减量或停药。静滴生理盐水注射液可促进锂的排泄。

扫码“看一看”

二、抗抑郁症药

（一）三环类抗抑郁症药

本类药是常用的抗抑郁症药，以丙米嗪（imipramine，米帕明）为代表，还有阿米替林（amitriptyline）、氯米帕明（clomipramine）、多塞平（doxepin，多虑平）等（表 14-4）。

丙米嗪

【体内过程】口服吸收良好，起效缓慢。个体差异大，需个体化用药。血浆蛋白结合率高达 90%以上，分布广泛。经肝代谢，自肾排出。

【药理作用】

1. 对中枢神经系统的作用 正常人服用后即表现为安静、嗜睡、血压稍降、头晕、目眩、疲乏等中枢抑制现象；而抑郁症患者连续服用后，表现为精神振奋、情绪提高、焦虑心情减轻等抗抑郁作用。

2. 对自主神经系统的作用 阻断 M 胆碱受体。

3. 对心血管系统的作用 治疗量的丙米嗪抑制心肌组织突触前膜对 NA 的再摄取，使心肌中 NA 的含量升高，从而引发心动过速甚至心律失常。

【作用机制】治疗作用与丙米嗪抑制突触前膜对 NA 和 5-HT 的再摄取，使突触间隙 NA、5-HT 浓度升高而发挥抗抑郁作用有关。

【临床应用】

1. 各类型的抑郁症 本药起效缓慢，需连续用药 2~3 周才能见效，不能作为应急治疗用。对内源性和更年期抑郁症疗效较好，对反应性抑郁症疗效次之，对精神分裂症的抑郁状态疗效较差。也可用于强迫症的治疗。

2. 焦虑和恐惧症 对伴有焦虑的抑郁症效果明显，也可用于恐惧症和强迫症。

3. 小儿遗尿症 用于小儿遗尿症，疗程一般为 3 个月。

【不良反应及用药注意】

1. 抗胆碱作用 引起口干、便秘、散瞳、眼内压升高、尿潴留、心悸等。前列腺肥大和青光眼患者禁用。

2. 心血管系统反应 体位性低血压、心动过速、心律失常等，甚至诱发冠心病、心衰、室颤等。心血管病患者、5 岁以下小儿慎用。

3. 中枢神经系统反应 可致乏力、头晕、共济失调、反射亢进、肌肉震颤、癫痫样发作。大多数抗抑郁药具有镇静作用，适宜晚间一次服用，以减轻不良反应。

4. 变态反应 偶见皮疹，粒细胞减少及阻塞性黄疸等。长期用药应定期作白细胞计数及肝功能检查。

【药物相互作用】

1. 单胺氧化酶抑制剂（MAOI） 与三环类合用时可造成局部 NA 堆积，毒性加大，合用时易引起严重的高血压、高热和惊厥。

2. 三环类 与抗帕金森病药或抗精神病药合用，抗胆碱作用增强。还可对抗胍乙啶、可乐定及 α-甲基多巴的降压作用，应避免合用。

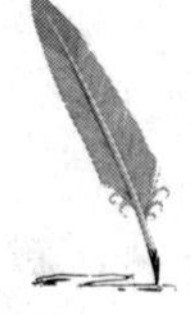

3. 乙醇　服用三环类药物时不宜饮酒。

表 14-4　其他三环类抗抑郁药作用特点

药　名	主要特点及应用
阿米替林	抗抑郁作用与丙咪嗪相似，可使抑郁症患者情绪提高，对思维缓慢、行动迟缓及食欲不振等症状能有所改善。临床应用与丙咪嗪相似，适用于治疗各型抑郁症或抑郁状态，对伴有焦虑和抑郁症状患者，疗效优于丙咪嗪。也用于小儿遗尿症。不良反应与丙咪嗪相似，但比丙米嗪严重
氯米帕明	为一安全可靠、起效迅速的三环类抗抑郁药，同时还有抗焦虑与镇静作用。用于治疗内源性、反应性、神经性抑郁症和各种抑郁状态及伴有抑郁症的精神分裂症。不良反应与丙米嗪相似
多塞平	具有抗抑郁和抗焦虑双重作用，抗焦虑作用强。临床应用与丙咪嗪类似，对伴有焦虑症状的抑郁症疗效最佳，也用于治疗消化性溃疡。不良反应与丙米嗪相似

（二）NA 再摄取抑制药

地昔帕明（desipramine，去甲丙米嗪）

为强效选择性 NA 再摄取抑制剂，对 NA 再摄取的抑制是抑制 5-HT 的 100 倍。对 DA 的再摄取也有一定的抑制作用；拮抗 H_1 受体作用强，拮抗 α 受体和 M 受体作用弱。用于轻中度抑郁症。与丙咪嗪相比，不良反应较少，但对心脏的影响与丙咪嗪相似；过量导致血压降低、心律失常、震颤、惊厥、口干、便秘等。老年患者应适当减量。

马普替林（maprotiline）

为四环类广谱抗抑郁药，是选择性 NA 再摄取抑制剂，对 5-HT 再摄取几无影响。具有奏效快、副作用小的特点。抗胆碱和心血管作用较弱；适用于各型抑郁症，老年抑郁症患者尤为适用。

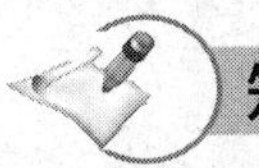

知识拓展

抗抑郁药分类

1. 单胺氧化酶抑制药：吗氯贝安。
2. 三环类抗抑郁药：丙米嗪。
3. 四环类抗抑郁药：马普替林。
4. 选择性 5-HT 再摄取抑制剂：氟西汀、帕罗西汀、舍曲林。
5. 5-HT 及 NA 再摄取抑制剂：文拉法辛、度洛西汀。
6. 5-HT 受体拮抗药和再摄取抑制剂：奈法唑酮、曲唑酮。
7. NA 及特异性 5-羟色胺能再摄取抑制剂：米氮平。
8. 选择性 NA 再摄取抑制剂：瑞波西汀。

同类药物还有去甲替林（nortriptyline）和普罗替林（protriptyline）。

（三）5-HT 再摄取抑制药

氟西汀（fluoxetine）、帕罗西汀（paroxetine）、舍曲林（sertraline）

本类药为强效选择性 5-HT 再摄取抑制药，其抑制 5-HT 再摄取的作用强于抑制 NA 再

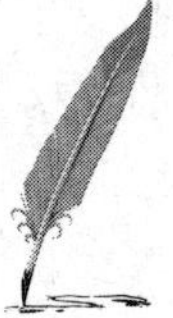

摄取200倍，具有抗抑郁和抗焦虑双重作用，镇静作用及对心血管、自主神经系统的影响很小，常用于各型抑郁症、焦虑症、强迫症及神经性贪食症。本药不良反应轻，偶有恶心、呕吐、头痛、头晕、乏力、失眠、厌食、体重下降、震颤、惊厥等。本类药禁与MAOI合用。心血管疾病、糖尿病患者慎用。孕妇、哺乳妇禁用。

（四）其他抗抑郁症药

曲唑酮（trazodone）

本药为5-HT再摄取抑制剂，抗抑郁同时具有明显镇静作用，治疗各型抑郁症、伴有抑郁的焦虑症、情感障碍失眠等。适于夜间给药。不良反应较小，使用较安全。

米塔扎平（mirtazapine）

米塔扎平又名米氮平，通过阻断突触前膜α_2受体，促进NA的释放，间接提高5-HT的更新率，从而产生抗抑郁的作用。对H_1受体、外周α_1受体和M受体均有阻断作用。主要用于抑郁症的治疗，可出现食欲增加及嗜睡等不良反应。

目标检测

一、最佳选择题（每题备选项中只有1个最佳答案）

1. 舒必利临床用于治疗（　　）

A. 精神分裂症　B. 抑郁症　C. 焦虑症

D. 老年性痴呆　E. 帕金森病

2. 氯丙嗪的不良反应是（　　）

A. 躯体依赖性　B. 静坐不能　C. 眼内压下降

D. 血压升高　E. 乳腺萎缩

3. 氯丙嗪治疗精神分裂症的作用机制是（　　）

A. 阻断黑质-纹状体的DA受体

B. 激动中脑-皮层和中脑-边缘系统的D_2受体

C. 激动中脑-皮层和中脑-边缘系统的α受体

D. 阻断中脑-皮层和中脑-边缘系统的M受体

E. 阻断中脑-皮层和中脑-边缘系统的D_2受体

4. 丙米嗪可用于治疗（　　）

A. 癫痫　B. 精神分裂症　C. 躁狂症

D. 抑郁症　E. 惊厥

5. 氯丙嗪临床用于治疗（　　）

A. 焦虑症　B. 抑郁症　C. 止吐

D. 癫痫　E. 帕金森病

6. 氯丙嗪长期大剂量应用时最常见的不良反应是（　　）

A. 胃肠道反应　B. 体位性低血压　C. 过敏反应

D. 锥体外系反应　E. 内分泌紊乱

7. 氯丙嗪对哪种原因所致的呕吐无效（　　）

A. 放射病　B. 妊娠　C. 胃肠炎
D. 晕动病　E. 尿毒症

8. 使用胆碱受体阻断药反而会使氯丙嗪的哪种不良反应加重（　）
A. 帕金森综合征　B. 迟发性运动障碍
C. 静坐不能　D. 急性肌张障碍
E. 内分泌紊乱

9. 氯丙嗪在剂量过大时引起的低血压可用哪个药纠正（　）
A. 肾上腺素　B. 去甲肾上腺素　C. 异丙肾上腺素
D. 多巴胺　E. 东莨菪碱

10. 几乎没有锥体外系反应的抗精神病药物是（　）
A. 氯丙嗪　B. 氟哌啶醇　C. 氯普噻吨
D. 氯氮平　E. 五氟利多

二、配伍选择题（每组若干题，每组题均对应同一组备选项，每题只有一个正确答案。每个备选项可重复选用，也可不选用）

[11~15]

A. 氯丙嗪　B. 苯海索　C. 碳酸锂
D. 氟西汀　E. 氟哌利多

11. 选择性抑制 5-HT 再摄取的药物是（　）
12. 抑制 NA 释放，促进 NA 再摄取的药物是（　）
13. 与芬太尼配伍用于神经安定镇痛术的是（　）
14. 配合物理降温可用于低温麻醉的药物是（　）
15. 用于治疗抗精神病药引起的锥体外系反应的药物是（　）

三、多项选择题（每题的备选项中有 2 个或 2 个以上正确答案）

16. 氯丙嗪的作用包括（　）
A. 镇静　B. 镇吐　C. 抗精神病
D. 镇痛　E. 阻断 M 受体

17. 氯丙嗪对何种原因所致呕吐有效（　）
A. 急性胃肠炎　B. 放射病　C. 恶性肿瘤
D. 药物　E. 晕动病

18. 人工冬眠合剂的组成包括（　）
A. 哌替啶　B. 氯丙嗪　C. 异丙嗪
D. 芬太尼　E. 苯海拉明

19. 氯丙嗪的用途有（　）
A. 晕车呕吐　B. 人工冬眠　C. 精神分裂症
D. 顽固性呃逆　E. 躁狂症

四、思考题

1. 试述氯丙嗪的药理作用、临床应用及主要不良反应。

2. 处方分析

患者，女，30 岁，感染性休克，医生在采取抗感染、抗休克等措施后，还开具如下处方，请分析是否合理？

Rp.

盐酸氯丙嗪注射液	50mg	×1
盐酸异丙嗪注射液	50mg	
盐酸哌替啶注射液	100mg	
5%葡萄糖注射液	250ml	

用法：i. v. gtt.

（郭丽君）

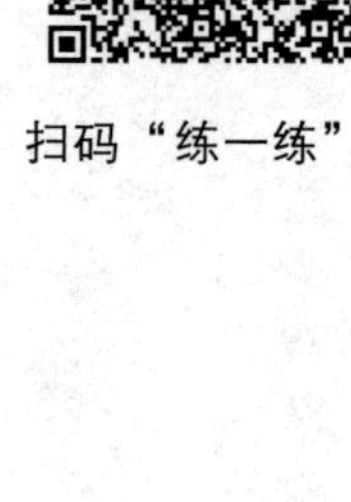

扫码“练一练”

第十五章

镇痛药

扫码“学一学”

学习目标

知识要求

1. 掌握吗啡、哌替啶的药理作用、临床应用、不良反应及防治。
2. 了解其他镇痛药的作用特点。

技能要求

1. 学会分析、审核涉及镇痛药物处方的合理性。
2. 具备提供镇痛药的用药指导、用药咨询服务的能力。

镇痛药是一类作用于中枢神经系统，激动中枢神经系统特定部位的阿片受体，选择性解除或缓解疼痛，以及疼痛所引起的精神紧张和烦躁不安等不愉快的情绪反应，提高对疼痛的耐受力的药物。本类药不影响意识和其他感觉，但反复使用易成瘾，又称为成瘾性镇痛药、阿片类镇痛药、麻醉性镇痛药，属于麻醉药品管理范畴。

常用的镇痛药可分为三类：①阿片生物碱类镇痛药，如吗啡。②人工合成镇痛药，如哌替啶。③其他类镇痛药。

知识链接

疼　痛

疼痛是临床许多疾病的常见症状，是机体的一种保护性反应。按其发生的部位和性质疼痛可分为躯体痛（锐痛、钝痛）、内脏绞痛等。

剧烈疼痛不仅给患者带来痛苦和紧张不安等不愉快的情绪反应，还可引起心血管、呼吸等生理功能紊乱，甚至休克而危及生命。适当及时地应用镇痛药缓解锐痛很有必要，但对诊断未明的疼痛不宜急于用药物止痛，以免掩盖病情，贻误诊断。

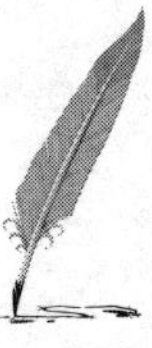

第一节　阿片生物碱类镇痛药

案例

患者，男，64岁，因急性左心衰竭突发肺水肿引起呼吸困难、急促。医生在采用吸氧、注射强心苷、呋塞米、氨茶碱外，还采用静脉注射吗啡。

思考：此举是否合理？为何？

阿片（opium）是植物罂粟未成熟蒴果浆汁的干燥物，含有20多种生物碱，以吗啡、可待因、罂粟碱为代表。

吗啡（morphine）

【体内过程】吗啡可经口、鼻黏膜、肺及皮下或肌内注射等途径给药。口服吸收快，首过消除明显，生物利用度低，故多采用注射给药。脂溶性低，仅少量通过血-脑屏障，但足以发挥中枢作用；可能过胎盘屏障进入胎儿体内。经肝代谢，经肾排泄，亦有少量可经乳汁排泄。

【药理作用】

1. 中枢神经系统作用

（1）镇痛作用　吗啡镇痛作用强大，小剂量（5~10mg）皮下注射就可产生明显的镇痛作用，一次给药可维持4~6小时；因选择性高不影响意识、运动及其他感觉；对各种疼痛均有效，对慢性持续性钝痛的效果优于急性间断性锐痛及内脏绞痛。

（2）镇静作用、欣快感　吗啡有明显镇静作用，能消除由疼痛引起的焦虑不安、紧张、恐惧等情绪反应，提高机体对疼痛的耐受力。吗啡还可产生欣快感，是诱导药物滥用和产生依赖性的主要原因。

（3）抑制呼吸　治疗量吗啡可降低呼吸中枢对血液CO_2的敏感性而抑制呼吸，同时对脑桥内呼吸调整中枢也有抑制作用，使呼吸频率变慢，肺通气量和潮气量降低。随剂量增大，呼吸抑制作用增强。急性中毒时呼吸频率可减慢至每分钟3~4次，呼吸抑制是吗啡急性中毒致死的主要原因。

（4）镇咳作用　吗啡直接抑制延髓咳嗽中枢，产生强大镇咳作用。对多种原因引起的咳嗽均有效，因易产生成瘾性，临床常用依赖性较小的可待因代之。

（5）缩瞳作用　吗啡使瞳孔缩小，针尖样瞳孔为吗啡急性中毒特征之一。

（6）催吐作用　吗啡兴奋延髓催吐化学感受器（CTZ）的阿片受体，引起恶心、呕吐。

2. 平滑肌作用

（1）胃肠道平滑肌　吗啡提高胃窦部及十二指肠上部平滑肌张力，减少其蠕动，使胃排空延迟；提高小肠及大肠平滑肌张力，肠推进性蠕动减弱，食物通过减慢，水分吸收增加；加之吗啡抑制消化液分泌使消化延缓以及抑制中枢致使便意迟钝，因而引起大便干燥和便秘。

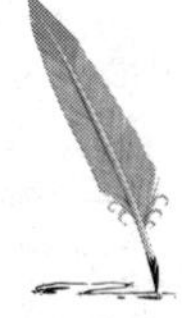

（2）胆道平滑肌　吗啡收缩胆道奥狄氏括约肌，使胆汁排出受阻，胆囊内压升高，引起上腹部不适，严重者诱发或加剧胆绞痛。

（3）其他平滑肌　吗啡提高膀胱括约肌张力，导致尿潴留。较大剂量可致支气管平滑肌收缩，诱发或加重哮喘。此外，吗啡还对抗缩宫素对妊娠末期子宫平滑肌的兴奋作用，降低子宫张力，延长产程；加之抑制胎儿呼吸，故不用于分娩止痛。

3. 心血管系统作用　吗啡可扩张外周血管，引起体位性低血压。此外由于抑制呼吸，造成缺氧和血液内 CO_2潴留、引起脑血管扩张，导致颅内压升高；临床表现为头痛、喷射状呕吐、脑疝等。因此，颅脑损伤，颅内占位性病变和颅内压高者禁用。

4. 免疫系统作用　长期滥用本类药者将导致免疫功能低下，易患感染性疾病。这可能是吗啡吸食者易感染 HIV 病毒的主要原因。

【作用机制】研究发现，在人体中枢神经系统中存在由阿片受体、内源性阿片肽（即内阿片肽，如脑啡肽、内啡肽等）和相应的内阿片肽神经元（如脑啡肽神经元）等共同组成的内源性“抗痛系统”。

以吗啡为代表的阿片类镇痛药的作用是由于激动脑内与痛觉调控有关的阿片受体，激活了脑内的“抗痛系统”，从而减少了感觉神经末梢突触前膜因疼痛导致的兴奋性递质 P 物质（SP）的释放，减弱或阻断了痛觉冲动传导，产生中枢性镇痛作用。

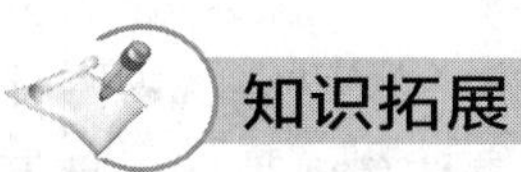

知识拓展

阿片受体的分布及功能

阿片受体在中枢和外周分布广泛但不均匀，其部位与功能有关：①丘脑内侧、脑室及导水管周围灰质密度较高，与痛觉的感受和整合有关。②边缘系统及蓝斑核密度最高，与情绪、精神活动、欣快感有关。③中脑盖前核与缩瞳有关。④延脑的孤束核与咳嗽反射有关。⑤脑干极后区与恶心呕吐有关。⑥迷走神经背核、肠肌也有阿片受体存在。阿片类镇痛药通过与不同部位的阿片受体结合，模拟内阿片样物质而发挥作用。

【临床应用】

1. 急性锐痛　吗啡短期用于缓解其他镇痛药无效的急性锐痛，如严重创伤、烧伤、术后镇痛、骨折等；长期定量、定时给药用于缓解晚期癌性疼痛；对急性心肌梗死和心绞痛引起的剧烈疼痛，如患者血压正常，可利用吗啡止痛、镇静和扩张外周血管作用，减轻患者恐惧、焦虑情绪和心脏负担，降低心肌耗氧量；治疗胆、肾绞痛应与阿托品类解痉药合用。

2. 心源性哮喘辅助治疗　静注吗啡效果显著，其机制是：①扩张外周血管，使回心血量减少，降低外周阻力，减轻心脏前、后负荷，改善肺循环，消除肺水肿。②镇静作用能消除患者紧张、恐惧情绪，间接减轻心脏负担。③抑制呼吸，降低呼吸中枢对 CO_2 的敏感性，使急促浅表的呼吸缓解，呼吸变慢加深，减轻喘息的症状。

3. 急、慢性消耗性腹泻　对非细菌感染、不明原因的慢性消耗性腹泻，可选含少量阿片类的复方樟脑酊或阿片酊。

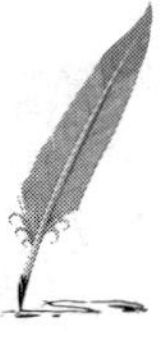

知识拓展

心源性哮喘

心源性哮喘系左心衰竭引起的症状，表现为急性肺水肿导致通气功能降低、缺氧、CO_2潴留、兴奋呼吸中枢，引起患者出现呼吸急促、憋气和喘息现象。

需综合治疗，可采用强心苷强心、利尿药呋塞米消除肺水肿、血管扩张剂如硝酸甘油减轻心脏前、后负荷及吸氧、给予氨茶碱外，静脉注射吗啡可缓解气促和窒息感。

【不良反应及用药注意】

1. 副作用 可引起恶心、呕吐、便秘、胆内压升高、右上腹不适甚至胆绞痛、排尿困难、呼吸抑制、眩晕、嗜睡、直立性低血压、颅内压升高等。

2. 急性中毒 吗啡用量过大可致急性中毒，表现为昏迷、呼吸深度抑制和针尖样瞳孔三大特征，常伴有体温下降、发绀、血压下降甚至休克。呼吸麻痹是中毒致死的主要原因。抢救时采取人工呼吸、适量吸氧，静脉注射阿片受体阻断药纳洛酮或烯丙吗啡。必要时用呼吸中枢兴奋药尼可刹米等对症治疗。

3. 耐受性及依赖性 吗啡连续应用2~3周即产生耐受性及依赖性。耐受性表现为吗啡的使用剂量逐渐增大及用药间隔时间缩短。依赖性包括精神依赖性和身体依赖性，一旦停药会出现戒断症状，表现为兴奋、流泪、烦躁不安、失眠、打呵欠、流涕、出汗、腹痛、腹泻、呕吐、肌肉痛、震颤、瞳孔散大甚至虚脱、意识丧失等。应用吗啡后产生的欣快感是产生精神依赖的基础。出现依赖性的患者为获得欣快感和减轻戒断症状带来的痛苦，常不择手段地追求继续用药，对社会和家庭的危害极大。

【禁忌证】本药禁用于分娩止痛、哺乳妇女止痛、新生儿、婴儿、支气管哮喘、肺心病、慢性阻塞性肺病、颅内压增高、严重肝功能不全、严重肺功能不全者。

可待因（codeine，甲基吗啡）

本药在阿片中含量较低，镇痛作用为吗啡的1/10左右，镇咳和呼吸抑制作用为吗啡的1/4左右；成瘾性也较吗啡弱。镇静作用不明显。临床主要用于中等程度的疼痛和剧烈干咳。无明显便秘、尿潴留及直立性低血压等副作用，产生欣快感和成瘾性虽比吗啡弱，但久用也有成瘾性。

第二节　人工合成镇痛药

因为吗啡有较强的药物依赖性和呼吸抑制作用，限制了其临床应用。因此，人工合成了许多依赖性较轻的吗啡代用品。此类药物的化学结构虽与吗啡不同，但能激动或部分激动阿片受体，产生与吗啡相似的药理作用。

一、阿片受体激动药

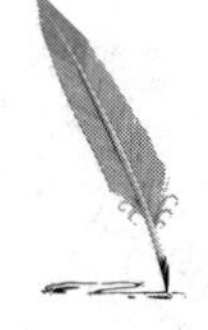

哌替啶（pethidine，度冷丁）

【体内过程】哌替啶是临床常用的人工合成镇痛药。口服生物利用度低，故一般采用皮下或肌内注射给药。能透过血-脑屏障和胎盘。主要在肝代谢为哌替啶酸及去甲哌替啶，后者有中枢兴奋作用。由尿排出，有部分可由乳汁排出影响婴儿。

【药理作用】

1. 中枢神经系统作用 哌替啶激动阿片受体，作用与吗啡相似。其特点是：①镇痛作用强度为吗啡的 1/10，维持时间短，仅持续 2~4 小时，镇静作用、欣快感均较吗啡弱。②有抑制呼吸及催吐作用。③无明显镇咳、缩瞳作用。④药物依赖性较吗啡轻，且产生较慢、使用较安全，故临床上比吗啡更常用。

2. 平滑肌作用 可提高胃肠平滑肌及括约肌张力，作用较吗啡弱且持续时间短，故不引起便秘，无止泻作用。大剂量可引起支气管平滑肌收缩。收缩胆道括约肌。不对抗催产素对妊娠末期子宫的作用，对子宫收缩无影响，不延长产程。

3. 心血管系统作用 治疗量可引起体位性低血压及颅内压增高，原因与吗啡相似。

【临床应用】

1. 急性锐痛 替代吗啡用于各种剧痛和晚期癌痛。缓解内脏剧烈绞痛（如胆绞痛、肾绞痛）需与阿托品合用。与吗啡不同，哌替啶可用于分娩止痛，但鉴于新生儿对哌替啶抑制呼吸作用极为敏感，故临产前 2~4 小时内禁用。

2. 麻醉前给药 其镇静作用可消除患者术前的紧张、恐惧情绪，可减少麻醉药用量。

3. 人工冬眠 与氯丙嗪和异丙嗪组成冬眠合剂用于人工冬眠。

4. 心源性哮喘辅助治疗 替代吗啡使用。

【不良反应及用药注意】

1. 副作用 可出现恶心、呕吐、心悸、眩晕和直立性低血压。

2. 耐受性和依赖性 久用可产生耐受性和依赖性，较吗啡弱，但临床仍需控制使用。

3. 急性中毒 剂量过大可出现昏迷、呼吸深度抑制、震颤、肌肉痉挛、瞳孔散大、谵妄、反射亢进甚至惊厥。抢救措施与吗啡相似，但因纳洛酮仅能解除呼吸抑制，还需合用地西泮或巴比妥类等抗惊厥药消除中枢兴奋症状。

本药的禁忌证基本同吗啡。

芬太尼（fentanyl）及其同系物

芬太尼属强效、短效镇痛药。作用特点是：①起效迅速，但维持时间短，约 1~2 小时。②镇痛作用强，相当于吗啡的 100 倍。临床用于各种剧烈疼痛及外科、妇科等手术疼痛；作为麻醉的辅助用药和静脉复合麻醉，可减少全麻药的用量。芬太尼与氟哌利多配伍用于神经安定镇痛术，用于大面积烧伤换药及小手术。现有芬太尼透皮贴膜剂用于止痛，可在 72 小时内持续释放药物。

不良反应较吗啡小，可引起眩晕、恶心、呕吐及胆道括约肌痉挛；大剂量产生明显的肌肉僵直，可采用纳洛酮或肌松药对抗；静注过快可产生呼吸抑制；成瘾性较吗啡、哌替啶小。支气管哮喘、脑损伤或脑肿瘤、重症肌无力患者及 2 岁以下小儿禁用。

芬太尼的同系物有舒芬太尼（sufentanil）、阿芬太尼（alfentanil）、瑞芬太尼（aemifentanil）。舒芬太尼为全麻药的辅助镇痛药，阿芬太尼适用于心脏冠状动脉血管旁路术的麻醉，瑞芬太尼用于麻醉诱导和全身麻醉中维持镇痛，但本药不能单独用于全麻诱导。

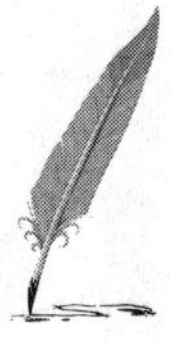

美沙酮（methadone）

本药镇痛作用与吗啡相似，特点是：①口服与注射效果相似。②与吗啡比较，起效慢、镇痛作用强度相当，持续时间较长。③镇静作用、抑制呼吸、缩瞳、引起便秘以及升高胆内压作用均较吗啡弱。④耐受性和依赖性产生较慢，戒断症状较轻，且易于治疗。美沙酮可在体内阿片受体水平替代突然中断的外源性阿片类药后，逐渐使内源性阿片肽的形成和释放恢复，因而可减弱阿片类的成瘾性，被广泛用于吗啡和海洛因成瘾的脱毒治疗。美沙酮也适用于创伤、术后、晚期癌症等所致的剧痛。

不良反应常见有恶心、呕吐、眩晕、嗜睡、便秘；静脉注射易出现呼吸抑制，皮下注射有局部刺激作用，可致疼痛硬结，故宜肌注。由于呼吸抑制时间较长，禁用于分娩止痛。

曲马多（tramadol）

本药镇痛作用强度约为吗啡的1/8，镇咳作用是可待因的1/2，作用持续时间约4~8小时。无明显抑制呼吸、胃肠平滑肌痉挛作用，不产生便秘，也不影响心血管功能。临床适用于中至重度急、慢性疼痛，如手术、创伤、心脏病突发性疼痛及晚期肿瘤疼痛等。偶有多汗、眩晕、恶心、呕吐、疲劳等不良反应；耐受性和依赖性小，但长期使用亦可产生。

布桂嗪（bucinnazine，强痛定）

本药镇痛作用约为吗啡的1/3，但起效快，为速效药。作用持续时间约3~6小时。呼吸抑制和胃肠道作用较轻，长期应用可成瘾。临床可用于偏头痛、三叉神经痛、关节痛、炎性痛、外伤性疼痛、晚期癌痛、痛经等。

二氢埃托啡（dihydroetorphine）

本药镇痛作用是吗啡的500~1000倍，是强效镇痛药。呼吸抑制作用相对较吗啡轻。临床用于哌替啶、吗啡等无效的慢性顽固性疼痛和晚期癌症疼痛。可舌下、肌内注射和静脉注射给药。起效快，作用仅维持2小时左右。

二、阿片受体部分激动药

喷他佐辛（pentazocine，镇痛新）

本药是阿片受体部分激动药，其镇痛作用为吗啡的1/3，呼吸抑制作用为吗啡的1/2，且呼吸抑制程度不随剂量而增强，故相对较安全；其他作用如镇静作用、平滑肌兴奋作用等较吗啡弱。临床用于各种慢性锐痛。因成瘾性较小，已不列入麻醉药品管理范畴，属非麻醉性镇痛药。

常见不良反应有嗜睡、眩晕、恶心、呕吐、出汗等，大剂量除可引起呼吸抑制、还可使血压升高，心率加快，该作用可能与其能提高血浆中儿茶酚胺含量有关。

丁丙诺啡（buprenorphine）

丁丙诺啡是阿片受体部分激动药。镇痛作用是吗啡的30倍，起效慢，维持时间长，约6~8小时。对呼吸有抑制作用，药物依赖性近似吗啡。主要用于各种术后痛、癌性痛及心肌梗死等镇痛，亦可作戒除毒瘾的维持治疗。常见不良反应有头晕、嗜睡、恶心、呕吐等。

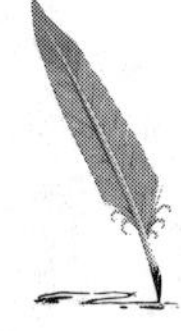

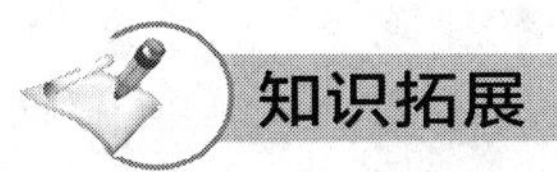

知识拓展

癌症三级阶梯止痛疗法

根据癌痛程度不同而使用不同等级止痛药物治疗，具体用药方案是：①轻度疼痛，可口服解热镇痛抗炎药（如阿司匹林、布洛芬、吲哚美辛等）；②中度疼痛，用弱效阿片类镇痛药（如可待因）；③重度疼痛，选用强阿片类镇痛药（如吗啡、哌替啶、芬太尼等）。在第二、三级阶梯治疗中，还可依病情需要决定是否合并使用解热镇痛抗炎药和辅助类药物，如解痉药或在晚间服用镇静催眠药等。

第三节 其他镇痛药

本类药物的作用机制与阿片受体无关，镇痛作用较弱，不抑制呼吸，无药物依赖性，故称为非麻醉性镇痛药。

四氢帕马丁（tetrahydropalmatine，延胡索乙素）和罗通定（rotundine，颅通定）

四氢帕马丁为植物延胡索中提取的生物碱。罗通定即四氢帕马丁的有效成分左旋四氢帕马丁，现已人工合成。

【药理作用及临床应用】镇痛作用比哌替啶弱，但较解热镇痛药作用强，对慢性持续性钝痛效果好，对急性锐痛和癌性疼痛效差。对胎儿和产程无影响。另外还有镇静催眠、抗偏头痛作用。

临床适用于慢性持续性钝痛及内脏绞痛，如胃肠道及肝胆系统等疾病引起的钝痛，也可用于痛经、分娩止痛、头痛如包括一般性头痛、脑震荡后头痛、紧张性头痛，偏头痛、失眠性头痛等。

【不良反应及用药注意】治疗量一般无不良反应，大剂量可抑制呼吸，偶见眩晕、乏力、恶心和锥体外系症状；安全性较大，久用不产生耐受性及依赖性。

第四节 阿片受体阻断药

纳洛酮（naltrexone）、纳曲酮（naloxone）

此两药化学结构与吗啡相似，可特异性与阿片受体结合，无内在活性，因而拮抗各型阿片受体。常采用注射给药，小剂量（0.4~0.8mg）注射能迅速翻转吗啡的效应，1~2 分钟即可解除吗啡中毒所致的呼吸抑制。对吗啡产生依赖者，本药可迅速诱发戒断症状。纳曲酮与纳洛酮相比，口服生物利用度较高，作用维持时间较长。

临床应用有：①解救阿片类药物的急性中毒：迅速对抗呼吸抑制和其他中枢抑制症状，并使昏迷患者意识清醒。②解救急性酒精中毒。③用于阿片类药物成瘾者的鉴别诊断等。④纳曲酮可消除阿片类成瘾者吸毒产生的欣快感，并逐渐消除对毒品的渴求心理，用于戒毒者防止复吸。

烯丙吗啡（nalorphine，纳洛芬） 用于解救阿片类药物中毒。

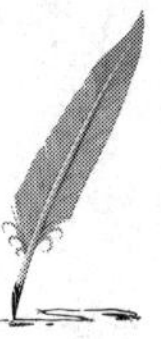

目标检测

一、最佳选择题（每题备选项中只有1个最佳答案）

1. 纳洛酮用于治疗（　　）

A. 剧烈疼痛　　B. 失眠　　C. 惊厥

D. 抑郁症　　E. 阿片类中毒

2. 我国将吗啡列为严格管制药品，原因是其长期使用可能产生（　　）

A. 免疫抑制　　B. 嗜睡　　C. 呼吸抑制

D. 中枢抑制　　E. 药物依赖性

3. 吗啡的镇痛作用最适用于（　　）

A. 其他镇痛药无效时的急性锐痛　　B. 神经痛

C. 脑外伤疼痛　　D. 分娩止痛

E. 痛经

4. 吗啡治疗心源性哮喘与其哪些作用相关（　　）

A. 镇静、镇痛、镇咳　　B. 镇痛、强心、扩张支气管

C. 镇静、抑制呼吸、扩张外周血管　　D. 镇静、镇痛、兴奋呼吸中枢

E. 镇静、镇痛、收缩支气管

5. 吗啡可用于治疗（　　）

A. 分娩疼痛　　B. 便秘　　C. 心源性哮喘

D. 颅内压升高　　E. 前列腺肥大

6. 吗啡急性中毒致死的主要原因是（　　）

A. 大脑皮层深度抑制　　B. 延脑过度兴奋后功能紊乱

C. 血压过低　　D. 心搏骤停

E. 呼吸肌麻痹

7. 吗啡一般不用于（　　）

A. 癌性剧痛　　B. 急性锐痛

C. 心肌梗死性心前区剧痛　　D. 胆绞痛及肾绞痛

E. 神经压迫性疼痛

8. 哌替啶比吗啡常用的原因（　　）

A. 镇痛作用比吗啡强　　B. 无呼吸抑制作用

C. 有平滑肌解痉作用　　D. 成瘾性较吗啡轻

E. 无便秘作用

9. 与吗啡相比，哌替啶可用于分娩止痛是由于它（　　）

A. 不抑制呼吸

B. 无成瘾性

C. 镇痛作用较吗啡强10倍

D. 不影响子宫收缩，不延缓产程

E. 收缩平滑肌作用强

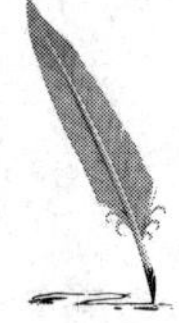

10. 胆绞痛病人最好选用（　　）

A. 吗啡　　B. 氯丙嗪+阿托品

C. 哌替啶+阿托品　　D. 罗通定

E. 阿托品

11. 阿片受体的拮抗剂是（　　）

A. 纳曲酮　　B. 喷他佐辛　　C. 可待因

D. 罗通定　　E. 美沙酮

12. 对吗啡成瘾者可迅速诱发戒断症状的药物是（　　）

A. 哌替啶　　B. 曲马朵　　C. 纳洛酮

D. 美沙酮　　E. 尼可刹米

13. 在药政管理上已列入非麻醉药品的镇痛药是（　　）

A. 哌替啶　　B. 曲马朵　　C. 芬太尼

D. 喷他佐辛　　E. 美沙酮

二、配伍选择题（每组若干题，每组题均对应同一组备选项，每题只有一个正确答案。每个备选项可重复选用，也可不选用）

[14~16]

A. 恶心、呕吐、便秘　　B. 耐受性和依赖性

C. 血压升高　　D. 呼吸肌麻痹

E. 呼吸急促

14. 治疗剂量吗啡即可引起的不良反应是（　　）

15. 连续反复应用吗啡可引起的不良反应是（　　）

16. 中毒量吗啡可引起的不良反应是（　　）

三、多项选择题（每题的备选项中有2个或2个以上正确答案）

17. 吗啡的临床应用有（　　）

A. 风湿热　　B. 癌性剧痛

C. 骨关节炎　　D. 心源性哮喘

E. 急性心肌梗死

18. 吗啡的药理作用有（　　）

A. 抑制机体免疫功能　　B. 兴奋平滑肌

C. 抑制延脑催吐化学感受区　　D. 抑制呼吸

E. 镇痛

19. 下列止痛哪些可用吗啡（　　）

A. 分娩止痛　　B. 肌肉痛

C. 恶性肿瘤晚期止痛　　D. 心肌梗死疼痛

E. 手术后剧痛

20. 吗啡的禁忌证包括（　　）

A. 颅内压增高　　B. 支气管哮喘

C. 肺心病　　D. 严重肝功能不全

E. 高血压

扫码“练一练”

四、思考题

1. 试述吗啡的作用、临床应用及不良反应。

2. 试述哌替啶的作用、临床应用及不良反应与吗啡比较有何异同点。

（郭丽君）

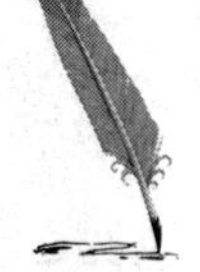

第十六章

解热镇痛抗炎药

扫码“学一学”

学习目标

知识要求

1. 掌握解热镇痛药共性，以及阿司匹林的药理作用、临床应用、不良反应及药物相互作用。
2. 熟悉对乙酰氨基酚、吲哚美辛、布洛芬、尼美舒利的作用特点。
3. 了解其他解热镇痛药的作用特点。

技能要求

1. 学会分析、审核涉及本类药物治疗处方的合理性。
2. 具备提供解热镇痛药用药咨询服务的能力。

第一节　概　述

案例

患者，男，60岁，高血压5年，近期又被确诊有冠心病，医生给予患者降压药、降脂药外，还要求患者每天服用100mg阿司匹林肠溶胶囊，一天1次。

思考：为何患者需服用100mg阿司匹林肠溶胶囊？

解热镇痛抗炎药是一类具有解热、镇痛且多数还具有抗炎、抗风湿作用的药物。鉴于其化学结构及作用机制与具有甾体结构的抗炎药（即糖皮质激素类药物）不同，故又称非甾体抗炎药（NSAIDs）。

知识链接

发热处理

发热是机体的一种防御反应，并且热型是诊断疾病的重要依据。故对一般发热病人可不急于用解热药。但热度过高或持续低热可引起中枢神经系统功能紊乱，出现头痛、失眠、谵妄、甚至昏迷，小儿高热时易发生惊厥，严重者可危及生命。此时应及时解热，降低体温，减少高热引起的并发症。但本类解热药仅是对症治疗，应重视病因治疗。

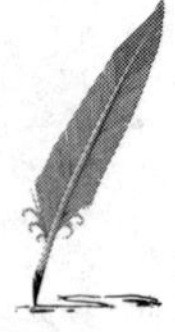

解热镇痛抗炎药是一类对症治疗药物，通过抑制体内前列腺素合成酶（COX），减少中枢和外周局部组织前列腺素（PGs）的生物合成，从而发挥解热、镇痛和抗炎作用（图 16-1）。

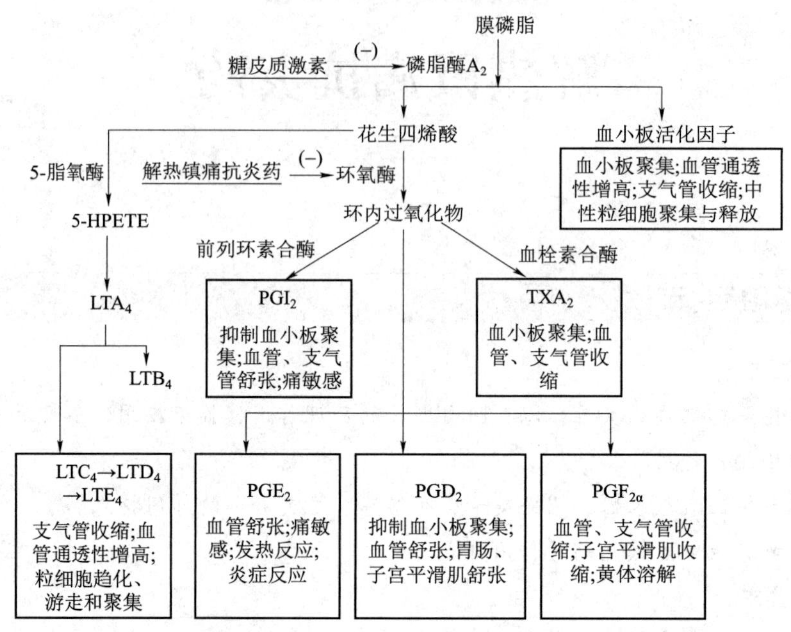

图 16-1　膜磷脂和花生四烯酸的代谢途径和主要代谢产物的生物活性及抗炎药作用部位示意图

5-HPETE：5-氢过氧化二十碳四烯酸；PGI_2：前列环素；PG：前列腺素；TXA_2：血栓素 A_2；LT：白三烯

一、解热作用

发热是由于各种外热原（如病原体及其内毒素等）进入机体，刺激中性粒细胞，产生并释放内热原，内热原作用于下丘脑体温调节中枢，使 PGs 合成与释放增多，体温调定点调高至 37℃以上，此时产热增加，散热减少，导致体温升高。

本类药抑制体温调节中枢 COX，减少 PGs 的合成，体温调定点恢复到正常水平，通过增加散热而使发热者体温下降至正常。对正常体温无影响。

二、镇痛作用

在组织损伤或炎症时，局部产生和释放某些致痛、致炎的活性物质如缓激肽、PGs、5-HT、组胺等。缓激肽等刺激末梢痛觉感受器引起疼痛；PGs 除了本身具有一定的致痛作用外，还能显著提高痛觉感受器对缓激肽等其他致痛物质的敏感性，具有痛觉增敏作用。解热镇痛抗炎药抑制 COX，减少炎症局部 PGs 的合成，发挥镇痛作用。

本类药镇痛作用部位主要在外周，镇痛强度中等，对慢性钝痛效好，对创伤性剧痛疗效差，对内脏绞痛无效。使用时不产生欣快感、无呼吸抑制、耐受性和依赖性等不良反应，故临床广泛应用。

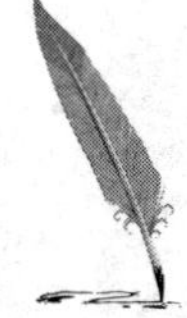

三、抗炎抗风湿作用

炎症是一种复杂的、机体对外界伤害性刺激产生的保护性病理反应的过程。PGs 是参与炎症反应的重要活性物质，它能扩张局部血管，增加毛细血管通透性，引起局部充血、水肿和疼痛；还能协同增强其他致炎物质（如组胺、5-HT、缓激肽、白三烯等）的致炎作用，加重炎症反应。解热镇痛抗炎药能抑制外周炎症介质 PGs 的合成，显著减轻炎症反应的红、肿、热、痛的症状，发挥抗炎抗风湿作用。但无对因治疗作用，也不能阻止病程发展及并发症的发生。

本类药除对乙酰氨基酚外，都具有抗炎、抗风湿作用。

第二节　常用解热镇痛抗炎药

一、非选择性环氧酶抑制剂

（一）水杨酸类

阿司匹林（aspirin，乙酰水杨酸）

【体内过程】阿司匹林口服后，小部分在胃、大部分在小肠上部吸收，吸收快而完全。2 小时后血药浓度达峰值。在体内迅速水解为具有活性的代谢产物水杨酸。经肾排泄时酸性环境可促其重吸收，碱性环境可促其排泄。大剂量（>1g/d）时按恒量消除，$t_{1/2}$显著延长，应尽可能做血药浓度监测以防止中毒。过量中毒时，静滴 $NaHCO_3$碱化尿液可加速其排泄。

【药理作用及临床应用】

1. 抑制血小板聚集，防止血栓形成　血栓素 A_2（TXA_2）是血小板释放和聚集的诱导剂，而前列环素（PGI_2）是 TXA_2的生理对抗剂，有抗血小板聚集作用。小剂量阿司匹林可选择性抑制血小板 COX，显著减少 TXA_2合成，抑制血小板聚集，防止血栓形成；较大剂量时则抑制血管内皮上的 COX，减少 PGI_2生成，促进凝血及血栓形成。因此临床常用小剂量阿司匹林（50~100mg/d）防治血栓栓塞性疾病，用于防治心肌梗死、预防脑血栓和防止术后血栓形成、动脉粥样硬化等，可降低心肌梗死的病死率和再梗死率。

2. 解热镇痛作用　中等剂量时（0.9~1.8g/d），有较强的解热、镇痛作用。用于感冒发热及慢性钝痛（如头痛、牙痛、肌肉痛、痛经、神经痛）。

3. 抗炎抗风湿作用　较大剂量时（3~5g/d），有显著的抗炎、抗风湿作用。急性风湿热患者用药后 24~48 小时内关节肿胀缓解，红、肿、痛症状减轻、退热、血沉下降。因疗效确切迅速，也作为急性风湿热的鉴别诊断。对类风湿关节炎可迅速镇痛、消退关节炎症、减轻关节损伤，是对症治疗的首选药。

4. 其他作用　大剂量阿司匹林可抑制尿酸重吸收、促尿酸排泄，用于痛风的治疗。还能降低胆管内 pH 值，可用于治疗胆道蛔虫病。

【不良反应及用药注意】

考点提示：阿司匹林引起的凝血障碍可用维生素 K 防治；阿司匹林过量中毒采用静脉滴注碳酸氢钠碱化尿液加速药物排泄。

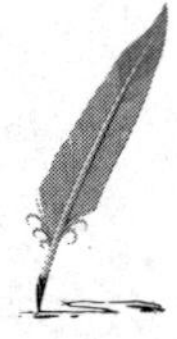

1. 胃肠道反应　最常见胃肠道反应。口服本类药物对胃黏膜有直接刺激作用，再加上

本类药物抑制PGE_2合成（胃黏膜中PGE_2能减少胃酸分泌、促进胃黏液分泌、增加胃黏膜血流等保护胃黏膜的作用），使胃黏膜损伤，引起上腹部不适、疼痛、厌食、恶心、呕吐等，较大剂量或长期服用可诱发或加重胃炎、胃溃疡及不易察觉的胃出血（无痛性胃出血）。另外，血药浓度高时可兴奋延髓催吐化学感受区（CTZ），也是导致恶心及呕吐原因。采用饭后服药、服用肠溶片或同服适量抗酸药、胃黏膜保护药可避免或减轻以上反应。溃疡病患者禁用。

2. 凝血障碍 小剂量抑制血小板聚集，延长出血时间；大剂量（5g/d）或长期应用，可抑制凝血酶原形成，使得凝血时间延长引起凝血障碍，导致出血倾向。可用维生素K防治。有出血倾向者、严重肝损害、近期脑出血病史、低凝血酶原血症、维生素K缺乏和血友病禁用。术前一周应停用，以防术中出血过多；产妇和孕妇禁用。

3. 水杨酸反应 即水杨酸急性中毒。剂量过大（5g/d）或对本药敏感者可致头痛、眩晕、恶心、呕吐、耳鸣、视力和听力减退等中毒症状，称为水杨酸反应，严重时可因过度呼吸引起酸碱平衡失调，甚至精神错乱、昏迷。一旦出现，应立即停药，静脉滴注碳酸氢钠碱化尿液加速药物排泄。

4. 过敏反应 少数患者可出现皮疹、荨麻疹、血管神经性水肿等皮肤黏膜过敏症状和过敏性休克等。某些有哮喘史患者服用阿司匹林后可诱发支气管哮喘，称“阿司匹林哮喘”，一旦出现，应立即停药，用糖皮质激素雾化吸入治疗。哮喘、鼻息肉、慢性荨麻疹患者禁用。

5. 瑞夷（Reye）综合征 患病毒性感染伴发热的儿童或青少年，如患流感、水痘、麻疹、流行性腮腺炎等使用本药退热时，有发生瑞夷综合征（急性肝脂肪变性-脑病综合征）的危险，以肝功能不全合并脑病为突出表现。在我国虽少见，但可致死。故儿童病毒性感染禁用阿司匹林退热。

【药物相互作用】阿司匹林血浆蛋白结合率高，可从血浆蛋白结合部位置换出香豆素类抗凝血药、磺酰脲类降血糖药及甲氨蝶呤等药物，提高这些药物的游离浓度，增强其作用及毒性，易引起出血、低血糖等反应，应避免合用。合用氨茶碱及碳酸氢钠等碱性药物可降低本药疗效。因竞争肾小管分泌系统，与呋塞米、青霉素等药物合用时，可增加各自的游离血药浓度而增强毒性。与糖皮质激素合用，可加重溃疡病，诱发胃肠出血。

（二）苯胺类

对乙酰氨基酚（acetaminophen，扑热息痛，paracetamol，醋氨酚）

对乙酰氨基酚是非那西丁在体内的活性代谢产物。因非那西丁毒性大，已不单独使用，仅作为复方制剂的成分之一。口服吸收迅速完全，在肝代谢，经肾排泄。中间代谢物有肝毒性。

考点提示：对乙酰氨基酚几无抗炎抗风湿作用；溃疡病患者可选用对乙酰氨基酚解热，不能选用阿司匹林、吲哚美辛等

【药理作用及临床应用】本药对中枢COX的抑制作用强，抑制PGs生成；抑制外周COX作用弱。故其解热作用较强而持久，作用强度与阿司匹林相似；镇痛作用较弱，不及阿司匹林；几无抗炎抗风湿作用。临床用于感冒发热及慢性钝痛，尤适用于对阿司匹林过敏或不能耐受患者。本药是许多感冒药的配伍成分，也是小儿退热首选。

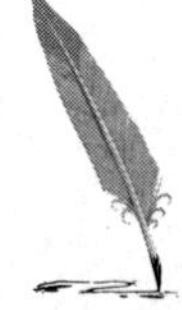

【不良反应】治疗量不良反应少。因对胃肠道刺激性小，故胃肠道反应少，不引起胃肠

出血，溃疡病患者可选用。偶见皮疹、药热等过敏反应。不引起凝血障碍。长期、过量（成人 10~15g）或伴肝功能不良者应用可致肝、肾损害。

（三）吡唑酮类

吡唑酮类包括安乃近（analgin）、氨基比林（aminopyrine）、保泰松（phenylbutazone）及其活性代谢产物羟基保泰松（oxyphenbutazone）等。安乃近为氨基比林的衍生物，二者均可引起致死性粒细胞减少。

保泰松、羟基保泰松

两药抗炎抗风湿作用较强，而解热、镇痛作用较弱，一般不用。适用于治疗风湿性及类风湿关节炎、强直性脊柱炎，对急性进展期疗效较好。其中保泰松在较大剂量时能抑制肾小管对尿酸盐重吸收，促进尿酸排泄，可治疗急性痛风。

不良反应较多且严重，毒性较大，故不宜长期、大量使用。

非普拉宗（feprazone）

非普拉宗为保泰松的衍生物，对胃黏膜刺激作用弱。口服吸收迅速，4~5 小时血药浓度达高峰。抗炎镇痛作用强，临床用于治疗风湿性、类风湿关节炎，其疗效优于阿司匹林、保泰松、布洛芬等，对坐骨神经痛、肩周炎等有较好疗效。不良反应较保泰松明显减少，表现为食欲减退、恶心、呕吐、头痛、面部水肿等，偶见粒细胞减少、肝功能受损。

（四）抗炎有机酸类

吲哚美辛（indomethacin，消炎痛）

【药理作用及临床应用】为最强的非选择性 COX 抑制剂之一，有显著的解热、镇痛及抗炎抗风湿作用，对炎性疼痛效果明显。其中解热、镇痛作用强度与阿司匹林相似，抗炎抗风湿作用强度大于阿司匹林。

因不良反应多且严重，一般不用于解热镇痛，仅用于对其他药不能耐受或疗效不显著的风湿性及类风湿关节炎、强直性脊柱炎、骨关节炎、癌性发热及其他难以控制的发热。对非炎性疼痛无效。

【不良反应及用药注意】不良反应较多且严重，仅适于短期使用。

1. 胃肠道反应 食欲减退、恶心、腹痛、腹泻，诱发或加重溃疡，偶可引起穿孔、出血。宜饭后服。

2. 中枢神经系统反应 头痛、眩晕，偶有精神失常、幻觉、精神症状。

3. 造血系统反应 偶有粒细胞减少、血小板减少、再生障碍性贫血。

4. 过敏反应 常见皮疹，严重者可引起哮喘。

孕妇、儿童、精神失常、溃疡病、癫痫、支气管哮喘者等慎用或禁用。

布洛芬（ibuprofen）、萘普生（naproxen）、酮洛芬（ketoprofen）

为同类药，其作用及临床应用相似。本药属强效非选择性 COX 抑制剂，具有较强的解热、镇痛和抗炎抗风湿作用，与阿司匹林相比较，萘普生较之强 20 倍，布洛芬与之相当。其中萘普生的 $t_{1/2}$ 较长，可达为 12~15 小时。也有抗血小板作用。临床用于风湿性和类风湿关节炎、骨关节炎、强直性脊椎炎、肌腱炎，也用于一般的解热镇痛及痛经。对阿司匹林及吲哚美辛无效或不能耐受者，对本品常可耐受且有效。

不良反应较少，对胃肠道刺激小于阿司匹林及吲哚美辛，病人易耐受。但长期应用仍可引起胃出血及溃疡。偶见头痛、眩晕和视力障碍，一旦出现视力障碍应立即停药。

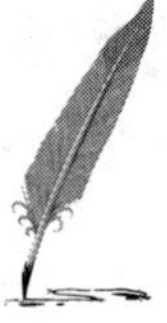

舒林酸（sulindac）

非选择性 COX 抑制剂，作用与临床应用和吲哚美辛相似，其作用强度不及后者，但强于阿司匹林。胃肠道等不良反应发生率也低于吲哚美辛。

甲芬那酸（mefenamic acid）、氯芬那酸（clofenamic acid）、双氯芬酸（diclofenac）

均为同类非选择性 COX 抑制剂药。具有显著的解热、镇痛、抗炎抗风湿作用；其抗炎作用强，以双氯芬酸为最强。临床主要治疗风湿性和类风湿关节炎、骨关节炎及中等程度疼痛。

双氯芬酸不良反应较少，与阿司匹林相同外，偶见白细胞减少，肝功能异常。甲芬那酸不良反应较多，临床较少使用。

吡罗昔康（piroxicam，炎痛喜康）、美洛昔康（meloxicam）

属同类药，都是非选择性 COX 抑制剂，作用强而持久，半衰期长，剂量小。临床主要用于治疗风湿性和类风湿关节炎（疗效同阿司匹林）、骨关节炎、急性痛风及急性骨骼病等。不良反应较小，患者易耐受；但剂量过大或长期服用也可引起消化道出血、溃疡。

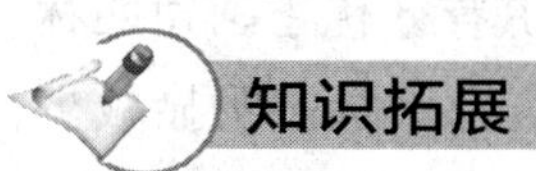

前列腺素合成酶

前列腺素合成酶也称为环加氧酶（COX），有 COX-1 和 COX-2 两种同工酶。COX-1 是固有的，存在于胃、血管及肾等大多数正常组织中，其功能是合成 PGs 来调节细胞的正常生理活性，保护胃肠黏膜、调节血小板聚集、调节外周血管阻力和调节肾血流量分布有关。COX-2 被认为是环氧化酶的诱导型，只存在于受损组织，在炎症部位能被诱导急剧升高，从而引起炎症组织中的 PGs 的含量增加，产生红肿、水肿、痛觉过敏和发热。目前认为，NSAIDs 对 COX-1 的抑制是此类药物不良反应的基础，如胃肠道反应；对 COX-2 的抑制是其发挥药效的基础。

二、选择性环氧酶-2 抑制剂

新型非甾体抗炎药包括尼美舒利（nimesulide）和塞来昔布（celecoxib）等。本类药物选择性抑制 COX-2，抗炎作用强；治疗量时对体内 COX-1 影响小，故胃肠道不良反应的发生率较其他非选择性非甾体抗炎药低。临床常用于风湿性及类风湿关节炎、骨关节炎、牙痛、痛经和腰腿痛等的治疗。不良反应偶见胃肠道反应，轻微而短暂（表 16-1）。

表 16-1　COX-1 和 COX-2 的特性

	COX-1	COX-2
生成	固有的	需经诱导
功能	生理学：	生理学：妊娠时，PG 生成增加
	保护胃肠	病理学：生成蛋白酶、PGE_2 及其他致炎介质，引起发热、疼痛和炎症
	调节血小板聚集（TXA_2）	
	调节外周血管阻力（PGI_2）	
	调节肾血流量分（PGI、PGE）	
选择性抑制	吲哚美辛、阿司匹林、吡罗昔康、美洛昔康	尼美舒利、塞来昔布
非选择性抑制	萘普生、布洛芬、双氯芬酸钠	

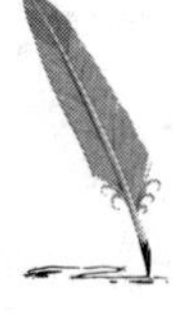

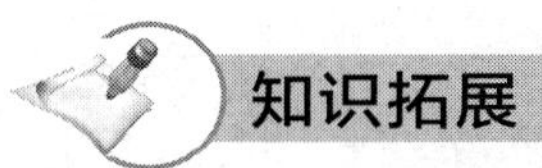

知识拓展

阿司匹林的新用途

1. 防治糖尿病及其并发症；
2. 治疗胆道蛔虫；
3. 防治老年痴呆；
4. 参与抗癌治疗；
5. 增强免疫作用，防治艾滋病；
6. 可治疗角膜炎、白内障、葡萄膜炎或巩膜炎等。

三、常用解热镇痛抗炎药复方制剂

目前临床常用的抗感冒药多为复方制剂，常将解热镇痛药和减充血药、镇咳药、抗组胺药、抗病毒药、中枢兴奋药等配伍。其中对乙酰氨基酚、布洛芬具有解热镇痛作用；抗组胺药如氯苯那敏、苯海拉明竞争性了阻断 H_1 受体，减轻过敏症状，控制上呼吸道感染的卡他性炎症，缓解感冒引起的鼻痒、流涕、打喷嚏等类似过敏症状；伪麻黄碱激动呼吸道黏膜 α 受体，收缩上呼吸道黏膜血管，从而缓解鼻黏膜充血、鼻塞、流涕等症状；右美沙芬是中枢性镇咳药，用于感冒等引起的咳嗽；咖啡因能收缩头痛时扩张的脑血管，有助于缓解头痛；金刚烷胺具有抗病毒作用。针对感冒的不同症状选择不同组方的感冒药复方制剂（表 16-2）。

表 16-2　常用解热镇痛药的复方制剂（含量 g）

药物 制剂	对乙酰氨 基酚	氯苯 那敏	苯海 拉明	伪麻 黄碱	右美 沙芬	咖啡因	金刚 烷胺	人工 牛黄
白加黑感冒片	白：0.325			0.03	0.015			
	黑：0.325		0.025	0.03	0.015			
泰诺片剂	0.325	0.002		0.03	0.015			
速效伤风胶囊	0.25	0.0025				0.015		0.01
快克胶囊	0.25	0.002				0.015	0.1	0.01

目标检测

一、最佳选择题（每题备选项中只有 1 个最佳答案）

1. 宜选用塞来昔布治疗的疾病（　　）
   A. 骨关节炎　　B. 痛风　　C. 胃溃疡
   D. 支气管哮喘　　E. 肾绞痛
2. 属于阿司匹林的不良反应是（　　）
   A. 嗜睡　　B. 心动过速　　C. 呼吸抑制
   D. 凝血障碍　　E. 戒断症状

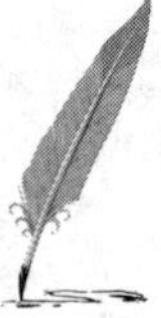

3. 治疗风湿性关节炎宜选用药物（　　）

A. 对乙酰氨基酚　B. 奎尼丁　C. 美沙酮

D. 氯氮平　E. 布洛芬

4. 解热镇痛药的解热特点是（　　）

A. 使发热病人的体温降至正常水平以下

B. 使正常人的体温降至正常水平以下

C. 使发热病人的体温降至正常

D. 配合物理降温可使体温降至正常水平以下

E. 体温随环境温度变化而变化

5. 下列哪种药物几无抗炎作用（　　）

A. 吲哚美辛　B. 阿司匹林　C. 吡罗昔康

D. 对乙酰氨基酚　E. 布洛芬

6. 大剂量阿司匹林可用于治疗（　　）

A. 预防心肌梗死　B. 预防脑血栓形成　C. 手术后的血栓形成

D. 风湿性关节炎　E. 头痛

7. 阿司匹林不具有下列哪项不良反应（　　）

A. 胃肠道反应　B. 过敏反应　C. 水杨酸样反应

D. 水钠潴留　E. 诱发哮喘

8. 阿司匹林不宜用于（　　）

A. 预防血栓形成　B. 治疗风湿性关节炎

C. 治疗慢性钝痛　D. 治疗胃肠绞痛

E. 轻度癌痛

9. 有关对乙酰氨基酚叙述错误的是（　　）

A. 无成瘾性　B. 有抗炎抗风湿作用

C. 抑制 PG 合成产生镇痛作用　D. 不抑制呼吸

E. 退热

10. 阿司匹林不适用于（　　）

A. 神经痛　B. 月经痛　C. 支气管哮喘

D. 预防脑血栓　E. 发热

11. 溃疡病患者感冒高热，退热时宜选用（　　）

A. 阿司匹林　B. 对乙酰氨基酚　C. 吲哚美辛

D. 双氯芬酸　E. 甲芬那酸

12. 有抗血小板聚集作用的药物是（　　）

A. 萘普生　B. 安乃近　C. 吡罗昔康

D. 吲哚美辛　E. 阿司匹林

13. 阿司匹林不具有下列哪种作用（　　）

A. 解热镇痛　B. 抗炎抗风湿　C. 抑制血小板聚集

D. 抑制 PG 形成　E. 直接抑制体温调节中枢

14. 长期大量应用阿司匹林引起出血，应选用何药治疗（　　）

A. 维生素 C　　B. 维生素 K　　C. 维生素 B_{12}

D. 维生素 A　　E. 维生素 E

15. 治疗类风湿关节炎首选（　　）

A. 乙酰水杨酸　　B. 对乙氨基酚　　C. 安乃近

D. 吡罗昔康　　E. 布洛芬

16. 解热镇痛药的作用机制是（　　）

A. 阻断中枢多巴胺受体　　B. 兴奋中枢 GABA 受体

C. 抑制脑干网状结构上行激活系统　　D. 抑制前列腺素合成酶

E. 兴奋中枢阿片受体

二、配伍选择题（每组若干题，每组题均对应同一组备选项，每题只有一个正确答案。每个备选项可重复选用，也可不选用）

[17~20]

A. 对乙酰氨基酚　　B. 吡罗昔康　　C. 尼美舒利

D. 双氯芬酸　　E. 阿司匹林

17. 选择性抑制环氧酶-2（COX-2）的药物是（　　）

18. 小剂量抑制血小板中的 COX-1，防止血栓形成的药物是（　　）

19. 小儿退热的首选药物是（　　）

20. 治疗类风湿关节炎，不能选用的药物是（　　）

三、多项选择题（每题的备选项中有 2 个或 2 个以上正确答案）

21. 阿司匹林的不良反应有（　　）

A. 恶心、呕吐　　B. 水杨酸反应　　C. 阿司匹林哮喘

D. 出血　　E. 骨髓抑制

22. 阿司匹林的作用包括（　　）

A. 解热作用　　B. 镇痛作用　　C. 抗炎作用

D. 抗菌作用　　E. 抗风湿作用

23. 属于慎用或禁用阿司匹林的情况是（　　）

A. 过敏体质　　B. 维生素 K 缺乏　　C. 儿童流感

D. 低凝血酶原血症 E. 十二指肠溃疡

24. 下列解热镇痛抗炎药中，属于选择性诱导型环加氧酶抑制药的有（　　）

A. 尼美舒利　　B. 阿司匹林　　C. 吡罗昔康

D. 塞来昔布　　E. 吲哚美辛

四、思考题

1. 试述不同剂量下阿司匹林的作用、临床应用。

2. 说出阿司匹林的不良反应及用药注意措施。

3. 比较吗啡、阿司匹林二者镇痛作用方面的差异。

4. 比较氯丙嗪与阿司匹林降温作用异同点。

扫码“练一练”

（郭丽君）

扫码"学一学"

第十七章 中枢兴奋药及促大脑功能恢复药

学习目标

知识要求

1. 熟悉咖啡因、尼可刹米、洛贝林的药理作用、临床应用及不良反应。
2. 了解其他中枢兴奋药和促大脑功能恢复药的药理作用和临床应用。

技能要求

1. 学会分析、审核涉及中枢兴奋药物处方的合理性。
2. 具备提供中枢兴奋药及促大脑功能恢复药的用药指导、用药咨询服务的能力。

第一节 中枢兴奋药

案例

患者，男，35岁，因生意失败，在车内试图烧炭自杀，被好心人急送医院抢救。急诊时处于昏迷状态。医生诊断为一氧化碳中毒。

思考：抢救时应选择什么药物？

中枢兴奋药是一类能选择性地兴奋中枢神经系统的药物。根据其主要作用部位和功能分为两类：①主要兴奋大脑皮层的药物，如咖啡因等。②主要兴奋延髓呼吸中枢的药物，如尼可刹米等。

此类药物的作用具有相对选择性，小剂量时作用选择性强，随剂量增加，作用强度增强且作用范围扩大，可引起中枢神经系统广泛兴奋，甚至导致惊厥。此类药物临床主要用于抢救危重疾病或药物中毒等各种原因所致的呼吸抑制或呼吸衰竭。

一、主要兴奋大脑皮层的药物

咖啡因（caffeine）

咖啡因是从咖啡豆、可可豆和茶叶中提取的主要生物碱，现已人工合成。

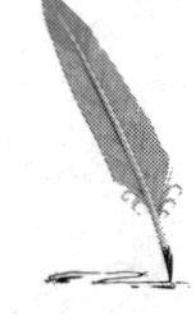

【药理作用及临床应用】

1. 中枢神经系统作用　对中枢神经系统的兴奋作用的强度和范围与剂量有关：①小剂量（50~200mg）能选择性兴奋大脑皮层，可精神振奋，提神醒脑，活跃思维、消除瞌睡、减少疲劳、提高精神、促进工作效率。②较大剂量（200~500mg）则可直接兴奋延髓呼吸中枢和血管运动中枢，提高呼吸中枢对 CO_2 的敏感性，使呼吸加深加快，血压升高。临床用于解救严重传染病或中枢抑制药过量引起的呼吸抑制和循环衰竭。③过量中毒时因兴奋脊髓可引起中枢神经系统广泛而强烈兴奋，可致惊厥。

2. 心血管系统作用　本药对中枢及外周血管具有双重作用，在外周可直接兴奋心脏、扩张血管；在中枢可兴奋血管运动中枢，收缩脑血管，减小脑血管搏动的幅度，缓解因脑血管扩张所致搏动性头痛症状。配伍麦角胺制成麦角胺咖啡因，主要治疗偏头痛；配伍解热镇痛抗炎药治疗一般性头痛。

3. 其他作用　还具有舒张支气管、胆道及胃肠等平滑肌的作用、利尿作用、促进胃酸和胃蛋白酶分泌等作用。消化性溃疡患者不宜久用。

【不良反应及用药注意】治疗量时不良反应较少。过量可致中枢神经系统过度兴奋而致激动、不安、失眠、头痛、心悸、甚至惊厥。婴幼儿因神经系统功能调节较差，高热时易发生惊厥，故应选用不含咖啡因的复方制剂。咖啡因属第二类精神药品，可产生耐受性和药物依赖性。

哌甲酯（methylphenidate，利他林）

中枢兴奋作用温和，治疗量能改善精神活动，消除疲劳，振奋精神。较大剂量也能兴奋呼吸中枢，过量可致惊厥。临床上用于巴比妥类及其他中枢抑制药过量中毒引起的中枢抑制，也可用于轻度抑郁症、小儿遗尿症及儿童多动症。

治疗量时不良反应较少，偶有食欲不振、口干、精神抑郁或焦虑、失眠、心悸等。大剂量可使血压升高而致眩晕、头痛等，心悸、共济失调、甚至惊厥。久用有耐受性和依赖性，小儿长期应用影响其生长发育。

二、兴奋延髓呼吸中枢药物

尼可刹米（nikethamide，可拉明）

考点提示：新生儿窒息抢救选用洛贝林；吗啡过量引起的呼吸抑制选用尼可刹米解救；巴比妥类中毒引起呼吸抑制可用咖啡因解救。

【药理作用及临床应用】治疗量时直接兴奋延髓呼吸中枢，也可通过刺激颈动脉体和主动脉体的化学感受器，反射性兴奋呼吸中枢，提高呼吸中枢对 CO_2 的敏感性，使呼吸加深加快。对大脑皮质、血管运动中枢和脊髓的兴奋作用较弱。本药作用温和，安全范围较大，维持时间短，故需间歇多次给药。

临床用于各种原因所致的中枢性呼吸抑制，对吗啡过量引起的呼吸抑制解救效果较好。

【不良反应】治疗量不良反应少，安全范围较大。反复或大剂量给药可引起血压升高、心动过速、出汗、呕吐、肌肉震颤等。中毒时可出现惊厥。

二甲弗林（dimefline，回苏灵）

直接兴奋延髓呼吸中枢，使呼吸加深加快。本品起效快、作用强（比尼可刹米强 100

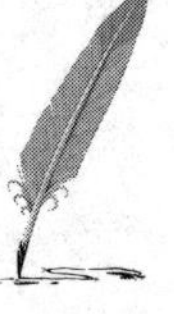

倍）、维持时间短。临床用于治疗各种原因引起的中枢性呼吸抑制，对肺性脑病有较好的促苏醒作用。安全范围小，过量易致惊厥，小儿尤易发生。

洛贝林（lobeline，山梗菜碱）

本药通过刺激颈动脉体和主动脉体的化学感受器，反射性兴奋呼吸中枢。作用快、弱而短暂，仅维持数分钟。临床常用于新生儿窒息、小儿感染性疾病引起的呼吸衰竭及CO中毒。安全范围大，不易引起惊厥。剂量较大时，可兴奋迷走中枢而致心动过缓、传导阻滞、恶心、呕吐；过量时，可兴奋交感神经节及肾上腺髓质而致心动过速，甚至惊厥。

贝美格（bemegride，美解眠）

直接兴奋延髓呼吸中枢，作用迅速而短暂，安全范围较小。主要用于巴比妥类等中枢抑制药中毒的辅助解救药物。用量过大或静脉注射过快可致惊厥。

多沙普仑（doxapram）

作用机制、维持时间与尼可刹米相似，但作用强度和安全范围均较大，疗效优于其他呼吸兴奋药。临床用于麻醉药及中枢抑制药引起的呼吸抑制、慢性阻塞性肺疾患所发生的呼吸衰竭的辅助治疗。主要不良反应有心率加快、血压升高、恶心呕吐、呼吸困难，过量可致心律失常、震颤、精神错乱甚至惊厥。

第二节　促大脑功能恢复药

促大脑功能恢复药，又称改善脑代谢药，临床主要用于各种原因所致的儿童脑发育不全、老年人脑功能退化及颅脑损伤后遗症，如记忆与思维功能减退、意识障碍等。

吡拉西坦（piracetam，脑复康）

能直接作用于大脑皮质，促进大脑对氨基酸和磷脂的吸收，促进蛋白质的合成及对葡萄糖的利用，使ATP的合成增加；增加脑血流量，保护缺氧脑细胞免受损伤，提高记忆力。具有激活、保护、修复脑细胞的作用。临床用于阿尔茨海默病、脑动脉硬化、脑外伤等所致的记忆与思维功能减退等后遗症、药物及一氧化碳中毒所致的思维障碍，也用于治疗儿童智力低下。

胞磷胆碱（citicoline，胞二磷胆碱）

促进脑细胞内卵磷脂的生物合成，增加脑组织血流量，增加脑损伤部位对氧的摄入和利用，促进脑功能恢复和苏醒。临床用于急性颅脑外伤、脑手术后和脑梗死急性期的意识障碍。

甲氯芬酯（meclofenoxate，氯酯醒）

主要兴奋大脑皮层，能促进脑细胞的氧化还原代谢，增加葡萄糖的利用，调节细胞代谢，对处于抑制状态的中枢神经系统有兴奋作用。作用缓慢，需反复用药。临床用于颅脑外伤性昏迷、脑动脉硬化、酒精、新生儿缺氧症等所致的意识障碍、小儿遗尿症、阿尔茨海默病等。

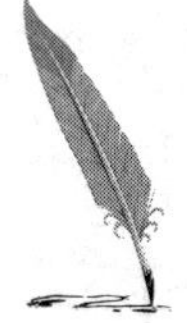

目标检测

一、最佳选择题（每题备选项中只有1个最佳答案）

1. 用于各种原因所致的中枢性呼吸抑制的急救药是（　　）

A. 咖啡因　B. 尼可刹米　C. 二甲弗林
D. 哌甲酯　E. 洛贝林

2. 中枢兴奋药过量使用出现的严重反应是（　　）

A. 血压骤升　B. 脑溢血　C. 心律失常
D. 惊厥　E. 肌颤

3. 抢救吗啡急性中毒引起的呼吸抑制，首选的中枢兴奋药是（　　）

A. 咖啡因　B. 二甲弗林　C. 尼可刹米
D. 哌甲酯　E. 洛贝林

4. 新生儿窒息首选（　　）

A. 洛贝林　B. 二甲弗林　C. 尼可刹米
D. 咖啡因　E. 哌甲酯

5. 患儿，男，8个月。入院见面色潮红、口唇樱桃红色，脉快，昏迷，问诊家人答用煤炉采暖，诊断为CO中毒，以下药物可首选的是（　　）

A. 尼可刹米　B. 贝美格　C. 二甲弗林
D. 洛贝林　E. 咖啡因

二、配伍选择题（每组若干题，每组题均对应同一组备选项，每题只有一个正确答案。每个备选项可重复选用，也可不选用）

[6~10]

A. 咖啡因　B. 尼可刹米　C. 洛贝林
D. 哌甲酯　E. 吡拉西坦

6. 可用于小儿遗尿症的药物是（　　）
7. 可缓解头痛的药物是（　　）
8. 镇静催眠中毒选用的呼吸兴奋药是（　　）
9. 解救CO中毒的药物是（　　）
10. 治疗阿尔茨海默病的药物是（　　）

三、多项选择题（每题的备选项中有2个或2个以上正确答案）

11. 对咖啡因的叙述正确的是（　　）

A. 小剂量作用部位在大脑皮质　B. 较大剂量可直接兴奋延髓呼吸中枢
C. 中毒剂量时可兴奋脊髓　D. 直接兴奋心脏，扩张外周血管
E. 收缩支气管平滑肌

12. 哌甲酯的临床应用有（　　）

A. 新生儿窒息　B. 肺性脑病　C. 儿童多动症
D. 小儿遗尿症　E. 轻度抑郁症

四、思考题

试述咖啡因的作用、临床应用及不良反应。

扫码“练一练”

（郭丽君）

扫码“学一学”

第十八章 抗高血压药

学习目标

知识要求

1. 掌握一线抗高血压药的作用机制、特点、应用和不良反应。
2. 熟悉抗高血压药的分类及各类代表药，抗高血压药的用药原则。
3. 了解其他类抗高血压药物的特点和应用。

技能要求

1. 学会抗高血压药的分类、作用和应用，能合理选用降压药物。
2. 具备对常见抗高血压药物用药咨询的能力。

高血压是临床最常见的慢性心血管疾病，患病率已高达23.3%。在未使用抗高血压药物的情况下，成人非同日3次测量血压，收缩压≥140mmHg和/或舒张压≥90mmHg即为高血压。绝大部分高血压的病因不明，称为原发性高血压或高血压病，尚无法根治；5%～10%的高血压继发于某些疾病，称为继发性高血压，如嗜铬细胞瘤、肾血管性高血压等，继发的高血压症状可被治愈或明显缓解。长期高血压是心脑血管疾病最主要的危险因素，其脑卒中、心肌梗死、心力衰竭及慢性肾脏病等主要并发症，致残、致死率高，严重危害人类健康。抗高血压药又称为降压药，合理使用降压药物，控制血压水平，可以有效减少心、脑、肾等并发症发生，提高生活质量，降低死亡风险。

第一节 抗高血压药物的分类

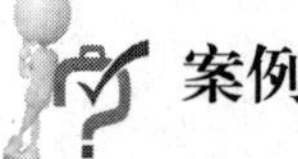

案例

患者，男，50岁，感觉头晕头痛2年，常在劳累或生气后头晕头痛加重，休息后则好转，近1个月加重。发病以来无心悸、气短和心前区痛，进食、睡眠可，大小便正常，体重无明显变化。既往体健，无高血压、糖尿病和心、肾、脑疾病史。吸烟25年，嗜酒，父亲有高血压病史。检查血压152/98mmHg，其余检查未见异常。诊断：高血压病，1级，高危组。

思考：对该患者可以采取什么治疗方案，首选药物有哪些？

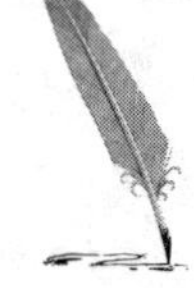

人体血压主要受到交感神经系统、肾素-血管紧张素-醛固酮系统和血容量的调节。降压药通过作用于其中一个或多个环节而发挥作用。抗高血压药种类繁多，根据药物作用的部位及机制可以分为五大类（表 18-1）。其中疗效确切，不良反应较轻，不易耐受，长期应用能保持疗效的一些药物临床上作为常用药物，又称为一线（或常用）降压药物，主要有利尿药、钙通道阻滞药、血管紧张素转换酶抑制剂、血管紧张素Ⅱ受体阻断药和β受体阻断药。其他药物作为二线用药，或用于治疗较重及特殊型的高血压，一些药物如神经节阻断药、去甲肾上腺素能神经末梢阻滞药等目前临床已基本不再使用。

考点提示： 抗高血压药物的分类及其代表药。

表 18-1　抗高血压药物的分类

类　别	代表药物
一、利尿药	
1. 噻嗪类等利尿药	氢氯噻嗪、氯噻酮、吲哒帕胺
2. 袢利尿药	呋塞米、布美他尼
3. 保钾利尿药	螺内酯、氨苯蝶啶
二、钙通道阻滞药	硝苯地平、尼群地平、氨氯地平
三、肾素-血管紧张素系统抑制药	
1. 血管紧张素转化酶抑制药	卡托普利、依那普利、贝那普利
2. 血管紧张素Ⅱ受体阻断药	氯沙坦、缬沙坦、替米沙坦
3. 肾素抑制药	阿利吉仑
四、交感神经抑制药	
1. 肾上腺素受体阻断药	
（1）α_1受体阻断药	哌唑嗪、特拉唑嗪、多沙唑嗪
（2）β受体阻断药	普萘洛尔、美托洛尔、阿替洛尔
（3）α、β受体阻断药	拉贝洛尔、卡维地洛
2. 中枢性降压药	可乐定、甲基多巴、莫索尼定
3. 神经节阻断药	樟磺咪芬、美加明
4. 去甲肾上腺素能神经末梢阻滞药	利血平、胍乙啶
五、血管扩张药	
1. 直接舒张血管药物	肼屈嗪、硝普钠
2. 钾通道开放药	二氮嗪、吡那地尔、米诺地尔
3. 其他	酮色林、波生坦、西氯他宁、乌拉地尔

第二节　常用抗高血压药

一、利尿药

利尿药不仅单用能降低血压，还能消除水钠潴留，增强其他药物的降压作用，为降血压的基础药物。根据其效能分为高、中、低效三类，详见第二十三章利尿药和脱水药。目前临床常用的是中效能的噻嗪类利尿药，代表药物氢氯噻嗪。利尿作用强的利尿药，其降压作用不一定更强，如呋塞米降压作用不如氢氯噻嗪，虽然其排钠利尿作用显著，但同时

会明显激活肾素-血管紧张素系统，长期降压作用不明显。

知识拓展

高血压发病的主要危险因素

1. 高钠、低钾膳食，钠盐摄入量与血压水平和高血压患病率呈正相关，而钾盐摄入量与血压水平呈负相关。

2. 超重和肥胖、身体脂肪含量与血压水平呈正相关。

3. 过量饮酒、吸烟。

4. 长期精神过度紧张。

5. 年龄、平均血压随着年龄增长而增高。

6. 高血压家族史、缺乏体力活动等。

氢氯噻嗪（hydrochlorothiazide）

考点提示：氢氯噻嗪、吲达帕胺的作用、应用和不良反应。

【药理作用】降压作用缓慢、温和、持久，无明显耐受，一般用药2~4周达到最大疗效。长期使用可降低心脑血管并发症的发生率和死亡率。用药早期通过利尿排钠降低血容量和心输出量，使血压下降；长期用药，利尿作用出现耐受，心输出量逐渐恢复正常，此时通过排Na^+使细胞内Na^+浓度降低，再通过Na^+-Ca^{2+}交换，使血管平滑肌细胞Ca^{2+}浓度降低，血管舒张而降压。此外，其降压作用还可能与直接舒张血管平滑肌及诱导前列腺素等扩血管物质生成有关。

【临床应用】可作为首选药单独用于轻度高血压，或与其他降压药联合应用治疗各类高血压，对老年性高血压、单纯性收缩期高血压和伴有心功能不全的患者效果较好。通常使用小剂量（6.25~12.5mg/d），尽量不用大剂量，以免出现严重不良反应，高血糖、高血脂和高尿酸血症患者不宜使用，效果不理想时可合用其他降压药。限制钠盐摄入可以增强其作用。

【不良反应及用药注意】长期使用可导致低血钾、低血钠、低血镁、高血糖、高血脂、高尿酸血症等。用药期间最好补钾40mmol/d，定期检查血电解质含量。糖尿病、痛风、肾功能低下患者慎用。

用于降压的其他利尿药，见表18-2。

表18-2 其他用于降压的利尿药

药物	作用特点	临床应用	不良反应及注意事项
吲达帕胺	利尿和钙拮抗双重作用，长效、强效，对血糖和血脂无明显影响	用于轻、中度高血压，伴有水肿、高脂血症者更适宜	长期应用可导致低血钾，严重肝、肾功能不全者慎用
呋塞米 布美他尼	高效能利尿药	高血压危象，有氮质血症的肾功能不全高血压患者	不良反应见第二十三章
螺内酯 氨苯蝶啶	低效能、保钾利尿药	醛固酮增加引起的高血压，与排钾利尿药合用	不良反应见第二十三章，服用钾盐或肾功能不全者禁用

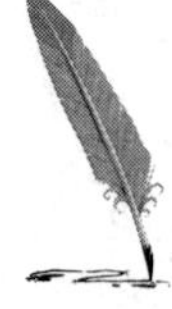

二、钙通道阻滞药

钙通道阻滞药（calcium channel blockers，CCB）又称为钙拮抗药，通过选择性阻断细胞膜 Ca^{2+}通道，抑制细胞外 Ca^{2+}内流，降低细胞内 Ca^{2+}浓度而发挥作用。利用其对血管平滑肌及心肌的抑制作用，临床上常治疗心绞痛、高血压、心律失常、脑血管疾病等。根据化学结构分为二氢吡啶类和非二氢吡啶类。二氢吡啶类药物如硝苯地平（nifedipine）、尼群地平（nitrendipine）、氨氯地平（amlodipine）、尼莫地平（nimodipine）等对血管平滑肌选择性强，可用于高血压及脑血管病的治疗；非二氢吡啶类如维拉帕米（verapamil）、地尔硫䓬（diltiazem）等对血管和心脏都有作用，主要用于治疗心绞痛和心律失常，也可用来降血压，但会引起心脏收缩和传导功能抑制。根据应用年代分为三代，第一代如硝苯地平、维拉帕米、地尔硫䓬等；第二代对血管选择性更高，如非洛地平（felodipine）、尼莫地平、尼卡地平（nicardipine）等；第三代如拉西地平（lacidipine）、氨氯地平等，具有长效的特点。

硝苯地平

考点提示：硝苯地平的作用、应用和不良反应。

【体内过程】口服易吸收，生物利用度约 65%，口服 10 分钟生效，1~2 小时达最大效应，维持 6~7 小时；舌下含服 2~3 分钟起效，20 分钟达最大效应；缓释片达峰时间持续 2.5~5 小时，作用维持 12 小时；控释片血药浓度保持平稳，作用维持 24 小时以上。主要由肝脏代谢，代谢产物及少量原形药物经肾排泄。

【药理作用】降压作用快而强，对各型高血压都有降压作用，但对正常血压无明显影响。其阻断血管平滑肌 L 型钙通道，使周围血管扩张，血压下降，也能解除冠脉痉挛，提高心肌对缺血的耐受性。降压时不引起水钠潴留，不减少心脑肾等重要器官的血供，对血糖、血脂无不良影响。但可引起反射性心率加快、心输出量增加、血浆肾素水平升高，合用 β 受体阻断药可抵消此反应而增强降压效果。

【临床应用】用于治疗轻、中、重度高血压，可单用或与其他药物联合使用。目前多用缓释或控释片剂。长期使用可逆转心肌肥厚、改善血管重构，降低脑卒中的风险。尤适用于低肾素型高血压，亦适用于伴有心绞痛、肾脏疾病、糖尿病、哮喘、高脂血症及恶性高血压患者。还用来治疗冠心病，尤其是冠脉痉挛引起的心绞痛。

【不良反应及用药注意】常见不良反应有心率加快、脸部潮红、头晕、头痛、踝部水肿、一过性低血压等。严重主动脉狭窄、低血压、肝肾功能不全者禁用。哺乳妇女应停药或停止哺乳。长期给药不宜骤停，以防出现反跳现象。

尼群地平

作用与硝苯地平相似，舒张血管和降压作用较强，维持时间长。反射性心率加快等不良反应较少。适用于各型高血压及冠心病。严重主动脉狭窄禁用，肝功能不全者慎用或减量使用。

氨氯地平

为长效钙通道阻滞药，口服吸收缓慢，半衰期约 30 小时。作用与硝苯地平相似，但血管选择作用更强，对心脏无明显影响。本药起效慢，作用持久，一日口服 1 次即可，不升高交感神经活性。用于治疗高血压及心绞痛。不良反应发生率较低，严重主动脉狭窄、低血压、肝肾功能不全者禁用。

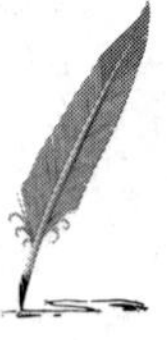

三、血管紧张素转化酶抑制药

肾素-血管紧张素系统-醛固酮系统（RAAS）在高血压的发病机制中具有重要意义。血管紧张素原在肾素的作用下水解成血管紧张素Ⅰ（AngⅠ），AngⅠ在血管紧张素Ⅰ转化酶（ACE）作用下转化为血管紧张素Ⅱ（AngⅡ）。AngⅡ受体有两种亚型，即AT_1受体和AT_2受体，分布在心肌、血管平滑肌和肾上腺上皮细胞。AT_1受体被AngⅡ激动后导致血管收缩、醛固酮分泌，引起血压升高。另外，AngⅡ还引起心血管重构，参与慢性心功能不全、高血压等疾病的病理生理过程，加速病情发展。AT_2受体的功能与之相反，具有扩张血管、利尿排钠和促进细胞凋亡等作用。ACE还可降解组织内缓激肽，缓激肽具有扩张血管、促进前列腺素生成的作用。

血管紧张素转化酶抑制药（angiotensin converting enzyme inhibitors，ACEI）能抑制ACE的活性，减少AngⅡ生成及醛固酮分泌，抑制缓激肽的降解，扩张血管，降低血压。

卡托普利（captopril）

考点提示：卡托普利的作用、应用和不良反应。

【体内过程】口服吸收快，生物利用度75%，口服后15~30分钟起效，1~1.5小时达高峰，作用维持6~8小时。部分在肝脏代谢，代谢产物及药物原形主要由肾脏排泄。

【药理作用】具有轻至中等强度的降压作用。降压机制与竞争性抑制ACE有关。ACE抑制后AngⅡ的生成减少，血管扩张，醛固酮分泌减少，尿量增多，血容量减少，使血压下降；同时缓激肽降解减少，增强缓激肽介导的NO和PGI_2的扩血管作用。其降压作用迅速；降压谱广，除低肾素型和原发性醛固酮增多症外，对其他类型的高血压都有效，对正常肾素型及高肾素型高血压效果更佳；长期使用能逆转心室与血管重构；能改善心功能及肾血流量，不导致水钠潴留；可增强胰岛素敏感性，不引起电解质紊乱和脂质代谢改变；副作用小，不加快心率，无直立位低血压等。

【临床应用】适用于各型高血压。单独使用约60%~70%的患者可将血压维持在理想水平，加用利尿药则可达95%。尤其适用于高肾素型高血压，以及伴有糖尿病、左室肥厚、心力衰竭、急性心肌梗死后的高血压患者。与利尿药及β受体阻断药合用于重型或顽固性高血压疗效较好。

高血压的生活方式干预

对于高血压风险分层为低危或中危的初诊患者，可先不用药物治疗，而采取生活方式干预措施：低盐饮食（每日钠盐摄入少于6g）、控制体重、禁烟限酒、体育运动、保持心理平衡等，并监测血压及其他危险因素1~3个月，若血压未能控制即开始药物治疗。

【不良反应及用药注意】

1. 刺激性干咳 为最常见的不良反应，发生率约5%~20%，可能与缓激肽聚集有关。常在开始用药几周内出现，一般停药后4天内消失。症状较轻者可坚持服药，不能耐受者可改用血管紧张素Ⅱ受体阻断药。

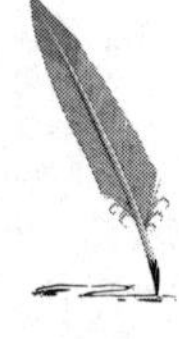

2. 皮疹 常发生于治疗4周内，呈斑丘疹或荨麻疹，减量、停药或给抗组胺药后消失，可伴有瘙痒和发热。

3. 低血压 多出现于开始剂量过大时，宜从小剂量开始使用。

4. 其他 有血管神经性水肿、高血钾、味觉迟钝、蛋白尿、中性粒细胞减少等。肾功能不全时宜适当延长给药间隔，并定期检查血象和尿常规；补钾或合用保钾利尿药时应监测血钾浓度；妊娠期妇女、双侧肾动脉狭窄者禁用。

依那普利（enalapril）

口服吸收较好，不受食物影响，降压机制与卡托普利相似。其在肝脏酯酶的作用下水解为依那普利拉，对ACE的抑制作用比卡托普利强10倍，降压作用强而持久，为长效ACEI，一次用药降压作用可维持24小时，可一日给药1次。不良反应较少。

其他ACEI类药物如贝那普利（benazepril）、雷米普利（ramipril）、培哚普利（perindopril）、赖诺普利（lisinopril）、西拉普利（cilazapril）、福辛普利（fosinopril）等，和依那普利一样，属于长效ACEI，一日只需口服1次，具有高效低毒的特点。

四、血管紧张素Ⅱ受体阻断药

血管紧张素Ⅱ受体阻断药（angiotesinⅡ receptor blockers，ARB）可以选择性阻断AT_1受体而拮抗AngⅡ的心血管效应，并能逆转肥大的心肌细胞。与ACEI相比，ARB选择性高，对AngⅡ效应拮抗更完全，而没有ACEI的咳嗽、血管神经性水肿等不良反应。

氯沙坦（losartan）

【体内过程】口服吸收好，生物利用度约33%。本身的$t_{1/2}$只有2小时，但降压作用可持续24小时，因其在肝脏转化的活性代谢产物$t_{1/2}$为6~9小时。氯沙坦及其代谢产物只有很少部分从肾脏排泄，大部分经胆汁排泄。

【药理作用】氯沙坦及其代谢产物选择性阻断AngⅡ的AT_1型受体，抑制AT_1受体激动介导的血管收缩、水钠潴留、心血管细胞增生而发挥降低血压、阻止和逆转心室和血管重构作用。氯沙坦对AT_1受体的阻断为竞争性抑制，但其代谢产物对AT_1受体的作用却是非竞争性抑制，故降压作用强而持久。

【临床应用】可用于各种类型的高血压，用药后3~6天可达到最大效果，单独使用3~6周若效果不理想，可加用利尿药。因其不影响缓激肽降解，无刺激性干咳，主要用于不能耐受ACEI者。也可替代ACEI用于慢性心功能不全。

【不良反应及用药注意】不良反应较ACEI少，可引起低血压、肾功能障碍、高血钾等，偶见胃肠不适、头痛、头昏。肝功能不全者宜减量，妊娠期、哺乳期、肾动脉狭窄者禁用。

其他AT_1受体阻断药还有缬沙坦（valsartan）、厄贝沙坦（irbesartan）、替米沙坦（telmisartan）、坎地沙坦（candesartan）和奥美沙坦（olmesartan）等。作用和应用类似于氯沙坦。

五、β受体阻断药

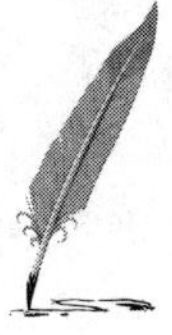

β受体阻断药广泛用于各种程度的高血压，其种类繁多，降压机制、临床应用和不良

反应均相似。主要区别在于对 β_1 选择性、内在拟交感活性、生物利用度、消除速率等。非选择性 β 受体阻断药如普萘洛尔（propranolol）、噻吗洛尔（timolol）等在阻断心肌 β_1 受体同时还阻断支气管平滑肌 β_2 受体，可诱发或加重支气管哮喘；选择性 β_1 受体阻断药如阿替洛尔（atenolol）、美托洛尔（metoprolol）等对 β_2 受体作用弱或几无阻断作用，对支气管影响小。此外，还有 α、β 受体阻断药拉贝洛尔（labetalol）、卡维地洛（carvedilol）、阿罗洛尔（arotinolol）等。

知识链接

降压药物的合理应用原则

应用药物治疗高血压的目的不仅是控制血压，更重要的是改善靶器官损害，减少并发症和病死率。合理应用原则：①小剂量。高血压需终身治疗，初始治疗时通常应采用较小的有效治疗剂量，并根据需要，逐步增加剂量。②平稳降压。尽可能使用长效制剂，减少血压波动带来的损伤。③联合用药。不同作用机制的药物联用可起协同作用，减少用量，抵消不良反应，一线降压药中任何两类联用都是可行的。④个体化用药。根据患者具体情况和耐受性及个人意愿或长期承受能力，选择适合患者的药物。⑤注意保护心、脑、肾、动脉等靶器官，对靶器官保护作用比较好的有 ACEI、ARB、长效 CCB 等。

普萘洛尔

考点提示：普萘洛尔的作用、应用和不良反应。

【体内过程】口服吸收完全，首关消除明显，生物利用度约 25%，且个体差异大。主要在肝脏代谢，代谢产物由肾脏排泄，实际 $t_{1/2}$ 约 4 小时，但降压作用持续时间较长，一日只需用药 1～2 次亦能有效控制血压。

【药理作用】降压作用温和、缓慢、持久。通常口服 1～2 周后才起效，但不引起体位性低血压和水钠潴留，长期应用不易产生耐受性。其主要降压机制有：①阻断心肌 β_1 受体，抑制心肌收缩力和减慢心率，减少心输出量。②阻断球旁细胞 β_1 受体，降低血浆肾素活性，随后降低 AngⅡ水平。③阻断中枢 β 受体，降低外周交感张力。④阻断交感神经末梢突触前膜 β_2 受体，抑制其正反馈作用，减少去甲肾上腺素释放。⑤增加前列环素合成。

【临床应用】用于各型高血压，可作为首选药单独用于轻度高血压病，也可与其他抗高血压药合用于中、重度高血压。对高心输出量及高肾素型高血压疗效较好，尤适用于合并心绞痛、心动过速或脑血管疾病的患者。与利尿药合用可拮抗后者升高肾素活性作用，与钙通道阻滞药、扩血管药合用可拮抗这些药物引起的心率加快。

【不良反应及用药注意】可引起眩晕、神志模糊、精神抑郁、乏力、心率过缓、诱发支气管哮喘等不良反应。其用量个体差异大，宜从小剂量开始，逐渐增量；用药期间注意监测心率、血压、心电图等；长期用药不能突然停药或漏服，以免出现反跳现象，必须逐渐减量停药（约 10～14 天）。外周血管痉挛性疾病、糖尿病、肺气肿、甲状腺功能低下、肝功能不全者慎用；支气管哮喘、严重心功能不全、心动过缓和重度房室传导阻滞者禁用。

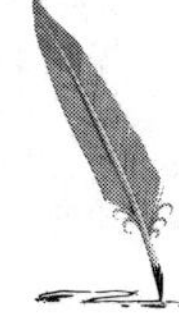

阿替洛尔和美托洛尔

对心脏β_1受体有较高选择性，对外周血管和支气管平滑肌β_2受体作用小，对伴有阻塞性肺疾病的患者有利。口服用于治疗各种程度高血压，降压作用维持时间比普萘洛尔长，一天用药1次。但较大剂量时对支气管平滑肌β_2受体也有作用，故支气管哮喘患者慎用。

卡维地洛

卡维地洛为β_1、β_2、α_1受体阻断药，对α_1受体作用明显低于β_1受体，较高浓度是钙通道阻滞药。口服首关效应明显，生物利用度22%，药效可维持24小时。降压作用主要为外周血管阻力降低所致，对心输出量及心率影响较小。用于治疗轻、中度高血压或伴有肾功能不全、糖尿病的患者。不良反应少。

拉贝洛尔和阿罗洛尔

为α、β受体阻断药。对β受体作用比对α受体的作用强。拉贝洛尔用于轻度至重度高血压和心绞痛，静脉滴注可用于高血压危象。阿罗洛尔用于轻度至中度高血压、心绞痛及快速型心率失常，其0.5%溶液可用于青光眼。

第三节　其他抗高血压药

一、α_1受体阻断药

哌唑嗪（prazosin）

考点提示：哌唑嗪的作用、应用和不良反应。

【体内过程】口服易吸收，首关消除明显，生物利用度60%。主要由肝脏代谢，绝大部分随胆汁排出。$t_{1/2}$为2~3小时，降压作用可维持6~10小时。

【药理作用】选择性阻断血管平滑肌α_1受体，舒张小动脉以及小静脉，降低外周阻力，减少回心血量，发挥中等偏强的降压作用。降压时不引起反射性心率加快，长期使用不增加肾素分泌，且对心输出量、肾血流量和肾小球滤过率无明显影响。长期使用还可以降低血浆三酰甘油、低密度脂蛋白、极低密度脂蛋白、总胆固醇和血糖，升高高密度脂蛋白。尚能松弛尿道平滑肌，可改善排尿困难。

【临床应用】用于轻、中、重度高血压病及肾性高血压，尤适用于伴肾功能不全、高脂血症、前列腺增生的高血压患者。对重度高血压患者，常与利尿药、β受体阻断药合用。另外单独长期使用易导致水钠潴留而降低疗效，故较少单独使用。

【不良反应及用药注意】“首剂现象”为主要不良反应，表现为首次用药后出现严重的直立性低血压，晕厥、心悸等。首剂0.5mg睡前服用可避免其发生。其他反应眩晕、头痛、口干、嗜睡、尿频等，无须停药，常在连续用药中自行消失。严重心脏病、有精神病史者慎用，严重肝脏疾病者、过敏患者禁用。

特拉唑嗪（terazosin）、多沙唑嗪（doxazosin）亦为选择性α_1受体阻断药，作用和应用同哌唑嗪，但半衰期长，每日给药1次即可。

二、中枢性降压药

中枢性降压药包括可乐定（clonidine）、甲基多巴（methyldopa）、莫索尼定

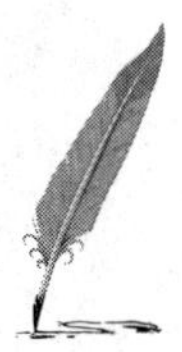

(moxonidine)、利美尼定（rilmenidine）等，通过激动脑干抑制性神经元 α_2受体和 I_1-咪唑啉受体，降低外周交感神经张力，使血管扩张，血压下降。

可乐定

【体内过程】 口服易吸收，生物利用度约 75%，易透过血-脑屏障，30 分钟起效，持续时间 6~8 小时。约 50% 由肝脏代谢，其余以原形从肾脏排泄，$t_{1/2}$约 5.2~13 小时。

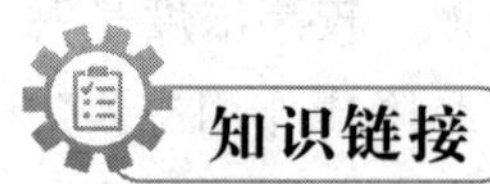

高血压日

"世界高血压日"：为宣传防治高血压的重要性，国际高血压联盟于 2005 年发起，将每年的 5 月 17 日定为世界高血压日，旨在提高高血压防治知识的知晓度。

"全国高血压日"：为提高广大群众对高血压危害的认识，动员全社会参与高血压的预防和控制工作，我国决定自 1998 年起，将每年的 10 月 8 日定为"全国高血压日"，其目标是提高高血压的知晓率、服药率、控制率。

【药理作用】 具有中等偏强的降压作用。机制为兴奋延髓孤束核次一级神经元突触后膜上 α_2受体和嘴端腹外侧核区 I_1-咪唑啉受体，抑制交感中枢的传出冲动，使外周交感张力下降，扩张血管而产生降压作用。同时还具有镇静、镇痛及抑制胃肠蠕动和分泌的作用。

【临床应用】 用于一线降压药不能控制的中、重度高血压，与利尿药有协同作用。尤其适用于伴消化性溃疡的高血压患者。也可用于预防偏头痛和阿片类镇痛药的脱瘾治疗。25% 滴眼液用于开角型青光眼的治疗。

【不良反应及用药注意】 常见不良反应有口干、乏力、便秘、嗜睡，以及抑郁、眩晕、腮腺肿痛、心动过缓、低血压、食欲下降、阳痿等。久用可致水钠潴留，常与利尿药合用。长期使用后突然停药可产生反跳现象，出现心悸、头痛、震颤、出汗、血压突然升高等表现。出现反跳现象时可恢复使用可乐定，严重时可用酚妥拉明或硝普钠。用药期间注意监测血压和心率。精神处于抑制状态者、高空作业者和机动车驾驶员不宜使用。

莫索尼定

为第二代中枢降压药，选择性激动 I_1-咪唑啉受体，对 α_2受体作用弱。降压作用比可乐定略弱，适用于轻、中度高血压的治疗，长期使用能逆转左室心肌肥厚。不良反应也少，不减慢心率，无明显中枢镇静作用，也无直立性低血压和停药反跳现象。

三、神经节阻断药

包括樟磺咪芬（trimethaphan）和美卡拉明（mecamylamine）等，本类药物通过阻断神经节的 N_1受体引起动静脉扩张，降压作用显著、迅速。但同时抑制副交感神经，且降压过强过快易致直立性低血压，不良反应较多，所以目前仅用于其他药物无效的重度高血压或高血压危象。

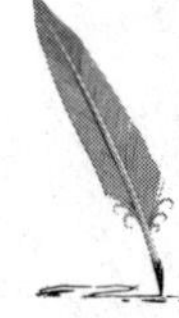

四、去甲肾上腺素能神经末梢阻断药

包括利血平（reserpine）、胍乙啶（guanethidine）以及倍他尼定（betanidine）、胍那决

尔（guanadrel）等，本类药物主要通过抑制儿茶酚胺类递质的储存及释放而产生降压作用。因要等去甲肾上腺素能神经末梢递质耗竭后方显降压效应，故降压作用起效缓慢。利血平因不良反应较多，常与其他药物组成复方制剂，治疗轻、中度高血压。胍乙啶等仅用于其他抗高血压药不能控制的重度高血压。

五、血管扩张药

（一）直接舒张血管药物

肼屈嗪（hydralazine，肼苯哒嗪）

直接松弛小动脉血管平滑肌，降低外周阻力而使血压下降。对静脉无明显舒张作用，不引起直立性低血压，但引起反射性心率加快，肾素活性增强，导致水钠潴留，可合用β受体阻断药来消除。降压作用快而强，适用于中、重度高血压，常与其他降压药合用。老年人或伴有冠心病的高血压患者慎用，以免诱发或加重心绞痛。长期大量应用可导致红斑狼疮综合征，因此每日用量不宜超过200mg。

硝普钠（sodium nitroprusside）

口服不吸收，静脉滴入1~2分钟起效，停药后作用只维持不到5分钟。该药在血管平滑肌代谢释放NO，产生迅速而强大的扩血管作用。其对小动脉、小静脉均有扩张作用，能降低外周阻力，减少回心血量，降低左室充盈压。降压时不减少冠脉和肾血流量。为高血压危象的首选药。也可用于麻醉时控制性降压和难治性心功能不全。因过度降压，用药过程中可出现恶心、出汗、不安、头痛、心悸等，长期使用引起血浆氰化物蓄积而中毒，可用硫代硫酸钠防治。该药化学性质不稳定，应避光贮存与使用，配制时间超过4小时的溶液不宜使用。肝肾功能不全、甲状腺功能减退、严重贫血、孕妇禁用。

（二）钾通道开放药

米诺地尔（minoxidil）

为强血管扩张药，主要通过开放ATP敏感的钾通道，促进钾外流，使血管平滑肌细胞膜超极化，电压依赖性钙通道难以激活，阻止钙内流，而使血管平滑肌松弛，血压下降。口服易吸收，降压作用强而持久，一次用药降压时间可维持24小时。降压时反射性兴奋交感神经，使心率加快，肾素活性升高，水钠潴留。临床主要用于重度高血压、肾性高血压。很少单独使用，与利尿药或β受体阻断药合用可抵消其水钠潴留、心率加快的作用。

二氮嗪（diazoxide）

作用机制与米诺地尔相同，常静脉注射给药，主要用于高血压危象和高血压脑病，也可用于幼儿特发性低血糖或胰岛细胞瘤引起的严重低血糖。

（三）其他

除以上种类药物外，尚有一些新型的降压药物，目前临床使用相对较少。如前列腺素合成促进药西氯他宁（cicletamine），能增加前列腺素合成，降低细胞内钙浓度，扩张血管而降压；5-HT受体阻滞药酮色林（ketanserin）通过阻断5-HT_{2A}受体和轻度阻断α_1受体，抑制血管收缩而降压；直接肾素抑制剂阿利吉仑（aliskiren）直接降低肾素活性，减少AngⅡ和醛固酮的生成，为口服长效的新一代降压药物；内皮素受体拮抗剂波生坦（bosentan）可降低肺和全身血管阻力，可治疗原发性肺高压患者的肺动脉高压，或者硬皮病引起的肺动脉高压。

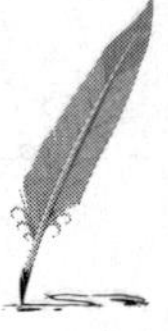

目标检测

一、最佳选择题（每题的备选项中，只有1个最佳答案）

1. 卡托普利的主要降压机制是（　　）
   A. 抑制血管紧张素转化酶　B. 扩张血管
   C. 抑制缓激肽的水解　D. 抑制醛固酮的释放
   E. 阻断血管α受体
2. 易引起顽固性干咳的抗高血压药是（　　）
   A. 普萘洛尔　B. 卡托普利　C. 氯沙坦
   D. 氨氯地平　E. 米诺地尔
3. 为避免哌唑嗪“首剂现象”，可采取的措施为（　　）
   A. 空腹服用　B. 低钠饮食　C. 小剂量睡前服用
   D. 舌下含用　E. 首剂加倍
4. 高血压危象宜选用（　　）
   A. 利血平　B. 哌唑嗪　C. 硝普钠
   D. 硝苯地平　E. 氢氯噻嗪
5. 高血压伴痛风者不宜用（　　）
   A. 氯沙坦　B. 依那普利　C. 硝苯地平
   D. 氢氯噻嗪　E. 哌唑嗪
6. 长期应用氢氯噻嗪降低血压的作用机制主要是（　　）
   A. 抑制醛固酮分泌
   B. 排钠，使细胞内 Na^+减少
   C. 降低血浆肾素活性
   D. 排钠利尿，造成体内 Na^+和水的负平衡，使细胞外液和血容量减少
   E. 阻断醛固酮受体
7. 高血压伴有下列哪种疾病可选用普萘洛尔治疗（　　）
   A. 支气管哮喘　B. 房室传导阻滞　C. 心绞痛
   D. 心动过缓　E. 糖尿病
8. 不属于抗高血压药物的是（　　）
   A. 钙通道阻滞药　B. α受体激动药　C. 血管紧张素转化酶抑制药
   D. α、β受体阻断药　E. 神经节阻断药
9. 普萘洛尔降压机制不包括（　　）
   A. 抑制肾素分泌　B. 抑制去甲肾上腺素释放
   C. 减少前列腺素的合成　D. 减少心输出量
   E. 中枢性降压
10. 关于血管紧张素转化酶抑制剂的特点，错误的是（　　）
    A. 用于各型高血压，不伴有反射性心率加快

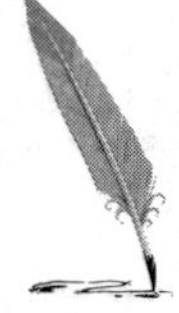

B. 防止和逆转血管壁增厚和心肌肥厚

C. 降低糖尿病、肾病等患者肾小球损伤的可能性

D. 降低血钾

E. 久用不易引起脂质代谢障碍

二、配伍选择题（每题备选项在前，试题在后。每组若干题。每组题均对应同一组备选项，每题只有一个正确答案。每个备选项可重复选用，也可不选用）

[11~12]

A. 普萘洛尔　B. 硝苯地平　C. 肼屈嗪

D. 卡托普利　E. 氢氯噻嗪

11. 具有治疗轻度或中度原发性或高肾素型高血压的药物是（　）

12. 通过降低血管壁细胞内 Na^+含量，使细胞内 Ca^{2+}减少的药物是（　）

[13~16]

A. 硝普钠　B. 肼屈嗪　C. 哌唑嗪

D. 可乐定　E. 普萘洛尔

13. 阻断 β 受体，使心肌收缩力减弱的抗高血压药物是（　）

14. 主要对小动脉平滑肌有直接松弛作用的药物（　）

15. 对小动脉和小静脉平滑肌都有直接松弛作用的药物（　）

16. 激动 α_2 受体的中枢性抗高血压药（　）

[17~20]

A. 哌唑嗪　B. 二氮嗪　C. 可乐定

D. 利血平　E. 硝普钠

17. 通过激活钾通道，促进钾离子外流，使血管平滑肌舒张而降压（　）

18. 选择性阻断突触后膜 α_1 受体而降压（　）

19. 抗肾上腺素能神经递质而降压（　）

20. 激动咪唑啉受体，降低交感神经张力而降压（　）

三、多项选择题（每题的备选项中有 2 个或 2 个以上正确答案）

21. 血管紧张素转化酶抑制剂（　）

A. 有血管扩张作用

B. 有利尿作用

C. 减少醛固酮分泌

D. 可防止和逆转慢性心功能不全的左室肥厚

E. 不良反应有低血压、干咳

22. 对硝苯地平的正确描述包括（　）

A. 可使血浆肾素活性增高　B. 禁用于心源性休克

C. 降压时伴心率加快　D. 显著舒张静脉，减轻心脏前负荷

E. 舒张静脉作用大于舒张动脉作用

23. 高血压合并支气管哮喘者可选用的治疗药物包括（　）

A. 卡托普利　B. 氢氯噻嗪　C. 拉贝洛尔

D. 利血平　E. 普萘洛尔

扫码"练一练"

四、思考题

1. 简述常用抗高血压药物的种类，各举一个代表药物，并说明其作用机制。

2. 处方分析

患者，女，50岁，诊断为高血压病，1级，高危组。医生开具如下处方，请分析是否合理？

Rp.

左旋氨氯地平片　2. 5mg×14

Sig.　2. 5mg　q. d.

（尹龙武）

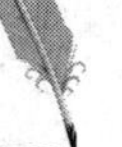

扫码“学一学”

第十九章

抗心绞痛药

学习目标

知识要求

1. 掌握硝酸甘油、普萘洛尔、硝苯地平的抗心绞痛应用和注意事项。
2. 熟悉常用抗心绞痛药物的作用机制。
3. 了解其他抗心绞痛药物的特点和临床应用。

技能要求

1. 学会分析、解释抗心绞痛药物处方的合理性。
2. 具备对常用抗心绞痛药的用药咨询服务能力。

心绞痛是由于冠状动脉供血不足引起的心肌急性、暂时的缺血缺氧的综合征。典型表现是胸骨后及心前区阵发性压榨性疼痛或闷痛，有窒息感，疼痛可向下颌、左肩及左上肢放射。最常见的病因是冠状动脉粥样硬化性心脏病。主要发病机制是心肌供氧与耗氧平衡失调，即心肌供氧量减少或心肌耗氧量增加，导致心肌内乳酸、缓激肽、5-羟色胺、组胺等代谢产物堆积过多，刺激心脏交感神经的传入纤维末梢，引起疼痛。

心绞痛分三种类型：①劳累型心绞痛，在冠状动脉狭窄的基础上，因劳累或情绪激动，使心肌耗氧量增加、供血减少而诱发心绞痛，经休息或含服硝酸甘油可缓解。又分为初发型心绞痛、稳定型心绞痛和恶化型心绞痛；②自发型心绞痛，是由于冠状动脉痉挛使心肌供氧明显减少所致，与心肌耗氧量增加无关，常在安静状态或睡眠休息时发生，疼痛的特点是持续时间较长、程度较重、不易被硝酸甘油所缓解；③混合型心绞痛，为劳累型心绞痛和自发型心绞痛混合出现，是在冠状动脉狭窄的基础上，同时出现短暂的再损伤所致。目前临床上根据心绞痛的发作特点及机制，又将心绞痛分为稳定型心绞痛、不稳定型心绞痛（包括初发型、恶化型和自发型心绞痛）和变异型心绞痛。

心脏的供氧主要取决于冠状动脉血流量，血流量影响因素有冠状动脉灌注阻力、灌注压、侧支循环及灌注时间等。心脏耗氧的主要影响因素是心肌收缩力、心室壁张力和心率。心绞痛的药物治疗通过降低心肌耗氧量、增加心肌供氧量以恢复心肌氧供需平衡达到治疗目的。常用抗心绞痛药物有硝酸酯类、β受体阻断药和钙离子通道阻滞药。此外，新型扩血管药、溶栓药、抗血小板药和抗凝血药也有助于心绞痛的治疗。

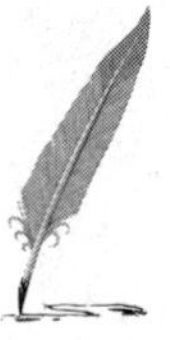

第一节　硝酸酯类

案例

患者，男，65岁，心前区疼痛近1年，疼痛常在活动时出现，休息后缓解。本次爬楼梯时心前区疼痛时间明显延长，就诊后诊断为冠心病、稳定型心绞痛。给予硝酸甘油含服后缓解。

思考：①患者使用硝酸甘油后疼痛缓解的机制？②硝酸甘油为什么含服，有什么应用注意事项？

本类药物有硝酸甘油（nitroglycerin）、硝酸异山梨酯（isosorbide dinitrate）、单硝酸异山梨酯（isosorbide mononitrate）等，其中硝酸甘油起效快，疗效确切，使用方便，目前仍是抗心绞痛最为常用药物。

硝酸甘油

考点提示：硝酸甘油的用法、作用机制、应用及不良反应。

【体内过程】硝酸甘油脂溶性高，口服吸收良好，但首关消除明显，生物利用度仅为8%，故不宜口服给药。舌下含服经口腔黏膜吸收迅速完全，可避开首关消除，1~2分钟起效，3~10分钟作用达高峰，作用持续10~30分钟。经皮给药吸收缓慢，30~60分钟起效，持续时间较长，主要用于预防心绞痛。

【药理作用】硝酸甘油基本作用是松弛平滑肌，对血管平滑肌的松弛作用明显。作用机制与硝酸甘油释放NO有关，NO激活鸟苷酸环化酶，细胞内环鸟苷酸（cGMP）水平升高，减少Ca^{2+}内流和胞内肌浆网Ca^{2+}释放，使肌球蛋白轻链去磷酸化，引起血管平滑肌松弛，扩张血管。小剂量明显扩张静脉血管，稍大剂量扩张较大外周动脉血管和冠状动脉，较大剂量可扩张小动脉，对微血管扩张作用较弱。

1. 降低心肌耗氧量　硝酸甘油扩张静脉血管，减少回心血量，减轻心脏前负荷，使心脏容积缩小，心室壁张力下降，从而降低心肌耗氧量；扩张较大外周动脉血管，减轻心脏后负荷，左室内压减小，心室壁张力下降，从而降低心肌耗氧量。这是硝酸甘油发挥抗心绞痛作用的主要原因。

2. 增加缺血区血流量　心绞痛发作时，缺血区的阻力血管因缺血缺氧及酸性代谢产物堆积呈扩张状态，硝酸甘油选择性扩张冠脉较大输送血管及侧支血管，对非缺血区的阻力血管扩张作用较弱，阻力较大，迫使血液从非缺血区流向缺血区，从而增加缺血区的血流量（图19-1）。此外，硝酸甘油扩张静脉血管，减少回心血量、心室容积减小，心室舒张末期压力降低，使血液从心外膜流向缺血区心内膜，从而增加心内膜缺血区的血流量。

3. 保护缺血的心肌细胞　硝酸甘油释放的NO能促进内源性PGI_2、降钙素基因相关肽等物质的生成与释放，对缺血心肌有直接保护作用，减轻缺血损伤。

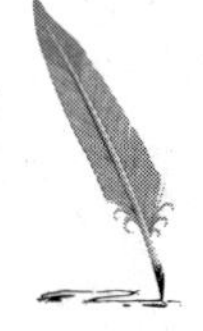

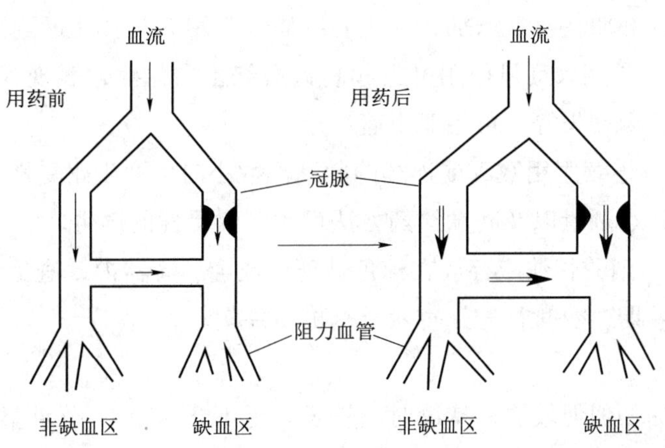

图 19-1 硝酸甘油对冠脉动脉血流分布影响的示意图

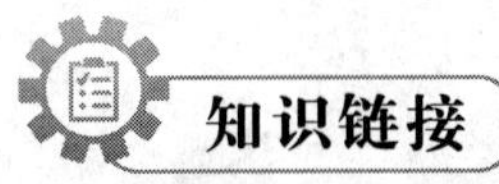

诺贝尔与硝酸甘油

1847 年苏布雷罗发明了硝酸甘油，但硝酸甘油很容易发生爆炸，人们把硝酸甘油视为禁区。诺贝尔却看到了商机，把硝酸甘油做成了可控的炸药，使他成了“欧洲最富有的人”。后来有炸药厂工人在家猝死，原来这些工人患有冠心病，但平时吸入了硝酸甘油尘粒而未发病，反而在家里休息时，没能及时吸入而致死。这一惊人发现使硝酸甘油从兵工厂走进了制药厂。1893 年诺贝尔患心绞痛，医生建议他服用硝酸甘油，诺贝尔始终没有听从，于 1896 年因心脏病发逝世。1895 年他立下遗嘱建立诺贝尔基金。1998 年诺贝尔医学奖授予了佛契哥特、伊格纳罗及穆拉德三位医学家，因为他们发现了硝酸甘油在体内产生 NO 治疗心绞痛的原理。

【临床应用】

1. 治疗各型心绞痛 硝酸甘油用于缓解各种类型心绞痛急性发作和预防心绞痛发生。舌下含服可迅速控制心绞痛症状，5 分钟后重复含服，直到疼痛缓解，如连续含服 3 次症状无缓解，应及时就医。控释口含片或缓释透膜制剂可持续释放硝酸甘油，维持有效血药浓度，明显延长抗心绞痛的作用时间，用于预防心绞痛发生。

2. 急性心肌梗死 硝酸甘油静脉给药，扩张血管，减轻心脏前、后负荷，降低心肌耗氧量，增加缺血区的血流量，同时抑制血小板聚集和黏附，防止血栓形成，缩小心肌梗死面积。

3. 急、慢性心功能不全 硝酸甘油扩张外周静脉血管和动脉血管，减轻心脏前、后负荷，可辅助治疗急、慢性心功能不全。

【不良反应及用药注意】

1. 一般不良反应 与扩张血管作用有关。如面颊部血管扩张引起皮肤潮红；颅内血管扩张引起搏动性头痛或颅内压升高，故活动性颅内出血、颅脑外伤患者禁用；眼内血管扩张可升高眼内压，故青光眼患者禁用。严重者出现体位性低血压或晕厥，嘱患者取坐位或半卧位含服，不宜站立服药。

2. 注意事项 I 剂量过大时，使血压过度下降，反射性兴奋交感神经，心率加快，心

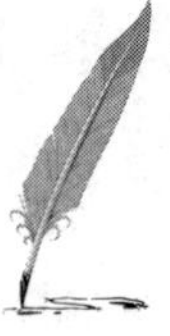

肌收缩力增强，导致心肌耗氧量增加，加重心绞痛，合用β受体阻断药可纠正。

3. 注意事项Ⅱ 长期大剂量使用可引起高铁血红蛋白血症，表现为呕吐，口唇和指甲发绀，呼吸困难，意识丧失等，可用亚甲蓝治疗。

4. 注意事项Ⅲ 连续服用数天或连续静脉滴注数小时可产生耐受性，疗效减弱或消失，采用减少用药次数、小剂量以及间歇给药方法可预防耐受性的产生。

5. 注意事项Ⅳ 硝酸甘油应存放在棕色玻璃瓶或金属容器内，避免潮热、光照而失效。注意检查药物的有效期，及时补充，每六个月更换一次。

硝酸异山梨酯

作用与硝酸甘油相似但较弱，持续时间较长。舌下含服2~5分钟显效，用于心绞痛急性发作。口服后30分钟显效，作用时间持续2~4小时，属长效硝酸酯类药物，用于预防心绞痛发作。硝酸异山梨酯缓释片作用持续20小时，主要用于预防心绞痛发作。

单硝酸异山梨酯

考点提示：单硝酸异山梨酯的临床应用。

与硝酸异山梨酯相似，口服吸收迅速，作用持续8小时。主要用于冠心病的长期治疗、预防心绞痛发作及心肌梗死后的治疗。

第二节 β受体阻断药

临床上用于抗心绞痛的β受体阻断药有普萘洛尔、吲哚洛尔、美托洛尔、阿替洛尔、醋丁洛尔、索他洛尔等。β受体阻断药降低心肌耗氧量、改善缺血区心肌供血和心肌代谢，使患者心绞痛发作次数减少，运动耐量增加，是一线防治心绞痛的药物。

普萘洛尔

考点提示：β受体阻断药抗心绞痛的作用及机制。

【药理作用】

1. 降低心肌耗氧量 通过阻断心脏β_1受体，使心率减慢，心肌收缩力减弱，心肌耗氧量减少。但因抑制心肌收缩力可能增加心室容积、心脏射血时间延长，导致心肌耗氧增加，但总效应仍是心肌耗氧量降低。

2. 改善缺血区心肌供血 阻断冠状动脉β_2受体，使非缺血区冠脉阻力增高，促使血液流向血管已代偿性扩张的缺血区。其次，心率减慢，心室舒张期相对延长，冠脉灌注时间延长，有利于血液从心外膜流向易缺血的心内膜。

3. 改善心肌代谢 阻断β受体可抑制脂肪分解酶活性，降低心肌游离脂肪酸含量，减少脂肪酸氧化代谢对氧的消耗量；同时减少缺血区心肌对葡萄糖的摄取和利用，改进糖代谢，减少心肌耗氧量；减轻心肌因缺血所致的K^+外流，有利于保护缺血区心肌细胞。

【临床应用】适用于对硝酸酯类不敏感或疗效较差的稳定型心绞痛，对伴有高血压及窦性心动过速患者尤为适宜，可减少心绞痛发作的次数，提高运动耐量。连续用药无耐受现象，用于预防心绞痛发作。用于心肌梗死可缩小心肌梗死范围，降低心肌梗死的死亡率。因阻断β_2受体，有收缩冠脉血管的作用，故不宜用于冠状动脉痉挛诱发的变异型心绞痛。

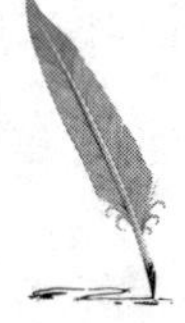

知识拓展

稳定型心绞痛的血管重建

冠心病患者血管重建包括：经皮冠状动脉介入治疗以及冠状动脉搭桥术。所有稳定性心绞痛患者均应接受药物治疗，并进行风险评估；若有高死亡风险，需早期进行侵入性检查、必要时血管重建；若无死亡风险，则应对临床症状进行评估，如症状控制满意，则继续接受药物治疗，如症状控制不满意、心绞痛频繁发作，则要考虑在药物治疗基础上联合血管重建。在药物治疗基础上进行血管重建指征：①药物治疗不能成功控制症状使患者满意；②无创检查示较大面积心肌存在风险；③手术成功率高，而相关的并发症和死亡率在可接受范围内；④与药物治疗相比患者倾向于选择血管重建，并且已向患者充分告知治疗可能出现的相关风险。

考点提示：β受体阻断药与硝酸酯类合用的作用机制。

β受体阻断药与硝酸酯类合用，产生协同作用，降低耗氧量，增加缺血区供血：①β受体阻断药能对抗硝酸酯类所引起的反射性心率加快和心肌收缩力增强。②硝酸酯类可纠正β受体阻断药所致的心室容积增大和冠脉血管收缩。合用时应从小剂量开始逐渐增加剂量，以防血压过低导致冠脉血管灌注压降低，不利于缓解心绞痛。

【不良反应及用药注意】

1. 一般不良反应　有恶心、呕吐、轻度腹泻等消化道症状及眩晕或头晕等神经系统症状，偶见过敏性皮疹和血小板减少。

2. 心血管系统反应　阻断β受体可引起窦性心动过缓、房室传导阻滞及心肌收缩力减弱，禁用于严重心动过缓、重度或急性心力衰竭。可致外周血管收缩，引起四肢冰冷、指趾麻木、异常疲乏等，故外周血管痉挛性疾病禁用。

3. 诱发或加重支气管哮喘　支气管哮喘患者禁用。

4. 用药个体化　普萘洛尔个体差异较大，一般宜从小量开始，一次10mg，一日3次，每隔数日增加10~20mg，用量可达一日100~200mg。

5. 不宜用于糖尿病患者　普萘洛尔可掩盖患者低血糖时交感神经兴奋的症状，使低血糖症状不易察觉。

6. 反跳现象　长期用药者突然停药，可产生反跳现象，使原发病症加剧，引起心绞痛的发作、心肌梗死或突然死亡，应逐渐减小剂量至停药。

第三节　钙通道阻滞药

临床上用于抗心绞痛的钙通道阻滞药有二氢吡啶类的硝苯地平、非洛地平、尼卡地平、氨氯地平和非二氢吡啶类的维拉帕米、地尔硫䓬等。

考点提示：硝苯地平和地尔硫䓬抗心绞痛的作用及应用。

【药理作用】钙通道阻滞药通过阻断心肌和血管平滑肌细胞膜上钙通道，抑制 Ca^{2+} 内流，降低细胞内游离 Ca^{2+} 浓度，而产生抗心绞痛作用。

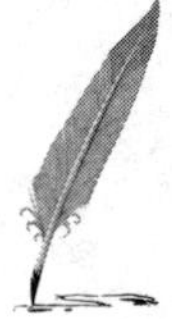

1. 降低心肌耗氧量　钙通道阻滞药抑制心肌收缩力，减慢心率；扩张外周血管，降低

外周阻力，减轻心脏负荷，从而降低心肌耗氧量。

2. 增加缺血区血流量 扩张冠脉血管，对处于痉挛状态的血管有明显解痉作用，增加冠脉和侧支循环血流量，增加缺血区心肌的血流量。

3. 保护缺血心肌细胞 钙通道阻滞药抑制细胞外 Ca^{2+} 内流，减轻心肌缺血时由于 Ca^{2+} 超负荷导致的细胞损伤，保护缺血的心肌细胞。

4. 抑制血小板聚集 钙通道阻滞药降低血小板内 Ca^{2+} 浓度，可抑制血小板黏附和聚集。

【临床应用】 钙通道阻滞药有较强扩张冠脉血管的作用，是治疗变异型心绞痛的首选药物。对伴有外周血管痉挛性疾病或支气管哮喘患者尤为适用。硝苯地平扩张冠状动脉和外周小动脉明显，对变异型心绞痛最有效，伴高血压或窦性心动过缓的患者尤为适合。维拉帕米适用于稳定型心绞痛和不稳定型心绞痛，伴心房扑动、心房颤动或阵发性心动过速患者尤其适合，因扩张冠状动脉的作用较弱，不宜单独用于变异型心绞痛。维拉帕米与β受体阻断药合用，可加重房室传导阻滞、心动过缓和心力衰竭，故不宜合用。地尔硫䓬的作用介于硝苯地平和维拉帕米之间，适用于变异型心绞痛和劳累型心绞痛预防和治疗。

【不良反应及用药注意】 钙通道阻滞药不良反应较轻，常见有颜面潮红、头痛、眩晕、恶心、便秘、外周水肿等，但无需停药。严重者可致心脏抑制，导致心脏停搏、心动过缓、房室传导阻滞或充血性心力衰竭。

目标检测

一、最佳选择题（每题的备选项中，只有1个最佳答案）

1. 硝酸酯类、β受体阻断药和钙通道阻滞药治疗心绞痛均能（　　）
   A. 减慢心率　B. 扩张冠状动脉　C. 缩小心室容积
   D. 降低心肌耗氧量　E. 抑制心肌收缩力
2. 硝酸甘油抗心绞痛的主要机制是（　　）
   A. 选择性扩张冠脉，增加心肌耗氧量
   B. 阻断β受体，降低心肌耗氧量
   C. 减慢心率，降低心肌耗氧量
   D. 扩张动静脉，降低心肌耗氧量；扩张冠脉和侧支血管，改善局部缺血
   E. 抑制心肌收缩力，降低心肌耗氧量
3. 硝酸酯类与β受体阻断药联合应用抗心绞痛的药理依据是（　　）
   A. 作用机制不同产生协同作用　B. 消除反射性心率加快
   C. 降低室壁肌张力　D. 缩短射血时间
   E. 以上都是
4. 硝酸酯类药物临床应用应注意的是（　　）
   A. 对急性大发作应用超大剂量
   B. 为预防发作，可采取经皮肤不间断给药
   C. 为减少不良反应，应避免与含巯基药物合用

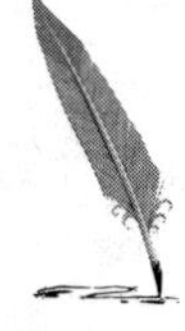

D. 应限制用量，以免降压过度

E. 因可降低心输出量，伴心衰患者禁用

5. 患者，女，55 岁。胸闷、气短反复发作 3 月余，休息时突发胸骨后压榨性疼痛。心电图检查示 ST 段抬高，诊断为变异型心绞痛，应首选的药物是（　　）

A. 普萘洛尔　　B. 氢氯噻嗪　　C. 硝苯地平

D. 吗啡　　E. 哌替啶

二、配伍选择题（每题备选项在前，试题在后。每组若干题。每组题均对应同一组备选项，每题只有一个正确答案。每个备选项可重复选用，也可不选用）

[6~9]

A. 硝酸甘油　　B. 硝苯地平　　C. 普萘洛尔

D. 胍乙啶　　E. 洛伐他汀

6. 通过抑制 Ca^{2+} 内流，对变异型心绞痛宜选择的药物是（　　）

7. 变异型心绞痛不宜选用的药物是（　　）

8. 可诱发和加重哮喘的药物是（　　）

9. 不宜口服给药的药物是（　　）

三、多项选择题（每题的备选项中有 2 个或 2 个以上正确答案）

10. 硝酸甘油可用于治疗（　　）

A. 稳定型心绞痛　B. 不稳定型心绞痛　C. 变异型心绞痛

D. 充血性心力衰竭　E. 急性心肌梗死

11. 硝酸甘油的不良反应包括（　　）

A. 面颊部皮肤发红　B. 搏动性头痛　C. 体位性低血压及晕厥

D. 心率加快　E. 眼压升高

四、思考题

1. 试述硝酸甘油抗心绞痛的作用机制和使用注意事项。

2. 为什么 β 受体阻断药禁用于变异型心绞痛？而钙通道阻滞药适用于变异型心绞痛？

3. 处方分析

患者，女，50 岁，诊断为顽固性稳定性心绞痛。医生开具如下处方，请分析是否合理？

Rp.

硝酸异山梨酯片　5mg×100

Sig. 10mg　t. i. d.

美托洛尔片　25mg×20

Sig. 25mg　b. i. d.

扫码“练一练”

（尹龙武）

扫码“学一学”

第二十章

抗动脉粥样硬化药

学习目标

知识要求

1. 掌握他汀类药物的药理作用、临床应用及不良反应。
2. 熟悉贝特类药物的药理作用、临床应用及不良反应。
3. 了解胆汁酸结合树脂、烟酸类药物的药理作用及临床应用，了解其他抗动脉粥样硬化药物的作用特点及应用。

技能要求

1. 能说出常用调血脂药的种类及代表药物的作用和应用。
2. 具备抗动脉粥样硬化用药咨询服务的能力。

动脉粥样硬化是最常见的动脉硬化性疾病，常发生在大、中动脉，尤其是冠状动脉、脑动脉及主动脉，是导致心脑血管疾病的主要病理基础。因此，要防治心脑血管疾病，必须防治动脉粥样硬化，调节血脂代谢紊乱。抗动脉粥样硬化的药物主要有调血脂药、抗氧化剂、多烯脂肪酸类及动脉内皮保护药。

第一节　调血脂药

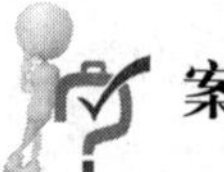

案例

患者，男，50岁，血脂检查结果如下（括号内为正常参考值）：TG 12mmol/L（1.7mmol/L），TC 23.2mmol/L（3～5.2mmol/L），LDL 2.6mmol/L（3.12mmol/L），HDL 0.87mmol/L（1.04mmol/L）。诊断为高血脂蛋白血症，并给予洛伐他汀胶囊口服，每日1次，每次20mg。

思考：①该处方是否合理？②洛伐他汀属于哪一类药物，有什么药理作用和应用？

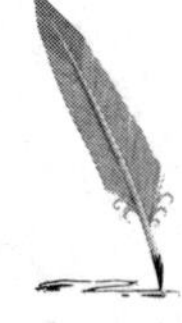

血脂是血浆中所含脂类的总称，包括胆固醇（Ch）、三酰甘油（TG）、磷脂（PL）和游离脂肪酸（FFA）等。其中，Ch又分为胆固醇酯（CE）和游离胆固醇（FC），两者合称为总胆固醇（TC）。血脂与载脂蛋白（apo）结合形成脂蛋白（LP）后溶于血浆进行运输

和代谢。其中，LP 可分为乳糜微粒（CM）、极低密度脂蛋白（VLDL）、低密度脂蛋白（LDL）和高密度脂蛋白（HDL）。其中，VLDL 在血浆中的代谢产物为中间密度脂蛋白（IDL）。若血浆中某些血脂或脂蛋白浓度高出正常值则为高脂蛋白血症，易引起动脉粥样硬化。高脂蛋白血症分为 6 型，见表 20-1。能使 VLDL、LDL、TG、TC 降低或使 HDL 升高的药物，称为调血脂药。

表 20-1　高脂蛋白血症分型

分型	高脂蛋白血症类型	脂蛋白变化	脂质变化
Ⅰ	高三酰甘油血症，外源性，最少见	CM↑	TC↑、TG↑↑↑
Ⅱa	自发性家族性高胆固醇血症，较常见	LDL↑	TC↑↑
Ⅱb	自发性家族性高胆固醇血症，较常见	VLDL、LDL↑	TC↑↑、TG↑↑
Ⅲ	高胆固醇血症及高三酰甘油血症，较少见	IDL↑	TC↑↑、TG↑↑
Ⅳ	高三酰甘油血症，内源性，最常见	VLDL↑	TG↑↑
Ⅴ	高三酰甘油血症，外源和内源混合型	CM、VLDL↑	TC↑、TG↑↑↑

一、影响胆固醇吸收药

常用的影响胆固醇吸收药物为胆汁酸结合树脂，又称为胆汁酸螯合剂，包括考来烯胺（colestyramine，消胆胺）、考来替泊（colestipol，降胆宁）等药物。

知识拓展

血脂紊乱何时用药

约 3/4 的血脂紊乱者可通过非药物治疗使血脂降至正常。主要措施包括严格饮食控制、戒烟限酒、运动和减肥。若经过 6 个月的非药物治疗无效时才考虑用药。需药物治疗情况：血脂超过临界水平，非药物治疗无效者；血脂虽在临界水平，但已合并冠心病者；血脂在临界水平，存在 2 个以上冠心病危险因素（高血压、糖尿病、吸烟、酗酒、肥胖、A 型性格、精神情绪紧张、遗传因素、60 岁以上男性）者；没有冠心病及其他动脉粥样硬化疾病和少于 2 种危险因素，但 LDL≥4.9mmol/L；没有冠心病及其他动脉粥样硬化疾病，但存在有 2 种或 2 种以上危险因素，且 LDL≥4.1mmol/L；有冠心病，只要 LDL≥3.4mmol/L。

考点提示：考来烯胺的作用特点、临床应用及不良反应。

【药理作用及临床应用】胆固醇在肝脏内代谢生成胆汁酸，大部分（约 95%）经肝肠循环被重吸收。考来烯胺和考来替泊口服后不被吸收，其 Cl^- 与胆汁酸牢固结合形成螯合物，从而阻碍胆汁酸的肝肠循环和重吸收，促进其从肠道排出，消耗 Ch、降低血浆中 TC 和 LDL 浓度，对 HDL、TG 和 VLDL 影响较小。临床主要用于治疗以 TC 和 LDL 升高为主的高胆固醇血症，适用于Ⅱa、Ⅱb 型及杂合子家族性高脂蛋白血症。起效较慢，服用后 4~7 天起效，2 周达最大效果。与他汀类合用，有协同作用。

【不良反应及用药注意】

1. 胃肠道反应　因有刺激性难闻气味，引起恶心、呕吐、食欲减退、便秘等，可选择

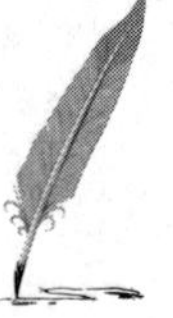

加用调味剂矫正。长期或大剂量应用可导致脂肪泻，抑制脂溶性维生素的吸收，应补充维生素 A、D 和钙剂。

2. 其他 少数患者可出现碱性磷酸酶增高，用药期间应检查肝功能。长期应用可导致高氯酸血症。过敏者禁用、完全性肠梗阻患者禁用。因胆汁酸结合树脂会影响多种药物吸收，特别是酸性药物，因此，其他药物应在服用树脂前 1 小时或服用后 4~6 小时服用。

依泽替米贝（ezetimibe）是另一类胆固醇吸收抑制药，是第一个肠道胆固醇吸收的选择性抑制剂。它通过与小肠刷状缘膜小囊泡上膜蛋白结合，抑制小肠对胆固醇的吸收，降低血清和肝脏中的胆固醇含量，而不影响胆酸、胆固醇酯、其他甾类（如牛黄胆酸）、三酰甘油和脂溶性维生素的吸收。其所用剂量远远低于树脂，作为树脂的替代品使用，用于对他汀类药物反应性下降及禁用他汀类药物的高胆固醇血症患者。

二、主要降低三酰甘油和胆固醇的药物

（一）烟酸类

烟酸（nicotinic acid）

【药理作用及临床应用】烟酸即维生素 B_3，主要抑制脂肪细胞脂肪酶活性，使脂肪组织中的 TG 不易分解为游离脂肪酸，减少游离脂肪酸向肝脏的转运，降低肝脏 VLDL 合成，从而降低 IDL 和 LDL 的水平。通过激活脂蛋白酯酶，加速 VLDL 清除率。通过抑制肝脂肪酶而升高 HDL 水平。属于广谱调血脂药，临床用于除Ⅰ型以外的各种高脂蛋白血症的治疗。对Ⅱb 和Ⅳ型效果最好。

【不良反应及用药注意】最常见不良反应为面部潮红、瘙痒等。治疗剂量可出现胃肠道反应，加重或引起消化性溃疡。20% 的患者会出现高尿酸血症而引起痛风。大剂量应用可引起肝功能障碍和血糖的升高，故糖尿病患者应慎用。

考点提示：烟酸的临床应用及不良反应。

阿昔莫司（acipimox）

为烟酸异构体，作用机制与烟酸相似，但调血脂作用较强。不升高尿酸水平，可用于高脂蛋白血症伴痛风患者。改善糖尿病患者空腹血糖及糖耐量，可用于高脂蛋白血症伴Ⅱ型糖尿病患者。

（二）苯氧酸类（贝特类）

常用药物有非诺贝特（fenofibrate）、苯扎贝特（benzafibrate）和吉非贝齐（gemfibrozil）、环丙贝特（ciprofibrate）等。为 TG 增高为主的高脂蛋白血症首选药。

【药理作用及临床应用】贝特类药物能降低血浆中 TG、VLDL、TC 浓度，升高 HDL，具有调血脂作用。此外还具有非调血脂作用，包括抗凝血、抗血栓、降低血液黏稠度作用等。二者共同发挥抗动脉粥样硬化的效应。临床用于治疗混合型血脂障碍（如血浆 TG 和胆固醇升高）及低 HDL 和高动脉粥样硬化性疾病风险的患者（常见于 2 型糖尿病患者），或以 TG 或 VLDL 升高为主的原发性高脂血症，如Ⅱb、Ⅲ、Ⅳ型高脂血症，但对家族性高乳糜微粒血症、LDL 升高的患者无效。

考点提示：贝特类的临床应用及不良反应。

【不良反应及用药注意】

1. 胃肠道反应，如食欲不振、恶心、腹胀等。

2. 乏力、头痛、失眠、皮疹、阳痿等。

3. 少见肌痛、尿素氮增加、转氨酶升高等，停药后可恢复。

4. 肝胆疾病患者、孕妇、儿童及肾功能不全者禁用。与他汀类合用，有增加肌病发生的可能。

三、羟甲基戊二酰辅酶 A 还原酶抑制剂

羟甲基戊二酰辅酶 A（HMG-CoA）还原酶是肝细胞合成胆固醇过程中的限速酶，抑制 HMG-CoA 还原酶可减少内源性胆固醇合成。临床常用药物有洛伐他汀（1ovastatin）、辛伐他汀（simvastatin）、普伐他汀（pravastatin）、氟伐他汀（fluvastatin）、阿托伐他汀（atorvastatin）等。

考点提示：他汀类的临床应用及不良反应。

【体内过程】他汀类肠道吸收快，1~4 小时达到峰浓度。洛伐他汀和辛伐他汀为前体药物，在肝脏形成开环羧酸衍生物而具有活性，氟伐他汀、阿托伐他汀为含氟的活性物质。所有的他汀类均有较高的首过消除效应，多数随胆汁排泄，约 5%~20% 随尿排泄。$t_{1/2}$ 阿托伐他汀较长，为 24 小时，其余多为 1~3 小时。

【药理作用及临床应用】HMG-CoA 还原酶是肝脏合成内源性胆固醇的限速酶。他汀类本身或代谢物的结构与 HMG-CoA 相似，竞争性抑制 HMG-CoA 还原酶活性，使甲羟戊酸形成发生障碍，从而减少内源性胆固醇在肝中的合成。肝中胆固醇合成的减少可代偿性地增加肝细胞膜上 LDL 受体的数量，使血浆中大量的 LDL 经肝脏代谢为胆汁酸而排出体外，从而降低血浆 LDL-C 水平。此外，本类药还有非调血脂作用，包括调节内皮功能、抗氧化、抑制炎症、加强纤溶活性、防止血栓形成，增加斑块稳定性等。他汀类为降低 TC 和 LDL-C 的首选药物。适用于原发性高胆固醇血症、杂合子家族性高胆固醇血症、Ⅲ型高脂蛋白血症，以及糖尿病性和肾性高脂血症。除阿托伐他汀，多数他汀类对纯合子家族性高胆固醇血症无效。

【不良反应及用药注意】不良反应轻微。部分患者可有胃肠道反应、失眠和皮疹。严重的不良反应少见，包括横纹肌溶解症、肝炎以及血管神经性水肿等。他汀类药物与贝特类、烟酸、红霉素、环孢素合用可增加横纹肌溶解症的发生率或使其加重，也容易发生在体重较轻的患者和甲状腺功能低下患者。肝脏疾病者慎用，亦不宜用于孕妇和哺乳期妇女。

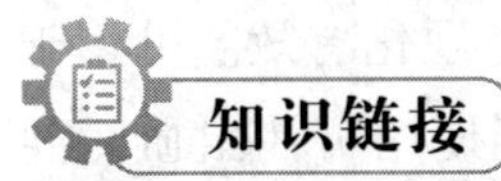

拜斯亭事件

2001 年 8 月 8 日，拜耳公司宣布撤出其降胆固醇药物拜斯亭（西立伐他汀）。其主要原因是拜斯亭单用及和吉非贝齐联合使用时，出现了肌肉无力和致死性横纹肌溶解的副反应，开始症状为肌肉无力、疼痛，严重的可能引起肾脏损害。全球共有 52 例因服用拜斯亭产生横纹肌溶解所致的死亡报告。此事件启示我们新药需经过长期大面积的使用才能对其安全性进行准确客观的评价。在服用他汀药时，出现肌肉不适或无力以及排褐色尿时，应及时就诊，如果发生或高度怀疑肌炎，应立即停止他汀类药物治疗。

第二节 抗氧化剂

过度氧化和氧自由基可以使内皮细胞损伤，对 LDL 修饰，可促进动脉粥样硬化的形成和发展。研究发现抗氧化药有抗动脉粥样硬化的作用。维生素 C（vitamin C）、维生素 E（vitamin E）及黄酮类化合物等具有抗氧化作用。普罗布考（probucol，丙丁酚）为人工抗氧化剂，降脂作用较弱，而抗氧化作用较强。

普罗布考

考点提示：普罗布考的药理作用、临床应用及不良反应。

【药理作用及临床应用】为疏水性抗氧化剂，饭后服药可增加吸收，被氧化为普罗布考自由基，阻断脂质过氧化，延缓动脉粥样硬化病变的发生，同时，降低血清 TC 和 LDL。主要与其他调血脂药合用治疗高 TC 血症及预防动脉粥样硬化的形成。

【不良反应及用药注意】约 10% 的患者可发生胃肠道反应。少见嗜酸性粒细胞增多、肝功能异常、高尿酸血症、高血糖、血小板减少等。个体患者心电图 QT 间期延长，用药期间应定期检测心电图变化，近期心肌损伤者禁用。孕妇和小儿禁用。

第三节 多烯脂肪酸类

多烯脂肪酸类又称多烯不饱和脂肪酸类（polyunsaturated fatty acids，PUFAs），根据其不饱和键在脂肪酸链中开始出现位置的不同，可分为 n-6（ω-6）和 n-3（ω-3）两类。ω-6 型 PUFAs 包括亚油酸（linoleic acid）、γ-亚麻油酸（γ- linoleic acid），主要存在于玉米油、葵花籽油、红花油、亚麻籽油及大豆油等植物油中。其降脂作用弱，临床疗效不显著。实验发现 ω-6 型 PUFAs 反而可刺激内皮细胞产生 ICAM-1 和 IL-8，可促进动脉粥样硬化。ω-3 型 PUFAs 包括 α 亚麻油酸、二十碳五烯酸（eicosapentaenoic acid，EPA）和二十二碳六烯酸（docosahexaenoic acid，DHA）等长链 PUFAs，主要存在于海洋生物藻、鱼及贝壳类生物中。长期服用能预防动脉粥样硬化的形成，并使斑块消退。

EPA、DHA 可作为调血脂药的辅助用药，可明显降低血浆 TG 和 VLDL，但血浆 TC 和 LDL 水平可能升高。另外，还具有抑制血小板聚集，增加红细胞的变形能力，降低血液黏滞度，抑制血管平滑肌细胞的增殖，预防再狭窄的作用，对抗动脉粥样硬化有效。可用于治疗高 TG 血症，禁用于 IIa 型高脂蛋白血症。一般无不良反应，长期使用可使出血时间延长。

第四节 保护动脉内皮药

在动脉粥样硬化的发病过程中，血管内皮损伤有重要意义。机械、化学、细菌毒素等因素都可损伤血管内皮，改变其通透性，引起白细胞和血小板黏附，并释放各种活性因子，导致内皮进一步损伤，最终促使动脉粥样硬化斑块形成。所以保护血管内皮免受各种因子损伤，是抗动脉粥样硬化的重要措施之一。

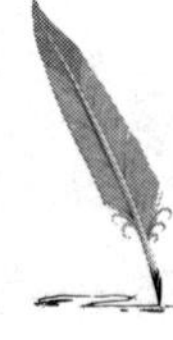

目前应用的保护动脉内皮药主要为硫酸多糖，包括从动物脏器内和藻类中提取或半合成的肝素（heparin）、硫酸软骨 A（chondroitin）和硫酸葡聚糖（dextransulfate）等。它们带有大量负电荷，结合在血管内皮表面，防止白细胞、血小板以及有害因子的黏附，保护血管内皮，并抑制血管平滑肌细胞增殖，防止再狭窄。

目标检测

一、最佳选择题（每题的备选项中，只有 1 个最佳答案）

1. 考来烯胺的降脂作用机制主要是（　　）

A. 抑制脂肪分解　　B. 增加脂蛋白酶活性

C. 抑制肝脏胆固醇转化　　D. 抑制细胞对 LDL 的修饰

E. 阻止胆汁酸在肠道的重吸收

2. 治疗高胆固醇血症首选（　　）

A. 普罗布考　　B. 考来烯胺　　C. 洛伐他汀

D. 吉非贝齐　　E. 烟酸

3. 能减少肝内胆固醇合成的药物是（　　）

A. 洛伐他汀　　B. 普罗布考　　C. 烟酸

D. 考来替泊　　E. 考来烯胺

4. 下列对贝特类叙述错误的是（　　）

A. 能明显降低血浆 TG、VLDL-C　　B. 可升高 TC、LDL-C

C. 主要用于原发性高三酰甘油血症　　D. 可升高 HDL-C

E. 可增加纤溶酶活性

5. 可明显降低血浆甘油三酯的药物是（　　）

A. 贝特类　　B. 胆汁酸螯合剂

C. 抗氧化剂　　D. 苯氧酸类

E. HMG-CoA 还原酶抑制剂

二、配伍选择题（每题备选项在前，试题在后。每组若干题。每组题均对应同一组备选项，每题只有一个正确答案。每个备选项可重复选用，也可不选用）

[6~8]

A. 考来烯胺　　B. 非诺贝特　　C. 特布他林

D. 洛伐他汀　　E. 普罗布考

6. 抑制 HMG-CoA 还原酶（　　）

7. 属于抗氧化剂的是（　　）

8. 阻止胆汁酸在肠道的重吸收（　　）

三、多项选择题（每题的备选项中有 2 个或 2 个以上正确答案）

9. 能降血浆 TG 含量的药物是（　　）

A. 考来烯胺　　B. 烟酸　　C. 氯贝丁酯

D. 洛伐他汀　　E. 多烯脂肪酸类

扫码"练一练"

10. HMG-CoA 还原酶抑制剂可降低（　　）

A. TC　　B. HDL-C　　C. VLDL

D. TG　　E. LDL-C

四、思考题

简述他汀类和贝特类药物的药理作用和临床应用。

（尹龙武）

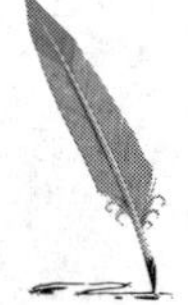

扫码“学一学”

第二十一章 抗心律失常药

学习目标

知识要求

1. 熟悉抗心律失常药的分类及代表药物的药理作用、临床应用、主要不良反应。
2. 了解心律失常的电生理发生机制。

技能要求

1. 学会分析、解释涉及抗心律失常药处方的合理性。
2. 具备提供抗心律失常用药咨询服务的能力。

正常心脏在窦房结的控制下以一定的频率和节律有规则地、不断地跳动，从而实现其泵血功能。心动节律或频率发生异常改变称为心律失常，分为缓慢型心律失常（<60次/min）和快速型心律失常（>100 次/分钟）两类。缓慢型心律失常有窦性心动过缓、房室传导阻滞等，常用异丙肾上腺素和阿托品等药物治疗。本章主要介绍治疗快速型心律失常的药物。

第一节　心律失常的电生理学基础

案例

患者，男，50 岁，因胸闷气促、四肢乏力就诊，给予氨茶碱 0.25g 静脉注射后，立即出现阵发性心动过速，呼吸困难加剧。诊断为：阵发性室上性心动过速，支气管哮喘急性发作。

思考：①可采用什么药物纠正该患者心律失常？②快速型心律失常还有哪些类型，分别用什么药物进行治疗？

一、正常心肌电生理

（一）心肌细胞膜电位

心肌细胞在静息时，心肌细胞膜内外离子分布不均，处于极化状态，称为心肌细胞静

息电位，此时膜内电位负于膜外约为-60mv（窦房结）～-90mv（房室肌）。当心肌细胞兴奋时，即发生除极与复极，形成动作电位。心肌动作电位分为5个时相。

0相（除极期）：Na^+经快通道大量迅速内流，导致心肌细胞膜除极。1相（快速复极初期）：由K^+短暂外流和Cl^-内流引起。2相（缓慢复极期），主要由于Ca^{2+}缓慢内流和K^+缓慢外流所致，复极过程缓慢，形成平台，又称平台期。3相（快速复极末期）：由K^+快速外流引起，膜负电位增大，迅速恢复到静息电位水平。0相到3相的时程合称为动作电位时程（APD）。4相（静息期）：非自律细胞（包括心房肌和心室肌）的膜电位维持在静息水平。自律细胞（包括窦房结、房室结和蒲肯野纤维）则由于Na^+或Ca^{2+}缓慢持续内流，发生舒张期自发性缓慢除极，当达到阈电位水平时，又可引发下一次兴奋，再次产生动作电位。自律细胞没有1、2相，动作电位由0、3相构成。

（二）快反应及慢反应电活动

正常心脏工作肌和房室传导系统细胞的膜电位大，除极速率和传导速率快，称快反应电活动，其除极由Na^+内流所致。窦房结和房室结细胞膜电位较小，除极速度和传导速度慢，动作电位幅度小，称慢反应电活动，除极主要由Ca^{2+}内流所致。

（三）膜反应性和传导速度

膜反应性是指膜电位水平（即静息电位）与动作电位的0相最大上升速率之间的关系。膜反应性是决定传导速度的重要因素，通常其反应性愈高，0相上升速率愈快，动作电位振幅愈大，冲动传导速愈快；反之传导愈慢（图21-1，图21-2）。

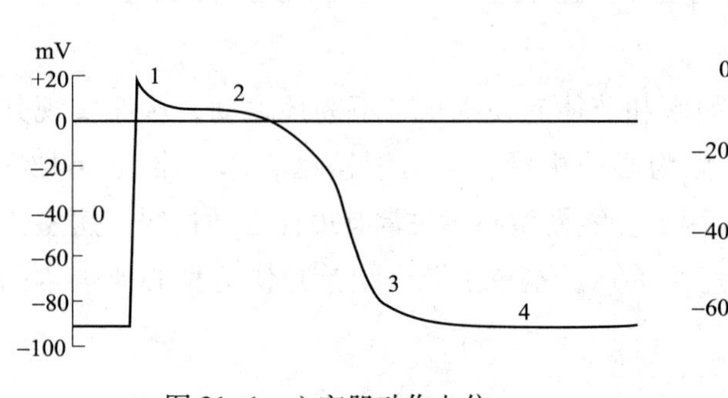

图21-1　心室肌动作电位

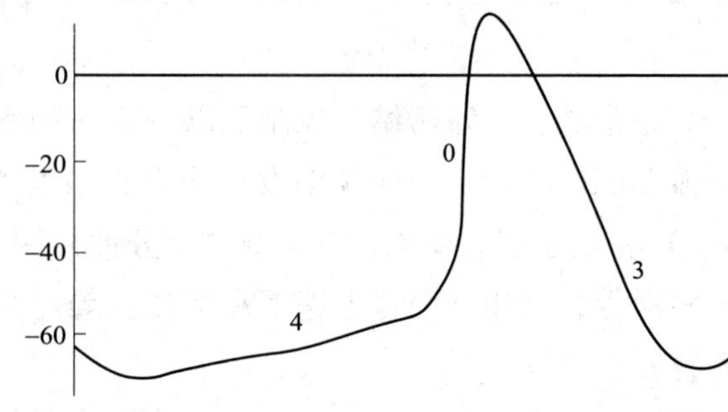

图21-2　窦房结动作电位

（四）有效不应期

心肌除极后，当电位恢复到-60mV左右时，细胞才对刺激发生可扩布性动作电位。从除极开始到能引起可扩布性动作电位前的这段时间称为有效不应期（ERP）。在此时期内，任何强度的电刺激都不能引起可扩布的动作电位。因此ERP时间越长，就越不易发生快速型心律失常。

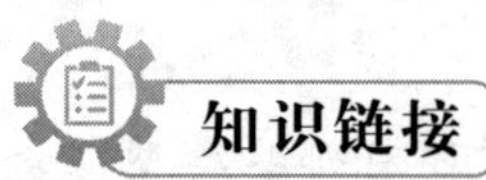

快速型心律失常的分类

1. 窦性心律失常　阵发性窦性心动过速、非阵发性窦性心动过速。

2. 房性心律失常　房性期前收缩、房性心动过速、心房扑动或颤动。

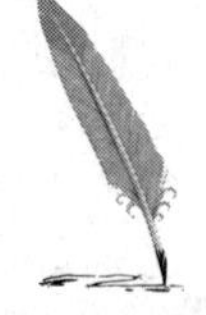

3. 房室交界性心律失常　房室交界性期前收缩、阵发性房室交界性心动过速、非阵发性房室交界性心动过速。

4. 室性心律失常　室性期前收缩、室性心动过速、心室扑动或颤动。

5. 综合征　预激综合征、Brugada 综合征、长 Q-T 间期综合征。

6. 其他　起搏相关心律失常。

二、心律失常发生的机制

（一）冲动形成异常

1. 自律性升高　自律性源于动作电位 4 相自动除极，当自动除极加速、最大舒张电位变小或阈电位下降（负值增大）均可使冲动形成增多而引起快速型心律失常。在交感神经活性增高、低血钾、缺血缺氧条件下，异位潜在起搏点活动增强，冲动形成增多，称为异常自律性。

2. 后除极及触发活动　后除极是指心肌细胞在一个动作电位 0 相除极后产生一个提前的除极化，称为后除极，其频率快，振幅小，呈震荡波动。后除极的扩布即会触发异常节律，发生心律失常称触发活动。根据后除极发生的时间不同，可分为早后除极（EAD）和迟后除极（DAD）。早后除极发生在完全复极之前的 2 相或 3 相，主要由 Ca^{2+} 内流增多引起。迟后除极则发生在完全复极的 4 相中，是细胞内 Ca^{2+} 过多而诱发 Na^{+} 短暂内流所致。

（二）冲动传导障碍

1. 单纯性传导障碍　包括传导减慢和传导阻滞。

2. 折返激动　折返指冲动经传导通路折回原处而反复运行的现象（图 21-3）。折返激动是引发快速型心律失常的重要机制之一。折返分为解剖性折返和功能性折返两类。

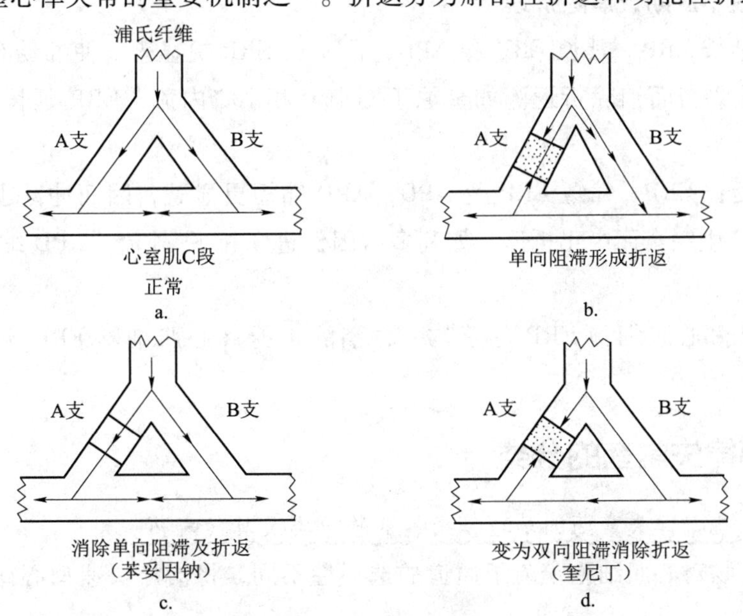

图 21-3　折返形成及抗心律失常药消除折返的机制

a. 正常浦肯野纤维 A、B 两支同时传导冲动达心肌。在激发除极后，冲动在 C 段内各自消失在对方不应期中；b. 在病理条件下，A 支发生单向传导阻滞，冲动不能下传，只能沿 B 支下传经心肌 C 段而逆行至 A 支，并逆行通过单向传支导阻滞区，此时 A 支有效不应期已过，冲动可折回到 B 支，这样冲动可再次沿上述通路运行；c. 苯妥英钠改善病变部位传导性，消除单向传导阻滞；d. 奎尼丁降低病变部位传导性，使单向传导阻滞变为双向传导阻滞。

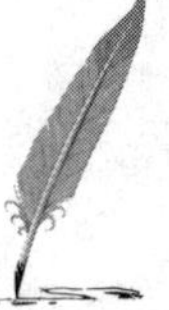

第二节 抗心律失常药的作用机制与分类

一、抗心律失常药的作用机制

针对心律失常产生的原因，抗心律失常药主要通过选择性作用于心肌细胞膜的离子通道，干扰 Na^+、K^+、Ca^{2+}转运，改变心肌细胞膜的电生理特性，从而抑制异常冲动形成或改善异常冲动传导，发挥其抗心律失常作用。

（一）降低自律性

抗心律失常药通过减慢4相自动除极速率、增大最大舒张电位或上移阈电位等，降低自律性。奎尼丁阻滞快反应细胞4相 Na^+内流、维拉帕米阻滞慢反应细胞4相 Ca^{2+}内流，减慢4相自动除极速率，降低自律性。利多卡因促进4相 K^+外流，能增大最大舒张电位而降低自律性。

（二）减少后除极和触发活动

钙通道阻滞药通过阻滞 Ca^{2+}内流、钠通道阻滞药则抑制短暂 Na^+内流而减少后除极和触发活动。

（三）消除折返

1. 改善传导（加快或减慢传导），消除折返 苯妥英钠促进4相 K^+外流，使最大舒张电位下移，0相上升速率加速而加快病变区冲动的传导，消除单向传导阻滞；中止折返；奎尼丁阻滞0相 Na^+内流，使0相上升速率减慢而抑制病变区传导，使单向阻滞转变为双向阻滞，消除折返。

2. 改变有效不应期，消除折返

（1）绝对延长ERP 延长ERP和APD，但延长ERP更显著，使冲动有更多机会落在ERP内，不产生兴奋而消除折返。如奎尼丁阻滞0相 Na^+内流，ERP延长比APD延长更显著。

（2）相对延长ERP 缩短ERP及APD，APD缩短更显著，因而冲动也有更多机会落在ERP内，不产生兴奋而中止折返。如利多卡因促进3相 K^+外流，APD缩短比ERP缩短更明显。

（3）促使相邻心肌细胞ERP趋于均一，消除折返（心肌细胞ERP不均一可致折返形成）。

二、抗心律失常药的分类

考点提示：抗心律失常药的药理作用、药物分类及其代表药。

主要根据药物对心肌细胞膜离子通道的选择性不同，将治疗快速型心律失常药分为如下几类。

（一）Ⅰ类药

钠通道阻滞药，分为Ⅰa、Ⅰb、Ⅰc三个亚类。

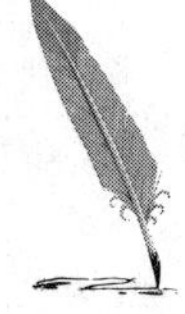

1. Ⅰa类 适度阻滞钠通道，如奎尼丁（quinidine）、普鲁卡因胺（procainamide）。

2. Ⅰb 类　轻度阻滞钠通道，如利多卡因（lidocaine）、苯妥英钠（phenytoin sodium）。

3. Ⅰc 类　重度阻滞钠通道，如普罗帕酮（propafenone）、氟卡尼（flecanide）。

（二）Ⅱ类药

β 受体阻滞药，如普萘洛尔（proprandol）、美托洛尔（metoprolol）。

（三）Ⅲ类药

延长动作电位时程药，如胺碘酮（amiodarone）等。

（四）Ⅳ类药

钙通道阻滞药，如维拉帕米（verapamil）、地尔硫䓬（diltiazem）。

第三节　常用抗心律失常药

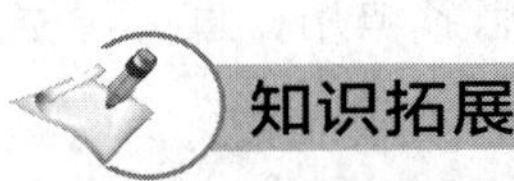

知识拓展

心律失常的治疗方法

1. 应用Ⅰ~Ⅳ类抗心律失常药物及其他具有抗心律失常作用的药物，如地高辛、腺苷、硫酸镁等。

2. 刺激迷走神经，如刺激颈动脉窦、眼球按摩等，用于阵发性室上性心动过速。

3. 心脏电复律，采用电击除颤快速除极，终止各种快速型心律失常和心室颤动。

4. 消融术，切断快速性心律失常的冲动回路。

5. 埋植心复律除颤器。

一、Ⅰ类药——钠通道阻滞药

奎尼丁

奎尼丁属Ⅰa 类，是由金鸡纳树皮中提取的生物碱，是抗疟药奎宁的右旋体。

【体内过程】 口服后几乎全部被胃肠道吸收，经 2~3 小时血药浓度达高峰，$t_{1/2}$为 4~6 小时，生物利用度为 70%~80%。血浆蛋白结合率约 80%~90%，组织中药物浓度较血药浓度高 10~20 倍，心肌中浓度尤为高。主要经过肝脏代谢，20%以原型经尿液排出。

【药理作用】

1. 降低自律性　通过阻滞 4 相 Na^+内流和后除极 Ca^{2+}内流，降低异位节律点的自律性，减少异位节律点过多冲动发放，故奎尼丁对心房纤颤疗效较好。对正常窦房结自律性影响小，但窦房结功能不全时，则呈现明显的抑制作用。

2. 减慢传导速度　阻滞 0 相 Na^+内流，减慢心房肌、心室肌和浦肯野纤维的传导速度，使单向阻滞变为双向阻滞而消除折返。

3. 延长不应期　阻滞 Na^+内流，可使心房肌、心室肌和浦肯野纤维的 ERP 延长，减少折返形成。

4. 其他　奎尼丁还具有抗胆碱作用，能解除迷走神经对房室结的抑制，使心率加快、

房室结传导加快，最终使心室率加快而影响心功能。因此用奎尼丁治疗心房纤颤或心房扑动时，应先用强心苷或β受体阻滞药抑制房室结传导以防心室率过快。

【临床应用】奎尼丁为广谱抗心律失常药，对各种快速型心律失常均有效。但因毒性大，目前仅用于：①心房颤动和心房扑动应用电复律术取得疗效后，用本药维持窦性心律，预防复发，或在电复律前，与强心苷合用减慢心室率；②防治顽固性频发性房性和室性期前收缩；③预激综合征可用本药中止室性心动过速。

【不良反应及用药注意】安全系数小，约1/3患者可发生不良反应，现已少用。最常见的不良反应为胃肠道反应、金鸡纳反应（轻者出现耳鸣、听力减退、视力模糊、胃肠不适等，重者出现复视、神志不清、谵妄、精神失常）等。心血管的毒性反应有低血压、传导阻滞、心脏抑制等。中毒量可引起“奎尼丁晕厥”，患者可出现意识丧失、四肢抽搐、呼吸停止，是由于阵发性室性心动过速和心室颤动所致，严重时可猝死。一旦发生，应立即进行人工呼吸、心脏按压或电复律抢救。用于治疗心房颤动或心房扑动时，应先用强心苷，以免导致心率过快。心功能不全、低血压、肝功能不全和肾功能衰竭患者慎用；重度房室传导阻滞、严重心肌损害、强心苷中毒和高血钾者禁用。

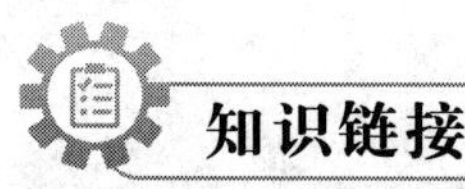

预激综合征

预激是一种房室传导的异常现象，冲动经附加通道下传，提早兴奋心室的一部分或全部，引起部分心室肌提前激动，称为预激，合并室上性心动过速发作者称为预激综合征。预激是一种较少见的心律失常，诊断主要靠心电图。单纯预激无症状，可并发室上性心动过速、房扑或房颤等快速心律失常，并出现相应的症状。预激本身不需特殊治疗，当出现并发症时则需要予以对应的药物治疗或行消融术。

【药物相互作用】奎尼丁与地高辛合用，使后者肾清除率降低而增加其血药浓度；与双香豆素、华法林合用，可竞争与血浆蛋白的结合，使后者抗凝血作用增强；肝药酶诱导剂苯巴比妥能加速奎尼丁在肝中的代谢。

普鲁卡因胺

属广谱抗心律失常药，与奎尼丁比较有下列特点：①抗心律失常作用与奎尼丁相似，但较弱；②抗胆碱作用也较奎尼丁弱；③对室性心律失常疗效比奎尼丁快；④静脉注射可抢救危重病例；⑤久用可致红斑狼疮样症状，故本药不宜长期应用。禁忌证同奎尼丁。

考点提示：奎尼丁、普鲁卡因胺、利多卡因的作用特点、临床应用及主要不良反应。

利多卡因

属Ⅰb类，为局部麻醉药，1963年始用于治疗心律失常，属窄谱抗心律失常药。为速效、短效、有效的抗室性心律失常药。

【体内过程】口服首过消除效应明显，生物利用度低，只能静脉用药。血浆蛋白结合率为70%，体内分布广泛，几乎全部在肝内代谢。

【药理作用】

1. 降低自律性 抑制Na^+内流，使浦肯野纤维4相除极速率减慢，自律性降低。

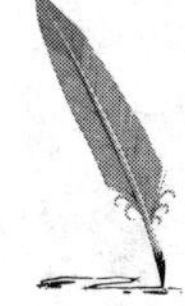

2. 改善传导速度　治疗量的利多卡因对浦肯野纤维传导速度的影响，与K^+浓度有关。当细胞外液K^+浓度升高时（如心肌梗死时缺血的浦肯野纤维），可抑制Na^+内流，明显减慢传导，使单向阻滞转变为双向阻滞而消除折返。当细胞外液K^+浓度降低或心肌部分除极时，可促进K^+外流，加快传导，消除单向阻滞而中止折返。

3. 延长有效不应期　促进3相K^+外流，相对延长ERP而消除折返。并可促进ERP均一，消除折返。

【临床应用】主要用于各种原因引起的室性心律失常，如急性心肌梗死诱发的室性心律失常，常作为首选药。特别适用于危急病例，静脉给药能迅速达到有效血药浓度，即刻缓解症状。对室上性心律失常效果差。

【不良反应及用药注意】不良反应多在静脉注射时发生，主要有中枢神经系统症状：如嗜睡、眩晕，大剂量可引起语言障碍、惊厥，甚至呼吸抑制。本药是目前使用的抗心律失常药中心脏毒性最低的一种，但剂量过大仍可引起房室传导阻滞、心动过缓、血压下降甚至窦性停搏。眼球震颤是利多卡因中毒的早期信号。禁用于严重的房室传导阻滞及过敏者。

苯妥英钠

考点提示：苯妥英钠的药理作用、临床应用及其主要不良反应。

属于Ⅰb类，作用与利多卡因相似，也能抑制Na^+内流、促进K^+外流，主要作用于浦肯野纤维，降低其自律性。能与强心苷竞争Na^+,K^+-ATP酶，恢复因强心苷中毒而受抑制的传导。主要用于治疗室性心律失常，尤其是对强心苷中毒所致室性心律失常，常作首选药物。静脉注射过快可引起窦性心动过缓、窦性停搏、低血压等。禁用于严重心功能不全、心动过缓、贫血、白细胞减少者。

美西律（mexiletine）

作用与利多卡因相似，其特点是对浦肯野纤维的选择性更高、对心肌的抑制作用更弱、口服有效、作用持续时间长。适用于各种室性心律失常的治疗。口服者可见胃肠道反应。静脉注射或大剂量口服，可出现神经系统症状：如震颤、眩晕、共济失调等。此外，可发生窦性心动过缓、房室传导阻滞。传导阻滞者忌用，肝功能障碍者慎用。

普罗帕酮

属Ⅰc类新型广谱抗心律失常药，具有降低自律性，减慢传导速度，延长APD、ERP的作用。临床上主要用于室上性或室性心律失常。常见不良反应有胃肠反应、口干、头痛、口腔金属味等。偶见粒细胞减少，红斑性狼疮样综合征等。对本药过敏、严重心动过缓、传导阻滞者禁用。

氟卡尼

氟卡尼明显阻滞钠通道，抑制传导，延长ERP，并抑制窦房结自律性。对室上性和室性心律失常均有效。但心肌梗死后心律失常患者应用本药后，病死率较高，故一般不宜应用，仅用于其他药物无效的室性心动过速。

二、Ⅱ类药——β受体阻滞药

β受体阻断药主要通过阻断β受体而发挥作用，同时兼有阻滞钠通道，促进钾通道开放，缩短复极时程等作用。β受体阻断药用于抗心律失常的主要有普萘洛尔、美托洛尔、

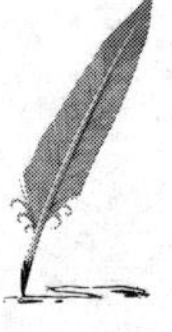

艾司洛尔等。

普萘洛尔

考点提示：普罗帕酮、普萘洛尔的药理作用、临床应用及其主要不良反应。

【药理作用】交感神经过度兴奋或儿茶酚胺释放增多时，心肌自律性增高，传导加快，不应期缩短，易引起快速型心律失常。本药能阻断 β_1受体，大剂量尚有膜稳定作用，因而能抑制上述反应而发挥抗心律失常作用。

1. 降低自律性 通过阻断心脏 β_1受体，降低窦房结、心房束及浦肯野纤维的自律性，在交感神经兴奋时这一作用最为明显。

2. 减慢传导速度 治疗量能轻度抑制房室传导，大剂量明显减慢房室结及浦肯野纤维的传导速度。

3. 延长不应期 对房室结 ERP 有明显延长作用。

【临床应用】

1. 窦性心动过速 对交感神经兴奋（运动、情绪激动、甲状腺功能亢进、嗜铬细胞瘤、麻醉等）所致窦性心动过速有显著疗效，为首选药。

2. 室上性心律失常 可用于治疗心房颤动、心房扑动及阵发性室上性心动过速。对心房颤动、心房扑动者一般只能减慢心室率，较少转为窦性心律，故可单用或与强心苷合用控制心室率。

3. 室性心律失常 对运动、情绪激动引起的室性心动过速、室性期前收缩也有效。

【不良反应及用药注意】过量可引起窦性心动过缓、房室传导阻滞、低血压、心力衰竭等。应用时心率不能低于 50 次/分钟，严重心力衰竭者应先纠正心衰症状。禁用于病窦综合征、房室传导阻滞、支气管哮喘或慢性肺部疾病患者。

美托洛尔

为选择性 β_1受体阻滞药，其作用与普萘洛尔相似但较弱，对窦房结、房室结的自律性和传导性有明显抑制作用，还有较弱的膜稳定作用，具有良好的抗心律失常作用。临床上主要用于室上性心律失常。禁用于病态窦房结综合征、房室传导阻滞、严重心动过缓、心力衰竭等患者。支气管哮喘、肝肾功能不良者慎用。

艾司洛尔

为短效 β_1受体阻断药。主要用于室上性心律失常，减慢心房颤动和心房扑动时的心室率。本药静脉注射后数秒钟起效，$t_{1/2}$为 9 分钟。不良反应有低血压、轻度抑制心肌收缩。

三、Ⅲ类药——延长动作电位时程药

考点提示：胺碘酮、维拉帕米的药理作用、临床应用及其主要不良反应。

胺碘酮

【药理作用】

1. 降低自律性 通过阻滞 4 相 Na^+和 Ca^{2+}内流及 β 受体阻断作用，可降低窦房结和浦肯野纤维的自律性。

2. 减慢传导速度 阻滞 0 相 Na^+和 Ca^{2+}内流，减慢浦肯野纤维和房室结的传导速度。

3. 延长不应期 能阻滞 3 相 K^+外流，延长 APD 和 ERP，由于 ERP 的绝对延长而消除折返。

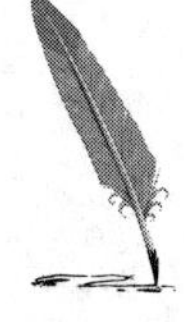

【临床应用】 为广谱抗心律失常药，可用于各种室上性及室性心律失常。能使阵发性室上性心动过速、心房颤动、心房扑动转复为窦性心律，但对持续性心房颤动的疗效不如电复律术和奎尼丁。静脉给药可用于室性心动过速和室颤的急救，口服给药能降低其复发率。

【不良反应及用药注意】 不良反应与剂量及用药时间长短有关。①常见窦性心动过缓，静脉注射给药时，可加重心功能不全；②长期口服后主要有胃肠道反应及角膜黄染，如食欲减退、恶心、呕吐和便秘等；角膜黄染，系因少量药物经泪腺排出而形成微结晶，可导致角膜黄褐色颗粒沉着，一般不影响视力，停药后可自行恢复；③本药分子中的碘原子可致甲状腺功能亢进或减退；④最严重的不良反应是肺间质纤维化，一旦发现应立即停药，并用肾上腺皮质激素治疗，长期用药者应定期做胸部X线检查。

索他洛尔

既能阻断β受体，降低自律性，减慢房室结传导；又能阻滞钾通道，延长动作电位时程。临床应用于各种严重室性心律失常，也可用于治疗阵发性室上性心动过速及心房颤动。不良反应少，少数Q-T间期延长者偶可出现尖端扭转型室性心动过速。

四、Ⅳ类药—钙通道阻滞药

维拉帕米

【药理作用】 为钙通道阻滞药，能抑制心脏和血管平滑肌细胞Ca^{2+}内流，使慢反应细胞（窦房结、房室结）自律性降低、传导速度减慢和有效不应期延长，消除折返。

【临床应用】 主要用于治疗室上性心律失常。对阵发性室上性心动过速疗效显著，为首选药。对室上性心动过速、心房颤动或心房扑动，可减慢房室传导而控制室性心率。

【不良反应及用药注意】 静脉注射过快可产生心血管反应，如心动过缓、房室传导阻滞、低血压、诱发心功能不全等，与β受体阻滞药合用更易发生，应禁止合用。与地高辛合用时可阻碍后者的排泄，引起中毒，故二者合用时，应适当减少地高辛用量。禁用于严重房室传导阻滞、心功能不全及心源性休克者。老年人，尤其是心、肾功能不良者慎用。

地尔硫卓

药理作用与维拉帕米相似，能降低自律性、抑制房室传导、延长不应期。主要用于治疗室上性心律失常，如阵发性室上性心动过速、心房扑动、心房颤动。

目标检测

一、最佳选择题（每题的备选项中，只有1个最佳答案）

1. 急性心肌梗死所致的室性心律首选药是（　　）
   A. 普鲁卡因　　B. 硝苯地平　　C. 维拉帕米
   D. 利多卡因　　E. 苯妥英钠
2. 维拉帕米对下列哪类心律失常疗效最好（　　）
   A. 房室传导阻滞　　B. 室性心动过速　　C. 室性早搏
   D. 阵发性室上性心动过速　　E. 强心苷中毒所致心律失常

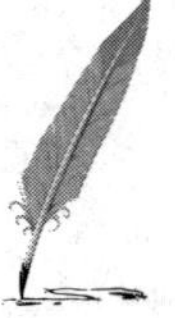

3. 可引起甲状腺功能紊乱的抗心律失常药物是（　　）

A. 维拉帕米　B. 胺碘酮　C. 普罗帕酮

D. 普鲁卡因胺　E. 奎尼丁

4. 不能阻滞钠通道的抗心律失常药物是（　　）

A. 普鲁卡因胺　B. 利多卡因　C. 普罗帕酮

D. 普萘洛尔　E. 苯妥英钠

5. 利多卡因对哪种心律失常无效（　　）

A. 心肌梗死致心律失常　B. 强心苷中毒致室性心律失常

C. 心室纤颤　D. 室上性心律失常

E. 室性早搏

6. 属于ⅠC 的抗心律失常药物是（　　）

A. 奎尼丁　B. 苯妥英钠　C. 胺碘酮

D. 普萘洛尔　E. 普罗帕酮

7. 治疗强心苷中毒时的心律失常的最佳药物是（　　）

A. 维拉帕米　B. 胺碘酮　C. 氟卡尼

D. 苯妥英钠　E. 奎尼丁

8. 窦性心动过速，最适宜选用的抗心律失常药物是（　　）

A. 奎尼丁　B. 普萘洛尔　C. 美西律

D. 强心苷　E. 利多卡因

9. 维拉帕米的药理作用是（　　）

A. 促进 Ca^{2+} 内流　B. 增加心肌收缩力　C. 直接抑制 Na^{+} 内流

D. 降低窦房结和房室结的自律性　E. 升高血压

10. 能引起金鸡纳反应的常用抗心律失常药物是（　　）

A. 胺碘酮　B. 奎宁　C. 奎尼丁

D. 维拉帕米　E. 普罗帕酮

二、配伍选择题（每题备选项在前，试题在后。每组若干题。每组题均对应同一组备选项，每题只有一个正确答案。每个备选项可重复选用，也可不选用）

[11~14]

A. 奎尼丁　B. 利多卡因　C. 普萘洛尔

D. 胺碘酮　E. 钙拮抗药

11. 属于Ⅰa 类抗心律失常药（　　）

12. 属于Ⅰb 类抗心律失常药（　　）

13. 属于Ⅱ类抗心律失常药（　　）

14. 属于Ⅲ类抗心律失常药（　　）

[15~17]

A. 奎尼丁　B. 普萘洛尔　C. 利卡多因

D. 维拉帕米　E. 苯妥英钠

15. 属于Ⅰb 类抗心律失常药且具有抗癫痫作用（　　）

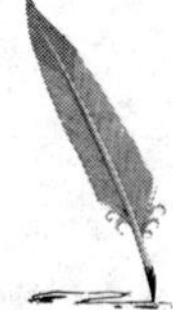

16. 相对延长有效不应期，且具有局麻作用的药物是（　　）

17. 有抗胆碱作用和阻断 α 受体的抗心律失常药物是（　　）

三、多项选择题（每题的备选项中有 2 个或 2 个以上正确答案）

18. 抗心律失常药分为下列几类（　　）

A. 钠通道阻滞药　　B. N 胆碱受体阻断药
C. 肾上腺素受体阻断药　　D. 选择性延长复极过程的药物
E. 钙拮抗药

19. 室性心律失常宜选用的药物是（　　）

A. 利多卡因　　B. 美西律　　C. 苯妥英钠
D. 地尔硫䓬　　E. 普鲁卡因胺

20. 奎尼丁的不良反应有（　　）

A. 呕吐　　B. 晕厥　　C. 金鸡纳反应
D. 高血压　　E. 震颤

四、思考题

1. 常用抗心律失常药分哪几类？列出主要代表药物及其临床应用。

2. 简述利多卡因、胺碘酮、普萘洛尔、奎宁丁、维拉帕米的抗心律失常机制和主要临床应用。

（尹龙武）

扫码"练一练"

扫码“学一学”

第二十二章

抗慢性心功能不全药

学习目标

知识要求

1. 掌握强心苷类、ACEI、ARB抗慢性心功能不全的药理作用、作用机制、临床应用和不良反应的防治。
2. 熟悉利尿药、β受体阻断药及血管扩张药抗慢性心功能不全的作用及应用。
3. 了解其他抗慢性心功能不全药物的作用特点和临床应用。

技能要求

1. 学会分析、解释涉及抗慢性心功能不全药处方的合理性。
2. 具备提供抗慢性心功能不全用药咨询服务的能力。

慢性心功能不全又称充血性心力衰竭（congestive heart failure，CHF），是心脏在多种因素作用下，长期负荷过重和/或慢性心肌损伤，心肌收缩与舒张功能障碍，使心脏泵血功能减弱，出现静脉系统淤血和动脉系统供血不足的临床综合征。目前，治疗CHF的药物主要分为：正性肌力药（强心苷类及非强心苷类）、减轻心脏负荷药（利尿药及血管扩张药）、肾素-血管紧张素-醛固酮系统抑制药（血管紧张素转化酶抑制药及血管紧张素Ⅱ受体阻断药）、β受体阻断药等（图22-1）。

知识链接

心力衰竭（NYHA）的分级

Ⅰ级：有心脏病，但日常活动量不受限制，一般体力活动不引起过度疲劳、心悸、气喘或心绞痛（心功能代偿期）。

Ⅱ级：体力活动轻度受限制。休息时无自觉症状，一般体力活动引起过度疲劳、心悸、气喘或心绞痛（Ⅰ度心功能不全）。

Ⅲ级：有心脏病，以致体力活动明显受限制。休息时无症状，但小于一般体力活动即可引起过度疲劳、心悸、气喘或心绞痛（Ⅱ度心功能不全）。

Ⅳ级：不能从事任何体力活动，休息状态下也出现心衰症状，体力活动后加重（Ⅲ度心功能不全）。

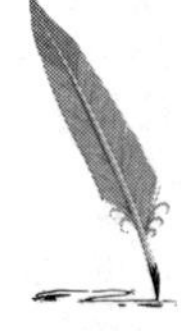

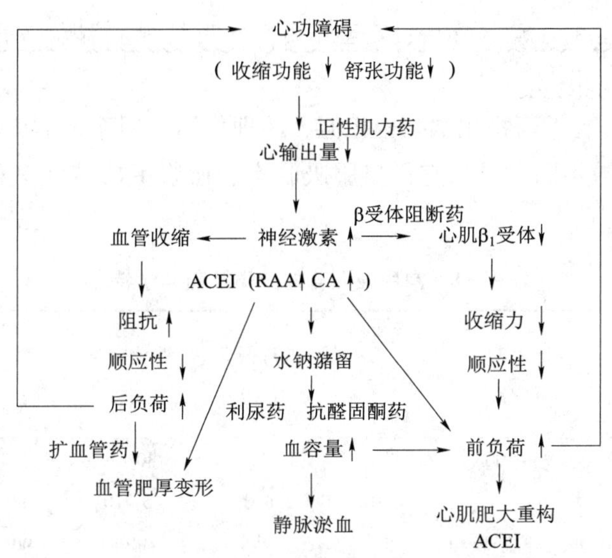

图 22-1　慢性心功能不全的发病机制和药物作用环节

第一节　强心苷类正性肌力药

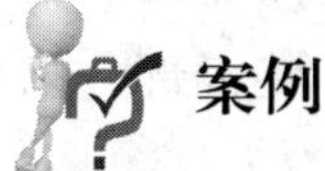

案例

患者，男，55 岁，因活动后气促 2 年，加重伴双下肢水肿 1 个月入院。患者 2 年前无明显诱因出现活动后胸闷气促，休息后好转，1 个月前开始出现胸闷，伴气促、全身乏力、双下肢水肿。经诊断为慢性充血性心力衰竭，房颤。予以氢氯噻嗪、螺内酯、福辛普利、地高辛、美托洛尔等药物治疗后，症状缓解。

思考：①患者所用的药物是否合理？②所用的药物通过什么途径发挥作用，要注意防治哪些不良反应？

强心苷是一类选择性作用于心脏，增强心肌收缩力的药物，主要从洋地黄类植物中提取故又称洋地黄类药物。常用药物有洋地黄毒苷（digitoxin）、地高辛（digoxin）、去乙酰毛花苷（deslanoside，西地兰 D）、毒毛花苷 K（strophantin K）。

扫码"看一看"

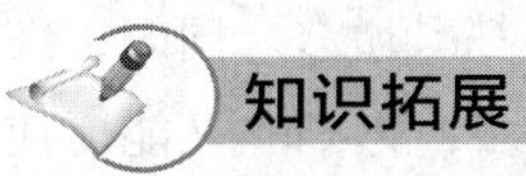

知识拓展

地高辛的争议

地高辛堪称是治疗心力衰竭历史最悠久的药物，自 1775 年英国医生威日林在草药配方中发现起已经有 200 多年了。1997 年被美国 FDA 批准应用于心力衰竭和心房颤动的治疗。然而，近年来有研究表明地高辛虽然可以降低心衰患者住院治疗的比例，但并没有降低患者的死亡率；地高辛治疗房颤不但没有显著疗效，甚至增加死亡率，治疗房颤时，应谨慎使用地高辛。2012 年的欧洲心脏病学会的心衰指南下调了地高辛的推荐级别。但也有研究表明了地高辛在维持心衰患者病情稳定方面的起重要作用。总的来说地高辛虽已不是慢性心衰治疗的一线药物，但仍可发挥重要作用，其在心衰治疗中仍具有一定地位。其长远的疗效和安全性还有需进一步研究。

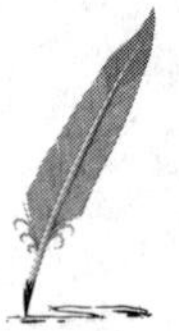

考点提示：强心苷的药动学特点、药理作用、作用机制、临床应用、不良反应及防治、给药方法及其药物相互作用。

【体内过程】强心苷类药物化学结构相似，药理作用、用途、不良反应也相同。但由于化学结构甾核上羟基数不同，导致它们口服吸收率、血浆蛋白结合率和消除速率及方式等有很大差异（表 22-1）。

表 22-1 常用强心苷的分类及药动学特点

分类	药物	吸收率（%）	血浆蛋白结合率（%）	肠肝循环（%）	生物转化（%）	肾排泄（%）	半衰期（h）
长效	洋地黄毒苷	90~100	97	27	30~70	10	120~168
中效	地高辛	60~85	<30	6.8	5~10	60~90	33~36
短效	去乙酰毛花苷丙	不良	5	少	极少	90~100	23
	毒毛花苷 K	不良	5	少	0	90~100	12~19

洋地黄毒苷脂溶性高、吸收好，大多经肝代谢后经肾排出，也有相当部分经胆道排出而形成肝肠循环，长达 5~7 天，故作用维持时间也较长，属长效强心苷。中效类的地高辛口服生物利用度个体差异大，临床应用时应注意调整剂量，大部分以原形经肾脏排出，肾功能不良者应适当减量。毛花苷丙及毒毛花苷 K 口服吸收很少，需静脉给药，绝大部分以原形经肾脏排出，显效快，作用维持时间短。

【药理作用】

1. 对心脏的作用

（1）正性肌力作用　强心苷对心脏具有高度的选择性，能显著加强衰竭心脏的收缩力，增加心输出量，从而解除心力衰竭的症状。强心苷的正性肌力作用有以下特点：①加快心肌纤维缩短速度，使心肌收缩敏捷，相对延长舒张期；②降低衰竭心脏心肌耗氧量；③增加衰竭心脏心输出量。

正性肌力作用的机制：强心苷与心肌细胞膜上的强心苷受体 Na^+-K^+-ATP 酶结合并抑制其活性，导致钠泵失灵，进而使心肌细胞内 Ca^{2+} 增加。治疗量强心苷抑制 Na^+-K^+-ATP 酶活性 20%~40%，使细胞内 Na^+ 量增加，而 K^+ 离子减少。细胞内 Na^+ 量增多后，又通过 Na^+-Ca^{2+} 双向交换机制使细胞内 Ca^{2+} 内流量增加，肌浆网摄取并储存 Ca^{2+} 增多。同时，细胞内 Ca^{2+} 增加时，还可增强钙离子流，使动作电位 2 相内流的 Ca^{2+} 增多，此 Ca^{2+} 又能促使肌浆网释放出 Ca^{2+}，即“以钙释钙”的过程。这样，在强心苷作用下，心肌细胞内可利用的 Ca^{2+} 增加，心肌的收缩加强。

（2）负性频率作用（减慢窦性心率作用）　减慢窦性心率作用是由正性肌力作用继发的。治疗量的强心苷对正常人心率影响小，但对心率加快及伴有心房颤动的心功能不全患者则可显著减慢心率。心功能不全时由于心输出量减少，通过窦弓反射使交感神经张力增强，同时迷走神经张力下降，导致心率加快，这在一定范围之内可使心输出量增加，起到代偿作用。应用强心苷后心输出量增加，反射性地兴奋迷走神经，同时交感神经张力下降，从而抑制窦房结引起心率减慢。心率减慢使心脏舒张期延长，心脏得到充分休息，同时又得到更多的血液供应和营养物质，还可以使静脉回流充分，增加心输出量，对 CHF 患者有利。

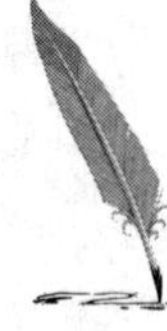

（3）对传导组织和心肌电生理特性的影响　强心苷对传导组织和心肌电生理特性的影响比较复杂。其中可因兴奋迷走神经，使心房的传导速度加快、降低窦房结自律性及减慢房室传导，缩短心房的有效不应期（表22-2）。

表22-2　强心苷对心肌电生理特性的影响

电生理特性	窦房结	心房	房室结	浦肯野纤维
自律性	↓			↑
传导性		↑	↓	↓
有效不应期		↓		↓

（4）对心电图的影响　治疗量时，最早可见T波低平，甚至倒置，ST段下移形成鱼钩状；P-R间隔延长，反应房室传导减慢；P-P间期延长，提示窦性频率减慢；也可见Q-T间隔缩短，提示浦肯野纤维ERP及ADP缩短。中毒量强心苷可引起各种心律失常。

2. 对神经系统和神经内分泌系统的作用　强心苷除通过正性肌力作用间接抑制交感神经外，还有直接抑制作用。长期应用地高辛，可降低循环中NA的浓度，降低交感活性，可改善CHF患者的预后。但中毒剂量的强心苷可通过中枢和外周作用，提高交感神经活性，临床上应注意用量。强心苷对迷走神经有兴奋作用（见负性频率作用）。治疗量强心苷对中枢神经系统无明显影响，中毒剂量则可通过兴奋延髓化学催吐感受区而引起呕吐，此作用可被氯丙嗪阻断。强心苷可抑制肾素-血管紧张素系统，降低肾素活性，减少血管紧张素Ⅱ及醛固酮含量，对心脏起到保护作用。强心苷还能促进心钠肽（ANP）分泌，恢复其受体的敏感性，对抗RAAS系统而产生利尿作用。

3. 利尿作用　强心苷对心功能不全患者有明显的利尿作用，主要是通过其正性肌力作用使肾血流量增加而实现的。此外，强心苷可直接抑制肾小管Na^+,K^+-ATP酶，减少肾小管对Na^+的重吸收，从而发挥利尿作用。

【临床应用】

1. 治疗慢性心功能不全　强心苷主要用于由于心肌收缩功能障碍而导致低输出量性心力衰竭，对伴有心房颤动或心室率快的心功能不全疗效最佳；对心脏瓣膜病、风心病（严重二尖瓣狭窄的病例除外）、冠心病和高血压性心脏病所导致的心功能不全疗效较好；对有机械性阻塞（如缩窄性心包炎、主动脉瓣狭窄和严重二尖瓣狭窄）和有能量代谢障碍（如甲状腺功能亢进、甲状腺功能减退、糖尿病和维生素B_1缺乏）的心功能不全疗效差；对肺心病、活动性心肌炎或严重心肌损伤，疗效较差且容易中毒。

2. 治疗某些心律失常

（1）心房纤颤　心房纤颤的主要危害在于心房过多的冲动传至心室，引起心室率过快，导致严重循环障碍。强心苷主要是通过减慢房室传导、减慢心室率、增加心输血量，从而改善循环障碍，消除心房纤颤的主要危害，但对多数患者并不能终止心房颤动。

（2）心房扑动　心房扑动的冲动较强而规则，更易传至心室，所以心室率快而难于控制。强心苷是治疗心房扑动最常用的药物，其可缩短心房的有效不应期，使心房扑动变为心房颤动，而后者可被强心苷抑制房室传导作用所阻滞而减慢心室率。

（3）阵发性室上性心动过速　强心苷可通过增强迷走神经活性，降低心房的兴奋性而终止阵发性室上性心动过速的发作。

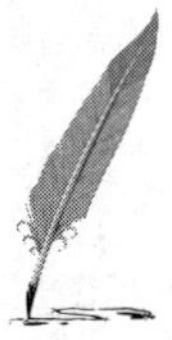

知识拓展

心功能不全的一般治疗

①限钠：轻度心衰患者钠摄入控制在2~3g/d，中、重度心衰患者<2g/d；应用强效利尿剂患者限钠不必过严，避免发生低钠血症。②限水：总液体摄入量每天1.5~2.0L为宜，重度心衰合并低钠血症者（血钠<130mmol/L）应严格限制水摄入量。③营养和饮食：宜低脂饮食，肥胖者应减轻体重，戒烟戒酒；严重心衰伴明显消瘦者，应给予营养支持，包括给予人血白蛋白。④休息和适度运动：失代偿期需卧床休息，多做被动运动，预防深部静脉血栓形成；稳定的慢性心衰患者可每天多次步行，每次5~10分钟，并酌情逐步延长步行时间。⑤氧气治疗：慢性心衰没有给氧应用指征，无肺水肿的心衰患者，给氧可导致血流动力学恶化；氧气用于治疗急性心衰。

【不良反应及用药注意】 强心苷治疗安全范围小，一般治疗量已接近中毒剂量的60%，而且个体差异较大，故易发生毒性反应。特别是当低血钾、高血钙、低血镁、心肌缺血缺氧、酸碱失衡、发热、肝肾功能不全、高龄及合并用药等因素存在时更易发生。临床用药时应严格控制剂量，避免以上诱发因素。

1. 心脏毒性 心脏毒性是强心苷最严重、最危险的不良反应，约有半数的患者可发生各种类型心律失常。最多见和最早见的是室性早搏，约占心脏毒性发生率的1/3，可出现二联律、三联律及心动过速，甚至发生心室颤动。其机制除因Na^+-K^+-ATP酶被高度抑制外，也与细胞内钙超负荷引起的迟后除极有关。另外还可出现房室传导阻滞、窦性心动过缓，当心率降至60次/分时即应停药。

氯化钾是治疗由强心苷中毒所致的快速性心律失常的有效药物。钾离子能阻止强心苷与Na^+-K^+-ATP酶结合，从而减轻或阻止毒性的发生和发展。轻者可口服钾盐，重者可采用静脉缓慢滴注钾盐。

对严重快速型心律失常还应使用苯妥英钠。苯妥英钠能与强心苷竞争Na^+-K^+-ATP酶，恢复该酶的活性，可用于强心苷中毒引起的室性早搏、二联律、室性心动过速等。利多卡因可用于治疗强心苷中毒所引起的严重室性心动过速和心室颤动。对中毒时的心动过缓和房室传导阻滞等缓慢型心律失常，不宜补钾，可用阿托品治疗。

对严重危及生命的地高辛中毒者，可应用地高辛抗体Fab片段作静脉注射，其对强心苷有高度选择性和强大亲和力，能使其从与Na^+-K^+-ATP酶的结合中解离出来，对严重中毒效果明显。

2. 胃肠道反应 胃肠道反应是最常见的早期中毒症状。主要表现为厌食、恶心、呕吐及腹泻等。

3. 中枢神经系统反应 主要表现有眩晕、头痛、失眠、疲乏、谵妄及视觉障碍，如黄视、绿视及视物模糊等。视觉异常通常是强心苷中毒的先兆，可作为停药的指征之一。

【药物相互作用】 排钾利尿药可致低血钾而加重强心苷的毒性。奎尼丁能使地高辛的血药浓度增加约一倍，其他抗心律失常药胺碘酮、钙拮抗药、普罗帕酮、维拉帕米等也能提高地高辛血药浓度。拟肾上腺素药可提高心肌自律性，使心肌对强心苷的敏感性增高，而引起中毒。

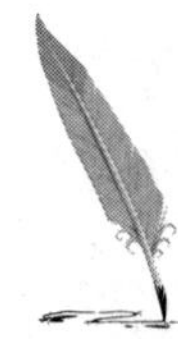

【给药方法】

1. 经典给药法 此给药方法是先短期内给予足量已达到全效量，即“洋地黄化”，然后逐日给予维持量。该方法起效快，但易致强心苷中毒，现临床已少用。

2. 每日维持量法 对轻、中度患者，目前多采用小剂量维持疗法，即每日给维持量，经过 4~5 个 $t_{1/2}$，使药物达到稳态血药浓度而发挥治疗作用。该方法即可有效治疗又可减少强心苷中毒的发生。如每日给予地高辛 0.125mg~0.25mg，经 6~7 天即可达稳定而有效的治疗血药浓度。

第二节 非苷类正性肌力药

本类药物包括 β 受体激动药、多巴胺受体激动药及磷酸二酯酶抑制药等，由于这类药物可能增加心力衰竭患者的病死率，故不宜作为常规治疗用药。

考点提示：多巴酚丁胺、米力农的作用特点及临床应用。

一、拟交感神经药

多巴酚丁胺（dobutamine）

主要激动心脏 β_1受体，增强心肌收缩性，增加心排血量，降低血管阻力，提高衰竭心脏的心脏指数。主要用于强心苷疗效不佳的严重左心室功能不全和心肌梗死后 CHF 患者，但血压下降明显者不宜使用。

异布帕胺（ibopamine，异布帕明）

兴奋多巴胺受体和 β 受体，加强心肌收缩力，减低外周血管阻力，增加心排血量，增加肾血流量，产生显著的利尿作用。可改善症状，提高运动耐力。早期应用可减缓病情恶化。

二、磷酸二酯酶抑制药

该类药物通过抑制磷酸二酯酶而明显提高心肌 cAMP 含量，cAMP 可促进 Ca^{2+}内流而增加细胞内 Ca^{2+}浓度，发挥正性肌力和血管舒张双重作用。大量临床研究表明，短期应用本类药物可获得一定疗效，但长期应用不良反应较多，增加死亡率，甚至缩短寿命。

氨力农（amrinone，氨吡酮）为该类药物的代表性药物，但不良反应较严重，常见的有心律失常、血小板减少和肝损害。米力农（milrinone，甲氰吡酮）为氨力农的替代品，作用强 20 倍，不良反应较少，未见有血小板减少，但仍有心律失常、低血压等，并有报告其能增加病死率，现仅供短期静脉给药。此外，还有依诺昔酮（enoximone）、维司力农（vesnarinone）及匹莫苯（pimobendan）等。

第三节 减轻心脏负荷药

一、利尿药

考点提示：利尿药抗心衰的作用机制及临床应用。

利尿药是治疗心力衰竭常用药物之一，通过促进水钠的排泄，减少血容量和回心血量，减轻心脏前负荷，消除或缓解静脉淤血及其所引发的肺水肿和外周水肿。利尿药的排钠作

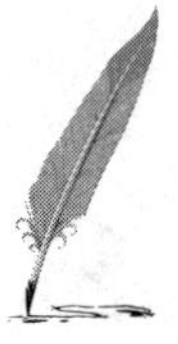

用，可减少血管内钙离子含量，使血管壁张力下降，外周阻力降低，可以降低心脏的后负荷，改善心功能，缓解心功能不全的症状。

对轻度 CHF 可选用噻嗪类利尿药；对中度 CHF，可口服袢利尿药或与噻嗪类和保钾利尿药合用；对严重 CHF、慢性 CHF 急性发作、急性肺水肿或全身水肿者，可选用强效利尿药静脉注射。严重的 CHF 患者常须同时应用留钾利尿药，能有效拮抗 RAAS 激活所致的醛固酮水平的升高，又能防止失钾，还可抑制胶原增生和防止纤维化。

大剂量利尿药可减少有效循环血量，引起心输血量降低，故大量的利尿常可加重心力衰竭。因此，目前推荐使用小剂量利尿药，并同时与小剂量地高辛、ACEI 及 β 受体阻断药合用。

二、扩血管药

扩血管药物在 CHF 的治疗已取得一些进展，某些扩血管药不仅能改善心力衰竭症状，而且能降低病死率，提高患者的生命质量。可用于 CHF 治疗的扩血管药有多种，主要扩张小动脉的有肼屈嗪、硝苯地平等，主要扩张小静脉的有硝酸甘油、硝酸异山梨酯，扩张小动脉和小静脉药的有卡托普利、硝普钠、哌唑嗪等。

血管扩张药是治疗 CHF 的一种辅助药物，药物的选择应根据患者的病因、病情而定，对于肺静脉压升高、肺淤血明显的患者应选用扩张静脉为主的药物，如硝酸酯类；对于心输出量低而肺静脉压升高者应选用硝普钠，或肼屈嗪和硝酸酯类合用；对心输出量明显减少而外周阻力升高者宜选用扩张小动脉的药物，如肼屈嗪、哌唑嗪等。

应用扩血管药物期间密切观察血压、心率变化，随时调整剂量。一般应使血压维持在 90～100mmHg/50～60mmHg 水平。当动脉血压下降 20mmHg 以上，心率增加 20 次/分，应终止应用该类药物。对心室充盈压无异常升高的患者不宜使用，因可致低血压和心动过速。

应用本类药物时宜从小剂量开始。停药时应逐渐减量，不可突然停药，以免产生“反跳现象”，使病情突然恶化，甚至猝死。

第四节　肾素-血管紧张素系统抑制药

肾素-血管紧张素系统抑制药包括血管紧张素转化酶抑制药（ACEI）和血管紧张素Ⅱ受体阻断药（ARB），是治疗 CHF 最重要的进展之一。研究表明，该类药物不仅能缓解心力衰竭的症状、提高生活质量、降低患者的死亡率，而且能逆转心肌肥厚、心室的重构及抑制心肌的纤维化。所以这类药物在心力衰竭治疗中占有重要地位，现已在临床中得到广泛应用。

考点提示：ACEI 及 ARB 抗心衰的作用特点及临床应用。

一、血管紧张素转化酶抑制药

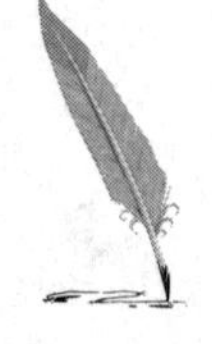

临床常用于治疗 CHF 的血管紧张素转化酶抑制药有卡托普利（captopril）、依那普利（enalapril）、西拉普利（cilazapril）、贝那普利（benazepril）、培哚普利（perindopril）、雷米普利（ramipril）及福辛普利（fosinopril）等，它们的作用基本相似。

【药理作用】

1. 抑制血管紧张素转化酶的活性　该类药通过抑制体循环及局部组织中血管紧张素Ⅰ（AngⅠ）向血管紧张素Ⅱ（AngⅡ）的转化，使血液及组织中AngⅡ含量降低，从而减弱了AngⅡ的收缩血管、致肥厚和促生长作用。同时还抑制缓激肽的降解，使血中缓激肽含量增加，使NO和PGI_2生成增多，发挥扩血管、降负荷作用。

2. 抑制心肌及血管重构　AngⅡ可收缩血管、增加心脏后负荷，并可导致心肌肥大、心肌及血管胶原含量增多、心肌间质成纤维细胞和血管壁细胞增生，发生心肌及血管的重构。RAAS中醛固酮亦具有显著的促进心肌纤维化的作用。用小量ACEI即可减少AngⅡ及醛固酮的形成，因此能防止和逆转心肌与血管重构，改善心功能。

3. 对血流动力学的影响　降低全身血管阻力，使心输出量增加，并能降低左心室充盈压、舒张末压及肾血管阻力，增加肾血流量。另外，也可降低室壁张力，改善心脏的舒张功能。

【临床应用】ACEI既能消除或缓解CHF症状、提高运动耐力、改进生活质量，又能防止和逆转心肌肥厚、降低病死率。故现已广泛用于临床，常与利尿药、地高辛合用，作为治疗CHF的基础药物。

二、血管紧张素Ⅱ受体阻断药

本类药物对循环、心肌自分泌、旁分泌部位的血管紧张素Ⅱ受体（AT_1）具有高度选择性阻断作用，而对AT_2受体的拮抗作用较弱。能拮抗AngⅡ对心血管系统的生物学作用，逆转心肌肥厚、左室重构和心肌纤维化。

此类药物常用的有氯沙坦（losartan）、缬沙坦（valsartan）及厄贝沙坦（irbesartan）。本类药物由于对缓激肽途径无影响，故使用后不易引起咳嗽、血管神经性水肿等不良反应。孕妇及哺乳期妇女禁用。与ACEI合用，可增强疗效。

第五节　β受体阻断药

β受体阻断药在治疗CHF过程中具有重要地位。大量研究证明，在心肌严重恶化之前应用能改善患者的生活质量，降低死亡率且不良反应少，目前已被推荐作为治疗慢性心力衰竭的常规用药。可选用的β受体阻断药有卡维地洛（carvedilol）、拉贝洛尔（labetalol）及比索洛尔（bisoprolol）等，以卡维地洛治疗效果较为显著。

【药理作用】

1. 抗交感神经作用　β受体阻断药通过阻断心脏β受体，降低交感神经张力，抑制儿茶酚胺对心脏的毒性作用，从而保护心肌；抑制RAAS，减轻心脏的前后负荷；逆转和减缓心肌肥厚、心肌重构和心肌成纤维化；上调心肌β受体的数量，提高β受体对儿茶酚胺的敏感性，改善心肌收缩性能；减慢心率、降低心肌耗氧量等而治疗心力衰竭。

考点提示：β受体阻断药抗心衰的作用机制及临床应用。

2. 对心脏功能与血流动力学的影响　β受体阻断药对心功能的影响是双向的，初期应用可使心率减慢、心输出量下降、血压下降、心功能恶化，故应注意适应证。长期用药后，能明显改善心功能，纠正血流动力学变化。

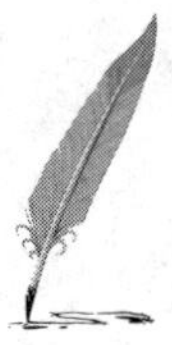

【临床应用】β受体阻断药可应用于心功能比较稳定的Ⅱ~Ⅲ级 CHF 患者，基础疾病为扩张型心肌病的患者疗效较好。本类药物观察的时间应比较长，平均奏效时间为 3 个月。应从小剂量开始，逐渐增加至患者既能够耐受又不加重病情的剂量。同时应联用其他治疗 CHF 药，临床经验表明，CHF 时应合并应用地高辛、利尿药和 ACEI。对严重心动过缓、严重左心室功能减退、重度房室传导阻滞、低血压和支气管哮喘者慎用或禁用。

目标检测

一、最佳选择题（每题的备选项中，只有 1 个最佳答案）

1. 应用强心苷治疗心律失常的描述哪一项是错误的（　　）
   A. 用于治疗阵发性室上性心动过速　B. 用于治疗心房扑动
   C. 用于治疗心房纤颤　D. 可使心房扑动转为心房纤颤
   E. 可加快房室传导
2. 强心苷治疗慢性心功能不全的最基本作用是（　　）
   A. 使已扩大的心室容积缩小　B. 增加心肌收缩力
   C. 增加心室工作效率　D. 降低心率
   E. 增加心率
3. 强心苷正性肌力作用的机理是什么（　　）
   A. 增加兴奋时心肌细胞内 Ca^{2+}量　B. 增强心肌物质代谢
   C. 增加心肌能量供应　D. 影响心肌收缩蛋白
   E. 影响心肌调节蛋白
4. 强心苷中毒的停药指征是（　　）
   A. 频发室性早搏　B. 二联律　C. 窦性心动过缓
   D. 视觉异常　E. 以上均是
5. 地高辛对下列哪种疾病引起的心力衰竭基本无效（　　）
   A. 高血压诱发的心力衰竭
   B. 先天性心脏病引起的心力衰竭
   C. 瓣膜病引起的心力衰竭
   D. 严重二尖瓣狭窄、缩窄性心包炎引起的心力衰竭
   E. 以上均有效
6. 强心苷对心肌耗氧量的描述正确的是（　　）
   A. 对正常和衰竭心脏的心肌耗氧量均无明显影响
   B. 可减少正常和衰竭心脏的心肌耗氧量
   C. 可增加正常和衰竭心脏的心肌耗氧量
   D. 仅减少衰竭心脏的心肌耗氧量
   E. 仅减少正常人的心肌耗氧量

7. 关于应用 ACEI 治疗慢性心功能不全的描述中，错误的是哪一项（　　）
   A. 与扩张外周血管的作用有关　B. 可逆转心室肥厚

C. 可明显降低病死率　　D. 肾血流量减少

E. 可引起低血压及肾功能下降

8. 对血管扩张药治疗心力衰竭机制描述最确切的是（　　）

A. 降低心肌耗氧　B. 增加心排出量　C. 降低心脏前后负荷

D. 降低外周阻力　E. 扩张冠脉，增加心肌供氧

9. 指出下列描述哪一项是错误的（　　）

A. 卡维地洛可阻断交感神经张力及阻断儿茶酚胺对心肌毒性作用

B. 多巴酚丁胺的正性肌力作用仅可短期应用改善症状，不宜作心力衰竭的常规治疗

C. 强心苷与细胞膜上的 Na^+,K^+-ATP 酶结合

D. 米力农仅供短期静脉给药治疗急性心衰

E. 噻嗪类利尿药单独使用，适用于轻中度心力衰竭

10. 能有效地防止和逆转心衰患者的心肌重构的药物是（　　）

A. 地高辛　B. 多巴酚丁胺　C. 米力农

D. 氢氯噻嗪　E. 依那普利

二、配伍选择题（每题备选项在前，试题在后。每组若干题。每组题均对应同一组备选项，每题只有一个正确答案。每个备选项可重复选用，也可不选用）

[11~14]

A. 地高辛　B. 多巴酚丁胺　C. 氨力农

D. 硝普钠　E. 依那普利

11. 抑制血管紧张素转化酶，可消除慢性心衰症状，降低病死率（　　）

12. 抑制磷酸二酯酶，增加细胞内 cAMP 含量，缓解慢性心衰症状（　　）

13. 降低心脏前、后负荷，对急性心梗及高血压所致慢性心衰效果较好（　　）

14. 激动 β_1 受体，对慢性心衰疗效较好（　　）

[15~17]

A. 地高辛　B. 卡托普利　C. 哌唑嗪

D. 氨氯地平　E. 普萘洛尔

15. 过量引起严重心脏毒性的药物是（　　）

16. 常在用药 1 周后出现刺激性干咳的药物是（　　）

17. 严重心动过缓、支气管哮喘者禁用的药物是（　　）

三、多项选择题（每题的备选项中有 2 个或 2 个以上正确答案）

18. 强心苷正性肌力作用的特点有（　　）

A. 选择性作用于心肌细胞

B. 对心房肌、心室肌均有作用

C. 对正常和已衰竭心脏均有效

D. 对心肌耗氧量的影响与心功能状态无关

E. 心肌收缩最高张力和最大缩短速率均提高

19. 强心苷毒性所致快速型心律失常，可用下列哪些药物治疗（　　）

A. 静脉滴注或口服钾盐　　B. 利多卡因

C. 苯妥英钠　　D. 阿托品

E. 胺碘酮

20. 可用于治疗慢性心功能不全的药有（　　）

A. 卡托普利　　B. 氯沙坦　　C. 美托洛尔

D. 米力农　　E. 多巴酚丁胺

四、思考题

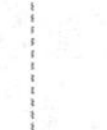

扫码“练一练”

1. 试述强心苷的药理作用、临床应用、不良反应及其防治措施。

2. 简述 ACEI 抗慢性心功能不全的机制和特点。

（尹龙武）

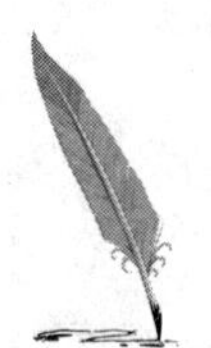

第二十三章

利尿药和脱水药

学习目标

知识要求

1. 掌握呋塞米、氢氯噻嗪的药理作用、临床应用和不良反应。
2. 熟悉甘露醇、螺内酯、氨苯蝶啶的药理作用、临床应用及不良反应。
3. 了解其他利尿药和脱水药的药理作用与临床应用。

技能要求

1. 学会分析、解释涉及利尿药和脱水药处方的合理性。
2. 具备正确指导患者合理应用利尿药和脱水药的能力。

水肿是人体组织间隙或体腔中的液体积聚过多的病理症状，多种急慢性疾病如慢性心功能不全、肝硬化、脑外伤等均可引起。水肿按照分布和病理机制的不同可分为局部水肿及全身水肿。临床常采用利尿药或脱水药进行治疗。

第一节　利尿药

案例

张某，男，45岁，肝病面容，间歇性乏力、纳差2年，腹水征阳性，叩诊时腹部呈浊音。诊断为：肝硬化失代偿期伴严重腹水。医生给予静脉注射呋塞米，同时口服氯化钾片剂治疗。

思考：①呋塞米的药理作用和临床应用是什么？②呋塞米有哪些不良反应？使用时应注意哪些问题？③请说明此患者使用呋塞米联合氯化钾的意义是什么？

利尿药是一类直接作用于肾脏，抑制肾小管对水、钠的重吸收，并促进水、钠的排泄，使尿量增加的药物。临床用于治疗各种类型的水肿，也可用于高血压、心功能不全、高钙血症、药物中毒等急需加速排泄的情况。

一、利尿药的作用机制

尿液的生成过程是通过肾小球滤过，肾小管和集合管的重吸收与分泌而实现。利尿药

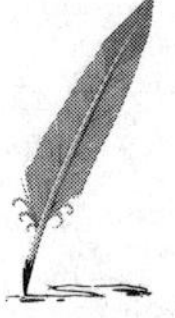

主要通过作用于肾脏的不同部位，影响肾小球滤过、肾小管和集合管的重吸收及分泌功能而发挥利尿作用（图 23-1）。

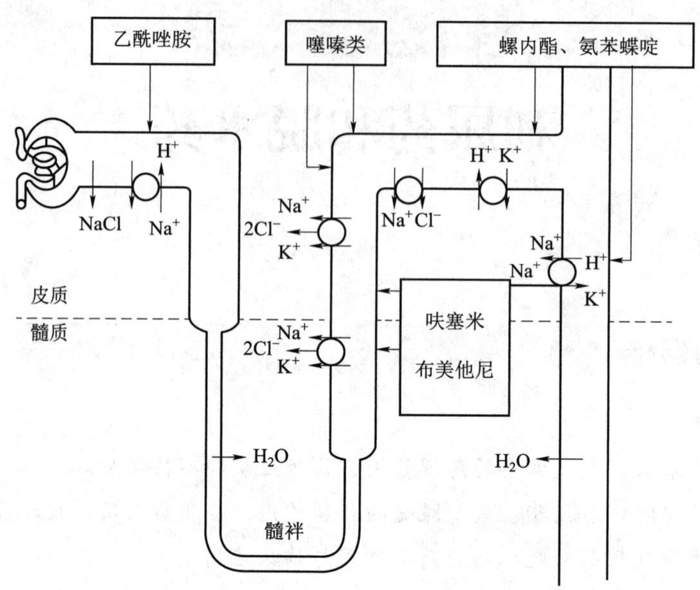

图 23-1 肾小管各段功能和利尿药的作用部位

（一）增加肾小球的滤过作用

血液中的成分除蛋白质和血细胞外，均可经肾小球滤过而形成原尿。原尿量的多少取决于肾血流量及有效滤过压。强心苷、氨茶碱和多巴胺等药物可以通过加强心肌收缩力、扩张肾血管、增加肾血流量和肾小球滤过率，使原尿生成增加。正常人每日原尿量可达 180L，但排出的终尿仅为 1~2L，说明约 99% 的原尿在肾小管和集合管被重吸收，单纯通过增加肾小球的滤过以利尿的药物，并不能使终尿量明显增多，其利尿作用极弱，一般不作利尿用。

（二）影响肾小管与集合管的重吸收及分泌

此环节是影响终尿量的主要因素，目前常用的利尿药多数是通过减少肾小管和集合管对电解质及水的重吸收而发挥利尿作用的。肾小管的各段对水和电解质的重吸收作用各异，故利尿药影响不同部位的肾小管所产生的利尿作用有明显差异。

考点提示：利尿药的作用部位与分类。

1. 近曲小管 原尿中的 Na^+ 约有 60%~70% 在此段通过 H^+-Na^+ 交换方式主动重吸收。近曲小管上皮细胞内含有丰富的碳酸酐酶（CA），可催化 CO_2 和 H_2O 生成 H_2CO_3，后者又解离出 HCO_3^- 和 H^+，H^+ 由上皮细胞分泌入细胞管腔，将等量 Na^+ 交换回细胞内，然后由钠泵及 Na^+-HCO_3^- 同向转运系统将 Na^+ 重吸收入组织间液。乙酰唑胺（acetazolamide）通过抑制碳酸酐酶，减少 H^+ 生成，减少 H^+-Na^+ 交换，使 Na^+ 重吸收减少而利尿，但会出现近曲小管本身及其以下各段对 Na^+ 和 H_2O 的重吸收代偿性增加现象，同时 HCO_3^- 排出较多，易致代谢性酸中毒，故此类药物现已少用。

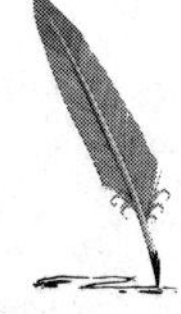

2. 髓袢升支粗段 原尿中 30%~35% 的 Na^+ 在此段通过上皮细胞管腔膜上的 Na^+-K^+-$2Cl^-$ 同向转运系统的作用重吸收。此系统可将管腔内的 1 分子 Na^+、1 分子 K^+ 和 2 分子 Cl^- 同向转运至细胞内，Na^+ 再经钠泵转入组织间液，K^+ 则通过钾通道顺浓度差再返回管腔内，

形成K^+的反复循环。Cl^-经氯通道扩散至组织间液，使管腔内液呈现正电位，使Ca^{2+}、Mg^{2+}从此段被重吸收。此段主要是NaCl的重吸收而几乎不伴有水的重吸收，原尿的渗透压逐渐降低，是肾脏对尿液的稀释功能，也是形成肾髓质高渗区、尿液浓缩机制的重要条件。呋塞米等高效利尿药通过抑制Na^+-K^+-$2Cl^-$同向转运系统的功能，减少NaCl的重吸收，影响尿的稀释和浓缩过程，产生强大的利尿作用。

3. 远曲小管和集合管 原尿中约5%~10%的Na^+在此段被重吸收。远曲小管近端的Na^+通过管腔膜上的Na^+-Cl^-同向转运系统主动重吸收。此系统将Na^+、Cl^-同向转运至细胞内，再分别经钠泵和Cl^-通道将Na^+、Cl^-转运至组织间液。噻嗪类利尿药通过抑制Na^+-Cl^-同向转运系统的功能，减少NaCl的重吸收而利尿，影响尿的稀释过程，而不影响尿的浓缩过程，为中效能利尿药。远曲小管远端和集合管的Na^+通过K^+-Na^+交换和H^+-Na^+交换方式重吸收。K^+-Na^+交换受醛固酮的调节，H^+-Na^+交换受碳酸酐酶活性影响。螺内酯通过拮抗醛固酮，氨苯蝶啶通过直接抑制K^+-Na^+交换，产生保钾排钠作用而利尿，为低效能利尿药。

二、利尿药的分类

利尿药按照其效能不同分为高效能利尿药、中效能利尿药和低效能利尿药三类。

1. 高效能利尿药 以呋塞米为代表，主要作用于髓袢升支粗段的皮质部和髓质部，通过抑制肾脏的浓缩功能和稀释功能而产生强大的利尿作用。

2. 中效能利尿药 以氢氯噻嗪为代表，主要作用于远曲小管近端，通过抑制肾脏的稀释功能而产生温和持久的利尿作用。

3. 低效利尿药 以螺内酯为代表，主要作用于集合管和远曲小管，通过拮抗醛固酮、抑制K^+-Na^+交换，产生保钾排钠的利尿作用。

高效、中效、低效利尿药的作用部位及对血钾浓度的影响比较，见表23-1。

表23-1 利尿药的分类和作用部位

分类	代表药物	作用部位	作用机制	对血钾浓度的影响
高效利尿药	呋塞米 布美他尼	髓袢升支粗段	抑制Na^+-K^+-$2Cl^-$同向转运	低血钾
中效利尿药	噻嗪类	远曲小管近端	抑制Na^+-Cl^-同向转运	低血钾
低效利尿药	螺内酯	集合管	拮抗醛固酮	高血钾
	氨苯蝶啶 阿米洛利	集合管	直接抑制Na^+-K^+交换	

三、常用利尿药

（一）高效能利尿药

本类药物是目前最有效的利尿药，常见药物有呋塞米（furosemide）、布美他尼（bumetanide）、依他尼酸（etacrynic acid）、托拉塞米（torasemide）、阿佐塞米（azosemide）等。

呋塞米

【体内过程】口服易吸收迅速，吸收率为60%~70%，30分钟显效，1~2小时作用达峰

值，作用维持4~6小时，静注5~10分钟后起效，1小时作用达峰值，维持2~4小时。与血浆蛋白结合率约95%~99%。大部分药物以原形由近曲小管有机酸转运机制分泌而从尿中排泄。

考点提示：呋塞米的药理作用、临床应用、不良反应。

【药理作用】

1. 利尿作用 呋塞米的利尿作用强大、迅速、短暂，药物主要作用于髓袢升支粗段的皮质和髓质部位，能特异性地与Cl^-竞争Na^+-K^+-2Cl^-同向转运系统的Cl^-结合部位，抑制Na^+的重吸收，降低肾脏对尿液的稀释与浓缩功能而发挥强大的利尿作用。Na^+重吸收的减少，使输送到远曲小管的Na^+增加，促进Na^+-K^+-2Cl^-交换而使K^+和Cl^-排出增加，因此可降低管腔内液正电位，减少了Ca^{2+}、Mg^{2+}重吸收的驱动力，使Ca^{2+}、Mg^{2+}排出增加。大剂量呋塞米可抑制近曲小管的碳酸酐酶活性，使HCO_3^-排出增加。故高效利尿药可以使尿中Na^+、K^+、Cl^-、Mg^{2+}、Ca^{2+}的排出增多，长期应用出现低钾血症，低镁血症，低氯碱血症（Cl^-的排出量往往超过Na^+），而由于Ca^{2+}在远曲小管可被主动重吸收，一般不引起低钙血症。

2. 扩张血管 药物对血管有直接扩张作用，可扩张肾血管，增加肾血流量；扩张小静脉，减轻心脏负荷，降低左室充盈压，减轻肺水肿。此作用与利尿作用无关，可能与增加前列腺素E（PGE）的含量有关，它在内源性肾功能受损的情况下可发挥保护作用，对急性肾功能衰竭有利。

【临床应用】

1. 严重水肿 用于其他利尿药无效的严重心性、肝性、肾性水肿的治疗，因其容易引起水及电解质紊乱，一般不做首选药，对一般水肿不宜常规使用，在其他药物治疗无效时可使用。

2. 急性肺水肿和脑水肿 对于急性肺水肿，呋塞米能产生强大的利尿作用，并且能扩张容量血管，可使回心血量减少，减轻左心负担，静脉注射后可迅速缓解症状，是急性肺水肿的首选药。由于其利尿作用，可使血液浓缩，血浆渗透压增高，可消除脑水肿，降低颅内压，对有脑水肿的患者与脱水药合用以获协同作用。对脑水肿合并心衰者尤为适用。

3. 急性、慢性肾功能衰竭 治疗急性少尿型肾功能衰竭早期时，静注呋塞米可产生强大的利尿作用，利于冲洗肾小管，减少肾小管的萎缩和坏死，同时可增加肾血流量，增加肾小球滤过率，对急性肾功能衰竭有利。大剂量静注呋塞米可以治疗慢性肾衰，增加尿量，减轻水肿，在其他药物无效时，仍然能产生作用。

4. 急性药物毒物中毒 结合输液使尿量迅速增加，加速毒物随尿液排泄，用于某些经肾排泄的药物中毒，如长效巴比妥类、水杨酸类等药物中毒的解救。

5. 其他 可用于高钾血症、高钙血症及高血压危象等。

【不良反应及用药注意】

1. 水与电解质紊乱 过度利尿可引起水与电解质紊乱，表现为低血容量、低血钾、低血钠、低氯碱血症，长期应用还可引起低血镁。其中以低血钾最为常见，当合用强心苷时，低血钾可增加强心苷对心脏的毒性；对肝硬化肝腹水的病人，低血钾也可诱发肝昏迷，应注意及时补钾或加服保钾利尿药。由于Na^+-K^+-ATP酶的激活需要Mg^{2+}，当低血钾与低血镁同时存在时，如不纠正低血镁，即使补充钾也不易纠正低血钾现象。

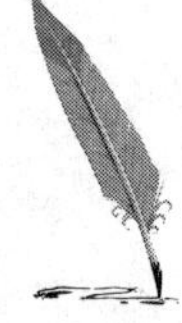

2. 耳毒性 发生机制可能与药物引起内耳淋巴液电解质成分改变，使耳蜗管基底膜毛细胞受损伤有关。呈剂量依赖性，高剂量利尿药时更易发生。早期表现为眩晕和耳鸣，进一步可引发听力减退甚至是耳聋，多为暂时性，少数为不可逆性。肾功能不全、同时使用其他耳毒性药物可增强高效利尿药的耳毒性作用，故老年、儿童、肾脏疾病及同时服用氨基糖苷类抗生素的患者应注意。

3. 高尿酸血症 由于可以竞争性抑制尿酸的排泄而导致高尿酸血症，易诱发痛风，故痛风患者慎用，严重时应加服促进尿酸排泄药。

4. 其他 部分患者可引发恶心、呕吐等胃肠道反应，大剂量时可出现胃肠出血。偶见白细胞、血小板减少、过敏性皮疹、间质性肾炎等，停药后可以迅速恢复。久用引发高血糖、高血脂等。

【禁忌证】对磺胺药和噻嗪类利尿药过敏者、妊娠前3个月妇女、低钾血症、超量服用洋地黄、肝性脑病的患者禁用。

【药物相互作用】

(1) 与强心苷合用时，可增加强心苷对心脏的毒性，应注意补钾。

(2) 与一代头孢菌素、两性霉素B、氨基糖苷类等抗生素合用时，可增加药物的耳毒性和肾毒性，应避免合用。

(3) 与胺碘酮、溴苄铵、奎尼丁类、索他洛尔合用时易引发尖端扭转心律失常，应预防低血钾。

(4) 与糖皮质激素、盐皮质激素合用，可致低血钾，应监测血钾。

(5) 与苯妥英钠、哌替啶合用，可导致其利尿作用降低，应避免合用。

(6) 与阿司匹林合用，可导致尿酸升高，引发高尿酸血症，并诱发急性痛风，对痛风患者应避免合用。

(7) 与降压药合用，可增加降压药的疗效，应酌减降压药物的用量。

(8) 与磺胺类药物和噻嗪类利尿药存在交叉过敏反应。

布美他尼

布美他尼口服易吸收，静注几分钟即可显效，其生物利用度是呋塞米的2倍，大部分以原型及代谢产物由肾排泄，$t_{1/2}$为30~70分钟，反复给药不易在体内蓄积。药物与呋塞米相似，但作用强于呋塞米20~50倍，具有用量少、起效快、不良反应较少等特点。临床主要作为呋塞米的代用品，适用于各类顽固性水肿和急性肺水肿，对急、慢性肾功能衰竭患者尤为适用，由于其耳毒性发生率较低，对听力有缺陷的患者宜选用此药。

(二) 中效利尿药

中效利尿药主要是噻嗪类利尿药，是临床广泛应用的一类口服利尿药及基础降压药，常用药物有氢氯噻嗪（hydrochlorothiazide）、氢氟噻嗪（hydroflumethiazide）、环戊噻嗪（cyclopenthiazide）、苄氟噻嗪（bendroflumethiazide）等，其他如吲哒帕胺（indapamide）、氯噻酮（chlortalidone）、美托拉宗（metolazone）等，虽不属于噻嗪类，但利尿作用及机制与噻嗪类相似，故一并介绍。氢氯噻嗪是此类药中最常用的利尿药。

氢氯噻嗪

【体内过程】本类药物脂溶性较高，进食能增加吸收量，口服吸收迅速而完全，口服后1~2小时起效，4~6小时达到血药浓度高峰。药物易分布于肾脏、肝脏，易通过胎盘屏障。

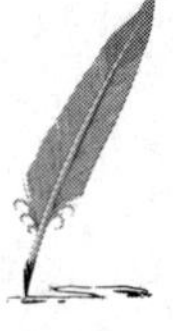

大多数药物均以有机酸形式从肾小管分泌排泄，一般 3~6 小时排出体外，因与尿酸的分泌产生竞争，可抑制尿酸的排泄。

考点提示：氢氯噻嗪的药理作用、临床应用、不良反应。

【药理作用】

1. 利尿作用 主要作用于远曲小管近端，通过抑制 Na^+-Cl^- 共转运子，抑制 NaCl 的重吸收而产生温和持久的利尿作用。由于原尿 90% 的 Na^+ 已经被近曲小管髓袢升支粗段重吸收，本类药物仅有中等程度的利尿作用，利尿作用温和，持久。

2. 抗利尿作用 药物可以使 NaCl 的排出增加，导致血浆渗透压的降低，对尿崩症患者，能明显降低对口渴中枢的刺激，减轻口渴感和减少饮水量，导致尿量减少。

3. 降压作用 用药早期通过利尿使血容量减少而降压，长期用药则通过扩张外周血管而产生降压作用。

知识拓展

尿崩症

尿崩症是由于下丘脑-神经垂体病变引起抗利尿激素不同程度的缺乏，或由于多种病变引起肾脏对抗利尿激素敏感性缺陷，导致肾小管重吸收水的功能障碍的一组临床综合征。前者为中枢性尿崩症（CDI），后者为肾性尿崩症（NDI），其临床特点为多尿、烦渴、低比重尿或低渗尿。尿崩症常见于青壮年，男女之比为 2∶1，遗传性 NDI 多见于儿童。

【临床应用】

1. 各种水肿 主要用于各种原因引起的水肿。对轻度、中度心源性水肿疗效较好，常用作首选药。因其既可消除组织水肿，又可降低血容量，减轻心脏负荷，改善心功能，是治疗慢性心功能不全的常用治疗药物之一。对肾性水肿的疗效与肾功能损害程度有关，受损较轻者效果较好。肝性水肿在应用时要注意防止低血钾诱发肝昏迷。

2. 高血压病 是治疗高血压的基础药物之一，与其他降压药合用，增强降压药效果，减少副作用。

3. 尿崩症 利用药物的抗利尿作用，可用于肾性尿崩症及加压素无效的尿崩症。

4. 其他 可用于高尿钙伴有肾结石者，减少高尿钙引发肾结石的形成。

【不良反应及用药注意】

1. 电解质紊乱 如低血钾、低血钠、低血镁、低氯性碱血症等，可增加强心苷对心脏的毒性，也可诱发肝昏迷，注意补钾或合用保钾利尿药。

2. 高尿酸血症 可引发尿酸升高，宜与促尿酸排泄药合用。痛风者慎用。

3. 代谢变化 可降低糖耐量，导致高血糖，诱发加重糖尿病，机制可能由于其抑制了胰岛素的分泌以及减少组织利用葡萄糖，纠正低血钾后可减少高血糖的发生。同时可使血清胆固醇增加 5%~15%，并增加低密度脂蛋白含量。糖尿病、高脂血症患者慎用。

4. 其他 可见皮疹、光敏性皮炎等，偶见溶血性贫血、血小板减少等。

【禁忌证】低钾血者、肝性脑病者、磺酰胺类药过敏者、哺乳期妇女均禁用。孕妇、痛风患者慎用。

常用中效利尿药的剂量及药理特性比较，见表23-2。

表23-2　常用中效利尿药的剂量及药理特性

常用药物	每日口服剂量（mg）	作用特点
氢氯噻嗪	50~100	为本类药物的原型
吲哒帕胺	2.5~10	抑制碳酸酐酶作用较强
氯噻酮	25~100	作用持久，对 K^+ 影响较小
美托拉宗	5~20	作用持久，长效

（三）低效利尿药

本类药物的作用部位在集合管，通过拮抗醛固酮或者直接抑制 K^+-Na^+ 交换，产生保钾排钠的作用而利尿。代表药有螺内酯（spironolactone）、氨苯蝶啶（triamterene）、阿米洛利（amiloride）等。

考点提示：氨苯蝶啶、螺内酯的利尿药理作用及其临床应用。

螺内酯

【药理作用】主要在远曲小管和集合管部位竞争醛固酮受体，拮抗醛固酮而发挥排 Na^+ 利尿和保 K^+ 的作用。其利尿作用与体内醛固酮的浓度有关，体内醛固酮水平增高时，利尿作用更明显。特点为利尿作用弱，起效缓慢而持久。

【临床应用】主要用于由醛固酮升高引起的顽固性水肿，对肝硬化和肾病综合征水肿患者较为有效，常与排钾利尿药合用。另外可用于治疗充血性心力衰竭。

【不良反应及用药注意】较轻，少数患者可引起头痛、困倦与精神紊乱等。久用可引起高血钾，肾功能不良者更易引发。此外，有性激素样副作用，可引起男子乳房女性化和性功能障碍、妇女多毛症等。肾功能不全者禁用。

氨苯蝶啶

【药理作用】主要作用于远曲小管远端和集合管，通过直接抑制 K^+-Na^+ 交换而减少 Na^+ 的重吸收，从而产生排 Na^+、利尿、保 K^+ 的作用，易引起血钾升高，单用疗效较差，一般与噻嗪类合用效果较好。

【临床应用】与高效能、中效能排钾利尿药合用治疗各种顽固性水肿。因其能促进尿酸排泄，尤适用于痛风患者的利尿。

【不良反应及防治】偶见头晕、嗜睡、皮疹、胃肠道反应等。长期服用可致高钾血症。肝硬化患者服用可致巨幼红细胞性贫血。氨苯蝶啶和吲哚美辛合用可引起急性肾功能衰竭。严重肝、肾功能不全、有高钾血症倾向者禁用。

第二节　脱水药

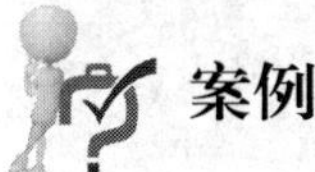

案例

张某，男性，38岁，醉酒驾驶发生车祸导致脑出血，术后头痛剧烈，眼睛、头部肿胀，进而意识不清，头部CT显示脑水肿严重。

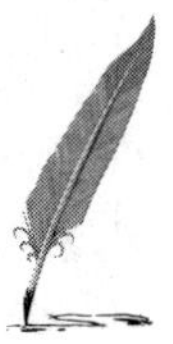

思考：①此患者可选择哪些脱水药进行治疗？②指导患者使用此种药物时应注意哪些问题？

脱水药又称渗透利尿药，是指能迅速提高血浆渗透压及肾小管腔液渗透压，能使机体细胞脱水又有渗透性利尿作用的低分子非盐类物质。本类药物的共同特点是：①静脉注射给药后，不易透过毛细血管进入组织，不被机体代谢利用，仅提高血浆的渗透压使组织细胞脱水。②易被肾小球滤过，而不易被肾小管重吸收，可迅速排出体外。常用药物包括甘露醇、山梨醇、高渗葡萄糖，临床用于脑水肿、青光眼、急性肾衰竭的防治。

甘露醇（mannitol）

甘露醇为己六醇结构，是一种白色结晶粉末，易溶于水，口服不吸收，临床用20%的甘露醇溶液静脉给药。

考点提示：甘露醇的药理作用及其临床应用。

【药理作用】

1. 脱水作用 甘露醇静脉给药后迅速提高血浆渗透压，致组织间液及细胞内水分向血浆转移而产生组织脱水作用，特别对脑、眼前房等具有屏障功能的组织脱水作用更明显，减少脑脊液和房水量。

2. 利尿作用 甘露醇经肾小球滤过后，几乎不被重吸收，肾小管管腔液渗透压增高，减少肾小管对水的重吸收，静注后渗透性脱水导致血容量增加，血液黏度降低，通过稀释血液而增加循环血容量及肾小球滤过率，因而产生利尿作用。

【临床应用】

1. 急性肾功能衰竭 急性肾功能衰竭早期肾血流量不足、肾小球过滤明显下降、肾间质水肿，引起少尿或无尿。本药通过稀释血液而增加循环血容量及肾小球滤过率，其脱水作用可减轻肾间质水肿，同时利尿作用有利于冲刷肾小管，减少肾小管阻塞。但使用时应注意使组织保持在轻度脱水状态，并注意水电解质的适当补充。

2. 脑水肿 缺氧、创伤、梗死、炎症及肿瘤等均可引发脑水肿，导致颅内压升高。本药有脱水作用，是临床治疗脑水肿，安全有效降低颅内压的首选药物。

脑水肿

脑水肿是由多种原因引发的脑内积水增加，脑容积增大的病理现象。引发脑水肿的病因包括：颅脑外伤，脑血管疾病（脑出血等），颅内感染（脑炎、脑膜炎等），颅内占位性疾病（肿瘤等），癫痫以及全身性严重感染性疾病（中毒性痢疾、中毒性肺炎等）。

当发生脑水肿时，颅内压增高，脑组织和细胞发生变性坏死，如不及时纠正，水肿可由局限性发展为弥漫性，形成不可逆的继发性病理改变，发生脑死亡，如果水肿部位位于生命中枢，则可发生死亡。

脑水肿可以选择脱水药和利尿药进行合理治疗。

3. 青光眼 脱水作用可减少眼内房水量及降低眼内压。应用于青光眼的急性发作或眼内手术前准备。

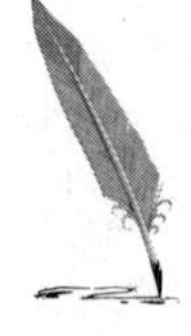

【不良反应及用药注意】

高渗透压易引起口渴。组织脱水过快，血容量迅速增加导致血压升高，易引发头晕、眩晕、视力模糊、心悸等。静注外渗易引起组织水肿、皮肤坏死等。充血性心力衰竭、颅内活动性出血（颅内手术时除外）、急性肺水肿禁用。

山梨醇（sorbitolum）

本药为甘露醇的异构体，临床常用25%的高渗溶液，静注后大部分以原形经肾排出，小部分转化为糖而失去高渗脱水作用，作用与甘露醇相似但较弱。主要用于治疗脑水肿及青光眼，也可用于心肾功能正常的水肿少尿。

高渗葡萄糖（glucose）

50%的高渗葡萄糖液可作为脱水药，静脉注射后，可使血渗透压一时性上升，起到脱水和利尿消肿的作用，但随后可从血管内扩散至组织内而被代谢，故作用较弱不持久。可用于治疗脑水肿、肾性水肿等。但单独使用治疗脑水肿时易出现反跳现象，应与甘露醇交替使用以巩固疗效。

目标检测

一、最佳选择题（每题的备选项中，只有1个最佳答案）

1. 对呋塞米的利尿作用描述正确的是（　　）

A. 抑制肾脏的稀释功能　　B. 抑制肾脏的浓缩功能

C. 抑制肾脏的稀释和浓缩功能　　D. 对抗醛固酮的作用

E. 阻滞Na^+通道，减少Na^+的重吸收

2. 噻嗪类利尿药的作用部位是（　　）

A. 髓袢升支粗段皮质部分　　B. 髓袢升支粗段髓质部分

C. 近曲小管　　D. 远曲小管前端

E. 集合管

3. 下列哪种利尿药不宜与氨基糖苷类抗生素合用（　　）

A. 噻嗪类　　B. 呋塞米　　C. 螺内酯

D. 氨苯蝶啶　　E. 乙酰唑胺

4. 对抗醛固酮而发挥作用的保钾利尿药是（　　）

A. 呋塞米　　B. 螺内酯　　C. 氨苯蝶啶

D. 氢氯噻嗪　　E. 依他尼酸

5. 呋塞米的不良反应是（　　）

A. 低氯性碱中毒　　B. 低钾血症　　C. 低钠血症

D. 耳毒性　　E. 以上均是

6. 高血钾症病人，禁用下列何种利尿药（　　）

A. 氢氯噻嗪　　B. 苄氟噻嗪　　C. 布美他尼

D. 呋塞米　　E. 氨苯蝶啶

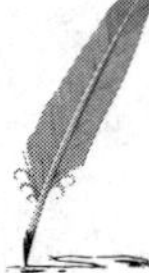

7. 下列疾病中，不属于氢氯噻嗪适应证的是（　　）

A. 心源性水肿　B. 轻度高血压　C. 尿崩症

D. 糖尿病　E. 肾性水肿

8. 脱水药消除组织水肿的给药途径是（　　）

A. 口服　B. 肌内注射　C. 舌下给药

D. 皮下注射　E. 静脉注射

9. 氢氯噻嗪不具有的不良反应是（　　）

A. 低血镁症　B. 高尿酸血症　C. 高血糖症

D. 高脂血症　E. 高血钾

10. 有一因风湿性心脏病出现心衰的女性患者，并有下肢水肿，检查发现：血浆醛固酮水平高，此时最好选用（　　）

A. 呋塞米　B. 氢氯噻嗪　C. 螺内酯

D. 阿米洛利　E. 氨苯蝶啶

二、配伍选择题（每题备选项在前，试题在后。每组若干题。每组题均对应同一组备选项，每题只有一个正确答案。每个备选项可重复选用，也可不选用）

[11~14]

A. 呋塞米　B. 螺内酯　C. 氢氯噻嗪

D. 氨苯蝶啶　E. 甘露醇

11. 急性肾衰竭病人出现少尿，应首选（　　）

12. 治疗脑水肿、降低颅内压的首选药是（　　）

13. 心源性水肿首选利尿药（　　）

14. 拮抗醛固酮利尿的药物是（　　）

三、多项选择题（每题的备选项中有2个或2个以上正确答案）

15. 不宜与呋塞米合用的药物是（　　）

A. 链霉素　B. 庆大霉素　C. 氢氯噻嗪

D. 螺内酯　E. 氨苯蝶啶

16. 有关螺内酯的叙述正确的是（　　）

A. 竞争性拮抗醛固酮作用

B. 单用对严重的肝硬化腹水疗效好

C. 常与氢氯噻嗪合用

D. 久用可致低血钾

E. 可与呋塞米合用

17. 甘露醇静脉注射用于（　　）

A. 肠道手术前清洁肠腔　B. 白内障

C. 青光眼　D. 预防急性肾功能衰竭

E. 脑水肿

18. 呋塞米引起的水电解质紊乱表现有（　　）

A. 低血容量　B. 低血钠　C. 低血钾

D. 高血钾　E. 低血镁

19. 下列不属于氢氯噻嗪的适应证是（　　）

A. 轻度高血压　　B. 心源性水肿　　C. 轻度尿崩症

D. 心绞痛　　E. 痛风

四、思考题

1. 试述呋塞米的利尿机制，可用于哪些疾病的治疗及主要不良反应。

2. 简述三类利尿药作用部位、机制的区别及对血钾的影响。

3. 处方分析

患者，男，58 岁，患有肾功能不全、心衰、尿少，近日合并泌尿道感染。医生给患者开处方如下，请分析处方是否合理？并说明原因。

Rp.

呋塞米片剂　20mg×20

Sig. 20mg　t. i. d.　p. o.

硫酸庆大霉素注射剂　8 万 U×6

Sig. 8 万 U　b. i. d.　i. m.

（范展霞）

扫码“练一练”

扫码“学一学”

第二十四章
抗过敏药

学习目标

知识要求

1. 掌握抗过敏药的分类及代表药物名称。
2. 掌握 H_1受体阻断药的药理作用、临床应用和主要不良反应。

技能要求

1. 学会分析、解释涉及抗过敏药处方的合理性。
2. 具备正确指导患者合理应用抗过敏药的能力。

过敏反应是已产生免疫的机体在再次接受相同抗原刺激时所发生的组织损伤或功能紊乱的反应。常见的抗原性物质包括细菌、病毒、寄生虫、花粉或某些药物等，可引起体内致敏原所在靶细胞的不同器官发病，如荨麻疹、湿疹、过敏性皮炎、支气管哮喘、过敏性眼结膜炎等症状。

抗过敏药主要包括抗组胺药、钙制剂、肾上腺素受体激动药、肾上腺糖皮质激素类药物及维生素 C 等。

第一节　抗组胺药

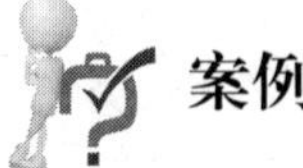

案例

李某，女，45 岁，司机，参加聚会时朋友宴请其吃了很多海鲜产品，用餐后全身出现大片红疹、风团，有刺痒感，随即出现呼吸困难，送至医院就诊。医生诊断为荨麻疹。

思考：①患者可以选择哪些药物进行治疗？②药物使用时应注意哪些问题？

组胺是广泛存在于人体组织的自身活性物质，存在于肥大细胞及嗜碱性粒细胞中。含有较多肥大细胞的皮肤、支气管黏膜和肠黏膜中组胺的浓度较高，脑脊液中也有较高浓度。在正常情况下，肥大细胞颗粒中的组胺常与蛋白质结合，以无活性形式存在，在物理或化学等刺激因素作用下，使肥大细胞脱颗粒，导致组胺释放。组胺与靶细胞上特异受体（组胺受体）结合，产生生物效应，主要表现为 I 型变态反应。组胺本身无治疗意义，但可以

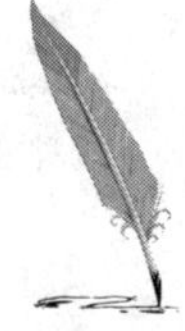

用于诊断真性胃酸缺乏症和麻风病。组胺受体的分布及效应，见表 24-1。

表 24-1　组胺受体分布及效应

受体类型	分布的组织	受体激动后效应
H_1	鼻、支气管、胃肠、子宫等平滑肌 皮肤血管、毛细血管 心房肌 房室结	鼻黏液分泌，平滑肌收缩 扩张、通透性增强 收缩增强 传导减慢
H_2	胃壁细胞 血管 心室 窦房结	分泌增多 扩张 收缩加强 心率加快
H_3	中枢与外周神经末梢	负反馈性调节 组胺合成与释放

抗组胺药即组胺受体阻断药，是一类能竞争性阻断组胺与其受体结合，产生抗组胺作用的药物。药物主要分为 H_1 受体阻断药和 H_2 受体阻断药两大类，H_2 受体阻断药主要用于治疗消化道溃疡（详见第二十五章）。

用于抗过敏的 H_1 受体阻断药品种较多，常用的第一代药物如氯苯那敏（chlorpheniramine）、苯海拉明（diphenhydramine）、异丙嗪（promethazine）。第二代药物如阿司咪唑（astemizole）、西替利嗪（cetmzlne）、阿伐斯汀（acrivasune）、氯雷他定（loratadine）、左卡巴斯汀（levocabastine）等。

考点提示： 第一代和第二代 H_1 受体阻断药的主要作用特点和代表药。

常用 H_1 受体阻断药作用的比较表，见表 24-2。

表 24-2　常用 H_1 受体阻断药作用的比较表

	药　物	镇静程度	抗晕止吐	临床用途
第一代	苯海拉明	++++	++	皮肤黏膜过敏、晕动病
	茶苯海拉明	+++	+++	晕动病
	异丙嗪	+++	++	皮肤黏膜过敏、晕动病
	氯苯那敏	+	-	皮肤黏膜过敏
	曲吡那敏	++	-	皮肤黏膜过敏
	赛庚啶	+	-	皮肤黏膜过敏
第二代	西替利嗪	-	-	皮肤黏膜过敏
	阿司咪唑	-	-	皮肤黏膜过敏
	氯雷他定	-	-	皮肤黏膜过敏
	阿伐斯汀	-	-	皮肤黏膜过敏
	左卡巴斯汀	-	-	急性过敏性鼻炎

注：+++ 作用强；++ 作用中等；+ 作用弱；- 无作用。

【体内过程】 多数 H_1 受体阻断药口服吸收良好。第一代产品用药后 15~50 分钟生效，

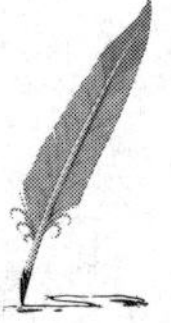

2~3 小时血药浓度达高峰，可通过血-脑屏障，作用持续 4~12 小时，药物主要经肝代谢，其代谢产物可经胆汁排出，形成肝肠循环，肝功能不良者可使药物作用时间延长，大部分代谢产物多在 24 小时内经尿排出，$t_{1/2}$约为 4~7 小时。第二代产品都不易通过血-脑屏障，无中枢作用，$t_{1/2}$约为 4~5 小时，经肝脏代谢，因其代谢产物都尚有活性，作用持续时间都较长，约为 12~24 小时，一日 1 次，具有长效高效的特点。

考点提示：H_1受体阻断药临床应用和主要不良反应。

【药理作用】

1. H_1组胺受体阻断作用 H_1受体被激动后即能通过 G 蛋白而激活磷脂酶 C，产生三磷酸肌醇与二酰基甘油，使细胞内 Ca^{2+}增加，蛋白激酶 C 活化，从而使胃、肠、气管、支气管平滑肌收缩，也能释放血管内皮松弛因子和 PGI_2，使小血管扩张，通透性增加。H_1受体阻断药通过与内脏平滑肌、皮肤血管及心房、房室结组胺受体结合，产生外周组胺 H_1受体的对抗效应，可拮抗这些作用。其特点：①完全对抗组胺收缩胃肠道、支气管平滑肌的作用；②部分对抗组胺引起的血管扩张和血压下降作用（因 H_2受体也参与心血管功能的调节）。

2. 中枢抑制作用 H_1受体阻断药对中枢的作用各有不同。第一代药物多数可阻断中枢 H_1受体产生中枢抑制作用，治疗量即可产生镇静与嗜睡作用，第二代药物因不易通过血-脑屏障，几乎无明显的中枢抑制作用，适合白天应用。

3. 防晕止吐作用 第一代部分药物有中枢抗胆碱作用，可产生防晕、镇吐效应，以异丙嗪、苯海拉明、茶苯海明作用较显著。

【临床应用】

1. 变态反应性疾病 本类药物对由组胺引起的皮肤黏膜变态反应效果良好，做首选药，如荨麻疹、过敏性鼻炎、湿疹、花粉症等；对蚊虫叮咬所至皮肤瘙痒水肿效果良好；对药疹、血清病、接触性皮炎、食物及药物过敏等也有一定疗效；对支气管哮喘疗效较差；对过敏性休克无效。本类药物中氯苯那敏常与解热镇痛药配伍，可对抗鼻黏膜水肿，缓解鼻塞流涕等症状，用于治疗感冒。

2. 晕动病及呕吐 苯海拉明、异丙嗪对晕动病、放射病引起的呕吐都有镇吐作用。预防晕动病应在乘车、乘船前 15~30 分钟服用。药物有致畸的作用，不可治疗妊娠呕吐。

3. 其他 有中枢抑制作用的第一代 H_1受体阻断药可以用于失眠的治疗，尤其适用于变态反应性疾病引起的失眠，常用苯海拉明、异丙嗪。除此，异丙嗪常与哌替啶、氯丙嗪组成冬眠合剂，用于人工冬眠疗法。

【不良反应及用药注意】

1. 中枢抑制 常见镇静、困倦、嗜睡、乏力等，以第一代药物常见，服用这类药物后应避免驾驶机车、船、从事高空作业、机械作业及操作精密仪器等工作，以防意外发生。

2. 消化道反应 可见厌食、恶心、呕吐、腹泻或便秘，饭后服用可以减少胃肠道反应。

3. 心脏毒性 有些药物服用过量会引起出现 Q-T 间期延长，形成各种心律失常，严重者会导致猝死，以第二代药物阿司咪唑常见，现几乎已经停止使用。

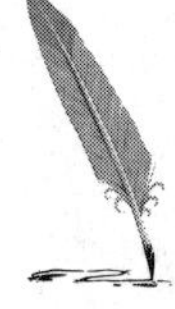

4. 其他 偶见皮疹、粒细胞减少、贫血，药物的抗胆碱作用可引起口干、眼干、视力模糊、便秘、尿潴留等症状，还可能诱发青光眼。异丙嗪长期大剂量使用可出现吩噻嗪类常见的不良反应，如嗜睡、头晕、耳鸣、增加皮肤对光的敏感性，多噩梦、易激动、幻觉，

儿童易发生锥体外系反应。

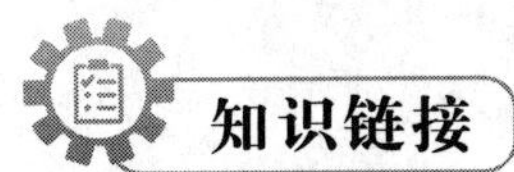

阿司咪唑引发不良反应事件

阿司咪唑自上市起，由于抗过敏作用优，服后不会打瞌睡，成为家喻户晓的抗过敏药物。但随着药物的应用，其副作用开始不断显现。

药物过量应用产生的主要严重不良反应有过敏性休克、晕厥、转氨酶升高、特别是会产生严重的危及生命的心律失常，如Q-T间期延长、尖端扭转型室速等。全世界因服用阿司咪唑而导致心源性猝死的患者已有多例。自2000年后，阿司咪唑逐渐从美国市场退出，我国国家药品不良反应检测中心也将阿司咪唑列在有不良反应安全隐患的药品之列。

【禁忌证】 有对本类药物过敏史者禁用；驾驶车船、飞机的人员、精密仪器操作者在工作前禁止服用；患闭角型青光眼、尿潴留、前列腺肥大、幽门十二指肠梗阻、心律失常、癫痫患者禁用。孕妇及哺乳期妇女、肝肾功能低下、老年患者慎用。本类药物可抑制皮试反应，因此在皮试前若干天停止使用，以免影响皮试结果。

【药物相互作用】

（1）与酒精及其他中枢神经抑制药（如巴比妥类、催眠药、抗焦虑镇静药等）合用，可增加药物对中枢神经抑制作用。

知识链接

抗过敏药物的新剂型

近年来，抗过敏药物的局部用药新剂型开始用于临床，如左卡巴斯汀鼻喷剂、奥洛他定滴眼液、赛庚啶外用皮肤剂等。主要用于过敏性鼻炎、过敏性结膜炎症状、皮肤过敏性疾病等。

局部用药新剂型既能取得与口服药物同样的疗效，又能降低口服第一、二代抗组胺类药物时产生的不良反应。无明显的中枢神经系统及心脏的副作用，长期应用不会产生耐药性，临床应用逐渐广泛。

（2）与有抗胆碱作用的药物（如阿托品、三环类抗抑郁药等）合用，可加强药物的抗胆碱作用。

（3）苯海拉明可短暂影响巴比妥类药和磺胺醋酰钠等的吸收。与对氨基水杨酸钠同用可降低后者血药浓度。

（4）赛庚啶与吩噻嗪类药物（如氯丙嗪等）合用，可增加室性心律失常的危险，严重者可致尖端扭转型心律失常。

（5）异丙嗪与肾上腺素同用时，肾上腺素的α作用可被阻断，使β作用占优势。

（6）与顺铂、巴龙霉素及耳毒性药物（如氨基糖苷类抗生素、水杨酸制剂和万古霉素）同用时，可被掩盖耳毒性症状。

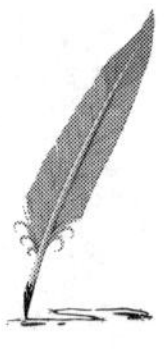

第二节　钙　剂

其他治疗过敏性疾病的药物还有肾上腺素受体激动剂（见第 8 章）、糖皮质激素类药物（见第 29 章）、维生素 C（见第 44 章）及钙制剂四类，本节重点介绍钙制剂，其他药物仅就抗过敏性疾病的作用列表比较（表 24-3）。

表 24-3　其他治疗过敏性疾病药物作用及适应证

药物分类	常用药物	药物抗过敏方面的应用
肾上腺素受体激动药	肾上腺素	主要用于血管神经性水肿、血清病，是治疗过敏性休克的首选药
	麻黄碱	主要用于过敏反应引起鼻黏膜充血及鼻塞；缓解荨麻疹和血管性神经水肿的皮肤黏膜症状
糖皮质激素类药物	氢化可的松 泼尼松 地塞米松	主要用于顽固性荨麻疹、花粉症、血清病、血管神经性水肿、过敏性鼻炎、支气管哮喘、严重的输血反应、过敏性休克等。
维生素类	维生素 C	主要用于各种急慢性传染性疾病、过敏性皮肤病、紫癜等辅助治疗。

常用的抗过敏的钙制剂有葡萄糖酸钙（calcium gluconate）、乳酸钙（calcium lactate）等。

【药理作用及临床应用】 钙制剂能改善细胞膜的通透性，增加毛细管壁的致密性，降低血管的通透性，减少血浆渗出，从而缓解过敏症状。临床为非特应性脱敏剂，皮肤科用于荨麻疹、湿疹、皮炎、血管性水肿、紫癜等的治疗。

【不良反应】 静脉注射可有全身发热，静注过快或者量太大时，可产生心律失常甚至心脏骤停。有些患者可导致恶心、呕吐、高钙血症，早期可表现便秘、嗜睡、持续头痛、食欲不振、口中有金属味、异常口干等，晚期表现为精神错乱、高血压、眼和皮肤对光敏、心律失常等。极少数患者用量过大可致过敏反应。

【药物相互作用】 禁与氧化剂、枸橼酸盐、可溶性碳酸盐、磷酸盐及硫酸盐配伍；与噻嗪类利尿药同用，可增加肾脏对钙的重吸收而致高钙血症。

目标检测

一、最佳选择题（每题的备选项中，只有 1 个最佳答案）

1. 下列哪种药不是 H_1 受体阻断药（　　）
   A. 苯海拉明　　B. 异丙嗪　　C. 西咪替丁
   D. 氯苯那敏　　E. 氯雷他定
2. 中枢抑制作用最强的药物是（　　）
   A. 苯海拉明　　B. 阿伐斯汀　　C. 氯苯那敏
   D. 西咪替丁　　E. 赛庚啶

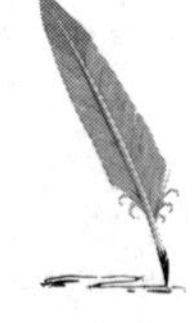

3. 苯海拉明不具备的作用是（　　）

A. 止吐　　B. 减少胃酸分泌　　C. 抗过敏

D. 镇静　　E. 防晕动

4. H_1受体阻断药对下列何症无效（　　）

A. 荨麻疹　　B. 皮疹　　C. 过敏性鼻炎

D. 过敏性休克　　E. 皮肤瘙痒

5. 对坚持工作的荨麻疹患者，宜选用的药物是（　　）

A. 苯海拉明　　B. 氯雷他定　　C. 异丙嗪

D. 氯苯那敏　　E. 赛庚啶

6. 有关异丙嗪药理作用的叙述，完全正确的是（　　）

A. 镇静、催眠、止血　　B. 镇静、抗晕、止痛

C. 镇静、嗜睡、抗胃酸分泌　　D. 镇静、催眠、抗晕止吐

E. 镇静、止痛、抗心绞痛

7. H_1受体阻断药最常见的不良反应是（　　）

A. 消化道反应　　B. 烦躁、失眠　　C. 镇静、嗜睡

D. 致畸　　E. 锥体外系反应

二、配伍选择题（每题备选项在前，试题在后。每组若干题。每组题均对应同一组备选项，每题只有一个正确答案。每个备选项可重复选用，也可不选用）

[8~11]

A. 苯海拉明　　B. 钙制剂　　C. 氯雷他定

D. 麻黄碱　　E. 肾上腺素

8. 对于白天要开车工作的司机患者最好选择的抗过敏药是（　　）

9. 具有防晕止吐的抗过敏药是（　　）

10. 过敏性休克的首选药是（　　）

11. 既能用于过敏反应引起的鼻塞又有一定升压作用的药物是（　　）

三、多选题（每题的备选项中有2个或2个以上正确答案）

12. 下列关于异丙嗪的叙述，错误的是（　　）

A. 为冬眠合剂的组成成分之一　　B. 为H_2受体阻断药

C. 具有抗精神病作用　　D. 没有镇静作用

E. 为H_1受体阻断药

13. H_1受体阻断药的临床应用有（　　）

A. 变态反应性疾病　　B. 晕动病和呕吐

C. 镇静催眠　　D. 人工冬眠

E. 消化性溃疡

14. 下列对第一代H_1受体阻断药描述正确的是（　　）

A. 有阻断H_1受体的作用　　B. 大多数药物有中枢抑制作用

C. 大多数药物有镇静催眠作用　　D. 大多数药物有中枢抗胆碱作用

E. 大多数药物有抗精神病作用

15. 下列药物属于第一代 H_1 受体阻断药的是（　　）

A. 苯海拉明　　B. 氯雷他定　　C. 异丙嗪

D. 氯苯那敏　　E. 赛庚啶

16. H_1 受体阻断药应用于下列哪些疾病效果良好（　　）

A. 荨麻疹　　B. 过敏性鼻炎　　C. 支气管哮喘

D. 过敏性休克　　E. 失眠

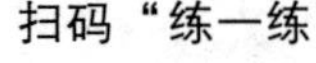

扫码“练一练”

四、思考题

1. 试述 H_1 受体阻断药的药理作用和临床应用。

2. 服用抗过敏药苯海拉明或氯苯那敏的司机为什么暂时不能驾驶车辆？

（范展霞）

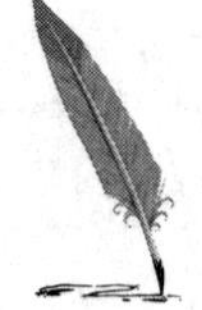

扫码“学一学”

第二十五章 消化系统疾病用药

学习目标

知识要求

1. 掌握抗消化性溃疡药的类别、作用机制及代表药的药理作用、临床应用和不良反应。
2. 熟悉助消化药、硫酸镁的药理作用和临床应用。
3. 了解本章其他药物的药理作用和临床应用。

技能要求

1. 学会分析、解释涉及消化系统类药物处方的合理性。
2. 具备提供消化系统常见疾病用药咨询服务的能力。

第一节 助消化药

助消化药多为促进消化液分泌的药物或是消化液中的成分，能促进食物消化及增加食欲，主要用于消化道分泌功能减弱或消化不良等，促进食物的消化。常用助消化药见表25-1。

表25-1 常用助消化药

药物	作用特点	临床应用	不良反应（或用药注意）
稀盐酸	增加胃蛋白酶活性	胃酸缺乏症和发酵性消化不良	餐前或餐中服用，常与胃蛋白酶合用
胃蛋白酶	水解蛋白质	消化不良或消化液分泌不足所致的消化功能降低	忌与碱性药物配伍
胰酶	水解蛋白质、淀粉、脂肪	消化不良及胰腺疾病引起的消化障碍	在酸中易被破坏，常制成肠溶片，服时忌咬碎
乳酶生	减少肠内产气	消化不良、腹胀及小儿饮食不当所致的腹泻	不宜与具有抗乳酸杆菌的抗菌药、抗酸药及吸附剂合用
多酶片	含淀粉酶、胃蛋白酶、胰酶	消化酶缺乏所致的消化不良	肠溶片完整吞服，不宜嚼碎
干酵母	含维生素B族叶酸、肌醇	食欲不振及维生素B缺乏症的辅助治疗	宜嚼碎服

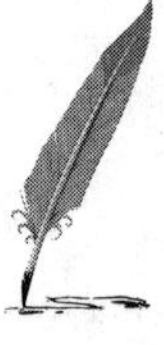

扫码“看一看”

第二节　治疗消化性溃疡的药物

消化性溃疡（peptic ulcer）是指胃溃疡（gastric ulcer，GU）和十二指肠溃疡（duodenal ulcer，DU）。发病机制主要包括两方面，一是“攻击因子”的作用增强，如胃酸分泌过多、非甾体抗炎药的使用、幽门螺杆菌（Helicobacterpylori，Hp）感染等；二是“防御因子”的减弱，如胃黏液和HCO_3^-的分泌减少、胃黏膜受损等。其他影响因素包括吸烟、遗传、应激状态等。

抗消化性溃疡药物通过增强“防御因子”的作用或减弱“攻击因子”的作用，从而减轻溃疡症状、促进溃疡愈合、防止和减少溃疡复发。主要包括抗酸药、抑制胃酸分泌药、保护胃黏膜的药物和抗幽门螺杆菌药物。

一、抗酸药

考点提示：氢氧化铝的作用特点。

抗酸药（antacids）为弱碱性药物，可中和过多的胃酸，提高胃内 pH 值，胃蛋白酶活性随着 pH 值的升高而降低，从而减弱胃酸、胃蛋白酶对胃、十二指肠黏膜的侵蚀，缓解疼痛。此外，有些抗酸药如氢氧化铝、三硅酸镁等还能形成胶状保护膜，覆盖在胃黏膜上，抗酸的同时保护溃疡面和胃黏膜。常用抗酸药的作用特点，见表 25-2。

表 25-2　常用抗酸药作用特点比较

	碳酸氢钠	氢氧化铝	三硅酸镁	铝碳酸镁
抗酸强度	弱	中	弱	较强
显效时间	快	较快	慢	快
维持时间	短	较长	较长	长
溃疡面保护	无	有	有	有
碱血症	有	无	无	无
产生 CO_2	有	无	无	无
排便影响	无	便秘	轻泻	轻泻/便秘

抗酸药物还有一些复方制剂，如氢氧化铝和三硅酸镁组成的制剂，复方氢氧化铝片（胃舒平），可增强抗酸作用，减少不良反应。

二、抑制胃酸分泌药

考点提示：抑酸药的分类、代表药物及作用机制。

胃壁细胞的基底膜上存在三种与胃酸分泌有关的受体，分别是 M 受体、组胺 H_2受体和胃泌素-CCK_2受体。受体激动后通过一系列复杂的机制最终激活 H^+-K^+-ATP 酶（质子泵），质子泵向胃黏膜腔排出 H^+，从而形成胃酸。因此，上述三种受体拮抗剂和质子泵抑制剂都能抑制胃酸分泌，促进溃疡愈合（图 25-1）。

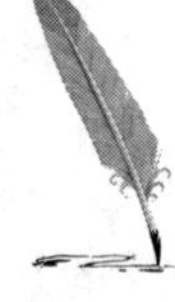

（一）H_2受体阻断药

H_2受体阻断药竞争性地阻断壁细胞基底膜的 H_2受体，抑制基础胃酸和夜间胃酸分泌作

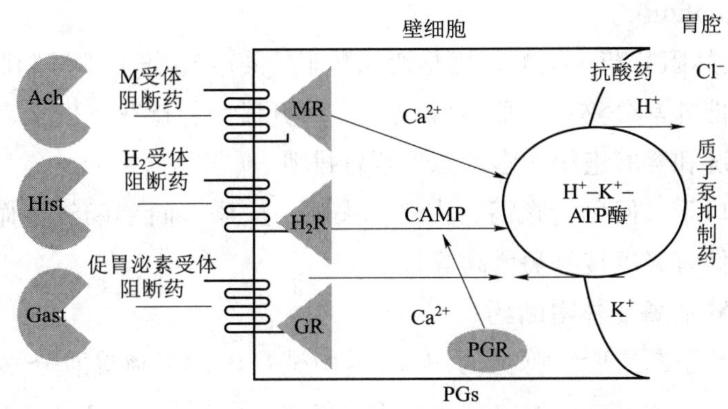

图 25-1　抑制胃酸分泌药的作用机制

ACh，乙酰胆碱；Hist，组胺；Gast，促胃液素；PGs，前列腺素

MR，M 胆碱受体；H_2R，H_2受体；GR，促胃液素受体；×，阻断

用较强，对进食、胃泌素及 M 受体激动药引起的胃酸分泌也有抑制作用。同时也能抑制胃蛋白酶的分泌。临床上主要用于消化性溃疡、卓-艾综合征和反流性食管炎。

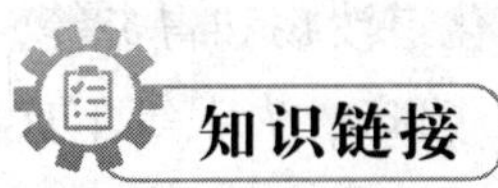

知识链接

卓-艾综合征

卓-艾综合征（Zollinger-Ellison syndrome）是 1955 年由 Zollinger 和 Ellison 首先报道的，是由发生在胰腺的一种非 B 胰岛细胞瘤或胃窦 G 细胞增生所引起的上消化道慢性难治性溃疡。其特点是高胃泌素血症伴发大量胃酸分泌，表现为消化性溃疡和腹泻。治疗方法主要为药物治疗和外科手术切除疾患部位。

西咪替丁（cimetidine）

为第一代的 H_2受体阻断药，口服吸收迅速而完全，一次服药作用可维持 3~4 小时。体内分布广，可透过胎盘屏障。

不良反应发生率较低，以胃肠道反应常见如便秘、腹泻、腹胀；还可引起头痛、眩晕、语言不清和幻觉等中枢神经系统反应；过敏反应如皮疹、瘙痒等；静脉滴注速度过快，可使心率减慢，心收缩力减弱。长期大剂量服用西咪替丁有抗雄激素样作用，可引起男性乳房肿胀、泌乳现象、性欲减退、阳痿等。

西咪替丁是肝药酶抑制剂，与苯二氮䓬类、华法林、苯妥英钠、普萘洛尔、茶碱、奎尼丁合用时，可使上述药物血药浓度升高，与四环素、酮康唑、阿司匹林合用时，可使上述药物吸收减少。

雷尼替丁（ranitidine）

为第二代的 H_2受体阻断药，选择性比西咪替丁高，抗酸作用是西咪替丁的 4~10 倍，对肝药酶的抑制作用较西咪替丁轻，治疗剂量不改变催乳素和雄激素浓度。口服易吸收，一次服药作用可维持 8~12 小时。分布广，可透过胎盘屏障，乳汁内浓度高于血药浓度。

不良反应较西咪替丁少，常见的有恶心、皮疹、乏力、头痛、头晕、幻觉、躁狂等，对肾功能、性腺功能和中枢神经的影响较小，少数患者可出现轻度肝功能损伤，停药后可恢复。

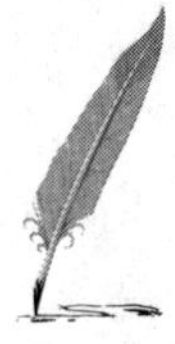

法莫替丁（famotidine）

为第三代 H_2受体阻断药，抗酸作用是西咪替丁的 40~50 倍，不抑制肝药酶，无抗雄激素作用，也不影响催乳素分泌。口服易吸收，作用更强大、持久、安全范围大。吸收后广泛分布于胃肠道、肝和肾等组织，多以原形经肾排泄。

少数患者可有口干、便秘、腹泻、头晕、失眠、皮疹、面部潮红、血压上升、月经失调、白细胞减少。偶有轻度转氨酶增高等。

（二）选择性 M 胆碱受体阻断药

本类药能选择性阻断胃壁细胞上的 M_1、M_3胆碱受体，抑制胃酸分泌，而对其他 M 胆碱受体亚型亲和力低，不良反应轻微。如哌仑西平（pirenzepine）主要选择性阻断 M_1受体，抑制胃酸及胃蛋白酶分泌。用于治疗胃、十二指肠溃疡，症状缓解缓慢。不良反应较轻，常见口干、便秘、腹泻、头痛、视物模糊等。替仑西平（telenzepine）与哌仑西平相似，但作用较强，持续时间较长，不良反应较少。青光眼和前列腺肥大患者禁用。

（三）胃泌素受体阻断药

丙谷胺（proglumide）的化学结构与胃泌素相似，竞争性阻断胃泌素受体，减少胃酸分泌；同时促进胃黏液的形成，保护胃黏膜并促进溃疡愈合。临床用于消化道溃疡和胃炎等，抗酸作用比 H_2受体阻断药弱，单用效果不好。偶见口干、腹胀、便秘、瘙痒、失眠等不良反应。

（四）质子泵抑制剂

奥美拉唑（omeprazole）

第一代质子泵抑制剂。

【体内过程】口服易吸收，单次用药的生物利用度约 35%，反复用药的生物利用度可达 60%。食物会影响吸收，故应餐前空腹服药，有效抑酸时间达 12~24 小时。主要在肝脏代谢后经肾及肠道排出。

【药理作用与临床应用】奥美拉唑是一种弱碱性药物，易浓集于酸性环境中，进入壁细胞分泌小管后在酸性环境中转化为亚磺酰胺类化合物，通过二硫键与 H^+,K^+-ATP 酶的 α 亚单位巯基发生不可逆性的结合，使酶失活，抑制其向胃腔转运 H^+的功能，从而抑制胃酸分泌。临床主要用于胃和十二指肠溃疡，反流性食管炎和卓-艾综合征。动物实验证明奥美拉唑对阿司匹林、乙醇、应激所致的胃黏膜损伤有预防保护作用，体外实验证明奥美拉唑有抗幽门螺杆菌（Hp）作用，体内试验证明其能增强抗菌药物对 Hp 的根除率。

【不良反应及用药注意】不良反应发生率低，且通常较轻微，主要有头痛、腹泻、恶心、便秘等，偶见血清氨基转移酶增高、皮疹、眩晕、嗜睡、失眠等。长期用药部分病例可发生胃黏膜增生和萎缩性胃炎，并应注意癌变的可能性，可能与其持久地抑制胃酸分泌，使胃肠道细菌过度滋长，亚硝酸类物质升高有关。

用药时应注意：①奥美拉唑是肝药酶抑制剂，与华法林、地西泮、苯妥英钠等药合用时，可减慢代谢；②肝功能不全患者剂量宜减少；③奥美拉唑是前体药物，酸性环境利于活化，故不宜与抗酸药同服；④长期用药需定期检查胃黏膜有无肿瘤样增生；⑤当怀疑胃溃疡时，应首先排除胃癌的可能性，因为本品治疗可掩盖症状，延误治疗。

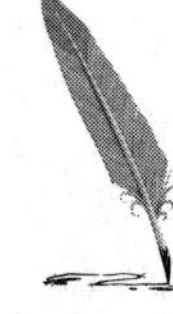

兰索拉唑（lansoprazole）

第二代质子泵抑制剂。其抑制胃酸分泌和抗 Hp 作用比奥美拉唑强。口服易吸收，但抑制胃酸作用不稳定，生物利用度约 85%。

泮托拉唑（pantoprazole）和雷贝拉唑（rabeprazole）

第三代质子泵抑制剂。抗溃疡作用与奥美拉唑相似，对细胞色素 P_{450} 系统影响较小，不良反应较轻。

三、胃黏膜保护药

胃黏膜保护药就是通过增强胃黏膜的细胞屏障和（或）黏液-HCO_3^-屏障，从而发挥抗溃疡作用。本类药物主要有前列腺素衍生物、硫糖铝、铋制剂等。

米索前列醇（misoprostol）

米索前列醇可促进胃黏液分泌，增加胃黏膜血流量，增强细胞屏障，抑制胃酸和胃蛋白酶分泌，对阿司匹林等前列腺素合成酶抑制剂引起的胃出血有明显的抑制作用。主要用于胃、十二指肠溃疡及急性胃炎引起的消化道出血，特别是非甾体抗炎药引起的慢性胃出血。不良反应有恶心、腹部不适、腹泻、头痛等。因能引起子宫收缩，孕妇禁用。

硫糖铝（sucralfate）

硫糖铝在酸性环境中聚合成胶胨状，黏附在上皮细胞和溃疡的基底膜上形成一层保护膜，与溃疡面的亲和力是正常黏膜的 6 倍，从而形成屏障抵御胃酸和消化酶的侵蚀。本药还能促进黏膜和血管增生，促进胃黏液和碳酸氢盐分泌，保护胃黏膜。主要用于胃、十二指肠溃疡。较常见的不良反应是便秘，少见或偶见的有腰痛、腹泻、恶心、眩晕、嗜睡、口干、消化不良等。

用药时应注意：①不宜与抗酸药同用，以免影响疗效；②与布洛芬、吲哚美辛、氨茶碱、四环素、地高辛合用，能降低上述药物的生物利用度；③能减少甲状腺素的吸收，合用需注意。

枸橼酸铋钾（bismuth potassium citrate）

本药中和胃酸作用弱，能与溃疡基底膜的坏死组织中的蛋白或氨基酸结合，形成蛋白质-铋复合物的保护层，覆盖于溃疡表面起到黏膜保护作用。同时促进黏膜合成前列腺素，抑制 Hp 的致病作用，延缓 Hp 对抗菌药耐药性的发生。主要用于消化不良，胃、十二指肠溃疡。服药期间舌、粪黑染，偶见恶心、头晕、皮疹，肝肾功能不良者慎用。牛奶和抗酸药可干扰其作用，故不宜同服。

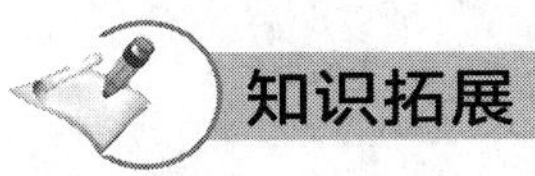

知识拓展

Hp 根治临床推荐方案

第四届全国幽门螺杆菌（Hp）共识推荐的治疗方案如下：铋剂+质子泵抑制剂（PPI）+2 种抗菌药物组成的四联疗法，抗菌药物组成方案有 4 种：①阿莫西林+克拉霉素；②阿莫西林+左氧氟沙星；③阿莫西林+呋喃唑酮；④四环素+甲硝唑或呋喃唑酮。推荐的疗程为 10~14 天。

替普瑞酮（teprenone）

替普瑞酮可促进胃黏膜、胃黏液中主要的再生防御因子、高分子糖蛋白、磷脂的合成

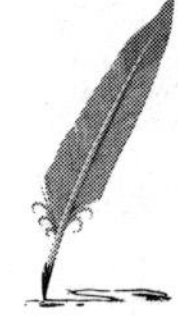

与分泌，提高胃黏液中的重碳酸盐。由于本药可以改善氢化可的松诱发溃疡中胃黏膜增生区细胞增生能力的降低，维持黏膜增生细胞区的平衡，故可促进胃黏膜损伤的治愈。偶见便秘、腹痛、腹泻、口干、恶心、皮疹，可见GOT及GPT轻度升高。

四、抗幽门螺杆菌药

幽门螺杆菌是一种G^-螺旋状杆菌，定植在胃黏膜上皮和黏液之间的中性微氧环境中，可产生多种毒力因子，损伤胃黏膜。据国内外资料统计表明，十二指肠溃疡病者的Hp阳性率约93%~97%，胃溃疡病者Hp阳性率为70%，且Hp阳性与溃疡病的复发有关。

目前临床用于抗幽门螺杆菌的药物主要有三类：①抗菌药，如阿莫西林、四环素、克拉霉素、罗红霉素、甲硝唑、呋喃唑酮等；②铋制剂；③质子泵抑制剂（PPI）。单一用药疗效较差疗效较差，目前临床上常采用铋剂四联（PPI+铋剂+2种抗菌药）治疗方案，疗程10~14天。

第三节　胃肠运动功能调节药

一、胃肠动力药

胃肠动力药是一类能增进胃肠道蠕动和收缩的药物，主要用于胃肠运动功能低下所引起的消化道症状。

甲氧氯普胺（metoclopramide，胃复安，灭吐灵）

【药理作用】

1. 胃肠道作用　对胃肠多巴胺受体有阻断作用，使幽门舒张，食物通过胃和十二指肠的时间缩短，加速胃排空和肠内容物从十二指肠向回盲部推进，发挥胃肠促动药的作用。

2. 止吐作用　通过阻断催吐化学感受区的多巴胺（D_2）受体，而产生强大的中枢止吐作用；较大剂量时也作用于5-羟色胺（5-HT_3）受体，产生止吐作用。

【临床应用】

1. 止吐　主要用于胃肠功能失调所致的呕吐，放疗、手术后及药物引起的呕吐也有效，对前庭功能紊乱所致的呕吐无效。

2. 功能性胃肠道张力低下

【不良反应及用药注意】

1. 一般反应　常见头晕、困倦、乏力，偶见便秘、腹泻、皮疹、溢乳、男性乳房发育。

2. 锥体外系反应　大剂量或长期用药可致锥体外系反应，严重肾功能不全患者更容易出现，应减少用量。

【禁忌证】禁用于进行放、化疗的乳腺癌患者；本药有潜在的致畸性，孕妇不宜使用。

多潘立酮（domperidone，吗丁啉）

【药理作用】本药不能通过血-脑屏障，选择性阻断外周胃肠道D_2受体，具有促胃肠动力和止吐作用，并能提高食管下部括约肌张力，防止胃-食物反流；促进乙酰胆碱释放而加强胃肠蠕动，促进胃的排空与协调胃肠运动，防止十二指肠-胃反流；对结肠作用小。

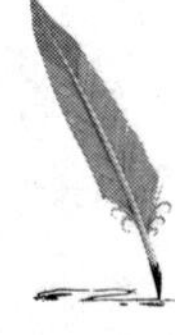

【临床应用】

1. 胃排空延缓、反流性胃炎、慢性胃炎等引起的消化不良；轻度胃瘫的治疗。

2. 糖尿病性胃轻瘫以及其他消化系统疾病引起的呕吐等。

3. 对偏头痛、颅外伤、放射治疗引起的恶心、呕吐有效。

【不良反应及用药注意】较轻，偶有轻度腹部痉挛，注射给药引起过敏，无锥体外系反应。可促进催乳素释放及胃酸分泌。

莫沙必利（mosapride）

全胃肠促动力药，选择性激动胃肠道胆碱能神经元及肌间神经从的 5-HT_4受体，促进乙酰胆碱的释放，促进食管、胃、小肠、结肠至直肠的运动，产生全胃肠促动力作用，无止吐。临床用于胃-食管反流、胃轻瘫、非溃疡性消化不良患者的胃肠道症状、肠梗阻、便秘等。不良反应较轻。

二、胃肠解痉药

胃肠解痉药主要为 M 受体拮抗药，如阿托品、山莨菪碱等药物已在有关章节介绍（第七章）。

第四节　泻药和止泻药

一、泻药

泻药是刺激肠蠕动、软化粪便、润滑肠道促进排便的药物。临床上主要用于功能性便秘的治疗、清洁肠道或加速肠内毒物排出。按作用机制分为：渗透性泻药、刺激性泻药和润滑性泻药。

（一）渗透性泻药

渗透性泻药又称容积性泻药，有硫酸镁、硫酸钠等。

硫酸镁（magnesium sulfate，泻盐）

考点提示：硫酸镁给药途径不同，作用、用途上有何不同？

【药理作用及临床应用】

1. 导泻作用　口服不易吸收，能在肠腔内形成高渗而减少水分吸收，使肠内容积增大，刺激肠壁，导致肠蠕动加快，引起泻下。导泻作用快而强，口服 5% 溶液用于清除肠内毒物，或与驱虫药同服以及急性便秘的治疗。

2. 利胆作用　口服高浓度（33%）硫酸镁溶液或用导管直接注入十二指肠，可刺激肠黏膜，因反射性地引起胆总管括约肌松弛，胆囊收缩，促进胆汁排空，产生利胆作用。用于慢性胆囊炎、胆石症、阻塞性黄疸。

3. 抗惊厥作用　注射硫酸镁后，血中 Mg^{2+}浓度升高，可抑制中枢和竞争性拮抗 Ca^{2+}参与神经肌肉接头处乙酰胆碱的释放而使骨骼肌松弛，产生抗惊厥作用。可用于多种原因如破伤风、子痫引起的惊厥。因子痫兼有惊厥和血压升高现象，本药可作为首选药。

4. 降低血压　注射给药后因 Mg^{2+}可竞争性拮抗 Ca^{2+}，抑制心脏和松弛血管平滑肌，降低外周阻力，发挥降血压的作用，且降压迅速。仅用于高血压危象、高血压脑病和妊娠高

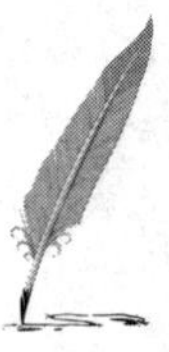

血压综合征。

5. 消除局部水肿 本品50%溶液外用热敷患处，有消肿作用。

【不良反应及用药注意】硫酸镁口服后可刺激肠壁引起盆腔充血和失水，故肠道出血患者、急腹症患者、孕妇及月经期妇女禁用本品导泻。硫酸镁少量吸收后，可抑制中枢，中枢抑制药（如巴比妥类）中毒时不宜选用其导泻，可用硫酸钠导泻。静脉注射过快或过量，易引起 Mg^{2+} 中毒，如果发生可立即静脉注射钙剂抢救。因主要经肾排泄，肾功能不全时或血镁积聚时可出现眩晕和头晕，肾功能不全者禁用或慎用。

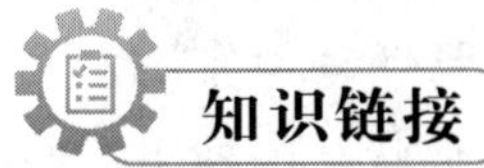

硫酸镁静脉注射较危险，应由有经验的医生掌握使用，用药前须备好钙盐。稀释后缓慢注射，并密切观察病人的意识、呼吸、血压及腱反射等情况。一旦发生中毒（表现为血压急剧下降、呼吸抑制，甚至心脏骤停），立即注射钙盐，并进行人工呼吸。

硫酸钠（sodium sulfate）

导泻作用、机制与用法似硫酸镁，作用较硫酸镁弱，但较安全，无中枢抑制作用。多用于中枢抑制药中毒时导泻，心力衰竭和水肿者禁用。

乳果糖（lactulose）

口服不吸收，到结肠后被细菌分解为乳酸，刺激结肠局部渗出，使粪便容积增加，致肠蠕动而促进排便。治疗慢性便秘。

纤维素类（celluloses）

如甲基纤维素（methylcellulose）、植物纤维素，口服后不被肠道吸收，增加肠腔容积，保持粪便湿度，产生良好的通便作用。

（二）刺激性泻药

又称接触性泻药。主要作用是刺激结肠推进性蠕动产生泻下作用。

酚酞（phenolphthalein）

口服后在肠道与碱性肠液形成可溶性钠盐，能促进结肠蠕动。作用温和，服药后6~8小时排出软便，适用于习惯性便秘。偶有过敏反应，肠绞痛及出血倾向等。尿液为碱性时呈红色。

比沙可啶（bisacodyl）

与酚酞同属刺激性泻药。口服或直肠给药后，转换成有活性的代谢物，通过直接刺激结肠黏膜感觉神经末梢，引起反射性肠蠕动而致排便。口服给药6小时内，直肠给药后15~60分钟起效，排软便。该药有较强刺激性，可致胃肠痉挛、直肠炎等。

蓖麻油（castor oil）

在小肠部释放出蓖麻油酸刺激肠蠕动而产生导泻作用，服药后2~3小时排出流质粪便。大剂量可产生恶心、呕吐等不良反应，孕妇及月经期妇女禁用。

此外还有含蒽醌类（anthraquinones）成分的药物如大黄、番泻叶、芦荟等，经口服后在肠内被细菌分解为蒽醌能增加结肠推进性蠕动。常用于急慢性便秘。

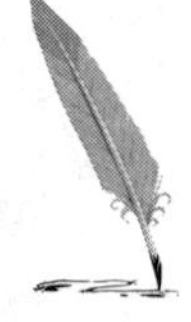

（三）润滑性泻药

润滑性泻药通过局部润滑并软化粪便发挥泻下作用。

液状石蜡（liquid paraffin）

为矿物油，肠道不吸收，产生润滑肠壁和软化粪便的作用，使粪便易于排出。适用于老人和儿童便秘，久用可影响脂溶性维生素和钙、磷吸收。

甘油（glycerol）

以50%浓度的甘油灌肠给药，可刺激肠壁引起排便反应，并有局部润滑作用，数分钟内引起排便。适用于儿童及老人。一般多用甘油栓。

临床常用的开塞露由50%甘油与硫酸镁或山梨醇组成。

二、止泻药

腹泻是多种疾病的常见症状，对毒物的排出有一定的保护作用。但剧烈而持久的腹泻，可引起脱水和电解质紊乱，因此，在对因治疗的同时，应适当给予止泻药。常用的药物可分为抑制肠蠕动止泻药、收敛与吸附止泻药。

（一）抑制肠蠕动止泻药

地芬诺酯（diphenoxylate，苯乙哌啶）

为人工合成的哌替啶衍生物，对肠道运动的影响类似于阿片类，通过激动μ阿片受体，减少胃肠推进性蠕动发挥止泻作用。用于急慢性功能性腹泻，可减少排便频率。不良反应少，大剂量（40~60mg）和长期大量服用可产生成瘾性。

洛哌丁胺（loperamide，易蒙停）

是氟哌啶醇衍生物，止泻作用快、强、持久。用于急慢性腹泻，对肠功能紊乱引起的腹泻疗效好，也可用于肛门、直肠手术后患者。不良反应少，大剂量时对中枢有抑制作用，儿童更敏感，过量时可用纳洛酮救治。

复方樟脑酊（tincture camphor compound）

含阿片（约0.05%）和樟脑，能增强胃、肠平滑肌张力，抑制肠蠕动而止泻。作用强，仅用于严重的非感染性腹泻。有成瘾性，不宜长期使用。

（二）收敛与吸附止泻药

鞣酸蛋白（tannalbin）

含鞣酸50%左右，在肠中能释放出鞣酸，使肠黏膜表面的蛋白质凝固、沉淀，从而减轻刺激，降低炎性渗出物，发挥收敛止泻作用。用于急性肠炎及非细菌性腹泻的治疗。

药用炭（medicinal charcol）

能吸附肠内细菌、毒物及气体，具有止泻及阻止毒物吸收的作用。用于腹泻、胃肠胀气、食物中毒。

双八面体蒙脱石（dioctahedral smectite）

该药呈1~3μm极细的粉末状，有极高的定位能力，覆盖于消化道黏膜，对消化道内的细菌、病毒及其释放的毒素具有非常强的抑制和固定作用，同时也能提高胃肠黏膜对胃酸、胃蛋白酶、胆盐、酒精等的防御功能。用于治疗急慢性功能性腹泻，对儿童急性腹泻疗效尤佳。也用于反流性食管炎、胃炎及肠道菌群失调症等。

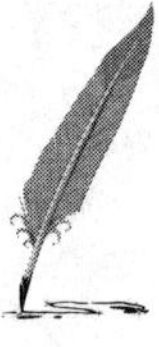

碱式碳酸铋（bismuth subcarbonate）、次水杨酸铋（bismuth subsalicylate）也有收敛止泻作用，保护胃肠黏膜。用于治疗非特异性腹泻、慢性胃肠炎、胃及十二指肠溃疡。

目标检测

一、最佳选择题（每题的备选项中，只有1个最佳答案）

1. 不属于抑制胃酸分泌的抗溃疡药物是（ ）
   A. 西咪替丁　B. 哌仑西平　C. 三硅酸镁
   D. 奥美拉唑　E. 丙谷胺
2. 阻断 H_2受体的抗消化性溃疡药是（ ）
   A. 碳酸氢钠　B. 法莫替丁　C. 奥美拉唑
   D. 枸橼酸铋钾　E. 拉贝拉唑
3. 奥美拉唑减少胃酸分泌主要通过（ ）
   A. 灭活胃壁 H^+泵　B. 阻断组胺受体　C. 阻断5-HT受体
   D. 阻断M受体　E. 阻断DA受体
4. 与兰索拉唑、甲硝唑、铋剂合用的四联疗法治疗胃溃疡的药物是（ ）
   A. 万古霉素　B. 克林霉素　C. 克拉霉素
   D. 红霉素　E. 阿奇霉素
5. 雷贝拉唑减少胃酸分泌主要通过（ ）
   A. 灭活胃壁 H^+泵　B. 阻断组胺受体　C. 阻断5-HT受体
   D. 阻断M受体　E. 阻断DA受体
6. 通过阻断延脑催吐化学感受区 D_2受体而止吐的药物是（ ）
   A. 多潘立酮　B. 昂丹司琼　C. 甲氧氯普胺
   D. 西沙比利　E. 奥美拉唑
7. 甲氧氯普胺无效的呕吐是（ ）
   A. 放疗所致呕吐　B. 顺铂所致呕吐
   C. 晕车所致呕吐　D. 胃肠功能失调所致呕吐
   E. 大手术后所致恶心呕吐症状
8. 硫酸镁导泻的作用机制是（ ）
   A. 对抗 Ca^{2+}的作用　B. 激活质子泵
   C. 扩张外周血管　D. 在肠腔内形成高渗而减少水分吸收
   E. 分泌缩胆囊素，促进肠液分泌和蠕动
9. 下列关于地芬诺酯叙述不正确的是（ ）
   A. 提高肌张力，减少肠蠕动　B. 用于急性功能性腹泻
   C. 作用类似于阿片　D. 长期应用可成瘾
   E. 吸附肠内细菌、毒物和气体

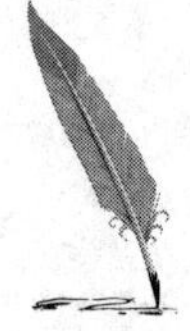

二、配伍选择题（每题备选项在前，试题在后。每组若干题。每组题均对应同一组备选项，每题只有一个正确答案。每个备选项可重复选用，也可不选用）

[10~12]

A. 西咪替丁　　B. 雷尼替丁　　C. 法莫替丁

D. 罗沙替丁　　E. 尼扎替丁

10. 有性欲减退和阳痿不良反应的是（　　）

11. 国内已有、疗效最强、作用时间最长的是（　　）

12. 不易透过血-脑屏障、中枢神经不良反应较少的是（　　）

[13~15]

A. 米索前列醇　　B. 哌仑西平　　C. 法莫替丁

D. 兰索拉唑　　E. 多潘立酮

13. 属于胃黏膜保护剂的是（　　）

14. 属于组胺 H_2 受体拮抗剂的是（　　）

15. 属于多巴胺第二受体拮抗剂的是（　　）

[16~19]

A. 腹痛　　B. 黑便　　C. 皮炎

D. 性功能减退　　E. 便秘

16. 枸橼酸铋钾所致的主要不良反应是（　　）

17. 硫糖铝所致的主要不良反应是（　　）

18. 西咪替丁所致的主要不良反应是（　　）

19. 米索前列醇所致的主要不良反应是（　　）

三、多项选择题（每题的备选项中有 2 个或 2 个以上正确答案）

20. 腹泻的药物治疗，关于其中药物治疗的方面，正确的有（　　）

A. 感染性腹泻用左氧氟沙星

B. 消化性腹泻，因胰功能不全引起的消化不良腹泻用胰酶

C. 激惹性腹泻，用化学刺激引起的腹泻，可供选用的有双八面蒙脱石

D. 肠道菌群失调性腹泻，可补充微生态制剂，例如双歧三联活菌胶囊

E. 病毒性腹泻，可选用抗病毒药，如阿昔洛韦、泛昔洛韦

21. 下列描述中符合质子泵特点及作用的包括（　　）

A. 是一种特殊的酶

B. 激活后可促进 Na^+，K^+交换

C. H^+逸出与 Cl^-结合，形成胃酸

D. 激活后刺激胃酸分泌

E. 可激活胃蛋白酶

四、思考题

1. 为什么多潘立酮具有与甲氧氯普胺相似的镇吐和催乳素反应，但却不产生锥体外系反应？

2. 处方分析

患者，男，57 岁，临床诊断为胃溃疡。医生开具如下处方，请分析是否合理？

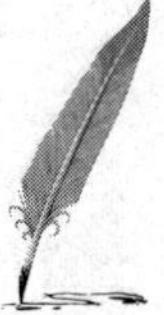

扫码“练一练”

Rp.

奥美拉唑肠溶片 10mg×14

Sig. 10mg q. d.

克拉霉素片 0. 25g×28

Sig. 0. 5g q. d.

阿莫西林胶囊 0. 5g×28

Sig. 1g b. i. d.

枸橼酸铋钾胶囊 0. 3g×56

Sig. 0. 3g b. i. d. a. c.

（王丹丹）

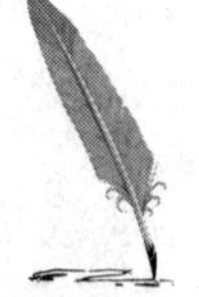

第二十六章

呼吸系统疾病用药

扫码“学一学”

学习目标

知识要求

1. 掌握平喘药的分类及代表药的药理作用、作用特点和给药途径。
2. 熟悉镇咳药的药理作用、适应证和注意事项。
3. 了解祛痰药的分类和作用机制。

技能要求

1. 学会分析、解释涉及平喘、止咳、祛痰药物处方的合理性。
2. 具备提供用药咨询服务的能力，包括临床常用的平喘类吸入剂的使用方法和注意事项。

第一节　平喘药

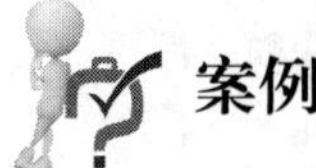

案例

患者，男，70岁，有长期吸烟史。既往有支气管哮喘病史20余年，3天前因感冒后，气喘症状再发加重，并伴有咳嗽咳痰。胸片示肺炎，血常规及降钙素原等细菌感染指标高。临床诊断为支气管哮喘急性发作。

思考： 针对该患者的病情，可选择哪些药物治疗？

哮喘是一种以呼吸道炎症和呼吸道高反应性为特征的疾病，发病机制包括呼吸道的炎症、支气管平滑肌痉挛性收缩、支气管黏膜充血水肿与呼吸道腺体分泌亢进等多个环节。凡能缓解喘息症状的药物统称为平喘药（antiasthmatic drugs），主要有：①β_2受体激动药；②茶碱类药物；③M胆碱受体拮抗药；④过敏介质阻释药；⑤抗炎平喘药。

考点提示： 平喘药的分类、主要代表药物及其作用机制、不良反应。

一、β_2受体激动药

本类药物可激动呼吸道的β_2受体，激活腺苷环化酶，使细胞内的环磷腺苷（cAMP）

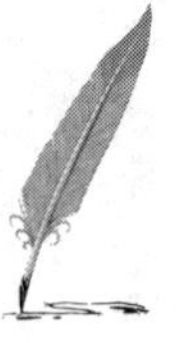

的浓度增加，松弛支气管平滑肌；并抑制肥大细胞和中性粒细胞释放炎症介质和过敏介质、增强呼吸道纤毛运动、促进呼吸道腺体分泌、降低血管通透性、减轻呼吸道黏膜水肿，有利于哮喘的治疗。

知识拓展

瘦肉精

肾上腺类β激动剂能够促进瘦肉生长、抑制动物脂肪生长，而统称为“瘦肉精”。国内通常所说的瘦肉精是指克伦特罗，能选择性激动$β_2$受体。当它们以超过治疗剂量5~10倍的用量用于家畜饲养时，能达到提高生猪瘦肉率的效果。人食用后可出现肌肉震颤、头晕、恶心、心跳加快甚至心脏骤停致死。为此，我国农业部命令食品动物禁止使用β激动剂类药物作为饲料添加剂。

非选择性β受体激动药如肾上腺素、异丙肾上腺素、麻黄碱等对$β_1$和$β_2$受体缺乏选择性，平喘的同时易兴奋心脏，引起心悸等不良反应，且多数不能口服，临床较少使用。而选择性$β_2$受体激动药对$β_1$受体亲和力低，常规剂量给药很少引起心血管系统不良反应。常见药物作用特点，见表26-1。

表26-1　常用$β_2$受体激动药的特点

药物	作用特点	临床应用	不良反应
沙丁胺醇（salbutamol）	吸入5~15分钟起效，作用持续3~6小时，支气管扩张作用较异丙肾上腺素强约10倍	支气管哮喘、喘息型支气管炎、伴有支气管痉挛的呼吸道疾病	震颤、恶心、心动过速
特布他林（terbutaline）	吸入5分钟内起效，作用持续4~6小时，支气管扩张作用与沙丁胺醇相似	支气管哮喘、其他伴有支气管痉挛的肺部疾病	震颤、强制性痉挛、心悸等
克伦特罗（clenbuterol）	吸入5分钟起效，可维持4小时，栓剂直肠给药可维持24小时。并有增强纤毛运动、溶解黏液的作用	支气管哮喘	口干、心悸、手颤
福莫特罗（formoterol）	吸入2~5分钟起效，作用维持12小时。并有扩张支气管平滑肌和抗炎作用	哮喘持续期治疗、夜间发作性哮喘、运动诱发性哮喘、其他急性哮喘发作	肌肉震颤、头痛、心悸、心动过速等
沙美特罗（salmeterol）	吸入15分钟起效，作用维持12小时	支气管哮喘	头疼、恶心、肌痉挛、颤抖、心悸

二、茶碱类药物

茶碱（theophylline）

【药理作用】茶碱类药物是甲基黄嘌呤类衍生物，能松弛支气管平滑肌，尤其对痉挛状态的平滑肌作用更加明显，此外茶碱类还具有强心、利尿、扩张血管和中枢兴奋等作用。其平喘作用主要与下列机制有关：①抑制磷酸二酯酶（PDE），使细胞内cAMP水平升高而舒张支气管平滑肌；②阻断腺苷受体，减轻内源性腺苷或腺苷受体激动剂引起的气道收缩；

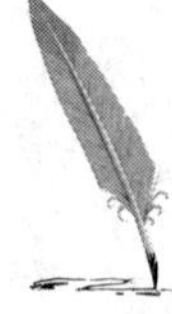

③促使肾上腺素髓质释放儿茶酚胺，间接舒张支气管；④抑制肥大细胞、嗜酸性粒细胞、巨噬细胞、T淋巴细胞等的功能，减少炎症介质释放；⑤增加膈肌收缩力并促进支气管纤毛运动；⑥干扰呼吸道平滑肌的钙离子转运，从而产生呼吸道平滑肌的松弛作用。

【临床应用】

1. 支气管哮喘 茶碱扩张支气管作用不及β_2受体激动剂强，起效较慢。对于重症哮喘或者哮喘持续状态的患者，可静脉滴注给药。

2. 慢性阻塞性肺疾病 茶碱除平喘还有扩张肺动脉、强心、利尿作用，所以对于慢性阻塞性肺疾病伴有喘息、慢性阻塞性肺疾病伴有右心功能不全的心源性哮喘患者尤为适合。

3. 中枢型睡眠呼吸暂停综合征 对于脑部疾病或原发性呼吸中枢病变所致的通气不足患者，茶碱可兴奋中枢，增强通气功能，改善症状。

【不良反应及用药注意】

茶碱治疗窗较窄，在10mg/L范围内治疗有效，当血药浓度超过20mg/L时，不良反应发生率增加。主要不良反应如下。

1. 消化系统 上腹部疼痛、恶心、呕吐、胃食管反流等。

2. 神经系统 失眠、震颤、情绪激动，可用镇静药对症治疗。

3. 急性中毒 静脉注射过快或剂量较大，可能会出现心动过速、心律失常、血压骤降、谵妄、惊厥和昏迷等急性中毒症状，严重可致呼吸、心搏骤停。偶见横纹肌溶解导致急性肾衰竭。

茶碱个体差异性大，安全范围窄，临床很少使用，多采用其水溶性衍生物，如氨茶碱、多索茶碱等，使用时宜进行血药浓度监测指导治疗。

氨茶碱（aminophylline）

氨茶碱是茶碱和乙二胺形成的复盐，水中溶解度大可制成注射液，并且乙二胺能增强支气管的扩张作用。本品因碱性较强，局部刺激性大，口服可致恶心、呕吐等胃肠道刺激症状。儿童对氨茶碱较敏感，易致惊厥，12岁以下儿童禁用。急性心梗、低血压、休克患者禁用。

多索茶碱（doxofylline）

多索茶碱的优越性在于无中枢、胃肠道不良反应，也不影响心功能，并且有镇咳作用。

茶碱类缓释、控释剂型

茶碱类药物的缓释、控释剂型在增强疗效的同时减少了不良反应，主要优点有：①血药浓度稳定，减少不良反应；②作用持续时间长，可达12~24小时，适用于慢性反复发作性哮喘，尤其适用于夜间频繁发作的患者；③胃肠道刺激反应减少，病人易耐受。

三、M胆碱受体阻断药

非选择性M胆碱受体阻断药对支气管平滑肌的M受体选择性低，从而产生口干、视力模糊、心悸、排尿无力等不良反应，临床使用受到限制。选择性M胆碱受体阻断药多为阿托品衍生物，如异丙托溴铵和氧托溴铵。

异丙托溴铵（ipratropium bromide，异丙阿托品）

本品为阿托品的季铵盐类衍生物，口服不易吸收，常采用气雾剂吸入给药。对支气管平滑肌的M受体选择性较强，而对心血管系统的作用不明显。主要用于支气管哮喘及喘息

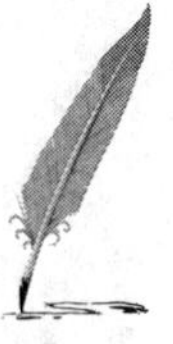

型慢性支气管炎等，尤其适用于因使用β受体激动剂产生肌肉震颤、心动过速而不能耐受的患者以及使用β受体阻断药引起的支气管痉挛。不良反应少见，可长期应用，大剂量应用可有口干、干咳、喉部不适等反应，老年病例不会引起尿潴留。青光眼患者禁用。

氧托溴铵（oxitropium bromide，氧托品）

药理作用与临床应用类似异丙托溴铵，但作用更强，持续时间更长。口服不易吸收，须气雾剂吸入给药。

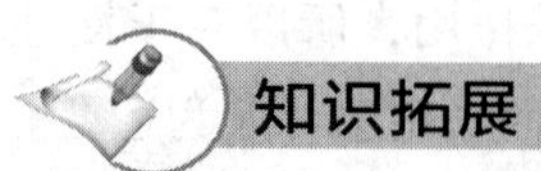

知识拓展

气雾剂的规范应用

使用步骤如下：①用前将气雾剂摇匀，倒转位置拿好；②双唇紧贴近喷嘴，头稍后倾，缓缓呼气使肺部气体排尽；③深呼吸的同时压下阀门，使舌头向下；④屏住呼吸约10~15秒，后用鼻子呼气；⑤干粉吸入剂避免受潮。

四、过敏介质阻滞药

过敏介质阻释药即抗过敏平喘药物，其主要作用为抗过敏作用及轻度的抗炎作用。主要通过抑制免疫球蛋白E介导的肥大细胞释放介质，而发挥平喘的作用。因其平喘作用起效较慢，不宜用于哮喘急性发作期的治疗，临床上主要用于预防哮喘的发作。本类药物包括炎症细胞膜稳定剂（如色甘酸钠）、H_1受体阻断药（如酮替芬）及抗白三烯类药物等。

色甘酸钠（sodium cromoglycate）

本品对支气管平滑肌无直接松弛作用，对炎性介质也无拮抗作用，且起效慢，故对正在发作的哮喘无效。主要用于预防各种支气管哮喘的发作。其作用机制是能稳定肥大细胞的细胞膜，阻止肥大细胞脱颗粒，从而抑制组胺、5-羟色胺（5-HT）、慢反应物质等过敏反应介质的释放，进而阻抑过敏反应介质对组织的不良作用。此外还可降低哮喘患者对非特异性刺激的敏感性，抑制非特异性支气管高反应性（BHR）。

色甘酸钠为非脂溶性药物，口服吸收极少（仅1%），临床必须采用粉剂定量雾化器（MDI）方式吸入。不良反应较少，偶有排尿困难，喷雾吸入可致刺激性咳嗽，必要时可同时吸入β_2受体激动药预防之。

酮替芬（ketotifen）

本品除了有类似色甘酸钠的作用外，还兼有强效组胺H_1受体拮抗作用和抗5-HT及抑制PDE的作用，不仅抗过敏作用较强，且药效持续时间较长，故对预防各种支气管哮喘发作及外源性哮喘的疗效比内源性哮喘更佳。也可用于过敏性鼻炎、慢性荨麻疹及食物过敏等。不良反应偶见短暂的嗜睡、倦怠、口干、头痛等。孕妇、驾驶员、机械操作人员慎用。

抗白三烯类药物

半胱氨酰白三烯（Cys-LTs）是花生四烯酸（AA）经5-脂氧酶（5-LOX）途径代谢的一组炎性物质，在哮喘时的气道炎症反应过程中起着重要的作用。扎鲁司特（zafirlukast）、孟鲁司特（montelukest）及普仑司特（pranlukast）通过高选择性地结合并竞争性的阻断白

三烯受体，有效的预防白三烯多肽所致的血管通透性增加及嗜酸细胞的浸润，改善气道水肿等反应。该类药物与糖皮质激素合用可获得协同抗炎作用，并减少糖皮质激素的用量，对有些吸入糖皮质激素不能控制的哮喘病人有效。

五、肾上腺皮质激素类药物

肾上腺皮质激素类药物通过抑制气道炎症反应，可以达到长期预防哮喘发作的效果，已作为平喘的一线药物应用于临床。

扫码“看一看”

糖皮质激素（glucocorticoids，GCs）具有较强的抗炎、抗过敏反应的作用，被用于哮喘治疗已有几十年的历史。用于支气管扩张药不能有效控制病情的慢性哮喘病人，长期应用可以减少或中止发作，减轻病情的严重程度，但不能缓解急性症状。因其全身应用的不良反应较多，吸入剂型的糖皮质激素，在气道内可获得较高的药物浓度，充分发挥局部抗炎作用，并可避免或减少全身性药物的不良反应，为目前常用的给药方式。全身给药不良反应较多，仅用于哮喘的危重发作和哮喘持续状态。

其药理作用为糖皮质激素进入靶细胞内与受体结合成复合物，再进入细胞核内，影响炎症相关基因的转录，改变介质相关蛋白水平，影响炎性细胞和炎性分子，通过抑制哮喘时炎症反应的多个环节发挥平喘作用。

目前常用的用于治疗哮喘的吸入用糖皮质激素有倍氯米松（beclomethasone，BDP）、布地奈德（budesonide，BUD）、曲安奈德（triamcinolone acetonide，TAA）、氟替卡松（fluticasone，FP）、氟尼缩松（flunisolide，FNS）。常与长效 β_2受体激动药组成复方制剂。

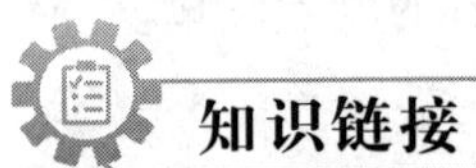

知识链接

长效 β_2受体激动药和糖皮质激素常制成复合制剂吸入给药，可减少全身不良反应，使用中需注意：①不适用于急性症状的缓解，应使用快速短效的支气管扩张剂（如沙丁胺醇）；②吸入后屏住呼吸 5~10 秒，使药物充分分布到下呼吸道；③用药后漱口以预防口咽部念珠菌感染；④长期接受吸入型皮质激素治疗的儿童定期检查身高。

倍氯米松

为地塞米松的同系物，抗炎作用为地塞米松的 500 倍。因气雾剂吸入局部用于肺，无明显全身作用，长期应用也不抑制肾上腺皮质功能。可用气雾吸入法以缓解哮喘症状，有治疗和预防作用。气雾剂只用于慢性哮喘，急性发作时应使用其他平喘药，待症状控制后再加用本品气雾吸入。原因是哮喘持续状态，患者不能吸入足够的药物，疗效不佳，故不宜使用。不良反应有气雾剂的刺激感，咽喉部出现白色念珠菌感染。故吸后立即漱口可减轻刺激感，并可用局部抗菌药物控制感染。无钠水潴留作用。偶见声嘶或口干，少数可因变态反应引起皮疹。

布地奈德

本品适用于需使用糖皮质激素维持治疗以控制基础炎症的支气管哮喘患者。药理作用、临床应用及不良反应与倍氯米松相似。局部抗炎作用更强；因肝内代谢灭活快，较其他肾上腺素皮质激素其对下丘脑-垂体-肾上腺轴的抑制作用、对血压、血糖、骨质疏松、水钠

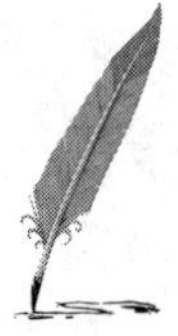

潴留等全身不良反应作用几乎没有。对于皮质激素有依赖性，特别是用量较大的哮喘患者，是比较理想的药物。

第二节 镇咳药

咳嗽实质上是一种机体自身保护性的防御反射。有益的咳嗽可促进呼吸道内的痰液和异物排出，保持呼吸道通畅。因此痰液较多、浓稠者一般不宜应用镇咳药，但剧烈而频繁的咳嗽严重影响患者生活和休息及引起并发症。无益的咳嗽是无咳出物的刺激性干咳，一般需要应用镇咳药。

按作用部位可分为中枢性镇咳药和外周性镇咳药。前者可作用于中枢，抑制延髓咳嗽中枢；后者可作用于外周，抑制咳嗽反射弧中的感受器、传出或传入神经纤维的末梢。有些药物兼有中枢和外周两种抑制作用。

考点提示：镇咳药的分类、主要代表药物及其临床应用。

一、中枢性镇咳药

中枢性镇咳药通过直接抑制咳嗽中枢而发挥镇咳作用，又可分为依赖性或非依赖性两类。

（一）依赖性中枢性镇咳药

主要指阿片类生物碱，其中镇咳作用最强的是吗啡，由于对咳嗽有很强作用，目前仅用于支气管或主动脉瘤引起的剧烈咳嗽，急性肺梗死或急性左心衰竭伴有的剧烈咳嗽。

可待因（codeine，甲基吗啡）

本品为阿片生物碱之一。与吗啡相似，有镇咳、镇痛作用，对咳嗽中枢的作用为吗啡的1/4，镇痛作用为吗啡的1/10~1/7，作用持续4~6小时。镇咳剂量不抑制呼吸，成瘾性也较吗啡弱。故临床主要用于剧烈的刺激性干咳，因可用于中等强度的疼痛，故对胸膜炎干咳伴有胸痛者尤为适用。

久用也能成瘾，应控制使用。少数患者能发生恶心、呕吐，大剂量可致中枢兴奋、烦躁不安。呼吸功能不全、多痰者和孕妇禁用。

福尔可定（pholcodine）

本品与磷酸可待因相似具有中枢性镇咳作用，也有镇静和镇痛作用，但成瘾性较磷酸可待因弱。用于剧烈干咳和中度疼痛。新生儿和儿童易于耐受此药，不致引起便秘和消化紊乱。偶见恶心、嗜睡等副作用。长期服用可致依赖性。

（二）非依赖性中枢性镇咳药

右美沙芬（dextromethorphan）

为合成的吗啡衍生物，镇咳作用与吗啡相似或较强，起效快，无成瘾性，无镇痛作用。治疗剂量不抑制呼吸，中毒量时才有中枢抑制作用。用于干咳。偶有头晕、轻度嗜睡、口干、便秘等。反复应用无依赖性。痰多者慎用，妊娠3个月内孕妇禁用。

喷托维林（pentoxyverine，咳必清）

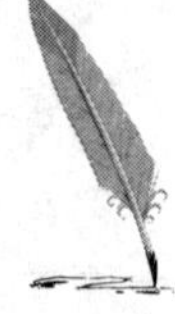

为人工合成的非成瘾性中枢镇咳药。兼有中枢和外周镇咳作用。可直接抑制咳嗽中枢，镇咳强度约为可待因的1/3。具有局部麻醉作用，可抑制呼吸道感受器，有助于止咳。还有

轻度阿托品样作用，有利于缓解支气管平滑肌痉挛，减轻气道阻力，兼具末梢性镇咳作用。适用于各种原因引起的干咳。偶有轻度头痛、头昏、口干、便秘等，无依赖性。有阿托品样作用，青光眼患者禁用，前列腺肥大和心功能不全者慎用。

二、外周性镇咳药

外周性镇咳药通过抑制咳嗽反射弧中的感受器、传入神经或传出神经的传导而起镇咳作用。

苯丙哌林（benproperine）

本品为非成瘾性镇咳药。能抑制肺和胸膜牵张感受器引起的肺-迷走神经反射，也能抑制咳嗽中枢，且有平滑肌解痉作用，是兼有外周和中枢作用的强效镇咳药，镇咳作用为可待因的2~4倍。口服后1~20分生效，镇咳作用维持4~7小时，适用于各种原因引起的刺激性干咳，有痰者应与祛痰药合用。偶有口干、头晕、乏力、嗜睡、皮疹等不良反应。口服时不可咬碎，以免引起口腔麻木。

苯佐那酯（benzonatate）

本品为丁卡因的衍生物，有较强的局麻作用，对肺牵张感受器有选择性的抑制作用，阻断迷走神经反射，抑制咳嗽冲动的传入而镇咳。止咳剂量不抑制呼吸，反能增加肺每分钟通气量。口服后10~20分钟起效，维持2~8小时。对干咳、阵咳效果良好，也可用于支气管镜等检查前预防咳嗽。有轻度嗜睡、头晕、头痛、鼻塞等不良反应，偶见过敏性皮炎。服用时勿将药丸咬碎，以免引起口腔麻木。

那可丁（noscapine）

本品为外周性镇咳药，可抑制肺牵张反射，解除支气管平滑肌痉挛，而产生外周性引起的咳嗽，兼具有兴奋呼吸中枢的作用。镇咳作用一般持续4小时，无依赖性。适用于阵发性无痰干咳，不宜用于痰多患者。有时引起轻度嗜睡和头痛。

第三节　祛 痰 药

祛痰药是能使痰液变稀、溶解或黏稠度降低而易于咳出的药物。痰液的排出可减少对呼吸道黏膜的刺激，间接起到镇咳、平喘的作用，有利于控制继发感染。根据作用机制的不同，可分为：①痰液稀释药；②黏痰溶解药；③黏痰调节药。

考点提示：祛痰药的分类和主要代表药物。

一、痰液稀释药

本类药物主要通过刺激消化道黏膜，引起轻度恶心，反射性增加呼吸道黏膜腺体的分泌，稀释痰液，也称恶心性祛痰药。

氯化铵（ammonium chloride）

本品口服后刺激胃黏膜，反射性兴奋迷走神经，引起恶心，使支气管腺体分泌增加，痰液变稀，易于咳出；此外，氯化铵口服吸收后，少量经呼吸道黏膜排出，在支气管内形成高渗带出水分，使痰液进一步稀释。因祛痰作用较弱，较少单用，常与其他药物配成复方制剂，用于急慢性呼吸道炎症痰液黏稠不易咳出的患者。

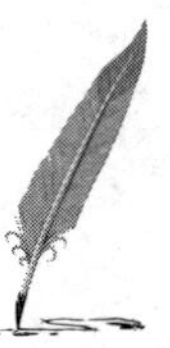

氯化铵为酸性，还用于某些碱血症的治疗，但过量可致高氯性酸中毒。血氨过高者、消化性溃疡、严重肝肾功能障碍者禁用。

愈创甘油醚（guaifenesin）

有较强的恶心性祛痰作用，是祛痰合剂的主要成分之一，除具有祛痰作用外，兼具微弱的抗菌作用，可减少痰液的恶臭。无明显不良反应。

属于本类的药物还有含皂苷的中药桔梗、远志等。

二、黏痰溶解药

黏痰溶解药通过不同的作用机制，分解痰中的黏液成分，使其黏度降低而易于咳出。根据作用机制不同，可分为：①裂解二硫键；②分解多糖纤维素；③分解蛋白酶等。

乙酰半胱氨酸（acetylcysteine）

本品为巯基化合物，能使黏痰中二硫键裂解，对脓性痰液中的DNA纤维也有裂解作用，可降低痰液的黏稠度，对黏稠的脓性以及非脓性痰液均有良好的疗效；可雾化也可口服，临床用于大量黏痰阻塞气道引起的呼吸困难的紧急情况，或术后咳痰困难者，故临床常采用雾化吸入，紧急情况下可采用气管滴入或注入等给药方式。

使用注意事项：①本药直接注入或滴入呼吸道，可产生大量的稀痰，应及时吸引排痰，防止痰液阻塞气道；②本药易使青霉素、头孢菌素、四环素等抗菌药失效，不宜配伍使用；③铁及氧化剂能与其结合失效，需存放在塑料或玻璃器具内；④本品对呼吸道有刺激性，可致呛咳、支气管痉挛，加用异丙肾上腺素可防止支气管痉挛。本品有特殊的臭味，对呼吸道有刺激性，哮喘及肺功能不全的老人慎用或禁用。

溴己新（bromhexine）

本品可直接作用于支气管腺体，能抑制痰液中酸性黏多糖蛋白的合成，并可使痰液中的黏蛋白纤维断裂，降低痰的黏稠度；兼有恶心性祛痰作用，并能促进呼吸道黏膜的纤毛运动，促进排痰。使用于慢性支气管炎、哮喘、支气管扩张、硅沉着病等痰液黏稠不易咳出者，浓痰者需加用抗菌药。可口服、肌内注射或雾化吸入给药。偶有恶心、胃部不适及转氨酶升高等不良反应。溃疡病及肝功能不全患者慎用。

氨溴索（ambroxol）

本品为溴己新的有效代谢物，作用机制似溴己新，但祛痰作用显著超过溴己新，且毒性小，耐受性好。

三、黏痰调节药

黏痰调节药时促进呼吸道分泌黏滞性低的分泌物，使痰液由稠变稀，易于咳出的药物。

羧甲司坦（carbocisteine）

羧甲司坦为黏液稀释剂，主要调节支气管腺体分泌，促进低黏度的唾液黏蛋白的分泌，减少高黏度的岩藻蛋白的合成，使黏液黏滞性降低，易于咳出。也能加强呼吸道纤毛运动，促进痰液排出。临床用于各种呼吸道疾病引起的痰液黏稠、咳出困难者，亦可用于手术后咳痰困难者。不良反应有轻度头晕、恶心、胃部不适、胃肠出血、腹泻及皮疹等。消化道溃疡患者慎用或禁用。

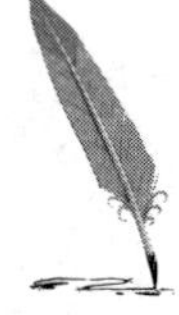

目标检测

一、最佳选择题（每题的备选项中，只有 1 个最佳答案）

1. 糖皮质激素临床用于治疗（　　）
   A. 胃溃疡　B. 低血压　C. 支气管哮喘
   D. 肺结核　E. 糖尿病
2. 糖皮质激素治疗哮喘的主要机制是（　　）
   A. 提高中枢神经系统兴奋性　B. 激动支气管平滑肌上 β_2 受体
   C. 抗炎、抗过敏作用　D. 激活腺苷酸环化酶
   E. 阻断 M 受体
3. 对哮喘发作无效的药物是（　　）
   A. 沙丁胺醇　B. 异丙托溴铵　C. 麻黄碱
   D. 丙酸倍氯米松　E. 色甘酸钠
4. 预防过敏性哮喘最好选用的药物是（　　）
   A. 麻黄碱　B. 氨茶碱　C. 色甘酸钠
   D. 沙丁胺醇　E. 肾上腺素
5. 对心源性哮喘和支气管哮喘均可选用的药物是（　　）
   A. 异丙肾上腺素　B. 沙丁胺醇　C. 色甘酸钠
   D. 地塞米松　E. 氨茶碱
6. 对于哮喘持续状态应选用（　　）
   A. 静脉滴注氢化可的松　B. 口服麻黄碱
   C. 气雾吸入色甘酸钠　D. 口服特布他林
   E. 气雾吸入丙酸倍氯米松
7. 最有效的重症哮喘或哮喘持续状态的治疗药物是（　　）
   A. 异丙肾上腺素　B. 沙丁胺醇　C. 色甘酸钠
   D. 地塞米松　E. 氨茶碱
8. 选择性激动 β_2 受体的平喘药是（　　）
   A. 异丙肾上腺素　B. 克伦特罗　C. 孟鲁司特
   D. 色甘酸钠　E. 布地奈德
9. 选择性白三烯受体竞争性拮抗药是（　　）
   A. 异丙托溴铵　B. 特布他林　C. 扎鲁司特
   D. 色甘酸钠　E. 布地奈德
10. 具有镇咳作用的药物是（　　）
    A. 右美沙芬　B. 酮替芬　C. 溴己新
    D. 乙酰半胱氨酸　E. 氨茶碱
11. 无镇痛、无依赖性的中枢性镇咳药是（　　）
    A. 氨溴索　B. 二氧丙嗪　C. 苯丙哌林
    D. 右美沙芬　E. 可待因

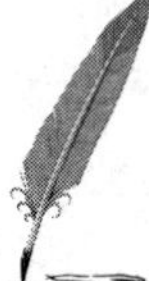

12. 分解痰液黏蛋白成分而发挥祛痰作用的药物是（　　）

A. 氯化铵　　B. 右美沙芬　　C. 乙酰半胱氨酸

D. 愈创甘油醚　　E. 碘化钾

二、配伍选择题（每题备选项在前，试题在后。每组若干题。每组题均对应同一组备选项，每题只有一个正确答案。每个备选项可重复选用，也可不选用）

[13~16]

A. 沙丁胺醇　　B. 多潘立酮　　C. 可待因

D. 氨溴索　　E. 氯化铵

13. 无痰干咳首选的药物是（　　）

14. 用于黏痰不易咳出（　　）

15. 恶心性祛痰的药物是（　　）

16. 支气管哮喘发作宜选用（　　）

[17~19]

A. 沙丁胺醇　　B. 克仑特罗　　C. 特布他林

D. 福莫特罗　　E. 沙美特罗

17. 作用持续时间最久的长效 β_2 受体激动剂，治疗夜间哮喘发作的是（　　）

18. 推荐气雾吸入给药，用药后支气管扩张、立即平喘的是（　　）

19. 用药剂量极小（μg）的平喘药，常滥用于饲养瘦肉猪的是（　　）

[20~22]

A. 鹅口疮与声音嘶哑　　B. 咽喉和支气管刺激

C. 心悸和心动过速　　D. 口干、口苦及尿潴留

E. 发热、脱水和心律失常

20. 长期大量吸入异丙肾上腺素气雾可造成的不良反应是（　　）

21. 少数病人吸入色甘酸钠粉雾可造成的不良反应是（　　）

22. 口服糖皮质激素，同时又吸入倍氯米松气雾，可造成的不良反应是（　　）

三、多项选择题（每题的备选项中有 2 个或 2 个以上正确答案）

23. 咳嗽自我药疗，用药注意事项是（　　）

A. 对于干性咳嗽可单用镇咳药

B. 对于痰液较多的咳嗽应以祛痰为主，不宜单用镇咳药，应与祛痰剂合用

C. 镇咳药连续口服一周，症状未缓解或消失应向医师咨询

D. 对支气管时的咳嗽，宜合用平喘药

E. 对驾车、高空作业或操作机器者应慎用右美沙芬等引起嗜睡的镇咳药

24. 平喘药有（　　）

A. 克仑特罗　　B. 特布他林　　C. 色甘酸钠

D. 阿莫西林钠　　E. 酮替芬

25. 支气管哮喘急性发作期的治疗包括（　　）

A. 使用茶碱类药物以解痉、平喘　　B. 选用适当抗菌药物控制感染

C. 用强镇咳剂（如可待因）减轻发作　　D. 用中枢镇静剂使病人休息

E. 选用 β 受体激动剂等扩张呼吸道

26. 防治支气管哮喘的药物包括（　　）

A. 右美沙芬　　B. 氯化铵　　C. 色甘酸钠

D. 氨茶碱　　E. 可待因

27. 临床用于祛痰的药物有（　　）

A. 氨溴索　　B. 氨茶碱　　C. 氯化铵

D. 右美沙芬　　E. 克伦特罗

四、思考题

1. 对于不同发病阶段的支气管哮喘，如何合理选用？

2. 如何规范选用镇咳药？

（王丹丹）

扫码“练一练”

扫码“学一学”

第二十七章

作用于子宫平滑肌的药物

学习目标

知识要求

1. 掌握子宫收缩药的种类和药物名称；缩宫素、麦角新碱的适应证、不良反应、禁忌证。
2. 熟悉子宫平滑肌抑制药的种类及应用。

技能要求

1. 学会分析、解释涉及子宫收缩药和子宫平滑肌抑制药处方的合理性。
2. 具备正确指导患者合理应用子宫收缩药和子宫平滑肌抑制药的能力。

作用于子宫平滑肌的药物可分为子宫平滑肌兴奋药和子宫平滑肌抑制药。子宫平滑肌兴奋药包括垂体后叶素类、前列腺素类和麦角生物碱类。子宫平滑肌抑制药包括肾上腺素受体激动药、钙通道阻滞药、硫酸镁、前列腺素合成酶抑制药和缩宫素受体拮抗药。

第一节　子宫平滑肌兴奋药

扫码“看一看”

案例

张某，女，30岁，晚9时出现临产现象，宫口开大至3cm，乡村接生员给予肌注缩宫素10U，凌晨3时30分分娩出一女婴，5时发现产妇阴道出血过多，又肌注缩宫素10U，经观察发现产妇阴道出血仍不止、面色苍白、神志不清、脉搏细弱，后将产妇转县医院抢救，但产妇因产后失血过多、失血时间过长，导致失血性休克，于当日上午8时死亡。

思考：①乡村接生员使用缩宫素的用法和用量是否合理？②临床使用缩宫素应注意哪些问题？

子宫平滑肌兴奋药是一类能直接选择性兴奋子宫平滑肌的药物，药物的作用可因子宫生理状态及种类、制剂和剂量的不同而有差异，可分别引起子宫节律性收缩或强直性收缩。药物使子宫产生节律性收缩可用于催产或引产，使子宫产生强直性收缩，可用于产后止血或子宫复原。如使用不当，可能造成子宫破裂与胎儿窒息的严重后果。因此，必须慎重使

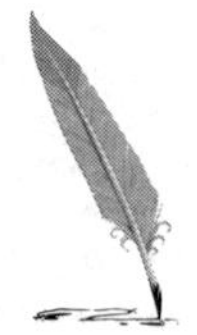

用和适当掌握剂量。

一、垂体后叶素类

临床常用的垂体后叶素是从牛或猪垂体后叶提得的，也可人工合成。垂体后叶素包括两种主要成分：缩宫素（oxytocin，催产素）和加压素（vasopressin，抗利尿素）。作为激素的缩宫素和加压素不是释放入神经突触间隙中，而是通过毛细血管进入血液循环到达远离器官而发挥作用。

【体内过程】缩宫素口服后在消化道易被酶破坏而失效。喷雾剂经鼻腔或口腔黏膜给药使用方便，易吸收。肌内注射吸收良好，3~5分钟内生效，作用持续30~40分钟。静脉滴注立即起效，15~60分钟内子宫收缩的频率与强度逐渐增加，稳定后其效应逐渐减退，由于滴速可控制，是催产时最宜采用的给药方式。血浆半衰期较短，只有5~12分钟。可透过胎盘。大部分经肝、肾代谢，经肾排泄，极少量是原型药物。

【药理作用】

1. 兴奋子宫　缩宫素可以直接兴奋子宫平滑肌，加强其收缩。收缩强度取决于药物的剂量及子宫的生理状态。小剂量（2~5U）缩宫素加强子宫的节律性收缩，特别对妊娠末期的子宫作用明显，使收缩振幅加大，张力稍增加，其收缩的性质类似于正常分娩，即对子宫底部产生节律性收缩，而对子宫颈产生松弛作用，从而促使胎儿顺利娩出。随着剂量加大，药物将引起肌张力持续增高，大剂量（5~10U）缩宫素会使子宫发生持续性强直收缩，不利于胎儿娩出，这对母体也是不利的。子宫平滑肌对缩宫素的敏感性与体内雌激素和孕激素水平有密切关系。雌激素可提高敏感性，孕激素则降低此敏感性。在妊娠早期，孕激素水平高，子宫对缩宫素的敏感性低，子宫平滑肌收缩作用较弱，胎儿可安全发育；妊娠后期雌激素水平高，子宫对缩宫素的敏感性高；临产时子宫最为敏感，子宫平滑肌收缩增强，利于胎儿娩出，分娩后子宫的敏感性又逐渐降低。

2. 刺激乳汁分泌　缩宫素能使乳腺泡周围的肌上皮细胞收缩，助于乳汁自乳房排出，但并不增加乳腺的乳汁分泌量。大剂量还能短暂地松弛血管平滑肌，引起血压下降，并有抗利尿作用。

3. 抗利尿作用　加压素即抗利尿素可以减少集合管对尿液的重吸收，使尿量生成增加。

【临床应用】

考点提示：缩宫素的临床应用及其不良反应。缩宫素用于催产和引产的剂量。

1. 催产和引产　小剂量缩宫素（2~5U）加强子宫的收缩性能，促进分娩，用于胎位正常、无产道障碍、头盆相称而宫缩无力的难产者。对于死胎、过期妊娠或因患严重心脏病等病的孕妇，需提前中断妊娠者，可用缩宫素引产。用法：一般建议每次2.5U，用5%葡萄糖液500ml稀释至每1ml中含有0.005U的浓度，先以每分钟不超过0.001~0.002U的速度静脉滴注，每15~30分钟增加0.001~0.002U，至达到宫缩与正常分娩期相似，必须密切观察，以后根据子宫收缩和胎心情况调整滴注速度，最快每分钟不超过0.02U，最多不超过30滴/分。

2. 产后止血　产后出血时皮下或肌内注射较大剂量缩宫素（5~10U），迅速引起子宫强直性收缩，压迫子宫肌层内血管而止血。但缩宫素作用不持久，应加用麦角制剂使子宫维持收缩状态。

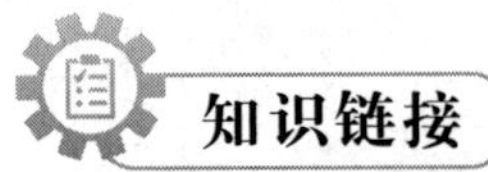

产后出血、催产与引产

产后出血指胎儿自分娩出24小时内，产妇阴道流血量超过500ml，给产妇身体造成严重不适。产后出血是分娩期严重的并发症，是目前我国孕产妇死亡的首要因素。

催产是指当产妇子宫口已经开全，出现低张性宫缩无力且无禁忌证的情况下，用药物或其他方法以增强子宫收缩力，促使胎儿娩出。

引产是对过期妊娠或妊娠12周后，因母体或胎儿方面原因必须提前终止妊娠，用药物增强子宫收缩从而促使胎儿娩出。

3. 其他 用于肺、支气管出血（如咯血）、消化道出血（呕血、便血）。抗利尿素可用于尿崩症的治疗，减少尿崩症患者排尿量。

【不良反应及用药注意】 缩宫素过量引起子宫持续性强直收缩，可致胎儿窒息或子宫破裂，产生危险，因此作催产或引产时，必须注意下列两点：①严格掌握准确剂量，根据宫缩及胎心情况及时调整静脉滴注速度，最快不宜超过30滴/分，避免发生子宫强直性收缩；②严格掌握禁忌证，产道异常、头盆不称、胎位不正、前置胎盘，以及三次妊娠以上的经产妇或有剖腹产史者禁用，以防引起子宫破裂或胎儿窒息。对于高敏感产妇可能造成子宫强烈收缩，甚至破裂以及广泛性软组织撕裂，会引起胎儿窒息死亡。

【药物相互作用】 局麻药、环磷腺苷可增强其作用；合用其他缩宫药如麦角新碱，能使子宫肌张力过高，导致子宫破裂或子宫撕裂；钙通道阻滞药可降低缩宫素的疗效，应避免合用。

二、前列腺素类

前列腺素（prostaglandins，PGs）是存在于动物和人体中的一类不饱和脂肪酸组成的、具有多种生理作用的活性物质，现已人工合成。PGs对机体的作用非常广泛，主要作用于心血管系统、呼吸系统、消化系统和生殖系统等。作为子宫兴奋药应用的PGs类药物有：地诺前列酮（dinoprostone，PGE_2，前列腺素E_2）、地诺前列素（dinoprost，$PGF_{2\alpha}$，前列腺素$F_{2\alpha}$）、硫前列酮（sulprostone）和卡前列素（carboprost，15-Me $PGF_{2\alpha}$，15-甲基前列腺素$F_{2\alpha}$）等。

【药理作用】 前列腺素有收缩子宫的作用，其中PGE_2和$PGF_{2\alpha}$活性最强。PGE_2和$PGF_{2\alpha}$对各期妊娠子宫均有兴奋作用，对妊娠初期和中期的缩宫效果较缩宫素强，对分娩前的子宫尤其敏感。PGE_2和$PGF_{2\alpha}$引起子宫收缩类似于生理性阵痛，增强子宫平滑肌节律性收缩的同时，还能松弛子宫颈。

【临床应用】

1. 引产和流产 用于足月或过期妊娠引产，过期流产，清除28周前的宫腔内死胎及良性葡萄胎时排除宫腔内异物，经医生诊断后用药较安全。

2. 抗早孕 用于停经49天内的止孕。

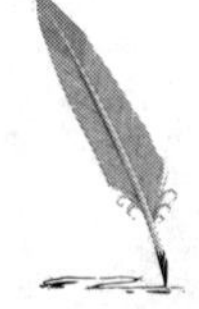

【不良反应及用药注意】 主要有恶心、呕吐、腹痛等胃肠兴奋现象。静滴过量可引起子

宫强直性收缩。PGE_2可使眼压升高，不宜用于青光眼患者。$PGF_{2\alpha}$可收缩支气管平滑肌，诱发哮喘，故不宜用于支气管哮喘患者。引产时的禁忌证和注意事项与缩宫素相同。

三、麦角碱类

麦角是寄生在黑麦、小麦、大麦等禾本科植物上的干燥菌核，在麦穗上突出如角，故得麦角的名字，目前已用人工培养方法生产。麦角中含多种作用强大的成分，主要是麦角碱类，此外包括组胺、酪胺、胆碱和乙酰胆碱等。麦角碱类可分为两类：①氨基酸麦角碱类如麦角胺（ergotamine）和麦角毒（ergotoxine）；②氨基麦角碱类如麦角新碱（ergometrine）。

考点提示：麦角生物碱的药理作用、临床应用及其不良反应。

【药理作用】

1. 兴奋子宫　麦角碱类能选择性地兴奋子宫平滑肌，以麦角新碱的作用最显著。其作用取决于子宫的状态，妊娠子宫对麦角碱类比未妊娠子宫敏感，在临产时或新产后则最敏感。与缩宫素不同的是，麦角碱类作用比较强而持久，剂量稍大即引起子宫强直性收缩，且对子宫体和子宫颈都有兴奋作用，因此只适用于产后止血及子宫复原，不宜用于催产和引产。

2. 收缩血管　氨基酸麦角碱类，特别是麦角胺，能直接收缩动静脉血管，能使脑血管收缩，减小脑动脉搏动幅度，从而缓解偏头痛。大剂量会伤害血管内皮细胞，长期服用可导致肢端干性坏疽。

【临床应用】

1. 子宫出血　麦角新碱能使子宫平滑肌强直性收缩，机械地压迫血管而止血。用于产后、刮宫或其他原因引起的子宫出血。

2. 产后子宫复原　产后的最初十天子宫复原过程进行很快，如进行缓慢就易发生出血或感染，因此，须服用麦角制剂等子宫兴奋药以加速子宫复原。常用麦角流浸膏。

3. 偏头痛　偏头痛产生的原因可能为脑动脉舒张和搏动幅度加大的结果，麦角胺与咖啡因都能收缩脑血管，减少脑动脉搏动的幅度。可以合用咖啡因，使麦角胺的吸收速率和血药峰浓度提高到两倍。

【不良反应及用药注意】用于产后或流产后子宫出血的用药时间较短，药物的不良反应较少见。但静脉注射麦角新碱可致头疼、头晕、耳鸣、恶心、呕吐、腹痛、胸痛、心悸、呼吸困难等。给药时，可出现严重高血压，用氯丙嗪可缓解，可使高血压症状有所改善甚至消失。对妊娠毒血症的产妇应用须慎重。麦角新碱偶致过敏反应。胎儿娩出前使用本品可能发生子宫强直性收缩，以致胎儿缺氧或颅内出血，禁用于催产和引产，血管硬化及冠状动脉疾病患者慎用。

第二节　子宫平滑肌抑制药

子宫平滑肌抑制药是一类抑制子宫平滑肌收缩，防治早产和痛经的药物。包括钙通道阻滞药、肾上腺素受体激动药、硫酸镁、前列腺素合成酶抑制药和缩宫素受体拮抗药。

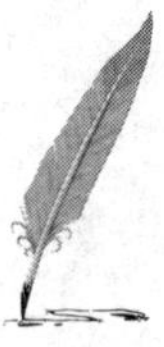

一、钙通道阻滞药

钙离子是子宫收缩非常重要的离子，钙通道阻滞药可以减少子宫平滑肌内钙离子的含量，有良好的子宫平滑肌松弛作用，这类药物被称为抗分娩药，例如硝苯地平可用于防止早产，其副作用较小，对母儿均无影响，用药较安全。用药时应密切注意孕妇心率及血压变化，特别是与硫酸镁合用时，应防止血压急剧下降。

二、肾上腺素受体激动药

子宫平滑肌含有β受体，且以β_2受体占优势，β_2受体激动药可以松弛子宫平滑肌，可用于防治早产。药物有沙丁醇胺、特布他林、利托君等，其中利托君是专作为子宫松弛药而研制的，其化学结构与异丙肾上腺素相似，对非妊娠和妊娠子宫平滑肌都有抑制作用，可用于防治早产。

三、硫酸镁

硫酸镁直接作用于子宫平滑肌细胞，与Ca^{2+}相拮抗。高浓度的Mg^{2+}能在细胞膜上竞争Ca^{2+}结合位点，激活腺苷酸环化酶，使ATP转化为cAMP，降低了细胞内Ca^{2+}浓度，从而抑制子宫收缩。不良反应有消化道症状、发热、潮红、肌无力，严重时导致呼吸抑制、心跳停止等。其有效剂量和中毒剂量相近，用药时应注意监测呼吸、尿量和膝反射。药物中毒时用10%葡萄糖酸钙10ml作缓慢静推用于解救。

四、前列腺素合成酶抑制剂

前列腺素有刺激子宫收缩及软化宫颈的作用。前列腺素合成酶抑制剂可抑制前列腺素合成酶，减少前列腺素的合成或抑制前列腺素的释放以抑制子宫收缩。常用药物有阿司匹林、吲哚美辛等。其副作用较大，可使胎儿动脉导管提前关闭引起肺动脉高压引起心衰甚至死亡，对孕妇造成恶心、呕吐、腹泻、黏膜溃疡、胃出血、穿孔等不良反应。

五、缩宫素受体阻断药

缩宫素受体阻断药竞争结合子宫和蜕膜的缩宫素受体，妨碍缩宫素发挥作用，减少前列腺素的合成，降低子宫平滑肌的收缩性并对缩宫素受体有下调作用。代表药为阿托西班（Atoshiban）静脉给药平均2小时宫缩明显被抑制。

目标检测

一、最佳选择题（每题的备选项中，只有1个最佳答案）

1. 缩宫素可用于引产和催产的原因是（　　）

A. 小剂量即可引起子宫强直性收缩

B. 刺激乳腺平滑肌收缩，增加乳汁分泌量

C. 刺激子宫平滑肌收缩，模拟正常分娩的子宫收缩作用

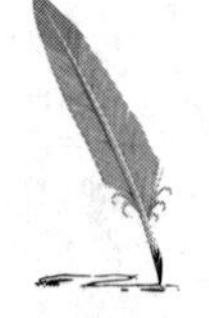

D. 妊娠早期对药物敏感性增高

E. 收缩血管

2. 缩宫素的药理作用及临床应用不正确的是（　　）

A. 收缩子宫的作用，静脉滴注立即起效

B. 刺激乳腺平滑肌收缩，增加乳汁分泌量

C. 常用于引产或催产

D. 提取制品中含少量加压素

E. 化学合成品中无加压素

3. 麦角新碱临床用于子宫出血是因为（　　）

A. 大剂量可引起子宫强直性收缩，压迫止血

B. 对子宫敏感性高

C. 小剂量即可引起子宫强直性收缩，压迫止血

D. 引起血小板聚集从而止血

E. 激活凝血系统从而止血

4. 缩宫素的临床应用不包括（　　）

A. 催产　　B. 引产　　C. 流产

D. 产后出血　　E. 产后促进排乳

5. 缩宫素的禁忌证不包括（　　）

A. 产道异常　　B. 前置胎盘　　C. 三胎妊娠以上经产妇

D. 有剖宫产史　　E. 轻度头盆不称

6. 麦角新碱用于子宫出血和子宫复原而不用于催产和引产，是因为（　　）

A. 对子宫底和子宫颈部都有很强的收缩作用，易致子宫强直性收缩

B. 作用比缩宫素弱而短，效果差

C. 口服吸收慢而不完全，难以达到有效浓度

D. 对子宫颈的兴奋作用明显小于子宫底

E. 妊娠子宫对其不敏感

7. 垂体后叶素含有（　　）

A. 加压素　　B. 缩宫素　　C. 加压素和缩宫素

D. 去甲肾上腺素　　E. 胰岛素

8. 可用于偏头痛治疗的是（　　）

A. 缩宫素　　B. 垂体后叶素　　C. 麦角新碱

D. 前列腺素　　E. 麦角胺

9. 麦角新碱不用于催产和引产的原因是（　　）

A. 对催产和引产的作用较弱　　B. 对子宫体和颈的兴奋作用无明显差异

C. 妊娠子宫对其敏感度低　　D. 使血压升高

E. 用于催产和引产时，需要使用较大剂量

10. 麦角新碱的临床应用包括（　　）

A. 催产　　B. 引产　　C. 流产

D. 产后出血及产后子宫复原　　E. 尿崩证

二、配伍选择题（每题备选项在前，试题在后。每组若干题。每组题均对应同一组备选项，每题只有一个正确答案。每个备选项可重复选用，也可不选用）

[11~17]

A. 缩宫素　B. 垂体后叶素　C. 益母草流浸膏

D. 前列腺素　E. 麦角新碱

11. 对子宫体和子宫颈兴奋作用最强最迅速的药物是（　）
12. 适用于催产和引产的药物是（　）
13. 用于肺、支气管出血、消化道出血的药物是（　）
14. 产后止血和子宫复位最强的药物是（　）
15. 禁做催产、引产用的药物是（　）
16. 可治疗尿崩症的药物是（　）
17. 可用于促进产后排乳的药物是（　）

三、多项选择题（每题的备选项中有2个或2个以上正确答案）

18. 下列哪些情况应禁用缩宫素（　）

A. 产道异常　B. 前置胎盘　C. 三胎妊娠以上经产妇

D. 有剖宫产史　E. 头盆不称

19. 缩宫素常用于下列哪些情况（　）

A. 催产　B. 引产　C. 产后促进排乳

D. 产后出血　E. 消化道出血

20. 对垂体后叶素描述正确的是（　）

A. 含有加压素和缩宫素

B. 适用于产科催产

C. 适用于产后子宫止血

D. 适用于肺、支气管出血、消化道出血

E. 适用于尿崩症

四、思考题

1. 缩宫素的作用及适应证有哪些？
2. 缩宫素和麦角新碱的应用特点有哪些区别？
3. 处方分析

患者，女，28岁，待产，晨1时出现有规律宫缩，上午8时，子宫口开放3cm，医生马上给予缩宫素5U，用5%葡萄糖液500ml稀释，静脉滴注给药，同时给予盐酸哌替啶50mg，肌内注射。请分析医生这样用药是否合理？并说明原因。

扫码“练一练”

（王丹丹）

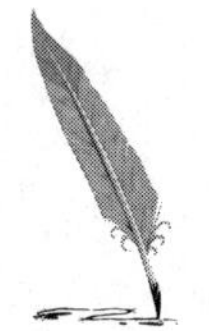

第二十八章

血液及造血系统疾病用药

扫码“学一学”

学习目标

知识要求

1. 掌握促凝血药和抗凝血药的作用、用途、不良反应及防治。
2. 熟悉抗贫血药作用、用途、不良反应及防治。
3. 了解血容量扩充药、促白细胞增生药的作用特点及应用。

技能要求

1. 学会分析、解释血液及造血系统药物作用、用途及不良反应。
2. 具备提供血液及造血系统疾病用药咨询服务的能力。

第一节　抗贫血药

扫码“看一看”

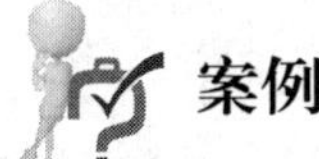

案例

林某，女，25岁，近一个月来，时感疲乏无力、心慌气短、面色苍白、唇甲色淡。经医院查血常规，血红蛋白（Hb）71g/L（正常值120~160g/L），血清铁和铁蛋白低于正常，诊断为中度贫血。

思考：该患者属于何种类型的贫血？宜选用何药治疗？服用时应注意哪些事项？

循环血液中红细胞数和血红蛋白量低于正常值称为贫血，贫血病因各异，治疗药物也不相同，对贫血的治疗采用对因治疗及补充疗法。

根据病因和发病机制的不同，贫血可分为缺铁性贫血、巨幼红细胞贫血和再生障碍性贫血。

1. 缺铁性贫血　系由于铁的摄入不足或损失过多，导致体内供造血用的铁不足所致，造成血红蛋白合成不足，含量下降，红细胞呈小细胞、低色素性，故缺铁性贫血又称小细胞低色素性贫血。应补充铁剂。

2. 巨幼红细胞性贫血　系由于叶酸或维生素 B_{12} 缺乏引起DNA合成障碍所致，红细胞呈大细胞、高色素性，其中因患者胃黏膜萎缩所致“内因子”缺乏引起维生素 B_{12} 吸收障碍的恶性贫血在我国罕见。应补充叶酸、维生素 B_{12}。

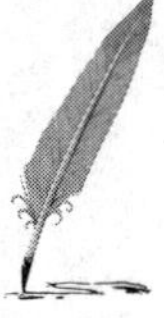

3. 再生障碍性贫血 系由于骨髓造血功能障碍引起的红细胞、白细胞和血小板等减少，较难治愈。好发于青年，应采取综合治疗。

一、铁剂

常用的铁制剂有硫酸亚铁（ferrous sulfate）、枸橼酸铁铵（ferric ammomum citrate），富马酸亚铁（ferrous fumarate）和右旋糖酐铁（iron dextran）等。铁制剂应避光保存。

【体内过程】铁剂口服后，以 Fe^{2+} 的形式在十二指肠和空肠上段吸收后可供造血用，而 Fe^{3+} 很难吸收。Fe^{2+} 吸收入血后即被氧化成 Fe^{3+}，与血浆中的转铁蛋白结合成血浆铁，转运到骨髓、肝、脾等组织中贮存。铁剂的吸收受食物及药物的影响，如胃酸、维生素 C、食物中果糖、半胱氨酸等有助于 Fe^{3+} 还原成 Fe^{2+}，可促进铁的吸收；而胃酸缺乏、服用抗酸药、多钙、高磷酸盐食物、茶叶或某些含鞣酸的植物等可使铁沉淀影响吸收，四环素类抗生素可与铁形成络合物而互相影响吸收。

考点提示：铁的吸收形式及影响铁剂吸收的因素。

【药理作用】铁是红细胞合成血红蛋白必不可少的原料，吸收到骨髓的铁与原卟啉结合形成血红素，后者再与珠蛋白结合形成血红蛋白。用药后一周左右即见网织红细胞增多，4~8 周可恢复至正常。

考点提示：铁剂的临床应用。

【临床应用】主要用于下列原因引起的缺铁性贫血。

1. 长期慢性失血 如月经过多、痔疮出血、钩虫病、子宫肌瘤、消化性溃疡等。

2. 铁需求增加或补充不足 如妊娠妇女、哺乳期妇女、儿童生长发育期、营养不良等。

3. 铁的吸收障碍 如萎缩性胃炎、胃癌或慢性腹泻患者等。

4. 红细胞大量破坏 如疟疾、溶血等。

知识拓展

缺铁性贫血的非药物辅疗

1. 合理饮食，注意均衡营养搭配，多补充：①高蛋白和含铁丰富的饮食，如动物肝脏、瘦肉类、蛋类、奶及豆制品；②含 B 族维生素和维生素 C 丰富的果蔬，如胡萝卜、山楂、绿叶蔬菜等；③桂圆、阿胶、大枣等补血食品。

2. 贫血患者抵抗力和耐寒力较低，应注意保暖，避免受凉感冒。

3. 有胃肠道出血性疾病的患者应积极治疗原发病，彻底止血。

4. 贫血严重患者应卧床休息，避免劳累诱发气喘、心衰。

【不良反应及用药注意】

1. 胃肠道反应 口服铁剂主要可致恶心、呕吐、腹痛及腹泻等胃肠反应，餐后服用可减轻对胃的刺激。服用枸橼酸铁铵糖浆剂时，宜用吸管服药，防止牙齿变黑，服药后应立即漱口、刷牙。铁剂能与肠腔内的硫化氢结合成黑色的硫化铁致便秘、大便呈黑色，注意与血便区别，应事先告知患者，避免惊慌。

2. 急性中毒 小儿误服硫酸亚铁 1g 以上可引起急性中毒，表现为恶心、呕吐、腹泻、

肠坏死、休克，甚至昏迷、死亡。服药后1小时内应立即催吐，用磷酸盐或碳酸盐溶液洗胃，并以特殊解毒药去铁胺经鼻饲管注入胃内以结合残存的铁。

3. 过敏反应　轻者出现头晕、头痛、荨麻疹，偶见过敏性休克。

4. 局部刺激　注射右旋糖酐铁时，可出现局部肿痛。

二、维生素类

叶酸（folic acid）

叶酸广泛存在于动物、植物中，以酵母、肝及绿色蔬菜中最多，动物自身细胞不能合成叶酸，因此，人体所需叶酸只能从植物中摄取。

【药理作用】叶酸是细胞生长和分裂所必需的物质。叶酸在体内经叶酸还原酶和二氢叶酸还原酶作用生成四氢叶酸，后者作为一碳基团的传递体，参与体内核酸和氨基酸的合成，并与维生素 B_{12}共同促进红细胞的增殖和成熟。叶酸缺乏时，影响了核酸的生成，导致红细胞内的DNA合成障碍，有丝分裂减少，细胞停留在幼稚阶段，出现巨幼红细胞性贫血。

【临床应用】

考点提示：叶酸的临床应用。

1. 用于治疗营养不良、婴儿期或妊娠期等巨幼红细胞性贫血　对于维生素 B_{12}缺乏所致的恶性贫血，叶酸必须与维生素 B_{12}合用。

2. 用于叶酸对抗剂所致的巨幼红细胞性贫血　如长期应用叶酸对抗剂如苯妥英钠、甲氨蝶呤、乙胺嘧啶、甲氧苄啶等所致的巨幼红细胞性贫血，因二氢叶酸还原酶已被抑制，应用叶酸无效，需用甲酰四氢叶酸（亚叶酸钙）治疗。

【不良反应及用药注意】

不良反应少，极少数人可引起过敏反应。长期服用可出现恶心、厌食、腹胀等。

维生素 B_{12}（vitamin B_{12}）

考点提示：恶性贫血的治疗药物。

【体内过程】维生素 B_{12}来源于食物如牛奶、蛋黄、动物内脏等。维生素 B_{12}必须与胃黏膜壁细胞分泌的糖蛋白即“内因子”结合才能免受胃液消化进入空肠吸收。当胃黏膜萎缩所致的“内因子”缺乏可影响维生素 B_{12}吸收，可引起恶性贫血，此时，口服维生素 B_{12}无效，应采用肌内注射给药。

【药理作用】

1. 促进叶酸的循环再利用　维生素 B_{12}在使同型半胱氨酸转变为甲硫氨酸的过程中，还能促进 N_5-甲基四氢叶酸转变为活化型四氢叶酸。当维生素 B_{12}缺乏时，叶酸代谢循环受阻，导致叶酸缺乏出现巨幼红细胞性贫血。

2. 维持有鞘神经纤维功能　维生素 B_{12}促进甲基丙二酰辅酶A转变为琥珀酸辅酶A，后者进入三羧酸循环。当维生素 B_{12}缺乏时，甲基丙二酰辅酶A积聚，影响正常神经髓鞘脂质的合成，引起有髓鞘神经纤维功能障碍，导致大脑、脊髓及外周神经发生病变。

考点提示：维生素 B_{12}的临床应用。

【临床应用】

（1）用于治疗恶性贫血及巨幼红细胞性贫血。

（2）用于神经炎、神经萎缩、三叉神经痛、坐骨神经痛等神经系统疾病的辅助治疗。

【不良反应及用药注意】较少，偶见过敏反应，极少数患者出现过敏性休克。

三、基因重组类

促红细胞生成素（erythropoietin，EPO）

促红细胞生成素是由肾脏近曲小管管周细胞产生的糖蛋白激素，药用品是利用基因技术生产的重组人促红细胞生成素（recombinant human erythropoietin，rhEPO）

【药理作用及临床应用】EPO 与红系干细胞表面的受体结合，刺激红系干细胞增生、分化和成熟，使网织红细胞从骨髓中释放，增加红细胞数量，提高血红蛋白含量。临床上主要用于慢性肾衰竭需进行血液透析的贫血患者。还可用于慢性肾功能不全、恶性肿瘤、化疗及某些艾滋病药物治疗等引起的贫血。

考点提示：促红细胞生成素的临床应用。

【不良反应及用药注意】可引起血压升高、流感样症状、注射部位血栓形成等不良反应，偶可诱发脑血管意外或癫痫发作等。

第二节　促凝血药与抗凝血药

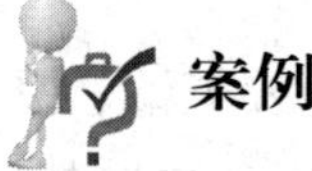

案例

婴儿，女，1 个月，近日出现烦躁不安、高声尖叫、频繁呕吐、反复抽搐，前囟饱满、皮肤紫癜，被诊断为迟发性维生素 K 缺乏症，导致颅内出血。

思考：该患者宜选用何药治疗？服用时应注意哪些事项？

一、凝血系统与纤溶系统

正常人体内，血液凝固与抗凝系统之间保持动态平衡，既保持了血管内血流的通畅，又有效地防止了失血。一旦凝血与抗凝血的动态平衡遭到破坏，则会引起出血或血栓形成。血液凝固过程、纤溶过程及药物对其影响示意图见图 28-1。

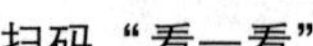

扫码“看一看”

二、促凝血药

（一）促凝血因子生成药

维生素 K（vitamin K）

【体内过程】维生素 K_1 来自绿色植物或谷物，K_2 来自肠道细菌的合成，维生素 K_1 和 K_2 为脂溶性，需要胆汁协助吸收；人工合成的有维生素 K_3 和 K_4，二者为均水溶性，容易吸收。

【药理作用】

1. 促凝血作用　维生素 K 作为肝脏中 γ-羧化酶的辅酶，主要参与肝内合成的凝血因子Ⅱ、Ⅶ、Ⅸ、Ⅹ的活化。当维生素 K 缺乏时，上述凝血因子不能活化，造成凝血障碍，凝血酶原时间延长，可引起皮下、牙龈及胃肠道出血等。

2. 缓解平滑肌痉挛　维生素 K_1、K_3 肌内注射有解痉、止痛作用。

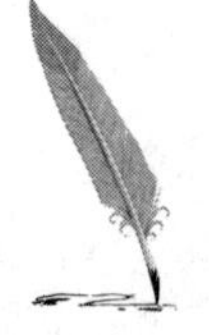

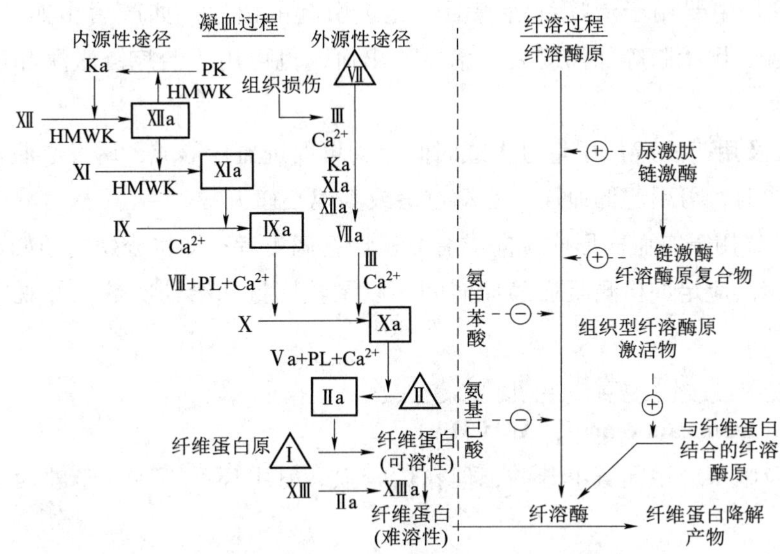

图 28-1　血凝过程、纤溶过程及药物对其影响示意图

□-与肝素作用有关的凝血因子；△-需维生素 K 参与；HMWK-高分子量激肽原；

PL-磷脂；a-活化型的凝血因子；PK-前激肽释放酶

【临床应用】

考点提示：维生素 K 的临床应用。

1. 用于维生素 K 缺乏引起的出血

（1）维生素 K 吸收障碍所致的出血　如梗阻性黄疸、胆瘘、肝病及慢性腹泻等疾病，因胆汁分泌不足，肠道吸收维生素 K 障碍。

（2）维生素 K 合成障碍所致的出血　如早产儿、新生儿及长期应用广谱抗生素患者，肠道缺乏产生维生素 K 的大肠埃希菌，维生素 K 合成减少。

（3）凝血酶原过低所致的出血　如长期使用香豆素类、水杨酸类等药物或杀鼠药敌鼠钠中毒引起的出血。

2. 胆石症、胆道蛔虫引起的胆绞痛。

【不良反应及用药注意】

（1）维生素 K_1 若静注速度过快，可产生颜面潮红、出汗、血压突降或发生休克；肌内注射维生素 K_1 局部可发生红肿、疼痛、硬结及荨麻疹样皮疹。

（2）口服维生素 K_3、K_4 可引起恶心、呕吐等胃肠反应。

（3）较大剂量维生素 K_3（30mg/次），可致新生儿溶血性贫血、高胆红素血症，对红细胞缺乏葡萄糖-6-磷酸脱氢酶（G-6-PD）的患者可诱发急性溶血性贫血。

（4）维生素 K 过量时可诱发血栓栓塞并发症，过量出现中毒时可用香豆素类解救。

（5）孕妇及严重肝病患者禁用，G-6-PD 缺乏者及肝功能不良患者慎用。

（二）抗纤维蛋白溶解药

氨甲苯酸（aminomethylbenzoic acid，PAMBA）

【药理作用】能竞争性抑制纤维蛋白溶酶原（纤溶酶原）激活因子，使纤溶酶原不能激活成为纤维蛋白溶酶（纤溶酶）；高浓度时也直接抑制纤溶酶，从而抑制纤维蛋白溶解而达到止血。

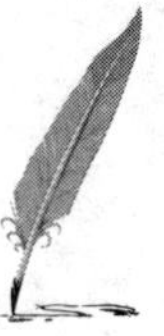

【临床应用】主要用于治疗纤溶酶活性亢进引起的出血，如产后出血、前列腺、肝、胰、肺、肾上腺、甲状腺等外伤或大手术后的出血，也可用于治疗链激酶和尿激酶过量引起的出血。

【不良反应及用药注意】用量过大或时间过长可促进血栓形成，诱发心肌梗死；静脉注射给药速度过快时，可引起低血压、心动过缓或其他心律失常。

【禁忌证】禁用于有血栓形成倾向或有血栓栓塞病史者；即将分娩的孕妇不宜使用；肾功能不全者慎用。应定期检测凝血酶原时间，以调整用量和给药次数，并观察有无血栓形成的症状和体征。

考点提示：氨甲苯酸的临床应用和禁忌证。

氨甲环酸（tranexamic acid，AMCHA）

药理作用及临床应用同氨甲苯酸，但作用较强。氨甲环酸不宜与苯唑西林、口服避孕药同时服用。

凝血酶（thrombin）

凝血酶是从猪、牛血中提取精制而成的无菌制剂，能使血液中的纤维蛋白原转变为纤维蛋白从而发挥止血作用，并促进上皮细胞有丝分裂，加速创口愈合。

适用于治疗止血困难的小血管、毛细血管以及实质性脏器的出血，也用于创面、口腔、泌尿道、消化道等部位的止血。

（三）促进血小板生成药

酚磺乙胺（etamsylate）

【药理作用及临床应用】能促进血小板生成并增强血小板的聚集性和黏附性，还可增强毛细血管的抵抗力，降低毛细血管通透性，减少血浆渗出。用于手术前后预防出血以及治疗消化道、肺、脑、眼底、鼻出血及血小板减少性紫癜等。

考点提示：酚磺乙胺的临床应用。

【不良反应及用药注意】偶见恶心、头痛等，静脉注射可见过敏反应。

（四）收缩血管止血药

垂体后叶素（Pituitrin）

【药理作用及临床应用】垂体后叶素由加压素和缩宫素组成，加压素又称抗利尿激素，能使小动脉、小静脉及毛细血管收缩，血流速度减慢，在血管破损处形成凝血块，起到止血作用；也可促进肾脏远曲小管和集合管对水的重吸收，使尿量减少。口服无效，需静脉注射给药，用于肺咯血及肝硬化门静脉高压引起的上消化道出血，也可用于尿崩症的治疗。

考点提示：垂体后叶素的临床应用。

【不良反应及用药注意】偶见过敏反应，可出现面色苍白、心悸、出汗、胸闷、胸痛等表现。一旦发生，立即停药，并采取抗过敏治疗。用药期间注意监测患者血压。高血压、冠心病、心功能不全及肺源性心脏病患者禁用。

三、抗凝血药

（一）体内、外抗凝血药

肝素（heparin）

药用肝素多自猪肠黏膜或牛肺中提取，呈强酸性。口服无效，一般采用静脉注射。主

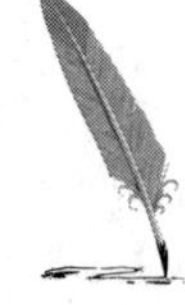

扫码“看一看”

要经肝代谢，极少以原形从肾排出。作用维持3~4小时。

【药理作用】

1. 抗凝作用 能促进抗凝血酶Ⅲ（AT-Ⅲ）的抗凝血作用。AT-Ⅲ是血浆中的一种生理性抗凝物质，可与凝血酶及凝血因子Ⅻa、Ⅺa、Ⅹa、Ⅸa等含丝氨酸残基的蛋白酶结合成复合物，使上述凝血因子活性丧失，血液无法凝固。因此肝素在体内、外均有迅速而强大的抗凝作用。

2. 其他作用 还具有抑制血小板黏附和聚集功能、降血脂等作用。

【临床应用】

考点提示：肝素的临床应用。

1. 防治血栓栓塞性疾病 主要用于防治血栓的形成和栓塞，如心肌梗死、脑梗死、肺栓塞、深静脉血栓和外周动脉血栓形成等。

2. 治疗弥散性血管内凝血（DIC） 早期应用能避免纤维蛋白原和凝血因子的耗竭，可防止继发性出血、微血栓形成，改善重要器官的供血。

3. 体外抗凝 如体外循环、心导管检查和血液透析等。

【不良反应及用药注意】

考点提示：肝素自发性出血的特异性解毒剂是鱼精蛋白。

1. 自发性出血 肝素过量可引起自发性出血，表现为黏膜出血、关节腔积血和伤口出血等。轻度出血停药即可；出血严重者，可缓慢静脉注射特异性解毒剂鱼精蛋白对抗，1mg鱼精蛋白可中和100单位肝素，一次剂量不应超过50mg。

2. 过敏反应 偶可引起发热、荨麻疹、结膜炎、哮喘等，发现后立即停药，并给予抗过敏药处理。用药前应详细询问用药史及过敏史。

3. 其他 长期用药可引起脱发、骨质疏松及骨折；可发生短暂性血小板减少症，应定期检测血小板数和凝血时间；孕妇应用可致早产及死胎。

【禁忌证】有出血倾向、血友病、严重高血压、外伤或术后渗血、先兆流产、胃及十二指肠溃疡、严重肝肾功能不良、孕妇、对肝素过敏者禁用。肝素与水杨酸类、口服抗凝药、右旋糖酐等药物合用可加重出血危险，应避免合用。

低分子量肝素（low molecular weight heparin，LMWH）

低分子量肝素是肝素分子经化学或酶降解的片段，分子量小，与肝素相比，有以下特点：①生物利用度高，$t_{1/2}$较长，一日只需用药一次；②对Ⅹa抑制强，对Ⅱa抑制作用弱；③抗栓作用强，抗凝作用弱；④比较安全，出血较少，不需监测。常用的低分子量肝素有替地肝素（tedelparin）、依诺肝素（enoxaparin）等。

临床用于预防静脉血栓形成和肺栓塞、急性心肌梗死、不稳定型心绞痛、血液透析及体外循环等。

（二）体内抗凝血药

香豆素类

此类药物有**双香豆素（dicoumarol）**、**华法林（warfarin）**和**醋硝香豆素（acenocoumarol）**等，口服有效，又称口服抗凝药。

【体内过程】口服易吸收，12~24小时生效，作用维持2~5天。血浆蛋白结合率较高（99%），主要在肝代谢，经肾排泄，也可通过胎盘及乳汁排出。

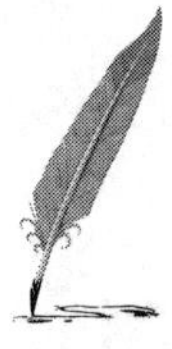

【药理作用】化学结构与维生素K相似，能竞争性拮抗维生素K的作用，阻碍依赖于维生素K的凝血因子Ⅱ、Ⅶ、Ⅸ、Ⅹ的合成，从而发挥抗凝作用。因对已合成的凝血因子无拮抗作用，故无体外抗凝作用。

【临床应用】用于防治血栓栓塞性疾病，如急性肺栓塞、深部静脉血栓、脑栓塞、心房纤颤、心脏瓣膜病所致的血栓栓塞和急性心肌梗死。还可用于预防术后静脉血栓形成，如关节固定术、人工置换心脏瓣膜等手术。因作用缓慢，一般宜先与肝素合用，经1~3天华法林发挥作用后再停用肝素。

考点提示：香豆素类的临床应用及特异性对抗药。

【不良反应及用药注意】过量易致自发性出血，严重者可见颅内出血。若出现出血应立即停药，并用大量维生素K对抗，必要时立即输入新鲜血液补充凝血因子加以控制。定期监测凝血酶原时间，凝血酶原时间维持在25~30秒（正常12秒）。术后3天内、孕妇、哺乳期、有出血性疾病及肝功能不全者禁用。

【药物相互作用】

考点提示：香豆素类的相互作用。

1. 能使本类药物抗凝作用减弱的药物 有口服避孕药和肝药酶诱导剂如苯巴比妥、苯妥英钠、利福平等。

2. 能使本类药物作用增强并增加自发性出血发生率的药物 主要有：①引起体内维生素K缺乏的广谱抗生素；②肝药酶抑制剂如丙咪嗪、甲硝唑、西咪替丁等；③血浆蛋白结合率高的药物如水合氯醛、甲苯磺丁脲、奎尼丁、羟基保泰松等；④抗血小板药阿司匹林等。

（三）体外抗凝血药

枸橼酸钠（sodium citrate）

考点提示：枸橼酸钠的临床应用及特异性对抗药。

【药理作用及临床应用】枸橼酸钠中的枸橼酸根离子，能与血浆中Ca^{2+}结合形成不易解离的可溶性络合物，降低血浆中Ca^{2+}浓度而呈现抗凝作用。因枸橼酸根离子在体内被及时氧化，失去络合Ca^{2+}的作用，故本药无体内抗凝作用，仅作为体外抗凝剂，用于体外血液保存，每100ml全血中加入2.5%枸橼酸钠溶液10ml，可防止血液凝固。

【不良反应及用药注意】在大量输血（超过1000ml）或输血速度过快时，由于机体不能及时代谢枸橼酸钠可引起血钙下降，发生低钙抽搐、心功能不全、血压下降等，此时应立即静脉注射钙盐解救。

四、溶栓药

（一）纤维蛋白溶解药

纤维蛋白溶解药是一类能增强纤溶过程的药物，对已形成的新鲜血栓有溶解作用，故又称为溶栓药。

链激酶（streptokinase，SK）

链激酶是从β溶血性链球菌培养液中提得的一种蛋白质，目前可应用基因工程技术制备重组链激酶（recombinant streptokinase，rSK）。口服无效，需静脉注射。

考点提示：链激酶的临床应用及特异性对抗药。

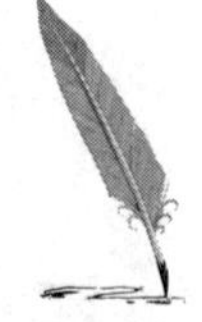

【药理作用及临床应用】链激酶为第一代溶栓药，能与纤溶酶原结合形成复合物，促进纤溶酶原转变为纤溶酶，迅速水解血栓中的纤维蛋白，使血栓溶解。对新鲜血栓疗效好，对陈旧性血栓无作用。用于治疗急性血栓栓塞性疾病如急性肺栓塞、深部静脉血栓、脑栓塞和急性心肌梗死等。需早期用药，以血栓形成不超过6小时疗效最佳。

【不良反应及用药注意】

1. 自发性出血　表现为皮肤、黏膜等处出血，偶发颅内出血等，可静脉注射抗纤维蛋白溶解药氨甲苯酸对抗。定期做凝血酶原时间和凝血时间测定。

2. 过敏反应　可见药热、皮疹等，严重者可出现过敏性休克。

3. 其他　可引起发热、寒战、头痛等不适。静脉注射过快可引起低血压。

4. 禁忌证　出血性疾病、活动性溃疡、严重高血压以及近期使用过肝素或华法林等抗凝药的患者禁用。

尿激酶（urokinase，UK）

【药理作用及临床应用】由人的肾细胞合成，从尿中提取的蛋白质冰冻干燥制剂。能直接激活纤溶酶原变为纤溶酶，使已形成的纤维蛋白溶解。口服无效，可用静脉注射和眼科的局部注射。主要用于血栓栓塞性疾病，尤其适用于对链激酶过敏的患者。

【不良反应及用药注意】尿激酶无抗原性，不易引起过敏反应。剂量过大可致出血，可用氨甲苯酸对抗。注射溶液必须在临用前新鲜配制，溶液配制后立即使用。

考点提示：尿激酶的临床应用及特异性对抗药。

组织型纤维蛋白溶酶原激活剂（tissue plasminogen activator，t-PA）

【药理作用及临床应用】为第二代溶栓药，用DNA重组技术合成，对纤维蛋白有很强的亲和力。能选择性地激活血栓中结合在纤维蛋白表面的纤溶酶原，使之活化为纤溶酶，发挥选择性溶栓作用。对循环血液中的纤溶系统几无影响。临床主要用于治疗肺栓塞和急性心肌梗死。

【不良反应及用药注意】不良反应较少，过量可引起出血，用药期间注意观察患者有无出血倾向，禁用于出血性疾病。

阿尼普酶（anistreplase）

属第二代溶栓药，可快速静脉注射并延长溶栓作用时间，不必静脉滴注；易进入血液凝块处，激活与纤维蛋白结合的纤溶酶原转化为纤溶酶，从而溶解血栓；为选择性纤维蛋白溶栓药，很少引起全身性纤溶酶增强，故出血少；有抗原性，可致变态反应。是治疗急性心肌梗死安全而有效的药物，可降低再阻塞率，改善左室功能，提高近期和远期存活率。

瑞替普酶（reteplase）

属第三代溶栓药，是通过基因重组技术改良天然溶栓药的结构，溶栓疗效高、起效快（溶解血块快，可防止血栓再形成）、用药方法简便，用于急性心肌梗死、肺栓塞的抢救以及外周血管的血栓性疾病的治疗。

蛇毒抗凝酶（ancrod arvin）、蝮蛇抗栓酶（ahylysantinfarctase）

蛇毒抗凝酶、蝮蛇抗栓酶属于蛇毒抗栓药，有明显的抗凝血、抑制血栓形成和溶解血栓作用。治疗脑血栓形成的效果较好。少数患者可致出血及过敏等不良反应，一旦发生应立即停药或用抗蝮蛇血清进行治疗。

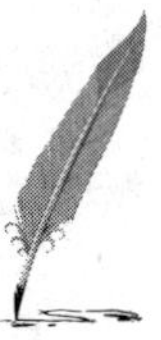

（二）抗血小板药

抗血小板药是一类主要通过抑制花生四烯酸代谢，增加血小板内 cAMP 浓度，阻断血小板膜糖蛋白受体，以及减少血栓素 A_2（TXA_2）生成，从而抑制血小板黏附、聚集和释放功能，阻止血栓的形成。用于防治心脏或脑缺血性疾病、外周血栓栓塞性疾病的药物。应用最为广泛的抗血小板药是阿司匹林，前面已详述，在此不再作介绍。

双嘧达莫（dipyridamole）

【药理作用及临床应用】双嘧达莫又名潘生丁，通过抑制血小板磷酸二酯酶，使 cAMP 降解减少；激活血小板腺苷酸环化酶，使 cAMP 含量增多；促进血管内皮细胞 PGI_2的生成及增强其活性；轻度抑制血小板前列腺素合成酶，使 TXA_2生成减少，通过以上作用抑制血小板的黏附和聚集。此外还兼有扩张冠状动脉的作用。口服吸收快。与阿司匹林合用于治疗血栓栓塞性疾病疗效较好，与华法林合用可预防人工心脏瓣膜置换术后血栓的形成。

【不良反应及用药注意】有恶心、腹泻等胃肠反应，因血管扩张引起头痛、眩晕、血压下降等。

依前列醇（epoprostend）

又名前列环素，是迄今为止活性最强的内源性血小板聚集抑制剂。可激活腺苷酸环化酶，使 cAMP 含量增多，并抑制多种诱导剂诱导的血小板的聚集和释放，具有扩张血管、抗血栓形成的作用。本药在生理 pH 内环境中不稳定，作用非常短暂，还能引起明显的低血压，故临床应用受到限制。

同类药物伊洛前列素（iloprost）在生理 pH 内环境中稳定，其作用比依前列醇强，临床用于防治急性心肌梗死和外周血管闭塞性疾病等。

噻氯匹定（ticlopidine）

考点提示：噻氯匹定的临床应用。

【药理作用及临床应用】噻氯匹定能选择性及特异性的干扰二磷酸腺苷（ADP）、胶原、花生四烯酸等诱导的血小板活化，抑制血小板的黏附和聚集。同时也具有降低血液黏滞度、改善微循环的作用。口服易吸收，用于预防脑中风、心肌梗死及外周动脉血栓栓塞性疾病的复发，特别是不宜用阿司匹林治疗的患者。

【不良反应及用药注意】常见胃肠道反应、中性粒细胞减少等。定期查血常规，出现严重的粒细胞减少（少于 $450/mm^3$）时应立即停药，并采取积极的对症治疗措施。近期出血病史、活动性溃疡病患者、白细胞或血小板减少者禁用。孕妇慎用。

阿加曲班（argatroban）

可抑制凝血酶的蛋白水解，阻碍纤维蛋白原的裂解和纤维蛋白凝块的形成，抑制某些凝血因子的活化，抑制凝血酶诱导的血小板聚集和分泌，促使纤维蛋白溶解。本药与阿司匹林合用，用药时注意监测部分凝血酶时间。

水蛭素（hirudin）

水蛭素是强效、特异的凝血酶抑制剂，可抑制凝血酶的蛋白水解功能，抑制纤维蛋白的生成；也抑制凝血酶诱导的血小板的聚集和分泌，抑制血栓的形成。用于预防术后血栓形成及不稳定型心绞痛，也用于急性心肌梗死后溶栓的辅助治疗及 DIC、血液透析、体外循环等。

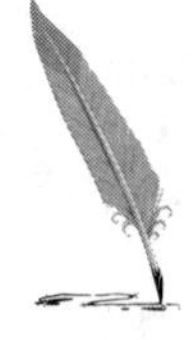

基因重组水蛭素（lepirudin）

作用与水蛭素相同。

血小板膜糖蛋白 $Ⅱ_b$/$Ⅲ_a$ 受体阻断药（Gp $Ⅱ_b$/$Ⅲ_a$ receptor）

Gp $Ⅱ_b$/$Ⅲ_a$ 受体阻断药是一类新的抗血小板聚集药。Gp $Ⅱ_b$/$Ⅲ_a$ 受体是引起血小板聚集的黏附蛋白的特异性识别点、结合位点，阻断 Gp $Ⅱ_b$/$Ⅲ_a$ 受体即可有效地抑制各种诱导剂激发的血小板聚集。阿昔单抗（abciximab）是较早的 Gp $Ⅱ_b$/$Ⅲ_a$ 受体单克隆抗体，抑制血小板聚集作用明显，对血栓形成、血管再闭塞有明显的治疗作用。同类的药物还有拉米非班（lamifiban）、替罗非班（tirofiban）等。

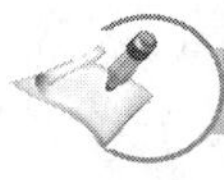

知识拓展

血栓栓塞性疾病的治疗

血栓性疾病严重威胁人类的生命健康，其发病率高居各种疾病之首，且近年来还有渐增之势，防治血栓栓塞性疾病的药物如下：①抗凝药，防止血栓的形成和扩大，肝素用于急性期，如需长期抗凝治疗应加服香豆素类口服抗凝药；②抗血小板药，主要用于防治动脉血栓栓塞性疾病；③溶栓药，用于血栓形成的急性期，溶解血栓，治疗血栓栓塞性疾病，用药越早效果越好；④介入疗法及手术，对重要脏器（如心、脑）新近形成的血栓可通过导管将溶栓药物注入局部以溶解血栓，恢复正常血供；对陈旧性血栓经内科治疗效果不佳而侧支循环形成不良者，可考虑手术治疗取出血栓或切除栓塞血管段并重新吻合。

第三节　促白细胞增生药

白细胞减少是指血液中的白细胞总数低于 $4.0×10^9/L$，主要是粒细胞减少，故又称粒细胞减少症。

非格司亭（filgrastim，G-CSF）

非格司亭又名重组人粒细胞集落刺激因子，可刺激粒细胞增殖、促进中性粒细胞成熟、增强粒细胞的吞噬功能。主要用于各种原因引起的白细胞或粒细胞减少，如肿瘤化疗、再生障碍性贫血及药物引起的骨髓抑制等。不良反应有胃肠反应、过敏、肝功能损害、骨痛等。

沙格司亭（sargramostim，GM-CSF）

沙格司亭又名重组人粒细胞/巨噬细胞集落刺激因子，其主要作用是刺激粒细胞、巨噬细胞等白细胞的增殖、分化，促进中性粒细胞、单核细胞、巨噬细胞的集落形成，增强中性粒细胞的吞噬功能。临床应用与非格司亭一致。

考点提示：沙格司亭的临床应用。

不良反应较少，偶见发热、呼吸困难、腹泻、皮疹及注射部位红斑等，停药后可消失。首次静脉注射可出现颜面潮红、低血压、呼吸困难等，应立即给予对症处理。

其他促进白细胞生成的药物，见表 28-1。

表 28-1　其他促白细胞生成药

药物	药理作用和临床应用	不良反应
维生素 B_4 (vitamin B_4)	为核酸的前体物，在体内参与 RNA 和 DNA 的合成，能促进白细胞增生。用于各种原因引起的白细胞减少症，也用于急性粒细胞缺乏症	治疗量未见明显不良反应
白血生 (pentoxyl)	促进骨髓造血功能，刺激正常抗体产生。用于治疗各种原因引起的白细胞减少症	骨髓恶性肿瘤和淋巴肉芽肿患者禁用
利血生 (leucogen)	增强造血系统功能。用于防治各种原因引起的白细胞减少、血小板减少和再生障碍性贫血	治疗量未见明显不良反应
肌苷 (inosin)	进入细胞后转变为肌苷酸及磷酸腺苷，参与体内蛋白质合成，促进肌细胞能量代谢，提高多种酶尤其是辅酶 A 的活性，促进缺氧状态下的细胞代谢。主要用于白细胞减少症及血小板减少症	有胃部不适。静脉注射可引起颜面潮红
升白新 (cleistanthin-B)	能促进骨髓细胞增生，使外周白细胞升高。主要用于放疗、化疗所致的白细胞减少症。其他升白细胞药物无效时本药仍有一定作用	长期大剂量应用可致肝、肾损害，应定期检查肝、肾功能
鲨肝醇 (batylalcohol)	对放射线及抗肿瘤药引起的骨髓抑制有拮抗作用，对苯中毒引起的白细胞减少有一定疗效。用于放射线及其他原因引起的白细胞减少	用药期间应定期检查白细胞
肌苷 (inosine)	参与体内能量代谢及蛋白质的合成，用于治疗各种原因引起的白细胞、血小板减少等	
氨肽素 (ampeptide elem-ente)	促进白细胞增殖、分化、成熟和释放，增加白细胞和血小板。用于原发性血小板减少性紫癜、过敏性紫癜、白细胞减少症和再生障碍性贫血	

第四节　血浆代用品

大量失血或大面积烧伤可引起血容量降低，严重者可导致休克，迅速补足血容量是防治低血容量性休克的基本疗法。血浆代用品（血容量扩充药）能增加血容量，维持血液胶体渗透压。对血浆代用品的要求有：①有一定的胶体渗透压，可在血管内保持血容量；②无毒性，无抗原性，无致热原；③排泄较慢，但不蓄积；④在一定剂量范围内，不干扰血液有形成分和凝血系统，不损害脏器功能，不影响机体内环境稳定；⑤性质稳定，允许较长期保存。目前尚无完全符合上述条件的制剂。目前最常用的是右旋糖酐。

右旋糖酐（dextran）

右旋糖酐是葡萄糖的聚合物，临床常用的有中分子右旋糖酐（平均相对分子量约 70 000，简称右旋糖酐 70），低分子右旋糖酐（平均相对分子量约 40 000，简称右旋糖酐 40）和小分子右旋糖酐（平均相对分子量约 10 000，简称右旋糖酐 10）。

【药理作用】

1. 扩充血容量　静脉注射能提高血浆胶体渗透压，从而迅速扩充血容量，维持血压。

2. 改善微循环　低分子和小分子右旋糖酐能抑制红细胞聚集，降低血液黏滞性，故可

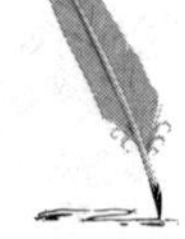

改善微循环。

3. 抗凝血　低分子和小分子右旋糖酐可抑制血小板和纤维蛋白的聚集，阻止血栓形成。

4. 渗透性利尿　低分子和小分子右旋糖酐的分子较小，可迅速由肾小球滤过，使肾小管管腔内渗透压升高，水重吸收减少，发挥渗透性利尿作用。

【临床应用】

考点提示：右旋糖酐的临床应用。

1. 低血容量性休克　中分子右旋糖酐扩充血容量作用强，常用于大量失血或失血浆（如烧伤）所致的低血容量性休克。

2. 中毒性休克　低分子和小分子右旋糖酐可改善微循环，用于中毒性、外伤性休克，可防止休克后期的DIC。

3. 血栓栓塞性疾病　可用于防治心肌梗死、脑血栓形成、血栓性静脉炎等。低分子及小分子右旋糖酐抗凝效果较好。

【不良反应及用药注意】

1. 过敏反应　偶见皮肤瘙痒、荨麻疹等，极少发生过敏性休克。用药前应询问过敏史，并做皮试。静脉滴注要缓慢，注意用药剂量，观察患者有无血压下降、呼吸困难等严重反应，连续用药还要观察患者有无出血迹象。

2. 发热反应　多在用药后1~2小时发生，可见寒战和高热。

3. 出血　连续用药时，有些患者可因凝血障碍而出现出血。血小板减少、出血性疾病患者禁用。心功能不全、肺水肿、肝、肾疾病患者慎用。

中分子羟乙基淀粉（Hydroxyethyl Starch，贺斯、赢源）

【药理作用与临床应用】为一种较好的血容量扩张剂，经静脉滴注后，可较长时间停留于血液中，从而提高血浆胶体渗透压，使组织液回流增多，血容量迅速增加；同时出现红细胞计数、血细胞比容、血红蛋白量和血液黏滞度均下降，并且可延缓血栓的形成和发展。在失血性休克时，输入706代血浆可使血压回升，肾血流量和尿量增多，微循环障碍改善。主要用于预防和治疗各种原因引起的血容量不足和休克，如失血性休克、手术、创伤、感染、烧伤等。

【不良反应及用药注意】偶有过敏反应（如荨麻疹、瘙痒等），大量输入后可影响凝血功能，出现自发性出血。严重凝血功能异常、充血性心力衰竭、脑出血、肾衰竭合并无尿或少尿、对羟乙基淀粉过敏者、明显高血容量者禁用。

目标检测

一、最佳选择题（每题的备选项中，只有1个最佳答案）

1. 治疗新生儿出血最好选用（　　）

A. 维生素K　　B. 维生素B_{12}　　C. 叶酸

D. 氨甲苯酸　　E. 垂体后叶素

2. 维生素K对下列哪种出血无效（　　）

A. 慢性腹泻所导致的出血　　B. 胆瘘所导致出血

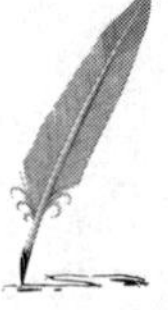

C. 新生儿出血　　D. 肝素过量所导致出血
E. 胆道梗阻所导致出血

3. 肝素用于体内抗凝最常用的给药途径是（　　）
A. 舌下含服　　B. 口服　　C. 肌内注射
D. 皮下注射　　E. 静脉注射

4. 治疗肺咯血的药物是（　　）
A. 氨甲苯酸　　B. 叶酸　　C. 垂体后叶素
D. 维生素 B_{12}　　E. 维生素 K

5. 甲氨蝶呤所致的巨幼红细胞性贫血宜用（　　）
A. 硫酸亚铁　　B. 叶酸　　C. 维生素 B_{12}
D. 亚叶酸钙　　E. 维生素 K

6. 防治华法林过量引起自发性出血的药物是（　　）
A. 垂体后叶素　　B. 氨甲苯酸　　C. 维生素 C
D. 维生素 K　　E. 鱼精蛋白

7. 肝素过量引起的出血可用何药对抗（　　）
A. 叶酸　　B. 维生素 K　　C. 氨甲苯酸
D. 鱼精蛋白　　E. 维生素 C

8. 体内体外都有抗凝作用的药物是（　　）
A. 肝素　　B. 华法林　　C. 维生素 K
D. 尿激酶　　E. 链激酶

9. 已有神经损害症状的巨幼红细胞性贫血患者宜使用的药物是（　　）
A. 硫酸亚铁　　B. 叶酸　　C. 维生素 B_{12}
D. 甲酰四氢叶酸　　E. 维生素 C

10. 枸橼酸钠体外抗凝作用是与血液中什么离子络合的结果（　　）
A. Ca^{2+}　　B. Mg^{2+}　　C. Fe^{2+}
D. K^{+}　　E. Na^{+}

11. 肝素的抗凝血作用是通过促进哪种因素的作用（　　）
A. 凝血因子Ⅱa　　B. 抗凝血酶Ⅲ　　C. 凝血因子Ⅶa
D. 凝血因子Ⅸa　　E. 凝血因子 Xa

12. 硫酸亚铁与下列哪种物质同服可促进其吸收（　　）
A. 维生素 C　　B. 四环素　　C. 浓茶
D. 牛奶　　E. 豆浆

13. 可溶解血栓的药物是（　　）
A. 肝素　　B. 阿司匹林　　C. 链激酶
D. 华法林　　E. 维生素 K

14. 低分子右旋糖酐不宜用于防治（　　）
A. 术后血栓形成　　B. 脑血栓形成　　C. 低血容量性休克
D. 心功能不全　　E. 血栓性静脉炎

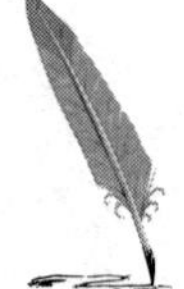

15. 妨碍铁剂在肠道吸收的物质是（　　）

A. 维生素 C　　B. 果糖　　C. 食物中高钙、高磷酸盐、鞣酸等

D. 稀盐酸　　E. 半胱氨酸

二、配伍选择题（每题备选项在前，试题在后。每组若干题。每组题均对应同一组备选项，每题只有一个正确答案。每个备选项可重复选用，也可不选用）

[16~17]

A. 肝素　　B. 维生素 K　　C. 阿司匹林

D. 链激酶　　E. 华法林

16. 通过激活抗凝血酶Ⅲ而发挥抗凝作用的药物是（　　）

17. 通过抑制环氧酶抑制血小板聚集的药物是（　　）

[18~21]

A. 硫酸亚铁　　B. 叶酸　　C. 维生素 B_{12}

D. 重组人促红素　　E. 甲酰四氢叶酸

18. 恶性贫血和巨幼红细胞性贫血选用（　　）

19. 长期慢性失血性贫血宜选用（　　）

20. 肾性贫血宜选用（　　）

21. 长期应用苯妥英钠所导致的巨幼红细胞性贫血（　　）

[22~23]

A. 术后血栓形成　　B. 脑血栓形成　　C. 低血容量性休克

D. 心功能不全　　E. 急性肾功能衰竭

22. 小分子右旋糖酐最适用于（　　）

23. 中分子右旋糖酐最适用于（　　）

[24~27]

A. 维生素 K　　B. 碱性鱼精蛋白　　C. 氨甲苯酸

D. 葡萄糖酸钙　　E. 阿司匹林

24. 肝素过量所导致的自发性出血宜选用何种药物对抗（　　）

25. 华法林所导致的自发性出血宜选用何种药物对抗（　　）

26. 链激酶所导致的自发性出血宜选用何种药物对抗（　　）

27. 枸橼酸钠过量所导致的血钙下降宜选用何种药物对抗（　　）

三、多项选择题（每题的备选项中有 2 个或 2 个以上正确答案）

28. 下列哪些情况禁用肝素（　　）

A. 过敏体质　　B. 有出血倾向者　　C. 严重高血压

D. 消化性胃溃疡　　E. 妊娠

29. 下列哪些药物可增强华法林的作用（　　）

A. 广谱抗生素　　B. 甲苯磺丁脲　　C. 甲硝唑

D. 阿司匹林　　E. 西咪替丁

30. 与铁制剂可产生配伍禁忌的是（　　）

A. 抗酸药　　B. 碳酸氢钠　　C. 四环素

D. 鞣酸蛋白　　E. 多钙、高磷酸食物

31. 可用于白细胞减少症的药物（　　）

A. 维生素 B4　　B. 利血生　　C. 升白新

D. 鲨肝醇　　E. 非格司亭

32. 低分子右旋糖酐可用于防治（　　）

A. 中毒性休克　　B. 脑血栓形成　　C. 低血容量性休克

D. 心功能不全　　E. 急性肾功能衰竭

四、思考题

1. 说出肝素的临床用途和用药注意事项。

2. 影响铁剂吸收的因素有哪些?

3. 处方分析

患者，女，17 岁，近一年来时感头晕、耳鸣、乏力、气短，每月经血时有时无 20 余天，患者面色萎黄，唇、甲色淡等。经检查诊断为缺铁性贫血。医生开具如下处方，请分析是否合理？并说明理由。

Rp.

硫酸亚铁片　0. 3g×20

Sig. 0. 3g　t. i. d.　p. o.

VitC 片　100mg×20

Sig. 100mg　t. i. d.　p. o.

四环素片　0. 25mg×10

Sig. 0. 25mg　q. i. d.　p. o.

4. 患者，男，67 岁，患有血栓性疾病，正在服用华法林钠片治疗，近日又患有泌尿道感染，医生开具如下处方，请分析是否合理？并说明理由。

Rp.

华法林钠片　5mg×15

sig. 5mg　t. i. d.　p. o.

SMZco 片　0. 5g×10

sig. 1g　b. i. d.　p. o.

扫码“练一练”

（于艳华）

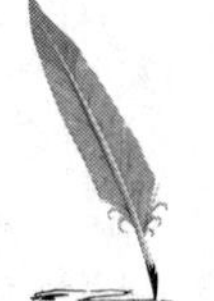

扫码“学一学”

第二十九章

肾上腺皮质激素类药

学习目标

知识要求

1. 掌握糖皮质激素的药理作用、临床应用、不良反应及禁忌证。
2. 熟悉糖皮质激素的疗程与用法。
3. 了解盐皮质激素的药理作用和应用。

技能要求

1. 学会分析、审核涉及激素药物处方的合理性。
2. 具备提供用药指导、用药咨询服务的能力。

肾上腺皮质激素简称皮质激素，是肾上腺皮质所分泌的各种激素的总称，属甾体类化合物。肾上腺皮质激素分为三类：①球状带分泌的盐皮质激素，包括醛固酮（aldosterone）、去氧皮质酮（desoxycortone），主要调节机体的水盐代谢；②束状带分泌的糖皮质激素（glucocorticoids，GC），包括氢化可的松（hydrocortisone）和可的松（cortisone），主要调节糖、蛋白质及脂肪的代谢；③内层网状带分泌微量的性激素，包括低活性的雄激素和少量的雌激素。肾上腺皮质激素的合成和分泌受腺垂体分泌的促肾上腺皮质激素（ACTH）的调节。

第一节　糖皮质激素类药

案例

女，40岁，有十二指肠球部溃疡史，服药治疗已3~4年，无明显症状。近来因患系统性红斑狼疮，接受泼尼松治疗一个月后，突然上消化道出血，胃镜检查发现胃/十二指肠复合溃疡。

思考：出现以上症状的主要原因是什么？

糖皮质激素作用广泛而复杂，临床应用的肾上腺皮质激素类药物主要指糖皮质激素。

【体内过程】口服、注射均吸收迅速、完全。氢化可的松或可的松口服后1~2小时血

药浓度达峰浓度，作用持续时间 8～12 小时。氢化可的松入血后约 90% 与血浆蛋白结合，肝、肾功能不全时血浆蛋白含量减少，游离型药物增多，药物作用增强。主要在肝内代谢，可的松和泼尼松（prednisone）需在肝内分别转化为氢化可的松和泼尼松龙才有生物活性，故严重肝肾疾病的患者，应选用氢化可的松及泼尼松龙。按作用时间的长短，糖皮质激素类药物分为短、中、长效三类。短效类有可的松和氢化可的松；中效类有泼尼松、泼尼松龙（prednisolone）、甲泼尼龙（methylprednisolone）、曲安奈德（triamcinolone acetonide）等，长效类药物有地塞米松（dexamethasone）、倍他米松（betamethasone）等。此外尚有外用糖皮质激素制剂如氟氢可的松（fludrocortisone）、氟轻松（fluocinolone acetonide）、倍氯米松等（表 29-1）。

表 29-1　糖皮质激素类药物作用比较

分类	药物	水盐代谢比值	糖代谢比值	抗炎作用（比值）	$t_{1/2}$（h）	作用时间（h）
短效类	可的松	0.8	0.8	0.8	2.5～3.0	8～12
	氢化可的松	1.0	1.0	1.0	1.5～2.0	8～12
中效类	泼尼松	0.8	3.5	3.5	3.6	12～36
	泼尼松龙	0.8	4.0	4.0	2.1～4.0	12～36
	甲泼尼龙	0	5.0	5.0	0.5	12～36
	曲安奈德	0.1	5.0	5.0	>3.3	12～36
长效类	地塞米松	0.1	20.0	30.0	>5.0	36～72
	倍他米松	0.1	11.0	35.0	>5.0	36～72
外用	氟氢可的松	150.0	10.0	12.0		8～12

知识链接

肾上腺皮质激素的分泌与调节

肾上腺皮质激素的分泌有昼夜节律性，午夜 24 时血浆中浓度最低，上午 8 时为分泌高峰。肾上腺皮质激素的分泌受多种反馈调节系统控制，下丘脑合成促皮质激素释放激素（CRH），兴奋垂体合成并释放促皮质素（ACTH），ACTH 作用于肾上腺皮质，促进肾上腺皮质激素的合成与分泌。肾上腺皮质激素水平升高，负反馈抑制 CRH 和 ACTH 的分泌。

【药理作用】

1. 对代谢的影响

（1）糖代谢　糖皮质激素能增加肝糖原、肌糖原含量，减少葡萄糖分解，减少机体组织对葡萄糖的利用；促进糖原异生，升高血糖。

（2）蛋白质代谢　糖皮质激素加速蛋白质分解代谢，增高血清氨基酸和尿中氮的排泄量，造成负氮平衡；大剂量时抑制蛋白质合成。长期使用可使皮肤变薄、肌肉萎缩无力、淋巴组织萎缩、骨质疏松、伤口愈合延缓及儿童生长缓慢等。

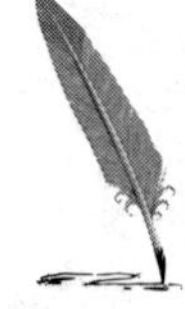

（3）脂肪代谢　能促进脂肪分解，短期应用并无明显影响；大剂量长期使用时使血中游离脂肪酸、胆固醇含量增多，并激活四肢皮下的脂酶，使四肢皮下脂肪减少，脂肪重新

分布在面部、上胸部、背部、腹部及臀部，形成向心性肥胖。

（4）水和电解质代谢　糖皮质激素有较弱的盐皮质激素样作用，长期大量应用后保钠排钾作用明显。长期使用会引起骨质脱钙，可能与其减少小肠对钙的吸收、抑制肾小管对钙的吸收促进尿钙排泄有关（图 29-1）。

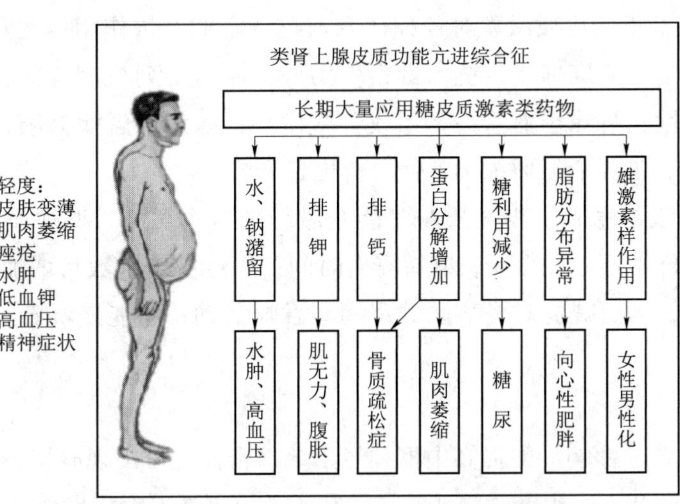

图 29-1　皮质激素作用与不良反应的关系

2. 抗炎作用　糖皮质激素对各种原因（如感染性、化学性、物理性、免疫性等）引起的炎症反应及炎症的各期均有强大的非特异性抑制作用。在炎症早期，糖皮质激素收缩毛细血管，降低其通透性，减少局部的渗出和水肿；抑制白细胞游走、黏附、聚集和吞噬能力，减少各种炎症因子的释放，使红、肿、热、痛等症状得以改善。在炎症后期，糖皮质激素通过抑制毛细血管和成纤维细胞的增生，延缓胶原蛋白及肉芽组织的形成，防止组织粘连，抑制瘢痕的形成，减轻后遗症。需要注意的是，炎症反应是机体的一种防御性保护反应及修复过程，糖皮质激素在抗炎减轻症状的同时，降低了机体的防御功能，可导致感染扩散，阻碍伤口愈合。

考点提示：糖皮质激素抗炎不抗菌。

糖皮质激素抗炎机制主要与下列因素有关：①抑制细胞因子（如白细胞介素、肿瘤坏死因子、干扰素）的产生；②抑制磷脂酶 A_2，从而抑制炎症介质（如 PGE_2、白三烯、血小板活化因子等）等的生成和作用；③炎症初期增加血管对儿茶酚胺的敏感性，抑制一氧化氮 NO 生成，收缩血管，降低毛细血管的通透性，缓解炎症反应；④稳定溶酶体膜，减少溶酶体酶的释放，防止或减轻组织损害；⑤抑制毛细血管增生和成纤维细胞 DNA 的合成，抑制胶原蛋白合成，从而抑制炎症后期肉芽组织形成。

3. 免疫抑制与抗过敏作用　大剂量糖皮质激素对免疫应答的许多环节都有抑制作用，可缓解过敏反应、抑制自身免疫反应，对抗异体移植的排斥反应。主要有：①糖皮质激素可抑制巨噬细胞对抗原的吞噬和处理，阻碍 T 淋巴细胞转化为致敏的淋巴细胞；②使敏感动物的淋巴细胞破坏、解体，诱导淋巴细胞凋亡，使淋巴细胞移行至血管外组织，从而使循环淋巴细胞数减少；干扰淋巴细胞在抗原作用下的分裂和增殖等；③小剂量抑制细胞免疫，大剂量则能抑制由 B 细胞转化成浆细胞的过程，使抗体生成减少，干扰体液免疫；④糖皮质激素能减少组胺、5-羟色胺、慢反应物质、缓激肽等过敏介质的产生而呈现抗过敏

作用，减轻过敏性症状。但糖皮质激素的免疫抑制作用会降低机体的防御能力。

4. 抗内毒素作用 糖皮质激素可提高机体对细菌内毒素的耐受力，减轻其对机体的损伤；减少内热原的释放，迅速缓解毒血症状，发挥保护机体作用。但糖皮质激素不能杀灭细菌，不能中和、破坏内毒素，无对抗细菌外毒素的作用。

5. 抗休克作用 大剂量糖皮质激素对各种休克均有一定的对抗作用，尤其是感染中毒性休克。其机制除与抗炎、免疫抑制、抗内毒素作用外，还与下列机制有关：降低血管对某些缩血管物质的敏感性，解除小血管痉挛，改善微循环；稳定溶解酶体膜，减少心肌抑制因子（MDF）的形成；加强心肌收缩力，使心排出量增多。

6. 对血液与造血系统的影响 糖皮质激素能刺激骨髓造血功能，增加血液中红细胞、血小板数及血红蛋白、纤维蛋白原含量，缩短凝血时间；中性粒细胞数目增加，但其游走、吞噬、消化等功能降低，因而减弱对炎症区的浸润与吞噬活动；还能使淋巴细胞和嗜酸性粒细胞减少。

7. 其他作用

（1）对中枢神经系统的影响 能提高中枢神经系统兴奋性，可出现欣快、不安、激动、失眠甚至产生焦虑、抑郁及不同程度的躁狂等异常行为，也可诱发癫痫发作或精神失常。

（2）对胃肠道的作用 可增加胃酸及胃蛋白酶的分泌，增强食欲，促进消化。同时减少胃黏液分泌，使胃黏膜自我保护与修复能力降低。

（3）对骨骼的影响 抑制成骨细胞的活力，使骨盐不易沉着，骨质形成发生障碍而导致骨质疏松。大量糖皮质激素还可促进钙、磷自尿中排泄，也是导致骨质疏松的原因之一。

（4）退热作用 糖皮质激素有较强的退热作用，机制与其稳定溶酶体膜，减少内源性致热源的释放以及抑制下丘脑体温调节中枢对内热源的敏感性有关。

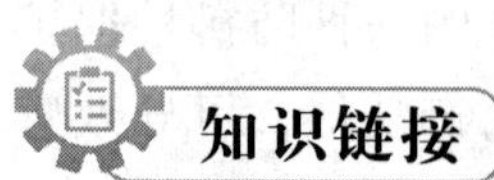

糖皮质激素不可作为常规解热药使用

糖皮质激素用于严重的中毒性感染如肝炎、伤寒、脑膜炎、败血症及晚期癌症的发热时，常可产生迅速而良好的退热作用，但在发热诊断未明前，不可滥用糖皮质激素，以免掩盖症状，贻误诊断。

【临床应用】

1. 替代疗法 生理剂量用于治疗急、慢肾上腺皮质功能减退症、脑垂体前叶功能减退症和肾上腺次全切除术后的治疗。

2. 严重感染 主要用于中毒性感染或同时伴有休克者，如中毒性肺炎、中毒性痢疾、暴发型流行性脑膜炎、重症伤寒、急性粟粒型肺结核、猩红热、败血症等。在应用足量、有效的抗菌药的同时，大剂量应用糖皮质激素，能缓解毒血症状，使病人度过危险期。病毒感染（如带状疱疹、水痘等）一般不宜应用，但对严重传染性肝炎、流行性乙型脑炎、流行性腮腺炎和麻疹等，为迅速控制症状、防止发生并发症，可采用短期大量应用糖皮质激素突击疗法缓解症状，病情好转后迅速撤药。

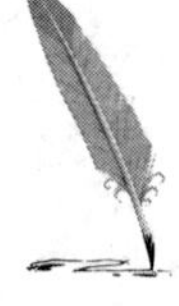

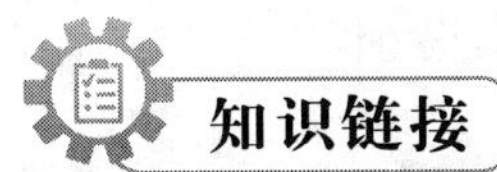

糖皮质激素治疗SARS

应用糖皮质激素的目的在于抑制异常的免疫病理反应，减轻全身炎症反应，从而减轻肺的渗出、损伤，防止或减轻后期的肺纤维化。

成人推荐剂量：甲泼尼龙80~320mg/d，少数危重患者可考虑短期（3~5天）甲泼尼龙冲击疗法（500mg/d）。待病情缓解或/和胸片有吸收后逐渐减量停用，一般可选择每3~5天减量1/3。

通常静脉给药1~2周后可改口服泼尼松或泼尼龙。一般不超过4周，不宜过大剂量或过长疗程，应同时使用胃黏膜保护剂，还应警惕继发感染，包括细菌或/和真菌感染，也要注意潜在的结核病灶感染扩散。

3. 防止某些炎症的后遗症　早期使用糖皮质激素能减少炎症渗出，防止组织过度破坏，抑制炎症后期的粘连及瘢痕形成，避免影响某些器官的功能。如结核性脑膜炎、胸膜炎、腹膜炎、心包炎，损伤性关节炎、睾丸炎等，可减轻或防止后遗症的发生。对角膜炎、巩膜炎、视网膜炎、视神经炎等非特异性眼炎，应用糖皮质激素可迅速消炎止痛、防止角膜混浊和疤痕粘连的发生。有角膜溃疡者禁用。

4. 自身免疫性疾病、过敏性疾病和器官移植排斥反应

（1）自身免疫性疾病　用于风湿热、风湿性心肌炎、风湿及类风湿关节炎、强直性脊柱炎、肾病综合征、自身免疫性贫血、系统性红斑狼疮、硬皮病、皮肌炎、结节性动脉炎等自身免疫性疾病。一般采用综合治疗，可明显缓解症状，但不能根治，不能单用。

（2）过敏性疾病　严重过敏反应及应用其他抗过敏药物无效时，可选用本类药物治疗，如顽固性荨麻疹、血管神经性水肿、血清病、过敏性皮炎、花粉症、严重输血输液反应、过敏性休克和顽固性支气管哮喘等。

（3）器官移植排异反应　异体器官移植术后产生的免疫排斥反应，也可使用糖皮质激素。如肾移植、骨髓移植、肝移植等，常与其他免疫抑制剂如环孢素A联合应用，抑制排斥反应。

5. 抗休克　适用于各类型的休克。主要用于感染中毒性休克的辅助治疗，在足量有效的抗菌药物治疗下，及早、短时间突击使用大剂量皮质激素，尽可能在抗菌药物之后使用，在撤去抗菌药之前停用。对过敏性休克，严重者可与首选药肾上腺素合用。对低血容量性休克，在补充血容量或输血后效果不佳时，可合用超大剂量的糖皮质激素。对心源性休克，须结合病因治疗。

6. 某些血液病　多用于治疗儿童急性淋巴细胞性白血病，常与抗肿瘤药联合应用；还可用于再生障碍性贫血、过敏性紫癜、血小板减少症、粒细胞减少症等，作用不持久，停药后易复发。

7. 局部应用　对某些皮肤病，如神经性皮炎、接触性皮炎、湿疹、肛门瘙痒、牛皮癣等有一定的缓解症状的效果，多采用氢化可的松、泼尼松龙或氟轻松等软膏、霜剂或洗剂局部用药。也可用1%普鲁卡因注射液与糖皮质激素合用，注入韧带压痛点或关节腔内，可

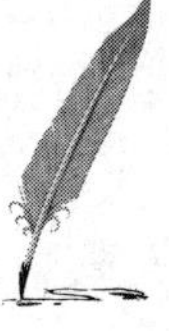

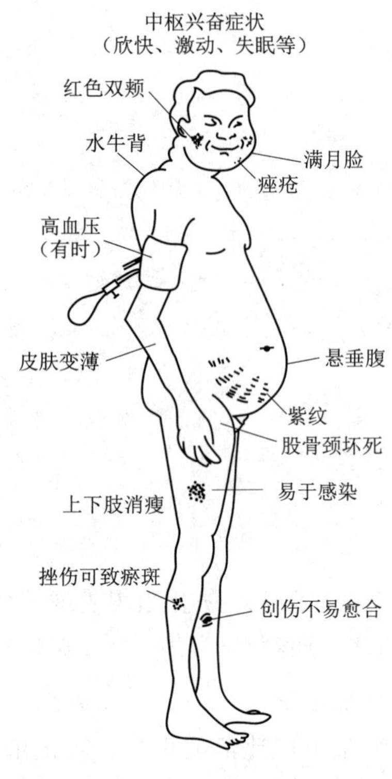

图 29-2　长期大量服用肾上腺皮质激素类药物的不良反应

以用于肌肉、韧带的消炎止痛或关节劳损。

【不良反应及用药注意】

1. 长期大量用药的不良反应

（1）医源性肾上腺皮质功能亢进症　长期过量使用糖皮质激素，几乎所有病人都出现不同程度的类肾上腺皮质功能亢进症（库欣综合征）。此与糖皮质激素引起的代谢紊乱有关，表现为满月脸、水牛背、向心性肥胖、皮肤变薄、水钠潴留、水肿、高血压、高血脂、低血钾、糖尿病、痤疮、多毛等（图 29-2）。停药后症状可自行消失，必要时可对症治疗。长期大量应用糖皮质激素，应给予低盐、低糖、高蛋白质饮食，同时注意补钾、补钙。

（2）诱发或加重感染　糖皮质激素抑制机体免疫功能，故长期应用可诱发感染或使体内潜在的感染病灶扩散，病情加重。特别是在原有疾病已使抵抗力降低时，如再生障碍性贫血、白血病、肾病综合征等患者更易发生。常见的有真菌、病毒和结核病灶扩散、恶化。在决定采用长程治疗之前应先检查身体，排除潜在的感染，特别注意对潜在结核病灶的防治，并应密切注意病人的感染体征，同时应用足量有效抗微生物药。

（3）诱发或加重溃疡　糖皮质激素能刺激胃酸、胃蛋白酶的分泌，并抑制胃黏液分泌，减少 PGE 的合成而降低胃肠黏膜对胃酸的抵抗力，诱发或加重胃、十二指肠溃疡，甚至导致消化道出血和穿孔。应定期作大便潜血试验，加服抗酸药及胃黏膜保护药。

（4）心血管系统疾病　长期大量应用糖皮质激素由于钠、水潴留和血脂增高，引发高血压、动脉粥样硬化。必要时加用抗高血压药。

（5）中枢神经系统反应　糖皮质激素可引起激动、失眠、欣快等症状，甚至诱发精神失常和癫痫。这与其中枢兴奋作用有关。

（6）对骨骼、肌肉的影响　糖皮质激素使蛋白质分解增加，抑制肉芽组织生成，也可促进排钙，故可致骨质疏松、股骨头坏死、自发性骨折、肌肉萎缩及伤口不易愈合，并可抑制儿童生长发育。

（7）白内障和青光眼　能诱发白内障、青光眼或使青光眼恶化，长期用药的病人需做周期性眼科检查（每 6 个月做一次），告知患者视力模糊时需及时报告。

2. 停药反应

（1）医源性肾上腺皮质功能不全　长期大量应用糖皮质激素，反馈性抑制垂体促皮质素（ACTH）分泌，引起肾上腺皮质萎缩和功能不全，糖皮质激素分泌减少。停用激素后垂体分泌 ACTH 的功能需经 3~5 个月才恢复。若骤然停药或减药过快，可出现肾上腺皮质功能不全症，表现为疲乏无力、情绪消沉、发热、恶心、呕吐等。在长期用激素的治疗过程中，直至停药后的 1 年内，在遇到感染、创伤、手术等严重应激状态下，病人可出现肾上

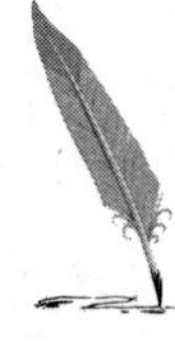

腺皮质危象，表现为高热、呕吐、乏力、低血压甚至休克，须及时抢救。长期大量应用糖皮质激素的患者，停药时应逐渐减量停药，或停药前应用 ACTH 7 天左右以促进肾上腺皮质功能的恢复；停药后一年内遇应激情况时，应及时给足量的糖皮质激素。

（2）反跳现象 指突然停药或减量过快时，已经控制好转的症状又复发或加重。需加大剂量重新治疗，待症状好转后再缓慢递减激素用量。

【禁忌证】抗菌药不能控制的细菌、病毒、真菌感染；肾上腺皮质功能亢进症，骨折或创伤恢复期，新近的胃肠吻合术，角膜溃疡，活动性消化性溃疡，孕妇，严重的高血压或糖尿病，精神病和癫痫等。

【用法与疗程】

考点提示：为什么临床使用糖皮质激素治疗自身免疫性疾病通常采用隔日疗法？对停药有何要求？为什么？

1. 小剂量替代疗法 用于慢性肾上腺皮质功能不全、垂体前叶功能减退及肾上腺皮质次全切除术后。选用可的松 12.5~25mg 或氢化可的松 10~20mg，一天 1 次。

2. 大剂量突击疗法 短期内给予大剂量糖皮质激素，可迅速控制症状、制止疾病发展，减少损害，使病人度过危险期。用于严重感染、休克、哮喘持续状态、器官移植急性排斥反应的治疗。一般选用氢化可的松，首剂剂量 200~300mg，静脉滴注，一日量可达 1g。连续给药 3~5 天，待症状缓解后可以立即撤药。

3. 一般剂量的长期疗法 适用于反复发作、累及多种器官的慢性病，如结缔组织病、顽固性支气管哮喘、类风湿关节炎、肾病综合征、红斑狼疮、淋巴细胞性白血病等的治疗。常选用口服泼尼松 10~20mg，一日 3 次，产生临床疗效疗后逐渐减量，每隔 5~7 天减量 1 次，每次按 10% 左右递减，至最小维持量，疗程约为 6~12 个月。

糖皮质激素的分泌有昼夜节律性变化的特点，午夜 24 时分泌最低，凌晨渐渐升高，上午 8 时为分泌高峰。临床可根据糖皮质激素分泌的昼夜节律性给药，对需要长期使用糖皮质激素治疗的患者，目前维持量用法有两种。

（1）每晨给药法 即每晨 7~8 时 1 次给药，用短效的可的松、氢化可的松。

（2）隔晨给药法 将两日的总药量在隔日 7~8 时 1 次给药。常用中效的泼尼松、泼尼松龙。隔日疗法的优点是在体内内源性糖皮质激素分泌高峰时给药，对垂体及下丘脑的反馈性抑制最小，可减少长期用药引起医源性肾上腺皮质功能不全的发生。

4. 局部用药

（1）用于治疗皮肤病及眼前部炎症 如结膜炎、虹膜炎等，宜选用氢化可的松、氟轻松。

（2）某些内科疾病 也可局部使用糖皮质激素，如治疗支气管哮喘雾化吸入倍氯米松。

（3）溃疡性结肠炎 可用糖皮质激素类药保留灌肠。

（4）骨关节炎 局限于一个或两个关节的骨关节炎有时可用糖皮质激素类药关节腔内注射。

【药物相互作用】皮质激素可使血糖升高，减弱口服降血糖药或胰岛素的作用；皮质激素、排钾利尿药、强心苷及两性霉素 B 均能促进排钾，合用时需注意补钾；皮质激素可使水杨酸盐的消除加快而降低其疗效，且合用消化性溃疡发生率增加；皮质激素可使口服抗凝药药效降低，合用时需增加抗凝药剂量；苯巴比妥、苯妥英钠、利福平等肝药酶诱导剂

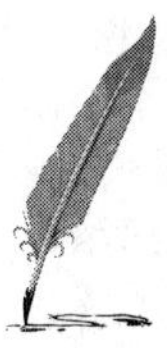

可使皮质激素代谢加快，合用时需增加皮质激素剂量。

第二节　盐皮质激素

【生理作用】肾上腺皮质球状带分泌的盐皮质激素包括醛固酮、去氧皮质酮，促进远曲小管及集合管的 Na^+-K^+及 Na^+-H^+交换，保钠、潴水、排钾。盐皮质激素分泌主要受血浆电解质组成及肾素-血管紧张素-醛固酮系统的调节。

【临床应用】治疗原发性慢性肾上腺皮质功能不全症，纠正失水、失钠和钾潴留等电解质紊乱，恢复水、电解质的平衡。

【不良反应】过量引起钠水潴留、水肿、高血压、低钾血症。

目标检测

一、最佳选择题（每题备选项中只有 1 个最佳答案）

1. 泼尼松可治疗的疾病是（　　）
   A. 高血压　　B. 心律失常　　C. 风湿性及类风湿关节炎
   D. 骨质疏松　　E. 粒细胞增多症
2. 地塞米松的禁忌证是（　　）
   A. 抑郁症　　B. 支气管哮喘　　C. 荨麻疹
   D. 角膜炎　　E. 活动性消化性溃疡
3. 糖皮质激素对血液成分的影响是（　　）
   A. 血红蛋白含量降低　　B. 血小板减少
   C. 嗜酸性粒细胞增加　　D. 中性粒细胞减少
   E. 淋巴细胞减少
4. 长期使用泼尼松的不良反应是（　　）
   A. 血小板减少　　B. 心力衰竭　　C. 肾功能不全
   D. 骨质疏松　　E. 再生障碍性贫血
5. 糖皮质激素用于严重感染，必须加用（　　）
   A. 中枢兴奋药　　B. 有效抗菌药　　C. 升血压药
   D. 强心药　　E. 盐平衡药
6. 肝功能不良者不宜用（　　）
   A. 可的松　　B. 氢化可的松　　C. 泼尼松龙
   D. 地塞米松　　E. 倍他米松
7. 糖皮质激素用于严重感染的目的是（　　）
   A. 加强抗菌药的抗菌力　　B. 提高机体的抗病力
   C. 直接对抗内毒素　　D. 提高机体对细菌内毒素的耐受力
   E. 增加中性粒细胞数

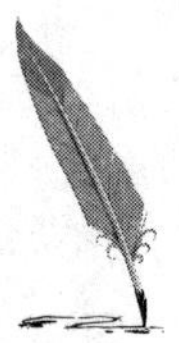

8. 以下哪项不是糖皮质激素的作用（　　）
A. 抗炎　B. 抑制免疫　C. 抗毒素
D. 抗休克　E. 抗菌
9. 以下描述糖皮质激素的特点，错误的是（　　）
A. 肝肾功能不良时作用可增强　B. 诱发和加重溃疡
C. 使血液中红细胞和血红蛋白含量减少　D. 停药前应逐渐减量或采用隔日给药法
E. 抗炎不抗菌，降低机体防御功能
10. 糖皮质激素诱发和加重感染的主要原因是（　　）
A. 没有同时应用有效抗菌药物　B. 激素用量不足
C. 激素能直接促进病原微生物繁殖　D. 激素抑制免疫反应，降低抵抗力
E. 疗程过短
11. 长期使用糖皮质激素反馈抑制脑垂体释放（　　）
A. ACTH　B. TSH　C. FSH
D. LH　E. TRH
12. 下列哪种疾病不属于糖皮质激素的适应证（　　）
A. 风湿和类风湿关节炎　B. 严重感染
C. 精神病　D. 自身免疫性疾病
E. 炎症引起的疤痕和粘连
13. 下面哪项不是糖皮质激素的主要不良反应（　　）
A. 类肾上腺皮质功能亢进症　B. 肾上腺皮质功能减退症
C. 诱发和加重贫血　D. 诱发和加重溃疡
E. 诱发和加重感染
14. 长期应用糖皮质激素的患者，饮食应采用（　　）
A. 低盐，低糖，低蛋白　B. 低盐，低糖，高蛋白
C. 低盐，高糖，低蛋白　D. 高盐，低糖，低蛋白
E. 高盐，高糖，低蛋白
15. 下列哪项不是糖皮质激素的禁忌证（　　）
A. 肾病综合征　B. 活动性溃疡　C. 重症高血压
D. 妊娠初期　E. 严重精神病
16. 下列关于隔日疗法的叙述，不正确的是（　　）
A. 其根据是糖皮质激素分泌昼夜节律性
B. 将一日或两日的总药量在隔日睡前一次给予
C. 多采用中效制剂
D. 可用于某些慢性病的长期治疗
E. 目的是减少对肾上腺皮质功能的抑制

二、配伍选择题（每组若干题，每组题均对应同一组备选项，每题只有一个正确答案。每个备选项可重复选用，也可不选用）

[17~20]

A. 小剂量替代疗法　B. 大剂量突击疗法

C. 一般剂量长期疗法
D. 隔日疗法
E. 局部用药

17. 感染中毒性休克采用（　　）
18. 肾上腺皮质功能不全采用（　　）
19. 慢性支气管哮喘采用（　　）
20. 类风湿关节炎采用（　　）

［**21～24**］

A. 中和内毒素
B. 抑制肉芽组织的形成
C. 提高机体对内毒素的耐受
D. 抗免疫
E. 刺激骨髓造血功能

21. 中毒性菌痢合用糖皮质激素目的是（　　）
22. 结核性脑膜炎合用糖皮质激素目的是（　　）
23. 系统性红斑狼疮合用糖皮质激素目的是（　　）
24. 过敏性紫癜合用糖皮质激素目的是（　　）

三、多项选择题（每题的备选项中有2个或2个以上正确答案）

25. 糖皮质激素的不良反应有（　　）
A. 高血压　B. 高血钾　C. 高血糖
D. 向心性肥胖　E. 动脉粥样硬化

26. 可用糖皮质激素治疗的疾病有（　　）
A. 慢性肾上腺皮质功能不全
B. 心功能不全
C. 类风湿关节炎
D. 感染中毒性休克
E. 支气管哮喘

27. 糖皮质激素用于严重感染的原则是（　　）
A. 应与足量有效的抗菌药合用
B. 应采用大剂量突击疗法
C. 症状控制后应及时停药
D. 应先停激素，再停抗菌药
E. 症状控制后用小剂量激素维持治疗

28. 长期用糖皮质激素对代谢的影响是（　　）
A. 促进糖原异生，使血糖升高
B. 促进蛋白质分解，抑制蛋白质合成
C. 排钙增加
D. 潴钠排钾
E. 促进脂肪分解和重新分布

29. 糖皮质激素不适用于下列哪些疾病的治疗（　　）
A. 严重哮喘　B. 活动性结核病　C. 角膜炎
D. 角膜溃疡　E. 急性淋巴细胞性白血病

30. 糖皮质激素的禁忌证是（　　）
A. 抗菌药不能控制的感染
B. 精神病
C. 活动性溃疡
D. 系统性红斑狼疮
E. 器官移植手术

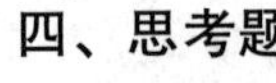

四、思考题

1. 长期大剂量使用糖皮质激素类药物会出现哪些不良反应？可采取哪些措施预防？

2. 长期应用糖皮质激素为什么不宜突然停药？
3. 肾病综合征采用隔日疗法的理论依据是什么？
4. 处方分析

患者，男，65岁，临床诊断为类风湿关节炎。医生开具如下处方，请分析是否合理？

Rp.

醋酸泼尼松片剂 5mg×84

Sig. 10mg t. i. d.

阿司匹林片剂 0. 5g×42

Sig. 0. 5g t. i. d.

扫码“练一练”

（郭丽君）

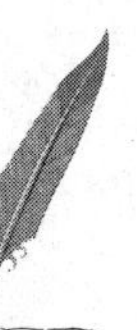

扫码“学一学”

第三十章

甲状腺激素类药及抗甲状腺药

学习目标

知识要求

1. 掌握硫脲类药物、碘剂的药理作用、临床应用和不良反应。
2. 熟悉甲状腺激素的生理作用、应用和不良反应。
3. 了解其他抗甲状腺药物的作用特点。

技能要求

1. 学会分析、审核涉及抗甲状腺药物处方的合理性。
2. 具备提供本类药物用药咨询服务的能力。

甲状腺激素是维持机体正常代谢，促进生长发育所必需的激素，包括甲状腺素（thyroxin，T_4）和三碘甲状腺原氨酸（triiodothyronine，T_3）。正常人每日释放T_4约75μg，T_3约25μg，其中T_3是甲状腺激素主要生理活性物质，其活性约为T_4的4倍，外周组织中的T_4可转化为T_3起作用。

【甲状腺激素的合成、贮存、分泌与调节】

1. 合成、贮存　甲状腺具有高度摄碘和浓集碘的能力，血液循环中的碘离子（I^-）被甲状腺细胞通过碘泵主动摄取。在过氧化物酶的作用下，I^-氧化成活性碘（I^0），I^0与甲状腺球蛋白（TG）上的酪氨酸残基结合，生成一碘酪氨酸（MIT）和二碘酪氨酸（DIT）。再在过氧化物酶的作用下，一分子MIT和一分子DIT缩合成T_3，两分子DIT缩合成T_4。T_3、T_4与TG结合贮存于甲状腺滤泡的胶质中。

2. 分泌　在促甲状腺激素（TSH）作用下，滤泡上皮细胞将TG吞入细胞内并与溶酶体结合，在溶酶体的蛋白水解酶作用下，TG水解并释放T_3、T_4入血。

3. 调节　甲状腺激素的合成、分泌受下丘脑-垂体-甲状腺轴系统的调节。下丘脑分泌的促甲状腺激素释放激素（TRH）能促进垂体分泌TSH，TSH能促进甲状腺细胞增生，促进T_3、T_4合成和释放。当血液中游离的T_3、T_4浓度增高时，又能反馈抑制TRH、TSH的合成和分泌（图30-1）。

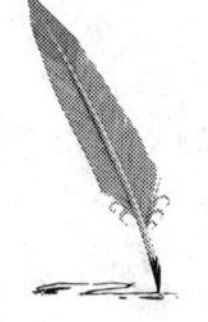

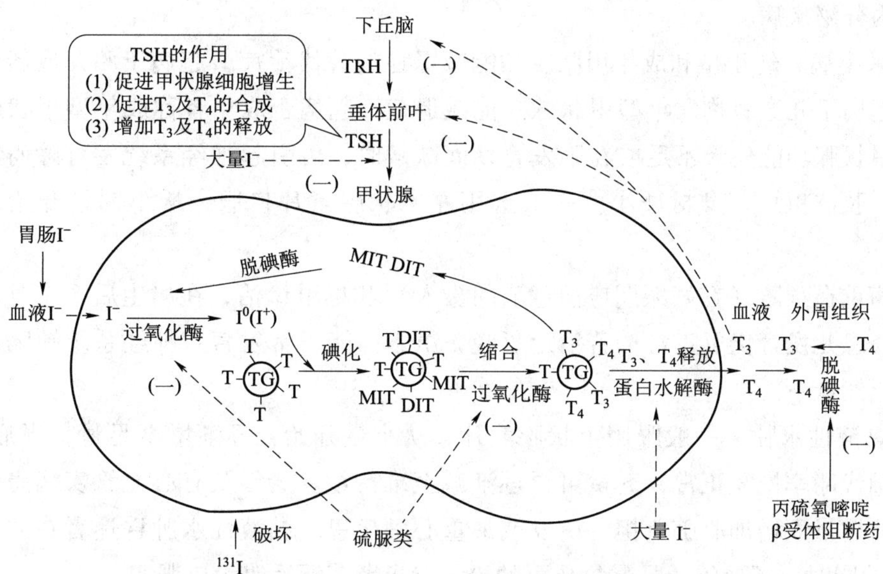

图 30-1　甲状腺激素的合成、分泌、调节和抗甲状腺药作用环节

TG，甲状腺球蛋白；T，酪氨酸；MIT，一碘酪氨酸；DIT，二碘酪氨酸；

T_4，四碘甲状腺原氨酸；T_3，三碘甲状腺原氨酸

第一节　甲状腺激素类药

甲状腺激素合成分泌减少可引起甲状腺功能减退症，需要用甲状腺激素类药物治疗。临床所用的制剂有动物甲状腺干燥而成的甲状腺片（含 T_3、T_4，以 T_4为主）、碘塞罗宁（liothyronine，T_3）和左甲状腺素（levothyroxine，T_4）。

【体内过程】 甲状腺激素类药物最好清晨空腹服用，以免影响睡眠。应放在棕色瓶内，室温下避光保存。口服易吸收，吸收程度 T_3高于 T_4。T_3作用快而强，维持时间短；T_4作用慢而弱，维持时间较长。T_3的半衰期为 2 天，用药后 6 小时起效，24 小时作用达高峰。甲状腺激素在肝、肾线粒体内脱碘，并与葡萄糖醛酸结合后经肾排泄。约 36% T_4在脱碘酶作用下转化为 T_3发挥作用。甲状腺激素可通过胎盘屏障，少量经乳汁排泄，妊娠及哺乳期妇女应慎用。

【药理作用】

1. 维持生长发育　甲状腺激素为人体正常生长发育所必需，能促进蛋白质合成、骨骼生长及神经系统的发育，此作用在出生后最初的 4 个月内最为明显。甲状腺激素过低时表现为肢体粗短、身材矮小、智力低下。T_3、T_4还可加速胎儿肺的发育，新生儿呼吸窘迫综合征常与 T_3、T_4不足有关。

2. 促进新陈代谢　能促进蛋白质、糖和脂肪代谢，能促进物质氧化，耗氧量增加，基础代谢率提高，使产热增多。

3. 提高交感神经系统的敏感性　甲状腺激素维持中枢神经和交感神经兴奋性，提高机体对儿茶酚胺类的敏感性，使心率加快、心肌收缩力增强等。

【临床应用】

1. 甲状腺功能减退症　是由多种原因引起的甲状腺激素合成、分泌或生物效应不足所

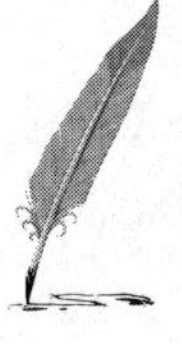

致的一组内分泌疾病。

（1）呆小病、幼年型和成年甲状腺功能减退症的替代治疗　起病于胎儿或新生儿者称呆小病，起病于儿童者称幼年型甲状腺功能减退症，起病于成年者称成年型甲状腺功能减退症。为甲状腺功能先天不足或在脑发育期间缺碘时，可引起神经系统发育障碍，表现为智力低下、肢体粗短、身材矮小。一般选用左甲状腺素片口服，从小剂量开始，需终身治疗。

呆小病重在预防（在妊娠期应注意碘的摄入）和尽早诊治，在出生后 3 个月内补给甲状腺激素，患儿发育仍可正常；若治疗过晚，虽躯体能正常发育，神经系统缺陷则不可恢复，智力仍然低下。

（2）黏液性水肿　一般服用甲状腺素片，从小量开始，逐渐增至足量，当症状改善，脉率及基础代谢率恢复正常，剂量可再逐渐减至维持量。老年及有心血管疾病患者增量宜缓慢，以防过量而增加心脏负担，诱发或加重心脏疾患。黏液性水肿昏迷者在立即静脉注射大量 T_3 的同时，还要给予足量氢化可的松，待患者苏醒后改为口服。

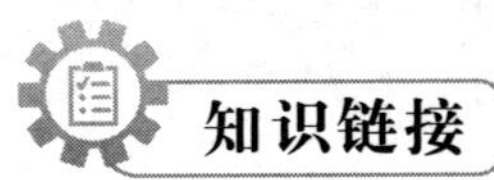

黏液性水肿

成人甲状腺功能低下时，甲状腺素分泌减少，基础代谢率降低，表现为中枢神经系统兴奋性降低、记忆力减退、情绪低落、行动迟缓、畏寒乏力等症状。病理表现为黏多糖在组织和皮肤堆积，出现黏液性水肿。

2. 单纯性甲状腺肿　单纯性甲状腺肿是由于碘（甲状腺素的合成原料）缺乏，通过负反馈调节，代偿性刺激甲状腺腺体增生、肥大。缺碘引起的单纯性甲状腺肿应补碘，以含碘食盐、食物预防为主。无明显原因者可给予适量甲状腺激素，以补充内源性激素的不足，并可抑制 TSH 分泌，减轻甲状腺组织的代偿性增生。

3. 其他

（1）甲亢患者　服用抗甲状腺药治疗过程中，加服 T_4 有利于减轻突眼、甲状腺肿大以及防止发生甲状腺功能减退。

（2）甲状腺癌术后应用 T_4　可抑制残余的甲状腺癌变组织增殖，减少复发。

（3）甲状腺功能辅助检查　T_3 抑制试验，服用 T_3 后，摄碘率比用药前下降 50% 以上者，为单纯性甲状腺肿；摄碘率下降小于 50% 者为甲亢。

【不良反应及用药注意】甲状腺激素过量时可出现如心悸、手震颤、怕热、多汗、神经过敏、失眠等类似甲状腺功能亢进的症状，严重者可致腹泻、呕吐、体重减轻、发热，甚至有心绞痛、心力衰竭等。一旦出现上述症状，应立即停药，并用 β 受体阻断药对抗。糖尿病、冠心病、快速型心律失常患者禁用。

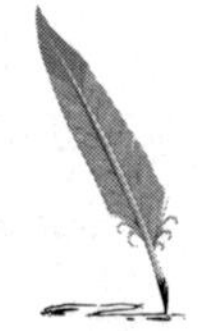

第二节　抗甲状腺药

案例

患者，女，38岁，消瘦、甲状腺肿大3年。平时怕热、多汗、性格急躁。食量未减却日渐消瘦，因失眠、心悸曾就诊门诊部，诊断为甲状腺功能亢进症，接受不正规的甲巯咪唑治疗，病情未完全控制。此次因与丈夫争执，异常激动，随后即出现高热、恶心呕吐、烦躁不安、神志不清一天急诊入院。检查体温39℃、脉搏124次/分、皮肤多汗、眼球突出、甲状腺肿大并有血管杂音、心音亢进、两侧手指震颤。

思考：该患者发生何事？医生该如何抢救患者？

甲状腺激素合成分泌过多可引起甲状腺功能亢进症。抗甲状腺药是一类能干扰甲状腺激素的合成与释放，消除甲状腺功能亢进症状的药物。目前常用的药物有为硫脲类、碘和碘化物、放射性碘及β受体阻断药等四类。

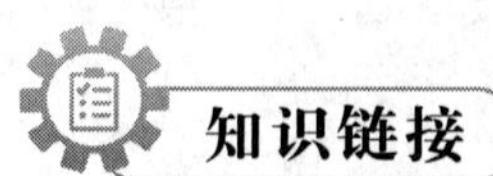

甲状腺功能亢进症

简称甲亢，是由于多种原因引起甲状腺激素分泌过多所致的一组临床综合征，属于自身免疫性疾病。临床常有高代谢症群（表现为多食善饥、怕热多汗、乏力消瘦、情绪激动、失眠、心率加快等）、甲状腺肿大、突眼等症状，严重时可发生甲状腺危象、甲亢型心脏病等。目前治疗甲亢的方法主要有：药物治疗（内科治疗）、放射治疗、手术治疗等。

一、硫脲类

硫脲类是最常用的抗甲状腺药，它分为两大类：①硫氧嘧啶类，包括甲硫氧嘧啶（methylthiouracil）和丙硫氧嘧啶（propylthiouracil）；②咪唑类，包括甲巯咪唑（thiamazole，他巴唑）和卡比马唑（carbimazole，甲亢平）。

【体内过程】硫氧嘧啶类口服吸收迅速，生物利用度为80%，体内分布较广，浓集于甲状腺，易进入乳汁，可通过胎盘屏障。主要在肝代谢。甲巯咪唑在甲状腺组织中血药浓度可维持16~24小时。卡比马唑在体内转化为甲巯咪唑而发挥作用。

【药理作用】

1. 抑制甲状腺激素的合成　硫脲类通过抑制甲状腺过氧化物酶的活性，阻止酪氨酸的碘化及耦联缩合过程，从而抑制甲状腺激素的生物合成。但对摄碘以及已经合成的甲状腺素没有影响，需待储存的甲状腺激素耗竭后才能呈现效果，故显效慢，一般服药2~3周症状减轻，1~2个月后基础代谢率渐恢复正常。

2. 抑制外周组织 T_4 转换为 T_3　丙硫氧嘧啶抑制外周组织 T_4 转换为 T_3，作用较强，可迅速减少血清中 T_3 水平，首选用于治疗重症甲亢或甲状腺危象。

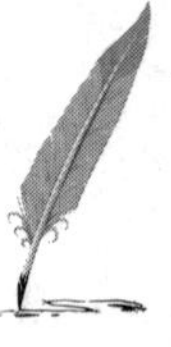

3. 免疫抑制　甲亢的发病机制与自身免疫反应异常有关，硫脲类可抑制甲状腺刺激性免疫球蛋白（TSI）的生成，有一定的对因治疗的作用。

【临床应用】

1. 甲亢的内科治疗　适用于儿童、青少年、年老体弱及术后复发等轻症、不宜手术或不宜用放射线碘治疗的患者。开始治疗时给予大剂量，经1~2个月治疗后症状明显减轻、基础代谢率接近正常时，药量可递减至维持量，疗程约1~2年。内科治疗可使40%~70%患者不再复发。治疗期间由于甲状腺激素水平下降，可反馈性增加TSH分泌而引起腺体代偿性增生、充血，严重者出现压迫症状，此时宜加服甲状腺素片。

2. 甲亢的手术前准备　对需作甲状腺次全切除术的病人，术前宜先服用硫脲类药物，使甲状腺功能恢复或接近正常，以减少患者在麻醉和手术后的并发症，防止甲状腺危象的发生。但用硫脲类后TSH分泌增多，使腺体增生，组织变脆且充血，不利手术，故应在术前两周左右同时合用大剂量碘剂，使腺体缩小变硬，利于手术进行并减少术中出血。

3. 甲状腺危象的辅助治疗　在消除诱因、对症治疗外，主要应用大剂量碘剂抑制甲状腺激素的释放，同时合用大剂量（为治疗量的2倍）硫脲类阻断新的甲状腺激素的合成作为辅助治疗手段，常首选丙硫氧嘧啶，疗程一般不超过1周。

知识链接

甲状腺危象

甲状腺危象是甲亢患者在某些诱因如感染、手术、创伤、精神因素等影响下使甲状腺激素突然大量释放入血，使症状急剧恶化而产生的综合征。同时也由于术前准备不充分，甲亢症状未能很好控制所致。病人出现高热、大汗、心律失常（心率多在140次/分钟以上）、嗜睡、烦躁、谵妄、心力衰竭、肺水肿和电解质紊乱的急性症候群，可危及生命。

【不良反应及用药注意】硫脲类不良反应发生率为3%~12%，甲硫氧嘧啶的发生率较高，丙硫氧嘧啶和甲巯咪唑的发生率较低。

考点提示：粒细胞缺乏症为硫脲类最严重的不良反应。

1. 过敏反应　最常见，多为瘙痒、药疹等轻症反应，少数伴有发热，应密切观察，多数不需停药也可自行消退。

2. 胃肠反应　有厌食、恶心、呕吐、腹痛、腹泻等。

3. 粒细胞缺乏症　为本类药严重的不良反应，发生率约0.3%~0.6%，常在用药2~3月内出现。用药后若出现咽痛、发热等症状，应立即检查血象，若外周白细胞低于3×10^9/L，必须立即停药。

4. 医源性甲状腺肿及甲状腺功能减退症　长期使用硫脲类药物，可使血清甲状腺激素水平显著下降，反馈性刺激TSH分泌增多，引起腺体代偿性增生，腺体增大、充血，严重的可出现压迫症状，即为医源性甲状腺肿。此外，硫脲类药物使用过量，也可使甲状腺功能减退，表现为乏力、嗜睡、畏寒、水肿、甲状腺肿大等，应定期检查，及时调整剂量，必要时暂时停药，并辅以甲状腺素制剂治疗。

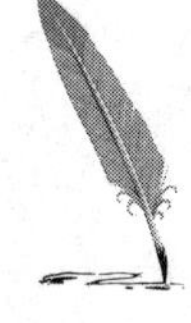

孕妇慎用，哺乳妇女、结节性甲状腺肿合并甲亢及甲状腺癌病人禁用。

【药物相互作用】磺胺类、对氨水杨酸、保泰松、巴比妥类、酚妥拉明、妥拉唑啉、维生素 B_{12}、磺酰脲类等都有抑制甲状腺功能的作用，如与硫脲类同用，可增强抗甲状腺效应，应予注意。碘剂可明显延缓硫脲类起效时间，故在甲亢的常规治疗中用硫脲类之前应避免应用碘剂。

二、碘及碘化物

常用的药物有碘化钾（potassium iodide）、碘化钠（sodium iodide）、复方碘溶液（卢戈液，lugol's solution）等。

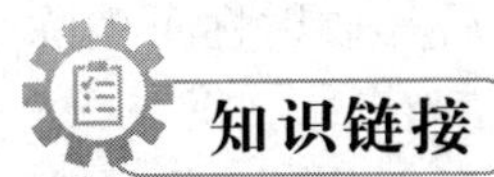

大剂量碘剂不宜单用于甲亢内科治疗

由于甲状腺本身对碘摄取、激素合成及释放有一定的自我调节能力，若长期持续用药（超过 15 天以上），甲状腺摄碘能力反而受抑，胞内碘离子浓度下降，可失去抑制激素释放和合成的效应，出现“脱逸”现象，可导致甲亢的症状复发，甚至比用药前更严重。因此，大剂量碘剂不能单独作为甲亢内科治疗。

【药理作用】不同剂量的碘化物对甲状腺功能可产生不同的作用。

1. 小剂量碘促进甲状腺激素的合成 小剂量碘剂可作为供碘原料，促进甲状腺激素合成，使垂体 TSH 分泌减少，从而使肿大的甲状腺缩小。

2. 大剂量碘产生抗甲状腺作用 大剂量碘的抗甲状腺作用快而强，用药 1~2 天起效，10~15 天可达最大效应。这是因为大剂量碘能抑制蛋白水解酶，使 T_3、T_4不能和甲状腺球蛋白解离而释放减少。其次是抑制过氧化物酶而减少甲状腺激素的合成。此外，还能拮抗 TSH 的作用，使甲状腺中血管分布减少，组织缩小变硬。

【临床应用】

1. 防治单纯性甲状腺肿 补充小剂量碘可防治单纯性甲状腺肿，我国在食用碘盐（即在食盐中按 1/1000~1/10 000 的比例加入碘化钠或碘化钾）后，有效地防止了该病的发生。孕妇和 2 岁以下的婴幼儿是补碘重点人群。早期患者用复方碘口服液或碘化钾，对晚期患者疗效差，应考虑手术治疗。

2. 甲亢术前准备 用硫脲类控制症状后，手术前 2 周加用大剂量复方碘溶液，一般每次 5 滴，每日 3 次，纠正硫脲类药物引起的甲状腺腺体增生充血，使腺体缩小变韧、充血减少，利于手术进行及减少出血。

3. 甲状腺危象 口服复方碘溶液或将碘化物加入 10% 葡萄糖溶液中静脉滴注，可迅速抑制甲状腺激素释放，使甲状腺危象症状得以缓解，同时需合用硫脲类和其他综合措施。危象消除后立即停止使用碘剂。

考点提示：为什么治疗甲状腺危象时常用大剂量碘与硫脲类联合用药?

【不良反应及防治】

1. 急性反应（过敏反应） 于用药后立即或几小时后发生，表现为发热、皮疹、皮炎，也可出现血管神经性水肿、上呼吸道充血及严重喉头水肿，可引起窒息。轻者停药后可消

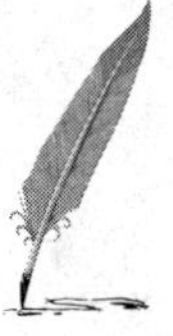

退，增加饮水量可促进碘排泄，必要时需采取抗过敏等措施。对碘过敏者禁用。

2. 慢性碘中毒 长期应用表现为口腔烧灼感及咽喉不适、口内金属味、呼吸道刺激、鼻窦炎、眼结膜炎症状及唾液分泌增多等，停药后可消退。

3. 甲状腺功能紊乱 长期服用碘剂可诱发甲亢。但也有报道碘化物可诱发甲状腺肿大和甲状腺功能减退，因此长期用药需注意碘化物对甲状腺功能产生的严重影响。碘能通过胎盘及进入乳汁，可能引起新生儿甲状腺肿，故孕妇及哺乳妇慎用。

三、放射性碘

临床用于甲亢治疗的放射性碘是^{131}I，其$t_{1/2}$约为8天，用药一个月后其放射性可消除90%，60天消除99%以上。

【药理作用】甲状腺有高度摄碘能力，^{131}I被甲状腺摄取后，释放出β射线和γ射线。其中β射线占99%，在组织内的射程约为0.5~2mm，其辐射作用仅限于甲状腺实质内，很少波及周围组织，剂量得当可使大部分甲状腺组织被破坏，产生类似切除部分甲状腺的作用。γ射线占1%，射程远，穿透力强，在体表可测得，可用于测定甲状腺摄碘功能。

【临床应用】

1. 甲状腺功能亢进 ^{131}I仅用于不宜手术、术后复发和抗甲状腺药物治疗无效或过敏者。用药1个月后见效，3~4个月后甲状腺功能可恢复正常。

2. 甲状腺功能测定 辅助诊断甲状腺功能紊乱性疾病。甲亢患者摄碘率高，摄碘高峰时间前移；甲状腺功能减退者摄碘率低，摄碘高峰时间后延。

【不良反应及防治】剂量过大时易导致甲状腺功能减退，应立即停药，并可补充甲状腺激素对抗。不宜用于孕妇、哺乳期妇女、年龄小于20岁、严重肝肾功能不全者、白细胞减少者。

四、β受体阻断药

β受体阻断药是治疗甲亢及甲状腺危象时有价值的辅助治疗药物。目前常用的有普萘洛尔、阿替洛尔、美托洛尔等。

【药理作用】

1. 阻断β受体，改善甲亢症状 其特点是：①β受体阻断药抑制甲亢时机体交感-肾上腺系统过度兴奋，控制甲亢患者心动过速、多汗、手震颤、焦虑等症状；②β受体阻断药阻断心脏的$β_1$受体，阻断心脏对儿茶酚胺的敏感；③阻断肾上腺素能神经突触前膜的$β_2$受体，抑制正反馈调节作用，使去甲肾上腺素释放减少，拮抗儿茶酚胺的作用；④阻断中枢的β受体，可减轻患者的焦虑症状。单用时控制甲亢症状的作用有限，与硫脲类合用时则是疗效迅速而显著。

2. 抑制外周T_4脱碘转变为T_3 β受体阻断药可抑制脱碘酶，抑制T_4脱碘转变为T_3，从而控制甲亢症状。

【临床应用】

1. 甲亢的辅助治疗 控制甲亢症状（用后可迅速减轻其焦虑、震颤及窦性心动过速）。须合用硫脲类。适用于不宜手术、不宜应用抗甲状腺药及^{131}I治疗的甲亢患者。

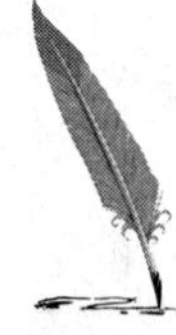

2. 甲亢术前准备 可避免甲状腺充血，缩短手术时间，有利于手术进行。

3. 甲状腺危象 静注给药可帮助甲状腺危象患者度过危险期。与硫脲类药物合用则疗效更好。

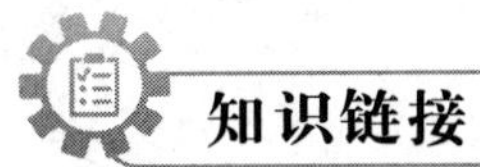

甲亢治疗的药物选择

1. 轻度及中度甲亢 采用硫脲类药物，也可联用β受体阻断药。

2. 甲状腺危象 可立即口服或胃管内注入较大剂量丙硫氧嘧啶，待病情好转后改用一般剂量，同时静滴复方碘溶液和糖皮质激素。

3. 浸润性突眼 可选用糖皮质激素及其他免疫抑制剂。

4. 妊娠期甲亢 禁用放射性碘治疗；维持甲状腺功能稍高于正常水平；可首选最小有效维持量的丙硫氧嘧啶，因能抑制T_4转变为T_3，且通过胎盘的能力较低；慎用普萘洛尔；一般较少采用手术治疗。

目标检测

一、最佳选择题（每题备选项中只有1个最佳答案）

1. 治疗呆小病的药物是（ ）
   A. 甲巯咪唑　B. 小剂量碘　C. 甲状腺素
   D. 丙硫氧嘧啶　E. 卡比马唑
2. 幼儿期甲状腺素缺乏可导致（ ）
   A. 呆小病　B. 先天愚型　C. 肾病综合征
   D. 侏儒症　E. 甲状腺功能低下
3. 治疗黏液性水肿的药物是（ ）
   A. 甲硫氧嘧啶　B. 甲巯咪唑　C. 大剂量碘制剂
   D. 甲状腺激素　E. 卡比马唑
4. 治疗轻度甲状腺功能亢进症可选用的药物是（ ）
   A. 甲巯咪唑　B. ^{131}I　C. 大剂量碘剂
   D. 甲状腺素　E. 小剂量碘剂
5. ^{131}I禁用于哪种甲亢（ ）
   A. 孕妇、授乳期　B. 不宜手术治疗　C. 术后复发
   D. 对硫脲类无效　E. 对硫脲类过敏者
6. 可迅速改善甲状腺危象症状的药物是（ ）
   A. 硫脲类　B. 小剂量碘剂　C. 大剂量碘剂
   D. ^{131}I　E. 糖皮质激素
7. 甲巯咪唑最严重的不良反应是（ ）
   A. 腹痛腹泻　B. 淋巴结肿大　C. 甲状腺滤泡增生

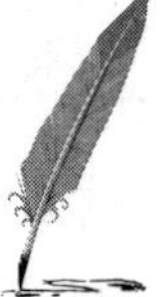

D. 过敏反应　　　E. 粒细胞缺乏症

8. 宜选用大剂量碘制剂治疗的疾病是（　　）

A. 弥漫性甲状腺肿　B. 结节性甲状腺肿　C. 黏液性水肿

D. 轻症甲状腺功能亢进内科治疗　　　E. 甲状腺危象

9. 硫脲类药物用于治疗（　　）

A. 糖尿病　　　B. 精神病　　　C. 高血压

D. 甲状腺功能亢进　E. 哮喘

10. 大剂量碘制剂不能单独长期用于治疗甲状腺功能亢进是因为（　　）

A. 为合成甲状腺素提供原料

B. 失去抑制甲状腺素合成的效应

C. 使 T_4 转化为 T_3，加重甲状腺功能亢进

D. 使腺体增生肿大

E. 引起甲状腺危象

11. 丙硫氧嘧啶的作用机制是（　　）

A. 抑制甲状腺激素的生物合成　　　B. 抑制甲状腺摄取碘

C. 抑制甲状腺素的释放　　　D. 抑制 TSH 的分泌

E. 破坏甲状腺组织

12. 甲状腺危象的治疗主要采用（　　）

A. 大剂量碘剂　　B. 小剂量碘剂　　C. 大剂量硫脲类药物

D. 普萘洛尔　　E. 甲状腺素

13. 甲亢病人术前服用丙硫氧嘧啶，为有利于手术进行，应如何处理（　　）

A. 停服硫脲类药物　　　B. 减量加服甲状腺素

C. 停药改用甲巯咪唑　　　D. 加服大剂量碘剂

E. 加用放射性碘

二、配伍选择题（每组若干题，每组题均对应同一组备选项，每题只有一个正确答案。每个备选项可重复选用，也可不选用）

［14~15］

A. 抑制甲状腺激素的生物合成　　　B. 抑制甲状腺摄取碘

C. 抑制甲状腺素的释放　　　D. 破坏甲状腺组织

E. 抑制 TSH 的分泌

14. 丙硫氧嘧啶的作用机制是（　　）

15. I^{131} 的作用机制是（　　）

三、多项选择题（每题的备选项中有 2 个或 2 个以上正确答案）

16. 治疗甲状腺功能亢进的药物有（　　）

A. 碘化物　　B. 丙硫氧嘧啶　　C. I^{131}

D. 酚妥拉明　　E. 普萘洛尔

17. 甲状腺素的应用（　　）

A. 单纯性甲状腺肿　　　B. 甲状腺术前准备

C. 黏液性水肿　　　D. 呆小症

E. 甲状腺危象

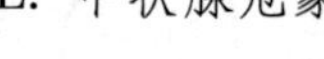

18. 甲状腺激素的药理作用包括（　　）

A. 维持生长发育　B. 提高基础代谢率　C. 升高血压

D. 减慢心率　E. 兴奋中枢

19. 甲状腺术前可选用（　　）

A. 丙硫氧嘧啶　B. 甲状腺激素　C. 小剂量碘

D. 大剂量碘　E. 普萘洛尔

20. 丙硫氧嘧啶的主要不良反应包括（　　）

A. 过敏　B. 白细胞下降　C. 刺激性干咳

D. 消化道反应　E. 甲状腺肿大

21. 碘和碘化物临床可用于（　　）

A. 甲亢术前准备　B. 甲亢内科治疗　C. 甲状腺危象

D. 单纯性甲状腺肿　E. 呆小病

四、思考题

1. 为何甲亢术前准备需要用硫脲类和大剂量的碘剂？

2. 比较丙硫氧嘧啶与大剂量碘制剂治疗甲状腺功能亢进症的异同点。

3. 处方分析

某甲状腺功能亢进症患者因并发细菌性肺炎，出现高热、大汗虚脱，实验室检查提示体内电解质紊乱。临床诊断为甲状腺危象，医生使用抗菌药外还采取下列药物给予治疗、抢救。请问该处方是否合理，为什么？

Rp.

丙硫氧嘧啶片剂　100mg×40

Sig. 200mg　q. 6h.　p. o.

普萘洛尔片剂　10mg×40

Sig. 20mg　q. 6h.　p. o.

碘化钠　1. 0g

10% 葡萄糖注射液　500ml×3

Sig. q. d. i. v. gtt.

（郭丽君）

扫码“练一练”

扫码“学一学”

第三十一章

胰岛素及口服降糖药

学习目标

知识要求

1. 掌握胰岛素的药理作用、临床应用和不良反应。
2. 熟悉磺酰脲类和双胍类的药理作用、临床应用和不良反应。
3. 了解胰岛素增敏剂、α-葡萄糖苷酶抑制剂药理作用、临床应用及不良反应。

技能要求

1. 学会分析、审核涉及本章药物的处方合理性。
2. 学会运用各类降糖药的特点，指导合理选药，提供用药咨询服务

糖尿病（DM）是由遗传和环境因素共同作用引起的胰岛素绝对或相对不足，导致糖、脂肪、蛋白质代谢异常，以慢性高血糖为主要表现，伴有糖尿、口渴多饮、多尿、多食的一组临床综合征。按照WHO的分类标准，糖尿病可分为：①1型糖尿病，多发生于青少年，由于胰岛B细胞被破坏，导致胰岛素绝对缺乏，必须依赖胰岛素治疗维持生命；②2型糖尿病，占糖尿病总数的90%以上，多见于40岁以后中、老年人，其胰岛素的分泌量往往并不低甚至还偏高，与胰岛素抵抗和胰岛素相对缺乏有关；③其他，特殊类型及妊娠期糖尿病。

治疗采用综合治疗措施，包括对病人和家属等的宣教、生活安排、运动治疗、饮食治疗和应用降血糖药物（即胰岛素和口服降血糖药），使病人的血糖控制在正常或接近正常范围内，纠正代谢紊乱，防止并发症。

第一节 胰岛素

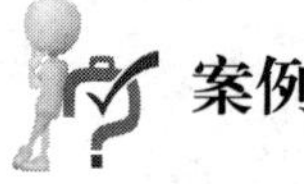

案例

患者，男，75岁，糖尿病史10年，近几个月服用格列本脲2.5mg，t.i.d.；格列齐特80mg，b.i.d.。此期间因感冒进食少，在家出现头晕跌倒，昏迷2小时后送医院。即刻检查血糖2.14mmol/L。

思考：出现以上症状的主要原因是什么？

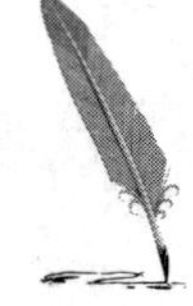

胰岛素（insulin）

胰岛素是由胰腺中胰岛 B 细胞分泌的。药用制剂一般从猪、牛等家畜的胰腺中提得，现已通过 DNA 重组技术生产出高纯度的人胰岛素。

【体内过程】胰岛素易被消化酶破坏，故口服无效，必须注射给药，多采用前臂外侧和腹壁皮下注射。如需静脉给药，应给予普通胰岛素。胰岛素代谢迅速，$t_{1/2}$约 10 分钟，但作用可维持数小时。主要在肝、肾灭活，因此，严重肝、肾功能不良者影响其灭活。

为延长胰岛素的作用时间，制成混悬剂的中效及长效制剂，均不可静注。胰岛素制剂的分类、作用时间及其特点，见表 31-1。

表 31-1　胰岛素制剂分类、作用时间及特点

分类	药物名称	注射途径	作用时间（h）			给药时间
			开始	高峰	维持	
短效	胰岛素（普通胰岛素）	静脉	立即	0.5	2	急救及重型 DM
		皮下	0.5~1	2~4	6~8	餐前 0.5 小时，3~4 次/日
中效	低精蛋白锌胰岛素	皮下	2~4	8~12	18~24	早、晚餐前 1 小时，1~2 次/日
	珠蛋白锌胰岛素	皮下	3~4	6~10	12~18	早、晚餐前 1 小时，1~2 次/日
长效	精蛋白锌胰岛素	皮下	4~6	16~18	24~36	早、晚餐前 1 小时，1 次/日

知识链接

胰岛素泵

胰岛素泵又称胰岛素皮下连续输入系统，是最先进的小型胰岛素给药装置。它模拟人体健康胰腺分泌胰岛素的生理模式，向体内持续微量输注胰岛素，并根据患者的血糖控制情况来调节胰岛素的输入量，最大程度地减少血糖的波动，有效地避免或延缓并发症的发生与发展。胰岛素泵体积小，携带方便，不影响日常生活。使用时，通常将导管针头埋入腹部皮下，减少病人多次注射胰岛素的痛苦，常用于 1 型 DM 患者和 2 型 DM 的强化治疗。

【药理作用】

1. 降低血糖　胰岛素可抑制糖原分解和糖异生；促进机体各组织对葡萄糖的摄取和利用、加速葡萄糖的转运、增加葡萄糖的无氧酵解和有氧氧化、促进糖原合成，从而使血糖来源减少、去路增加而降低血糖。

2. 影响脂肪代谢　抑制脂肪分解，能够减少游离脂肪酸及酮体的生成；增加脂肪酸的转运和利用，促进脂肪合成。

3. 影响蛋白质代谢　抑制蛋白质分解；增加氨基酸的转运，促进蛋白质合成，对人体生长过程有促进作用。

4. 促进 K^+转运　与葡萄糖合用时可促进 K^+内流，增加细胞内 K^+浓度。

【临床应用】

1. 各型糖尿病　对各型糖尿病均有效。主要用于下列情况：①1 型糖尿病，注射用普通胰岛素制剂目前仍是治疗 1 型糖尿病的最重要药物；②经饮食控制和口服降血糖药治疗

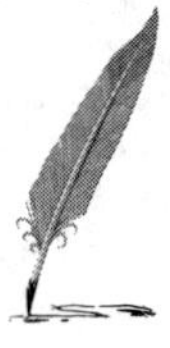

未能控制的2型糖尿病者；③糖尿病发生各种急性或严重并发症者，如酮症酸中毒及非酮症高渗性糖尿病昏迷；④糖尿病伴有严重合并症，如合并重度感染、高热、甲亢、消耗性疾病、妊娠、分娩、创伤、手术等；⑤继发性糖尿病。

2. 纠正细胞内缺钾 将胰岛素与氯化钾、葡萄糖组成极化液（GIK），可纠正细胞内缺钾，提供能量，用于防治心肌梗死或其他心脏病变时的心律失常。

【不良反应及用药注意】

考点提示：胰岛素最常见的不良反应。

1. 低血糖 最常见，多出现于胰岛素过量、用药后未按时进食或进食过少，体力消耗过大也可引起。胰岛素可使血糖迅速降低而反射性兴奋交感神经，患者出现低血糖症状如饥饿感、出汗、心跳加快、焦虑、震颤等，重者引起昏迷、惊厥、低血糖休克，抢救不及时甚至可引起脑损伤及死亡。长效胰岛素降糖作用较慢，一般不出现上述症状，常以头痛、头晕、精神情绪及运动障碍为主要表现。一般低血糖症状轻者可饮糖水，重症者应立即静脉注射50%葡萄糖20~40ml进行救治。为防止低血糖的严重后果，应教会患者及其家属熟知低血糖反应的症状及急救措施。需特别注意的是乙醇能加强胰岛素的降糖作用，β受体阻断药会掩盖低血糖症状，应避免合用。

2. 过敏反应 表现为皮疹、血管神经性水肿，偶可引起过敏性休克。可用H_1受体阻断药、糖皮质激素等处理。必要时更换高纯度制剂或人胰岛素制剂。

3. 局部反应 在注射部位可出现皮下脂肪萎缩或皮下硬结，女性多于男性，见于多次注射部位，因而应经常更换注射部位或应用高纯度制剂或人胰岛素制剂。

4. 胰岛素抵抗（insulin resistance，IR） 机体对胰岛素的敏感性降低称为胰岛素抵抗（胰岛素耐受性），分为两型。

（1）急性抵抗 常由感染、创伤、手术、情绪激动等应激状态引起，此时血中抗胰岛素物质增多；或因酮症酸中毒时，血中大量游离脂肪酸和酮体的存在妨碍了葡萄糖的摄取和利用。处理方法是需短时间增加胰岛素用量，消除诱因后可恢复常规治疗量。

（2）慢性抵抗 系指无并发症的糖尿病患者每日需用200U以上的胰岛素。原因较为复杂，可能与体内产生了胰岛素抗体、胰岛素受体数目减少或葡萄糖转运系统失常等原因有关。处理方法可用糖皮质激素抑制抗体继续生成，换用抗原性小的高纯度的胰岛素或人胰岛素制剂，并对剂量进行适当调整或加用口服降血糖药。

【药物相互作用】胰岛素与下述药物合用，需调整剂量。

口服抗凝血药、同化激素、雄激素、单胺氧化酶抑制剂等可增强胰岛素的作用；磺胺类、抗凝血药、甲氨蝶呤、水杨酸盐等可与胰岛素竞争血浆蛋白，而增强胰岛素的作用。

噻嗪类、呋塞米、二氮嗪等可抑制内源性胰岛素分泌；糖皮质激素、雌激素、口服避孕药、甲状腺激素、肾上腺素、苯妥英钠等均可降低胰岛素的作用；β受体阻断剂能阻断低血糖时的代偿性升血糖反应，且可掩盖心率加快等早期低血糖症状，应避免合用。

第二节 口服降糖药

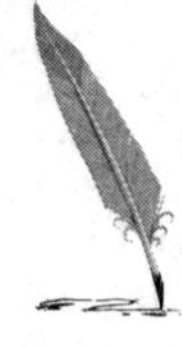

本类药物口服有效，使用方便，但作用慢而弱，不能替代胰岛素，仅用于轻、中型糖尿病。常用的口服降糖药有磺酰脲类、双胍类、胰岛素增敏剂、α-葡萄糖苷酶抑制剂、促

胰岛素分泌药等。

一、磺酰脲类

磺酰脲类是最早使用的口服降糖药，用于控制 2 型糖尿病。第一代磺酰脲类有甲苯磺丁脲（tolbutamid）和氯磺丙脲（chlorpropamide）等；第二代有格列本脲（glyburide，优降糖）和格列吡嗪（glipizide）、格列喹酮（gliquidone）等；第三代有格列齐特（gliclazide，达美康），口服降糖同时还有抑栓溶栓等作用。

【体内过程】本类药物口服吸收迅速而完全，与血浆蛋白结合率均在 50% 以上。多数药物在肝内经氧化代谢，代谢物经肾排泄。甲苯磺丁脲作用最弱，维持时间最短，每日需给药三次。氯磺丙脲则主要以原形由肾小管分泌排出，故排泄缓慢，作用时间长。常用药物的药动学特点见（表 31-2）。

表 31-2 磺酰脲类降糖药特点比较

药物	作用开始时间（h）	血药达峰时间（h）	作用持续时间（h）	$t_{1/2}$（h）	消除方式
甲苯磺丁脲	0.5	2~4	6~12	5	肝内代谢，由肾排出
氯磺丙脲	4	10	30~60	32	原形由肾排出
格列本脲	0.25~0.5	2~6	16~24	10~16	肝代谢，由肾及胆汁排出
格列齐特		2~6	12~24	10~12	肝内代谢
格列喹酮		2~3	8~24	1~2	95% 经肝脏代谢，只有 5% 经肾排出
格列美脲	1	2~3	2~4	5	肝内代谢，由肾排出

【药理作用】

1. 降低血糖 可降低正常人及胰岛功能尚存的糖尿病人的血糖，对 1 型糖尿病、严重 2 型糖尿病患者无作用。

（1）刺激胰岛 B 细胞释放胰岛素（主要作用）。

（2）增强胰岛素的作用：①增加胰岛素受体数目和亲和力，提高靶细胞对胰岛素的敏感性；②抑制肝脏胰岛素水解酶，抑制胰岛素代谢；③抑制胰岛素与血浆蛋白结合，游离型胰岛素增加。

（3）抑制胰高血糖素的分泌。

2. 抗利尿 氯磺丙脲能够促进抗利尿激素的分泌并增强其作用，从而减少水的排泄。

3. 影响凝血功能 格列齐特能降低血小板黏附力，抑制血小板聚集，还可刺激纤溶酶原的生成，恢复纤溶系统活性，改善微循环，对预防和减轻糖尿病患者的微血管并发症有一定的作用。

【临床应用】

1. 糖尿病 用于胰岛功能尚存的且单用饮食治疗不能控制的 2 型糖尿病患者。对胰岛素已产生耐受的患者，可刺激其内源性胰岛素的分泌而可减少胰岛素的用量。

2. 尿崩症 氯磺丙脲可使尿崩症患者尿量明显减少，与噻嗪类合用可提高疗效。

【不良反应及用药注意】

1. 胃肠反应 常见为上腹部不适、恶心、呕吐、腹痛、腹泻，多与剂量有关，餐后服用或加服抗酸药可减轻。

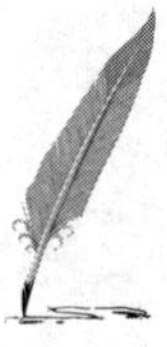

2. 过敏反应 出现皮疹、粒细胞减少、血小板减少、溶血性贫血和胆汁淤积性黄疸及肝损害。需定期检查肝功能和血象，出现症状应停药处理。

3. 低血糖反应 少见，但易突发严重的持久性低血糖，引起不可逆的脑损伤，需要反复注射葡萄糖抢救。常因药物过量所致，以氯磺丙脲为甚。老人及肝肾功能不良者较易发生，故老年糖尿病患者不宜用氯磺丙脲。新型磺酰脲类较少引起低血糖。

4. 中枢神经系统反应 大剂量氯磺丙脲可引起中枢神经系统症状，如精神错乱、嗜睡、眩晕、共济失调。

【药物相互作用】 磺酰脲类与保泰松、水杨酸钠、磺胺类、吲哚美辛、丙磺舒、青霉素、香豆素类、氯霉素合用，可因竞争血浆蛋白结合部位或代谢酶受到抑制，使游离药物浓度升高，增强降糖效果而易诱发低血糖反应。

此外，吩噻嗪、糖皮质激素、噻嗪类利尿药、口服避孕药均可降低其降血糖作用，磺酰脲类与这些药物联用时要特别警惕出现高血糖。磺酰脲类可以增强乙醇的毒性，用药期间应戒酒。

二、双胍类

临床常用的有二甲双胍（metformin，甲福明）和苯乙双胍（phenformin，苯乙福明）。

【药理作用及临床应用】 双胍类可明显降低糖尿病患者血糖，对正常人血糖几无影响。其作用机制可能是：①增强机体对胰岛素的敏感性；②促进周围组织细胞对葡萄糖的摄取和利用；③抑制葡萄糖在肠道的吸收；④减少肝内糖原异生；⑤抑制胰高血糖素释放。此外，还能降低高血脂患者的低密度脂蛋白、极低密度脂蛋白、甘油三酯和胆固醇水平，对延缓糖尿病患者血管并发症的发生有积极意义。主要用于轻、中度2型糖尿病患者，尤其是肥胖以及单用饮食控制无效的患者。也可与胰岛素和（或）磺酰脲类合用于中、重度患者，以增强疗效，减少胰岛素用量。

【不良反应及用药注意】

1. 胃肠道反应 最常见，发生率较磺酰脲类高，表现为食欲不振、腹部不适、恶心、呕吐、腹泻、口中有金属味等，与食物同服或减少剂量可缓解。

2. 乳酸酸中毒 为危及生命的严重不良反应，宜严格控制本类药物的应用。因双胍类药物能增加肌肉组织对葡萄糖的无氧酵解，乳酸生成增多，尤以苯乙双胍发生率高，故目前已禁用。二甲双胍很少引起乳酸血症，应用较广。肝肾功能不全禁用本类药物。

三、α-葡萄糖苷酶抑制剂

α-葡萄糖苷酶抑制剂是一类新型口服降血糖药，其中阿卡波糖（acarbose）、伏格列波糖（voglibose）和米格列醇（miglitol）已用于临床。

【药理作用及临床应用】 α-葡萄糖苷酶抑制剂与碳水化合物在小肠的黏膜上皮细胞竞争抑制能水解碳水化合物的α-葡萄糖苷酶，从而使淀粉和蔗糖等分解为葡萄糖的速度减慢，吸收延缓，降低餐后血糖。

临床上用于治疗2型糖尿病，尤其适用空腹血糖正常，而餐后血糖明显增高的糖尿病患者。对应用磺酰脲类或胰岛素疗效不佳者，加用本类药物可明显降低餐后血糖，使血糖波动减小，减少磺酰脲类或胰岛素用量。

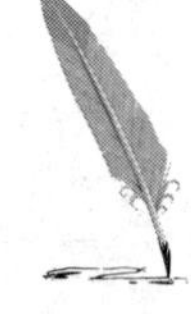

【不良反应及用药注意】 全身不良反应轻微，单用不引起低血糖，主要不良反应为胃肠

道反应，可出现肠道多气、腹胀、腹泻或便秘等症状，多不影响治疗。消化性溃疡患者慎用。孕妇及哺乳期妇女禁用。

四、胰岛素增敏剂

本类药物可增强机体靶细胞对胰岛素的敏感性，使胰岛素能正常发挥作用。临床常用的是罗格列酮（rosiglitazone）和吡格列酮（pioglitazone）、环格列酮（ciglitazone）、恩格列酮（engIitazcme）等，属噻唑烷酮类化合物（thiazolidinediones，TDs）。

【药理作用及临床应用】能特异性提高机体（肝脏、肌肉、脂肪组织）对胰岛素的敏感性，提高细胞对葡萄糖的利用而降低血糖，从而显著改善胰岛素抵抗及相关代谢紊乱；保护胰岛 B 细胞功能，阻止 B 细胞的衰退；改善脂质代谢紊乱，降低血脂；抗血小板聚集；抑制内皮细胞增生及炎症反应，发挥抗动脉粥样硬化作用。

主要用于治疗其他口服降糖药疗效不佳的 2 型糖尿病，尤其是有胰岛素抵抗的糖尿病患者。可单独应用，也可与磺酰脲类或胰岛素合用。

【不良反应及用药注意】本类药物有较好的安全性，低血糖反应发生率低。副作用主要有嗜睡、头痛、胃肠道反应等。

五、新型促胰岛素分泌药物

瑞格列奈（repaglinide）、那格列奈（nateglinide）

为新型非磺酰脲类口服降血糖药，其降糖作用也是通过刺激胰岛 B 细胞分泌胰岛素，降糖作用比格列本脲要强 3~5 倍，并对功能受损的胰岛细胞能起到保护作用。主要是刺激餐时胰岛素的分泌，因此可餐前服，有第一餐时血糖调节剂之称。

该药口服吸收迅速，15 分钟起效，30 分钟血浆浓度达高峰，在肝代谢，90% 经胆汁排泄，$t_{1/2}$为 1 小时。主要适用于：①正常体重 2 型糖尿病尤其以餐后血糖升高为主者、老年糖尿病、糖尿病肾病及对磺酰脲类药过敏者等，与双胍类药物合用可增强疗效；②不能使用二甲双胍或胰岛素增敏剂的肥胖或超重患者；③不能固定进食时间的患者。

目标检测

一、最佳选择题（每题备选项中只有 1 个最佳答案）

1. 瑞格列奈可用于治疗（　　）

A. 高血压　　B. 高脂血症　　C. 1 型糖尿病

D. 2 型糖尿病　　E. 甲状腺功能亢进

2. 胰岛素对糖代谢的影响主要是（　　）

A. 抑制葡萄糖的运转，减少组织的摄取　B. 抑制葡萄糖的氧化分解

C. 增加糖原的合成和贮存　　D. 促进糖原分解和异生

E. 抑制葡萄糖排泄

3. 主要用于轻症 2 型糖尿病，尤其适用肥胖者的药物是（　　）

A. 阿卡波糖　　B. 格列本脲　　C. 格列齐特

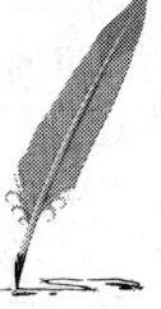

D. 二甲双胍　　E. 格列吡嗪

4. 对正常人血糖水平无影响的药物是（　　）

A. 格列本脲　　B. 二甲双胍　　C. 格列齐特

D. 瑞格列奈　　E. 胰岛素

5. 胰岛素使用后患者突然出汗心跳加快、焦虑等可能是由于（　　）

A. 过敏反应　　B. 低血糖反应　　C. 胰岛素急性耐受

D. 胰岛素慢性耐受　　E. 血压升高

6. 关于胰岛素下列说法错误的是（　　）

A. 口服无效　　B. 用于1型糖尿病　　C. 不能用于2型糖尿病

D. 抑制糖原的分解和异生　　E. 促进蛋白质合成，抑制其分解

7. 不属于胰岛素不良反应的是（　　）

A. 变态反应　　B. 低血糖　　C. 脂肪萎缩

D. 酮血症　　E. 胰岛素抵抗

8. 糖尿病患者高渗性昏迷抢救宜选用（　　）

A. 格列苯脲口服　　B. 罗格列酮口服　　C. 胰岛素静脉注射

D. 精蛋白锌胰岛素皮下注射　　E. 胰岛素皮下注射

9. 刺激胰岛β细胞释放胰岛素的药物是（　　）

A. 格列本脲　　B. 二甲双胍　　C. 阿卡波糖

D. 罗格列酮　　E. 苯乙双胍

10. 对于胰岛素休克患者，应立即静脉注射（　　）

A. 肾上腺素　　B. 异丙肾上腺素　　C. 氢化可的松

D. 50%葡萄糖　　E. 5%葡萄糖

二、配伍选择题（每组若干题，每组题均对应同一组备选项，每题只有一个正确答案。每个备选项可重复选用，也可不选用）

[11~15]

A. 阿卡波糖　　B. 二甲双胍　　C. 罗格列酮

D. 胰岛素　　E. 格列齐特

11. 促进组织对葡萄糖摄取和利用的药物是（　　）

12. 刺激胰岛β细胞分泌胰岛素的药物是（　　）

13. 兼有抑栓溶栓的降糖药是（　　）

14. 降低餐后高血糖的降糖药是（　　）

15. 用于胰岛素抵抗患者的药是（　　）

[16~19]

A. 吡格列酮　　B. 格列本脲　　C. 二甲双胍

D. 阿卡波糖　　E. 罗格列酮

16. 长期应用能抑制胰高血糖素分泌的药物是（　　）

17. 通过抑制α-葡萄糖苷酶，减少葡萄糖吸收的药物是（　　）

18. 可发生持久性低血糖症的药物是（　　）

19. 适用于肥胖及单用饮食控制无效者的药物是（　　）

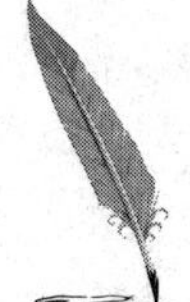

三、多项选择题（每题的备选项中有 2 个或 2 个以上正确答案）

20. 治疗糖尿病的药物有（　　）
    A. 阿卡波糖　B. 甲巯咪唑　C. 氯磺丙脲
    D. 瑞格列奈　E. 吡格列酮
21. 胰岛素不良反应有（　　）
    A. 过敏反应　B. 胰岛素抵抗　C. 低血糖
    D. 酮症酸中毒　E. 注射部位脂肪萎缩
22. 可用胰岛素治疗的疾病和控制症状有（　　）
    A. 水盐代谢失调　B. 糖尿病　C. 甲状腺功能亢进
    D. 高钾血症　E. 细胞内缺钾
23. 对胰岛功能丧失者仍有降血糖作用的药物是（　　）
    A. 胰岛素　B. 格列本脲　C. 二甲双胍
    D. 氯磺丙脲　E. 甲苯磺丁脲
24. 长期使用磺酰脲类药物，可能出现下列哪些不良反应（　　）
    A. 粒细胞减少　B. 血小板减少　C. 肝损害
    D. 心律不齐　E. 消化道反应
25. 胰岛素主要用于下列哪些情况（　　）
    A. 重症糖尿病　B. 非胰岛素依赖性糖尿病
    C. 糖尿病合并妊娠　D. 糖尿病酮症酸中毒
    E. 糖尿病合并重度感染
26. 对双胍类药物正确的叙述是（　　）
    A. 降低葡萄糖在肠的吸收　B. 促进组织摄取葡萄糖
    C. 导致低血糖　D. 主要用于重症糖尿病
    E. 可引起乳酸血症
27. 可加强磺酰脲类药物降糖作用的药物有（　　）
    A. 保泰松　B. 氯丙嗪　C. 双香豆素
    D. 口服避孕药　E. 青霉素

四、思考题

1. 说出胰岛素的不良反应及用药注意事项。
2. 处方分析

李某，47 岁，患 2 型糖尿病 10 年，现因头晕、心悸前往医院诊治，医生诊断为糖尿病伴发高血压和窦性心动过速。医生开具如下处方，请分析是否合理。

扫码“练一练”

Rp.

格列本脲片剂　2. 5mg×42

Sig.　5mg　t. i. d.

普萘洛尔片剂　10mg×21

Sig.　10mg　t. i. d.

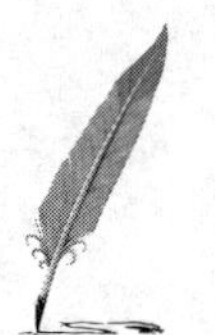

（郭丽君）

扫码"学一学"

第三十二章 性激素类药和影响生殖功能药

学习目标

知识要求

1. 掌握各类性激素的生理作用、女用避孕药的种类及用药方法。
2. 熟悉性激素的组成。

技能要求

1. 学会分析、解释涉及性激素及避孕药用药的合理性。
2. 具备本类药物用药咨询服务的能力。

第一节 性激素类药

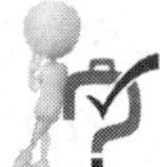

案例

李某，女，45岁，近2个月来阴道流血淋漓不断，流血量适中，时而血止2天后又有流血现象，颜色鲜红，伴有头晕、体倦、腰膝酸软。经妇科B超检查无器质性病变。诊断为无排卵型功能性子宫出血

思考：①可以使用哪些药物治疗。②此类药物有什么不良反应。

性激素（sex hormones）为性腺分泌的甾体类激素，包括雌激素、雄激素和孕激素。目前临床应用的性激素类药物是人工合成品及其衍生物。常用的避孕药（contraceptives）大多属于性激素制剂。

一、雌激素类及抗雌激素类药

（一）雌激素类药

雌二醇（estradiol，E_2）是由卵巢分泌的主要雌激素，是较传统的雌激素类药物，其代谢产物有雌酮（estrone）和雌三醇（estriol，E_3）等。人工合成的雌二醇衍生物有炔雌醇（ethinylestradiol）、炔雌醚（quinestrol）、戊酸雌二醇（estradiol valerate）等。此外还有人工合成的结构较简单的，具有雌激素样作用的药物制剂，如已烯雌酚（diethylstilbestrol）、乙

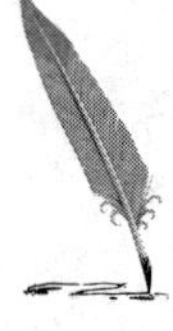

底酚（stilbestrol）等。

【体内过程】天然的雌激素可经消化道吸收，但易在肝脏被破坏，故一般不采用口服给药，常选用注射给药。人工合成的炔雌醇、炔雌醚或己烯雌酚等药物在肝内不易被破坏，口服效果较好，作用较持久，肌内注射为了延缓吸收，延长其作用时间，常选用油溶液制剂或与脂肪酸化合成酯。炔雌醚在体内可以先贮存于脂肪组织中，口服一次作用一般可维持7~10天。药物经过肝代谢，经肾脏排泄。

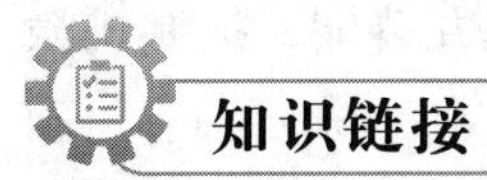

人体内性激素的调节

雌激素和孕激素的分泌受下丘脑-垂体前叶调节。下丘脑分泌促性腺激素释放激素（GnRH），可以促进垂体前叶分泌促卵泡素（FSH）和黄体生成素（LH）。FSH促进卵巢的卵泡的生长发育成熟，在FSH和LH的共同作用下，使成熟的卵泡分泌出雌激素和孕激素。

性激素对垂体前叶的分泌具有正反馈和负反馈两种调节作用，取决于药物的剂量和机体的性周期。常用的甾体避孕药就是根据负反馈环节而设计的。

成年男性体内，垂体前叶所释放的LH，可促进睾丸间质细胞分泌雄性激素。雄性激素也有抑制促性腺激素释放的作用。

考点提示：雌二醇的药理作用、临床应用及其不良反应。

【生理及药理作用】

1. 对未成年女性　雌激素能促使女性第二性征和性器官的发育成熟，促进子宫发育、乳腺增生、脂肪分布变化等。

2. 对成年妇女　除保持女性第二性征外，在黄体酮的协同作用下，可使子宫内膜增殖变厚进入分泌期，形成月经周期，也可以提高子宫平滑肌对缩宫素的敏感性。与此同时使阴道上皮不断增生，浅表层细胞发生角质化。

3. 较大剂量时　作用于下丘脑-垂体系统，反馈性抑制促性腺激素释放激素的分泌，从而表现出抑制排卵的作用，干扰催乳素的释放作用，从而抑制乳汁的分泌。此外还具有对抗雄性激素的作用。

4. 其他　可引起轻度钠、水潴留，引发高血压；能增加骨骼钙的沉积，加速骨骺闭合，促进青春期生长发育，并能预防围绝经期妇女的骨质疏松、骨折等。

【临床应用】

1. 绝经期综合征　由于更年期妇女的卵巢功能逐渐降低，雌激素分泌量较以前大大减少，垂体促性腺激素分泌却增多，因而会造成内分泌平衡失调。雌激素替代疗法可抑制垂体促性腺激素的分泌，恢复内分泌平衡，从而使各种症状减轻，并能防止由雌激素水平降低而引起的多种病理性改变。另外也可用于围绝经期妇女和老年性骨质疏松的治疗，局部用药可用于老年性阴道炎及女性阴道干枯等症。

2. 卵巢功能不全和闭经　雌激素替代内源性激素，可促进第二性征、外生殖器和子宫的发育，用于原发性或继发性卵巢功能低下患者。与孕激素类合用，可治疗闭经，产生人工月经周期。

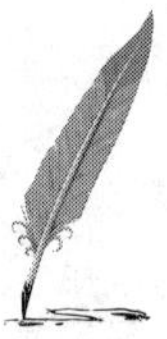

3. 功能性子宫出血 雌激素可以促进子宫内膜增生，修复出血创面，治疗功能性子宫出血。

4. 乳房胀痛 部分停止哺乳的妇女，如乳汁继续分泌，可发生乳房胀痛，大剂量使用雌激素可抑制乳汁分泌，减轻乳房胀痛。

5. 晚期乳腺癌 可用于绝经五年以上的乳腺癌患者，用雌激素治疗，使乳腺癌的缓解率达到40%左右。但要注意绝经期以前的患者可能促进肿瘤的生长加快，故禁用。

6. 前列腺癌 大剂量雌激素类可抑制垂体促性腺激素的分泌，使睾丸萎缩，抑制雄激素的产生，与抗雄激素合用，可使症状改善，肿瘤病灶逐渐退化。

7. 痤疮 青春期痤疮是由于雄激素分泌过多所致，故可用雌激素类药物来治疗。

8. 避孕 （见本章第2节）

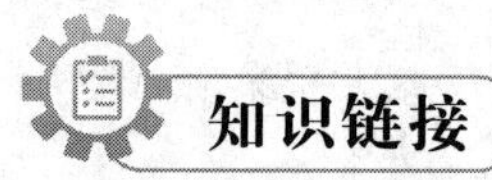

女性围绝经期综合征

女性围绝经期又称更年期，是指妇女从生育期到老年期的一段时间，是从卵巢功能开始衰退到完全停止的阶段。围绕着绝经表现的一系列症状统称为围绝经期综合征。典型的症状有：神经心理症状如记忆力减退、乏力、失眠、情绪不稳等；血管舒缩症状如阵发性潮红、出汗、头晕；关节肌肉痛如关节痛、腰背肌肉痛。此外，还有骨质疏松、性欲减退、阴道干燥、皮肤干燥、瘙痒、弹性减退、光泽消失、皱纹增多、眼睛干涩、水肿、脱发等，绝经后妇女易发生动脉粥样硬化、心肌缺血、心肌梗死、高血压和脑出血。

【不良反应及用药注意】

1. 胃肠道反应 常见恶心、食欲不振，以早晨及口服药物时多见。给药时应从小剂量开始，逐渐增加剂量可减轻反应。

2. 子宫出血 长期大量应用可引起子宫内膜过度增生，引起子宫出血，故有子宫内膜炎、子宫出血倾向者慎用。

3. 肝损害 本品主要在肝灭活，并可能引起胆汁淤积性黄疸的产生，故肝功能不良者慎用。

4. 钠水潴留 长期应用，可引起钠水潴留，导致水肿，故高血压、心衰患者慎用。

（二）抗雌激素类药

本类药物能与雌激素受体结合，发挥竞争性拮抗雌激素的作用，常用药物有氯米芬（clomiphene）、雷洛昔芬（raloxifene）、他莫昔芬（tamoxifen）等。

氯米芬（clomiphene）

氯米芬为三苯乙烯的衍生物，与己烯雌酚的化学结构相似。药物有中等程度的抗雌激素作用，较弱的拟雌激素样的作用，可阻断下丘脑的雌激素受体，从而消除雌二醇的负反馈性抑制，促进垂体前叶分泌促性腺激素，增加排卵。临床用于月经紊乱、闭经、无排卵型不育症、乳房纤维囊性疾病、晚期乳腺癌的治疗。连续服用大剂量可引起卵巢肥大，故卵巢囊肿患者禁用。

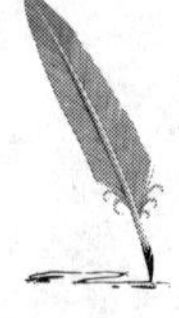

二、孕激素类药

孕激素主要由卵巢黄体分泌，妊娠3~4个月后，黄体逐渐萎缩，而由胎盘分泌孕激素直至分娩。自黄体分离的天然孕激素含量很低，被称为黄体酮（progesterone，孕酮）。临床应用的是其人工合成品及其衍生物，包括有17a-羟孕酮类，如甲羟孕酮、甲地孕酮、氯地孕酮、次甲氯地孕酮、己羟孕酮。19-去甲基睾酮类，如炔诺酮、18-甲基炔诺酮、地索高诺酮、双烯高诺酮、庚炔诺酮。

【体内过程】黄体酮口服易被破坏，效果较差，故采用注射给药。人工合成的炔诺酮、甲地孕酮等作用较强，可以口服给药，是避孕药的主要成分。

考点提示：甲羟孕酮的药理作用、临床应用及其不良反应。

【生理及药理作用】

1. 生殖系统　①在月经后期，在雌性激素作用的基础上，使子宫内膜继续增厚、充血、腺体增生，子宫内膜由增殖期转为分泌期，提供环境，有利于孕卵的着床和胚胎发育；②选择性地与缩宫素受体结合，抑制子宫收缩，可起到保胎的作用，防止流产；③大剂量可反馈性抑制垂体前叶黄体生成素的分泌，从而抑制卵巢排卵的过程。

2. 促进排乳　协同雌激素，促使乳腺腺泡发育，促进排乳，为哺乳作准备。

3. 利尿　有竞争性对抗醛固酮作用，从而促进 Na^+和 Cl^-的排泄并利尿。

4. 升温作用　有轻度升高体温作用，使月经周期中黄体相基础体温较高。

【临床应用】

1. 功能性子宫出血　因黄体功能不足所导致的子宫内膜不规则的成熟与脱落，会引起子宫持续性出血，应用孕激素类可使子宫内膜协调一致地转为分泌期，防止子宫内膜的不正常脱落，从而维持正常的月经周期。

2. 痛经和子宫内膜异位症　可通过抑制排卵，减轻子宫痉挛性收缩从而发挥止痛作用，也可使异位的子宫内膜逐渐退化。与雌激素制剂合用，疗效更好。

3. 先兆流产与习惯性流产　孕激素类有时可以安胎，用于黄体功能不足所致的先兆流产与习惯性流产。

4. 避孕　（见本章第2节）

【不良反应及用药注意】不良反应较少，偶见头晕、恶心、乳房胀痛等。长期应用可引起子宫内膜萎缩、月经量减少、闭经或诱发阴道真菌感染。用于安胎时注意，黄体酮有时也可能引起生殖性畸形，而19-去甲睾酮类具有雄性激素样作用，可使女性胎儿男性化，不宜采用。

【药物相互作用】孕酮类化合物可降低促肾上腺皮质激素和氢化可的松的血药浓度。苯巴比妥可加速孕酮类化合物灭活，从而降低其作用。酮康唑可减慢黄体酮在体内的代谢，增加本药的生物利用度。进食时口服本类药物，可提高本药的生物利用度。

三、雄激素类药和同化激素类药

（一）雄激素类药

天然雄激素主要是睾丸间质细胞分泌的睾酮（testosterone，睾丸素）。肾上腺皮质、卵巢、胎盘也可分泌少量的睾酮。临床常用的药物为人工合成品如甲睾酮（methyltestosterone）、丙酸睾酮（testosterone propionate）和苯乙酸睾酮（testosteronephenylacetate）。

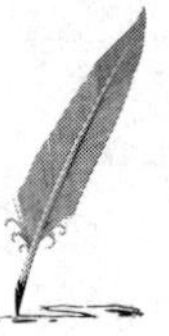

【体内过程】睾酮口服易吸收，但在肝被迅速破坏，口服无效。片剂可植于皮下，吸收缓慢，可延长作用时间，长达6周。甲睾酮、丙酸睾酮可溶于油液中肌内注射，吸收缓慢，持续时间也较长，如丙酸睾酮一次肌内注射可维持2~4天。

考点提示：甲睾酮的药理作用、临床应用及其不良反应。

【生理及药理作用】

1. 生殖系统 促进男性第二性征和生殖器官的发育。大剂量可抑制垂体前叶分泌促性腺激素，可减少女性雌激素的分泌，有抗雌激素作用。

2. 同化作用 能显著地促进蛋白质合成，这称为同化作用，可减少氨基酸分解，这称为异化作用。可使肌肉增长，体重增加，降低氮质血症，同时出现水、钠、钙、磷潴留的现象。

3. 骨髓造血功能 在骨髓功能低下时，大剂量雄激素可通过促进肾脏分泌促红细胞生成素，而直接刺激骨髓造血功能，使红细胞增生。

【临床应用】

1. 睾丸功能不全 雄激素可用作替代疗法，用于睾丸功能不全、男性功能低下，如无睾症类。

2. 功能性子宫出血 雄激素具有抗雌激素作用，使子宫平滑肌及其血管收缩，子宫内膜萎缩，而产生止血作用。对严重出血的病例，可用己烯雌酚、黄体酮、丙酸睾酮三种混合物作注射，产生止血作用。停药后可出现撤退性出血。

3. 晚期乳腺癌 雄激素具有抗雌激素作用，通过抑制垂体促性腺激素的分泌，减少卵巢对雌激素的分泌。对晚期乳腺癌或乳腺癌转移患者，可使部分患者得到缓解。

4. 再生障碍性贫血及其他贫血 大剂量雄激素可刺激骨髓造血，用丙酸睾酮或甲睾酮可使骨髓功能改善。

【不良反应及用药注意】女性病人长期应用，可能引起男性化的趋势，如多毛、声音变粗、乳腺退化、闭经、性欲改变等，应立即停药。多数雄激素均能干扰胆管的排泄功能，引起胆汁淤积性黄疸。肝胆功能障碍时，则应停药。

【禁忌证】肾炎、肾病综合征、肝功能不良、高血压、心力衰竭患者应慎用，孕妇及前列腺癌患者应禁用。

【药物相互作用】

（1）与肾上腺皮质激素，尤其是盐皮质激素合用时，可增加水肿的危险性。合并用促皮质素或糖皮质激素，可加速痤疮的产生。

（2）与口服降糖药和胰岛素合用时，因雄激素可使血糖下降，故密切注意低血糖的发生，必要时应调整降糖药物和胰岛素的用量。

（3）与巴比妥类药物合用，可使本药代谢加快，疗效降低。

（4）与具有肝毒性的药物合用时，可加重对肝脏的损害，尤其是长期应用及原来有肝病的患者。

（二）同化激素类药

雄性激素虽有较强的同化作用，但用于女性，常可出现雄激素样的作用，出现女性男性化的表现，从而限制了它的临床应用。因此，临床合成了有同化作用，而雄激素样作用较弱的睾酮的衍生物，即同化激素（anabolic steroids），如苯丙酸诺龙（nandrolonphenylpropionate）、美雄酮（metandienone）、司坦唑醇（stanozolol）等。

本类药物主要用于蛋白质吸收不良，蛋白质分解亢进或蛋白质消耗过多等情况，如营养不良、老年骨质疏松、严重烧伤、手术后慢性消耗性疾病、肿瘤恶病质等病人。服药同时应增加食物中的蛋白质成分的摄入。

长期应用可引起水钠潴留、女性男性化现象，偶见胆汁淤积性黄疸。肾炎、心力衰竭、肝功能不良者慎用，孕妇、前列腺癌病人禁用。

第二节　抗生育药

一、避孕药

生殖是个很复杂的生理过程，包括精子和卵子的形成、成熟、排卵、受精、着床和胚胎发育等多个环节。避孕药可通过干扰生殖过程中的某个或多个环节，达到避孕或终止妊娠的目的。按其抗生育的作用不同分为三类：主要抑制排卵的药物，多为雌激素和孕激素组成的复方制剂；主要阻碍受精的药物，如低剂量孕激素、外用杀精子剂及绝育药等；主要干扰孕卵着床的药物，如较大剂量孕激素及其他事后避孕药。上述避孕药按其应用方法的不同，可分为口服避孕药、注射用避孕药、外用避孕药和皮下埋植避孕药；如按其起效和持续时间，则可分为速效避孕药和短效避孕药。应用避孕药物达到抗生育的目的，是国家开展计划生育的重要措施之一。

（一）主要抑制排卵的避孕药

目前应用的女性避孕药均以此类为主，它们由不同类型的雌激素和孕激素类组成的复方制剂，停药后生殖能力恢复。

【药理作用】

1. 抑制排卵　大剂量的雌激素进入体内后，可通过负反馈机制，抑制下丘脑促性腺激素释放激素的释放，从而减少垂体前叶促卵泡素的分泌，使卵泡的生长成熟过程受到抑制，同时孕激素又能抑制黄体生成素释放，两者协同而抑制排卵。按规定用药避孕，效果可达99%以上，停药后，促卵泡素和黄体生成素的释放正常，卵巢排卵功能可以很快恢复。

2. 其他　此类药物还可干扰生殖过程的其他环节，如可使子宫内膜的正常增殖增生受到抑制，子宫内膜萎缩，而使受精卵的着床受阻；还能影响子宫和输卵管的正常活动，改变受精卵在输卵管的运行速度，以致受精卵不能及时到达子宫；另外可使宫颈黏液变得更加黏稠，使精子不易进入子宫腔等。

【药物分类及用法】

考点提示：复方炔诺酮片和复方甲地孕酮片的临床应用。

1. 短效口服避孕药　如复方炔诺酮片、复方甲地孕酮片、复方炔诺孕酮片等。从月经周期第5天起，每晚服药一片，连服22天，不能间断。一般于停药后2~4天就可以发生撤退性出血，形成人工月经周期。下次服药仍从月经来潮第5天开始。如停药7天仍未来月经，则应立即开始服下一周期的药物。偶尔漏服时，应于24小时内补服一片。

2. 长效口服避孕药　如复方炔诺孕酮乙片、复方氯地孕酮片、复方次甲氯地孕酮片。每月服一次，服法是从月经周期第5天服一片，第一次和第二次间隔20天，既第25天服第二片，以后每月或每隔28天服一片。

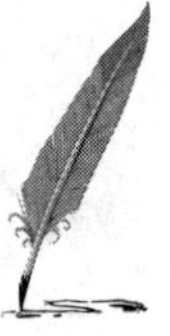

3. 长效注射避孕药 常用的药物有复方己酸孕酮注射液、复方甲地孕酮注射液。第一次给药于月经周期的第 5 日，深部肌内注射 2 支，以后每隔 28 日或于每次月经周期的第 11~12 天注射一次，每次 1 支。注射后一般于给药后 14 天左右月经来潮。若发生闭经，仍应按期给药，不能间断。

4. 埋植剂 以己内酮小管（约 2mm×30mm）装入炔诺孕酮 70mg，形成棒状物，植入臂内侧或左肩胛部皮下。

【不良反应及用药注意】

1. 类早孕反应 用药初期，少数可出现较轻微的类早孕反应，如恶心、呕吐、乳房胀痛等。一般无需做特殊处理，坚持用药 2~3 个月后即可减轻或消失。

2. 子宫不规则出血 较常见于用药后最初几个周期中，如出现不规则出血，可加服炔雌醇。

3. 闭经 原月经不正常者较易发生。如连续两个月闭经，应停药。

4. 乳汁减少 可使少数哺乳妇女乳汁减少，尤其以长效口服避孕药较常见，可通过乳汁影响乳儿，使其乳房肿大。

5. 凝血功能亢进 本类药物可出现凝血功能亢进，引发血栓性静脉炎、肺栓塞或脑血管栓塞等。

6. 其他 较常出现痤疮、皮肤色素沉着等，个别人可能出现血压升高。

【药物相互作用】利福平、氨苄西林、苯巴比妥、苯妥英钠、对乙酰氨基酚等可加速炔诺酮的代谢，导致避孕失败、突破性出血发生率增高，应予注意。氨苄西林、四环素可降低左炔诺孕酮避孕效果。

（二）抗着床避孕药

此类药物为使子宫内膜发生各种功能和形态变化，使受精卵不利于着床的药物，也称探亲避孕药。常用的为炔诺酮片、甲地孕酮、双炔失碳酯片。

考点提示：双炔失碳酯的临床应用。

本类药物主要优点是其不受月经周期的限制，使用灵活方便，在排卵前期、排卵期或排卵后服用，都可影响孕卵着床。一般于同居当晚或事后服用，作为紧急避孕措施。这类避孕药是适用于两地分居的夫妇短期探亲时服用，故称探亲避孕药。用法为同居后立即或当天服用一片，次日加服一片，此后每晚服一片，至少连服 10~14 天，如果需要，可以接着改服短效口服避孕药。

（三）外用避孕药

常用药物有苯乙酸汞、苯硝酸汞、苯醇醚等。多具有较强的杀灭精子的作用，一般制成胶冻、片剂或栓剂等。使用时放入阴道后，发挥杀精子作用。单独应用时避孕效果不够满意，与避孕工具同时应用，可提高效果。有少数妇女对外用避孕药膜有过敏反应。在使用时外阴局部有瘙痒、烧灼感、红肿等不良反应，应注意停止使用。

二、抗早孕药

考点提示：米非司酮的临床应用。

抗早孕药是指在妊娠 12 周内能产生完全流产而终止妊娠的药物。如早期应用，其效果相当于一次正常月经，故又称催经止孕药。临床常用孕激素受体阻断药米非司酮，前列腺素衍生物米索前列醇序贯配伍应用。药物可阻断黄体酮对子宫的抑制作用，促进子宫平滑肌收缩，使子宫兴奋活动增多增强而终止早期妊娠，具有抗早孕作用，其具有完全流产率

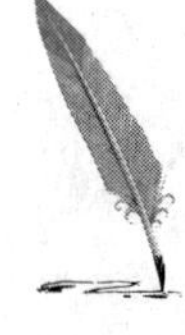

高、对母体无明显不良反应、流产后月经周期能迅速恢复、再次妊娠无影响特点。不良反应可见消化道反应，严重者出现大量出血导致危险，应在医生的指导下正确用药。

目标检测

一、最佳选择题（每题的备选项中，只有1个最佳答案）

1. 大剂量孕激素避孕的主要机制是（　　）

A. 抑制排卵　B. 抗着床功能　C. 促进子宫收缩

D. 影响胎盘成熟　E. 杀灭精子

2. 可用于治疗再生障碍性贫血的药物是（　　）

A. 雌二醇　B. 甲睾酮　C. 苯丙酸诺龙

D. 氯米芬　E. 黄体酮

3. 属于同化激素类的药物有（　　）

A. 苯丙酸诺龙　B. 泼尼松龙　C. 胰岛素

D. 肾上腺皮质激素　E. 甲状腺激素

4. 用于治疗各种消耗性疾病的药物有（　　）

A. 雌激素类　B. 雄激素类　C. 孕激素类

D. 西地那非　E. 以上都可以

5. 术后恢复期间，为增加蛋白质吸收，可选用（　　）

A. 炔诺酮　B. 苯丙酸诺龙　C. 黄体酮

D. 泼尼松龙　E. 雌二醇

二、配伍选择题（每题备选项在前，试题在后。每组若干题。每组题均对应同一组备选项，每题只有一个正确答案。每个备选项可重复选用，也可不选用）

[6~10]

A. 米非司酮　B. 甲羟孕酮　C. 丙酸睾酮

D. 雌二醇　E. 氯米芬

6. 可用于先兆流产保胎的药物是（　　）

7. 用于抗早孕的药物是（　　）

8. 用于治疗前列腺癌的药物是（　　）

9. 可用于再生障碍性贫血的药物是（　　）

10. 有对抗雌激素作用的药物是（　　）

[11~15]

A. 甲睾酮　B. 雌二醇　C. 甲羟孕酮

D. 米非司酮　E. 苯丙酸诺龙

11. 可用于早期终止妊娠的药物是（　　）

12. 可用于缓解绝经期综合征的药物是（　　）

13. 可缓解停止授乳的女性乳房胀痛的药物是（　　）

14. 可用于子宫内膜异位症的药物是（　　）

15. 可用于手术后慢性消耗性疾病的药物是（　　）

三、多选题（每题的备选项中有2个或2个以上正确答案）

16. 性激素包括下列哪些激素（　　）
A. 雌激素　B. 雄激素　C. 孕激素
D. 米非司酮　E. 糖皮质激素

17. 雌二醇的临床应用包括（　　）
A. 绝经期综合征　B. 卵巢功能不全　C. 功能性子宫出血
D. 乳房胀痛　E. 晚期乳腺癌

18. 孕激素的临床应用包括（　　）
A. 功能性子宫出血　B. 子宫内膜异位症　C. 先兆流产
D. 痛经　E. 晚期乳腺癌

19. 下列属于雄激素类药是（　　）
A. 甲睾酮　B. 丙酸睾酮　C. 苯乙酸睾酮
D. 米非司酮　E. 黄体酮

20. 下列属于同化激素类药是（　　）
A. 苯丙酸诺龙　B. 美雄酮　C. 司坦唑醇
D. 他莫昔芬　E. 甲羟孕酮

四、思考题

1. 雌激素类药物的临床应用有哪些？
2. 常用的女用避孕药的分类。
3. 用药分析

患者，女，38岁，结婚8年育有一子，一直服用长效避孕药进行避孕，因最近精神紧张，常常失眠，自行服用苯巴比妥安眠，请问，这种合用药物的方法是否正确？为什么？

扫码“练一练”

（郭丽君）

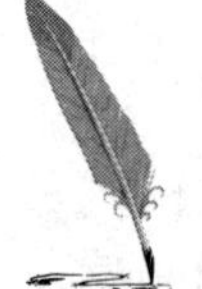

第三十三章

抗微生物药概论

学习目标

知识要求

1. 掌握抗微生物药物常用术语。
2. 熟悉抗菌药作用机制、细菌耐药性及产生机制。

技能要求

1. 学会分析、解释抗微生物药物的作用机制、耐药性及其机制。
2. 学会分析、解释抗微生物药物的耐药性产生原因及其机制。

化学治疗（chemo Fherapy）是应用化学药物对病原体和肿瘤细胞所致疾病进行预防或治疗，简称化疗。用于治疗体内微生物、寄生虫及肿瘤细胞所致疾病的药物称为化学治疗药，包括抗病原微生物药、抗寄生虫药和抗肿瘤药。

抗微生物药物是一类能抑制或杀灭病原微生物（包括细菌、立克次体、衣原体、支原体等）的药物，是防治感染性疾病的一类重要药物。应用抗微生物药物时，要注意机体、抗微生物药物与病原体三者之间的关系（图 33-1）。理想的抗微生物药物应具备干扰细菌的重要功能而又不影响宿主细胞的特性。因此抗微生物药物应以细菌所特有的结构或功能作为药物作用的靶点，既要发挥抗微生物药抑制或杀灭病原微生物的作用，又要充分发挥机体的免疫力和防御能力，防止细菌耐药性的产生，尽量降低药物的不良反应。

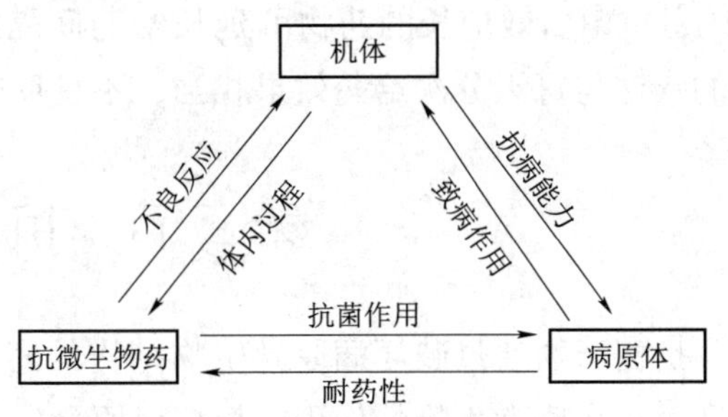

图 33-1　抗微生物药、机体及病原体三者之间的相互关系

第一节　常用术语

考点提示：常用术语名词解释：抗菌谱、抗菌活性、二重感染、抗菌后效应。

1. 抗菌谱（antibacterial spectrum）　抗菌药抑制或杀灭病原微生物的范围，是临床选择用药的重要依据。作用范围小，只作用于某一菌种或某一菌属的药物称为窄谱抗菌药，

如异烟肼仅对结核分枝杆菌有效；作用范围广，对多数细菌，甚至包括衣原体、支原体等病原体均有抑制或杀灭作用的药物称为广谱抗菌药，如四环素类、氯霉素等。

2. 抗菌活性（antibacterial activity） 是药物抑制或杀灭病原微生物的能力。通常用最低抑菌浓度和最低杀菌浓度来表示。

3. 最低抑菌浓度（minimal inhibitory concentration，MIC） 是指在体外试验中，药物能够抑制培养基内细菌生长的最低浓度。

4. 最低杀菌浓度（minimal bactericidal concentration，MBC） 是指在体外试验中，药物能够杀灭培养基内细菌的最低浓度。

5. 抑菌药（bacteriostatic） 仅能抑制病原微生物生长繁殖而无杀灭作用的药物称为抑菌药，如四环素类、磺胺类。

6. 杀菌药（bactericide） 能抑制病原微生物生长繁殖，又具有杀灭作用的药物称为杀菌药，如青霉素类、头孢菌素类。

7. 化疗指数（chemotherapeutic index） 一般可用动物实验的 LD_{50}/ED_{50} 或 LD_5/ED_{95} 的比值表示，是评价化疗药物临床应用价值和安全性的重要参数。有时并不可靠，如青霉素的化疗指数很大，但可引起过敏性休克甚至死亡。

8. 二重感染（superinfection） 是指广谱抗生素的长期大剂量应用后，体内敏感菌受抑制，破坏了体内正常菌群的共生平衡状态，不敏感菌乘机生长繁殖，形成了新的感染，也称菌群交替症。

9. 抗菌后效应（Post-antihiotiC effect，PAE） 又称抗生素后效应，是指抗菌药物发挥抗菌作用后，当药物浓度低于最低抑菌浓度或被清除之后，细菌的生长繁殖仍受到持续抑制的效应，这种现象称为抗菌后效应或抗生素后效应。一般而言，PAE 时间越长，其抗菌活性越强，PAE 是评价抗菌药物活性的重要指标之一。各种抗菌药物均有不同程度的 PAE，抗菌后效应长的药物可延长给药间隔时间，且疗效不减。如氨基糖苷类一天给药一次的疗法与每天分次给药效果相当，不良反应下降。

第二节 抗菌药作用机制

抗菌药物通过破坏病原微生物结构的完整性，或者干扰其生理生化功能，从而达到抑制和杀灭病原微生物的作用。根据病原微生物结构或代谢特征，抗菌药作用靶部位的不同，其抗菌作用机制（图 33-2）可分为以下几种。

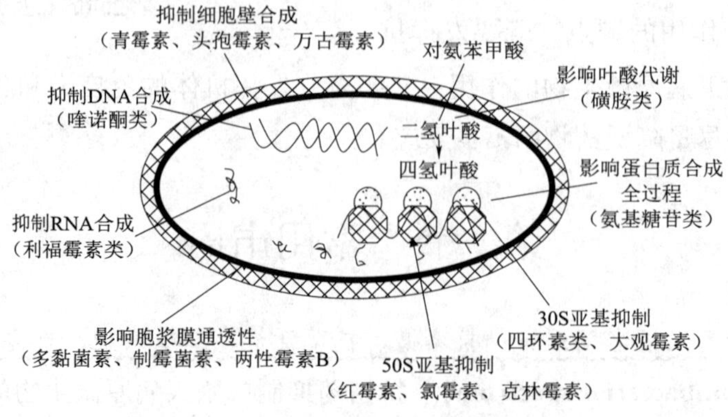

图 33-2 抗菌药物主要作用机制示意图

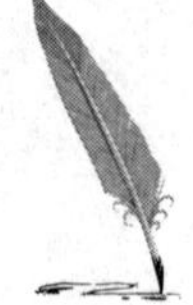

考点提示：抗菌药的作用靶位：细胞壁、胞浆膜、蛋白质、叶酸、核酸。

1. 抑制细菌细胞壁的合成　细菌的细胞膜外有一层坚韧的细胞壁，维持细菌正常结构与功能。万古霉素、杆菌肽、磷霉素、环丝氨酸等分别作用于细胞壁合成的不同阶段，抑制细菌细胞壁的合成；β-内酰胺类如青霉素 G 能与细菌胞浆膜上的青霉素结合蛋白结合，使转肽酶失去活性，抑制肽聚糖（亦称黏肽）的合成，造成细胞壁缺损，由于菌体内的高渗透压使水分不断渗入，加上自溶酶的作用，导致菌体肿胀、变形、破裂而死亡。

2. 抑制细菌蛋白质合成　抗菌药物对细菌的核蛋白体有高度的选择性，不影响哺乳类动物的蛋白质合成。大环内酯类、氨基糖苷类、林可霉素类、四环素类及氯霉素等通过抑制细菌蛋白质合成的不同环节而发挥抑菌或杀菌作用。

3. 影响细菌叶酸代谢　人和哺乳动物细胞能直接利用周围环境中的叶酸进行代谢，而细菌必须自身合成叶酸。磺胺类抗菌药抑制二氢叶酸合成酶，甲氧苄啶抑制二氢叶酸还原酶，分别干扰叶酸代谢的不同环节，抑制细菌生长繁殖。

4. 影响细菌核酸代谢　喹诺酮类抗菌药通过抑制 DNA 回旋酶，阻碍敏感菌的 DNA 复制而产生杀菌作用。利福平与敏感菌的 DNA 依赖的 RNA 多聚酶结合，阻碍抑制 RNA 合成的起始阶段，阻碍 mRNA 合成而产生杀菌作用。

5. 影响细菌胞浆膜通透性　细菌胞浆膜是由类脂质和蛋白质分子构成的一种半透膜，具有渗透屏障和运输物质的功能。多粘菌素类、多烯类抗真菌药、咪唑类抗真菌药能选择性与病原体胞浆膜中特定的物质结合，使胞浆膜通透性增加，体内重要营养物质漏出导致病原体死亡。

第三节　细菌的耐药性及耐药机制

扫码“看一看”

一、细菌耐药性

考点提示：耐药性的概念。

细菌耐药性（resistance，抗药性）是指当细菌与药物多次接触后，细菌通过改变自身的代谢途径，降低对药物的敏感性，使药物的抗菌作用减弱或消失的现象。耐药性是抗菌药物临床应用中遇到的一个相当棘手问题。对药物产生耐药的病原菌称为耐药菌（或菌株）。有些耐药菌可同时对几种作用机制不同的抗菌药产生耐药，称为多药耐药性。有些耐药菌对一种抗菌药产生耐药以后，对其他作用机制类似的抗菌药也产生耐药，称为交叉耐药性。

二、产生耐药性的机制

1. 产生灭活酶　耐药细菌通过产生各种灭活酶来破坏抗生素或使之失去抗菌作用，灭活酶主要有：①水解酶，如对 β-内酰胺类抗生素耐药菌株（如耐药的金黄色葡萄球菌）主要是由于产生了 β-内酰胺酶，使抗生素的 β-内酰胺环裂解而失去抗菌活性；红霉素酯化酶可水解红霉素结构中的内酯环而使之失去抗菌活性；②钝化酶，如乙酰转移酶、磷酸转移酶、核苷转移酶等，细菌对氨基糖苷类药物耐药的最重要原因是产生氨基糖苷类钝化酶；氯霉素乙酰转移酶，能使氯霉素转化为无抗菌活性的代谢物。

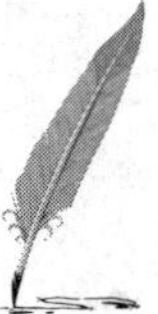

2. 改变细菌外膜通透性　由于细菌细胞膜通透性的改变，使药物难以进入菌体内发挥效能。如革兰阴性菌细胞壁黏肽层外存在的类脂双层组成的外膜，能阻碍抗菌药进入菌体内。

3. 抗菌药物作用靶位的改变　细菌通过靶位的改变，使抗生素失去作用点，从而不易发挥作用，如细菌可通过降低体内二氢叶酸合成酶与磺胺药的亲和力而对磺胺药产生耐药性。

4. 产生代谢拮抗物　细菌通过增加代谢拮抗物使抗菌药物失效。对磺胺类耐药的菌株，可直接利用外源性叶酸或者产生较多的磺胺药拮抗物 PABA 而对磺胺药产生耐药。

目标检测

一、最佳选择题（每题的备选项中，只有 1 个最佳答案）

1. 对抗菌药作用机制的叙述不正确的是（　　）

A. 影响细菌叶酸代谢　　B. 影响细菌胞浆膜通透性

C. 抑制细菌细胞壁合成　　D. 吞噬细菌

E. 抑制细菌蛋白质合成

2. 化疗指数的表达方法及其意义（　　）

A. ED_{50}与LD_{50}的比值，比值越大越安全

B. ED_{50}与LD_{50}的比值，比值越小越安全

C. LD_{50}与ED_{50}的差值，差值越大越安全

D. LD_{50}与ED_{50}的差值，差值越小越安全

E. LD_{50}与ED_{50}的比值，比值越大越安全

3. 抗菌活性是指（　　）

A. 药物抑制或杀灭病原微生物的能力

B. 药物抑制或杀灭病原微生物的范围

C. 药物抑制或杀灭病原微生物的安全性

D. 药物穿透细菌细胞膜的能力

E. 抑制细菌蛋白质合成的能力

4. 抗菌药物的抗菌作用范围称为（　　）

A. 抗菌后效应　　B. 抗菌谱　　C. 抗菌活性

D. 耐药性　　E. 抗菌机制

5. 化疗药物是指（　　）

A. 治疗各种疾病的化学药物　　B. 专门治疗恶性肿瘤的化学药物

C. 人工合成的化学药物　　D. 防治病原体引起感染的化学药物

E. 防治细菌感染、寄生虫病和恶性肿瘤的化学药

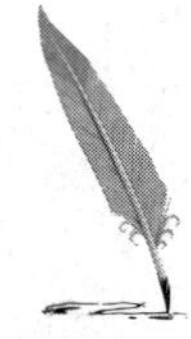

二、配伍选择题（每题备选项在前，试题在后。每组若干题。每组题均对应同一组备选项，每题只有一个正确答案。每个备选项可重复选用，也可不选用）

[6~10]

A. 抑制细菌蛋白质合成　　B. 影响细菌叶酸代谢
C. 影响细菌核酸代谢　　D. 影响细胞壁合成
E. 影响细菌细菌胞浆膜通透性

6. 大环内酯类抗菌药的抗菌机制是（　　）
7. 磺胺类抗菌药的抗菌机制是（　　）
8. 喹诺酮类抗菌药的抗菌机制是（　　）
9. 多粘菌素类抗菌药的抗菌机制是（　　）
10. β-内酰胺类抗菌药的抗菌机制是（　　）

三、多项选择题（每题的备选项中有2个或2个以上正确答案）

11. 抑制细菌细胞壁合成的抗菌药物包括（　　）
A. 头孢菌素类　B. 青霉素类　C. 大环内酯类
D. 四环素类　E. 氯霉素
12. 抑制细菌蛋白质合成的抗菌药物包括（　　）
A. 喹诺酮类　B. 利福平　C. 大环内酯类
D. 四环素类　E. 氯霉素
13. 抑制细菌叶酸合成的抗菌药物包括（　　）
A. 磺胺类　B. 甲氧苄啶　C. 大环内酯类
D. 四环素类　E. 氯霉素
14. 下列不属于化学治疗的药物是（　　）
A. 去甲肾上腺素　B. 青霉素　C. 甲硝唑
D. 甲氨蝶呤　E. 肝素
15. 抑制核酸合成的药物包括（　　）
A. 利福平　B. 甲氧苄啶　C. 磺胺类
D. 氯霉素　E. 喹诺酮类
16. 抗菌药产生耐药性的原因有（　　）
A. 产生灭活酶　B. 抗菌药物作用靶位的改变
C. 改变细菌外膜通透性　D. 产生代谢拮抗物
E. 产生代谢激活物

四、思考题

1. 抗菌后效应的概念及意义。
2. 简述抗菌药物的作用机制。
3. 简述耐药性的概念及产生机制。

扫码“练一练”

（贾雷）

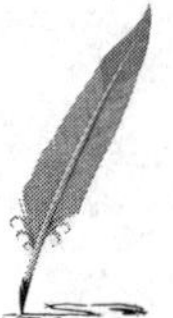

第三十四章

抗生素

学习目标

知识要求

1. 掌握青霉素的抗菌作用、用途、不良反应；掌握半合成青霉素和头孢菌素及新型β-内酰胺类抗生素的作用特点。
2. 熟悉红霉素等大环内酯类药物、克林霉素与万古霉素的抗菌作用、用途及不良反应。
3. 熟悉氨基糖苷类药物的共性和链霉素、庆大霉素、阿米卡星等常用药物的作用特点。
4. 熟悉四环素和氯霉素的抗菌作用、用途及不良反应。

技能要求

1. 学会分析、解释抗生素的抗菌作用、用途、不良反应。
2. 具备提供抗生素用药咨询服务的能力。

抗生素（antibiotics）是指由细菌、真菌或其他微生物在生活过程中所产生的具有抑制或杀灭其他病原微生物作用的化学物质。抗生素包括天然抗生素和人工半合成抗生素两类。本章主要介绍临床常用的几类抗生素。

扫码“学一学”

第一节　β-内酰胺类抗生素

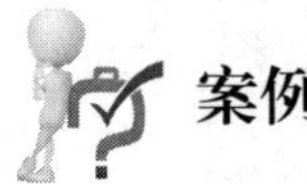

案例

患者，男，28岁，打篮球后淋雨，晚上突然寒战，高热，自觉全身肌肉酸痛，右胸疼痛，深呼吸时加重，咳少量铁锈色痰，患者呈急性病容，口角有疱疹，查体：体温39℃，脉搏88次/分，右肺触觉语颤增强，叩诊呈浊音，可闻及支气管呼吸音，实验室检查：WBC 25×10^9/L，中性粒细胞0.90，有核左移。诊断为大叶性肺炎。

思考：上述患者应给予何种抗生素治疗？应用时应注意哪些事项？

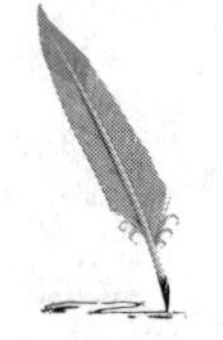

β-内酰胺类抗生素是指化学结构中具有β-内酰胺环的一类抗生素，包括青霉素类、头孢菌素类和新型β-内酰胺类，如碳青霉烯类，头孢霉素类、氧头孢烯类及单环β-内酰胺

类等临床也较为常用。该类抗生素具有抗菌活性强、抗菌范围广、毒性低、疗效高、适应证广、品种多等特点。

扫码“看一看”

一、青霉素类抗生素

青霉素类（penicillins）基本结构是由母核6-氨基青霉烷酸（6-APA）和侧链（-co-R）组成。母核由噻唑环和β-内酰胺环联结而成，β-内酰胺环为抗菌活性重要部分，此环被打开则抗菌活性消失。侧链上的R基团经化学结构改造可得到各种半合成青霉素类。这些半合成品种的抗菌谱、耐酸、耐酶等药理特性有很大的差异。

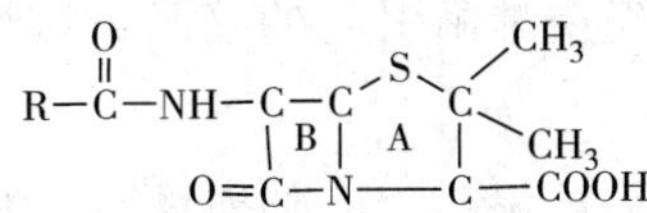

青霉素类的基本结构

（一）天然青霉素

天然青霉素是从青霉菌的培养液中提取获得，青霉菌的培养液中至少含有F、G、K、X及双氢F等成分，其中青霉素G性质稳定，抗菌作用强、产量高、毒性低、价格低廉，自1940年用于临床以来，一直是临床广泛应用的抗生素。青霉素G钠或钾盐的干燥粉末在室温中保存数年仍然有抗菌活性，但溶于水后很不稳定，在室温中放置24小时后大部分降解失效，还可生成具有抗原性的降解产物，容易引起过敏反应。因此，应在临用前新鲜配制，并立即使用，同时应避免与各种制剂配伍使用。

【体内过程】口服易被胃酸破坏，吸收少且不规则，故口服无效，需肌注或静滴；由于脂溶性低，主要分布于细胞外液，并能广泛分布于关节腔、浆膜腔间质液、淋巴液、中耳液及各组织，不易透过血-脑屏障，但脑膜发炎时脑脊液可达有效浓度；几乎全部以原形从肾脏排泄，90%经肾小管分泌；因此，合用丙磺舒可竞争青霉素经肾小管分泌，减慢青霉素的消除，延长其作用时间。

【药理作用】

1. 抗菌谱 青霉素为窄谱抗生素，对革兰阳性菌作用强，对革兰阴性菌作用弱，是繁殖期杀菌药。对其高度敏感的病原体包括：①革兰阳性球菌，如溶血性链球菌、草绿色链球菌、肺炎链球菌、敏感的金黄色葡萄球菌等；②革兰阳性杆菌，如白喉棒状杆菌、炭疽杆菌、破伤风梭菌、产气荚膜梭菌、乳酸杆菌等；③革兰阴性球菌，如脑膜炎奈瑟菌、淋病奈瑟菌等；④少数革兰阴性杆菌，如百日咳杆菌；⑤螺旋体及放线菌，如梅毒螺旋体、钩端螺旋体、回归热螺旋体、衣氏放线菌等。

考点提示：青霉素的抗菌谱。

2. 抗菌机制 主要是与细菌青霉素结合蛋白（penicillin-bindin proteins，PBP_S）结合，抑制细菌细胞壁黏肽合成酶，导致细菌胞壁缺损，菌体失去渗透屏障而膨胀、破裂，同时使细菌的自溶酶（autolysin）活化，从而使细菌发生裂解。青霉素G对处于繁殖期的细菌作用强，对已合成的细胞壁无影响，故对静止期作用较弱。哺乳动物细胞因无细胞壁，所以β-内酰胺类抗生素对人和动物的毒性很小。

考点提示：青霉素的抗菌机制特点。

3. 耐药机制 多数细菌不易产生耐药性，但耐药金黄色葡萄球菌易产生青霉素酶，使青霉素的β-内酰胺环裂解，使其失去抗菌活性；也可通过改变青霉素结合蛋白的结构而产生耐药性。

【临床应用】

考点提示：青霉素的临床应用。

1. 革兰阳性球菌感染 如化脓性链球菌感染引起的咽炎、扁桃体炎、中耳炎、蜂窝织炎、产褥热、猩红热、心内膜炎；肺炎链球菌引起的支气管炎、大叶性肺炎、脑膜炎；葡萄球菌的敏感菌株引起的疖、痈、骨髓炎、呼吸道感染、败血症等，青霉素为首选药。

2. 革兰阴性球菌感染 脑膜炎奈瑟菌引起的脑膜炎首选青霉素，亦可治疗敏感淋病奈瑟菌引起的淋病。

3. 钩端螺旋体病和梅毒 作为首选药，但必须早期、大剂量使用。

4. 放线菌病 治疗首选药。宜大剂量、长疗程。

5. 其他 还可用于白喉、破伤风、气性坏疽和流产后产气荚膜梭菌所致的败血症的治疗，需加用抗毒血清，以对抗细菌的外毒素。

【不良反应及用药注意】

考点提示：青霉素过敏反应的防治措施。

1. 过敏反应 是青霉素最常见的不良反应，发生率较高。轻者表现为皮肤过敏（荨麻疹、药疹等）和血清病样反应，停药后可消失。严重者可致过敏性休克，表现为呼吸困难、心悸、胸闷、面色苍白、发绀、出冷汗、脉搏细弱、血压下降、惊厥、昏迷等。如抢救不及时，可出现呼吸和循环衰竭而危及生命。

主要防治措施：①详细询问患者的过敏史和用药史，对青霉素过敏者禁用；②第一次使用、用药间隔 3 天以上或更换不同批号药物，必须做皮肤过敏试验，反应阳性者禁用，应特别警惕个别患者皮试中也会发生过敏性休克；③备好急救药品（如肾上腺素）和抢救设备；④避免滥用和局部用药；⑤一次用药完毕需观察 30 分钟；⑥一旦发生过敏性休克，立即皮下或肌内注射肾上腺素 0.5~1.0mg，必要时加入糖皮质激素和抗组胺药，同时采用其他急救措施。

2. 赫氏反应（herxheimer reaction） 应用青霉素治疗梅毒、钩端螺旋体病和炭疽病时，有时会出现症状加剧的现象，表现为全身不适、寒战、发热、咽痛、肌痛、心率加快等，并可危及生命。

3. 其他不良反应 肌注时可产生局部疼痛、红肿和硬结；钾盐大量静注易致高钾血症；剂量过大或静脉给药过快时可对大脑皮层产生直接刺激作用；普鲁卡因青霉素大剂量应用时因快速释放出普鲁卡因可引起头晕、头痛等。

（二）半合成青霉素

青霉素虽有杀菌力强，毒性很小，使用方便，价格低廉等优点，但存在不耐酸、不耐酶、抗菌谱窄、容易过敏等缺点。1959 年以来，人们在青霉素母核 6-APA 基础上，在 R 位连接不同侧链，可获得一系列具有耐酸、耐酶、广谱、抗铜绿假单胞菌、抗革兰阴性菌等特点的半合成青霉素，其分类、主要药物与作用特点，见表 34-1。

考点提示：各类半合成青霉素抗生素的作用特点。

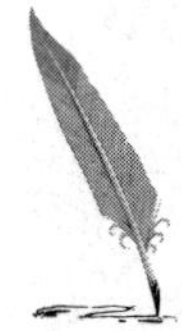

表 34-1 半合成青霉素分类、主要药物与作用特点

分类	药物	作用特点
耐酸青霉素	青霉素 V（penicillin V）	①耐酸可口服，不耐酶；②抗菌谱与青霉素相似但作用较弱；③用于轻度感染和预防感染复发
耐酶青霉素	苯唑西林（oxacillin） 氯唑西林（cloxacillin） 双氯西林（dicloxacillin） 氟氯西林（flucloxacillin）	①耐酸可口服；②抗菌谱与青霉素相似但作用较弱；③耐青霉素酶；④用于耐青霉素的金黄色葡萄球菌感染
广谱青霉素	氨苄西林（ampicillin） 阿莫西林（amoxicillin） 匹氨西林（pivampicillin）	①耐酸可口服，不耐酶；②抗菌谱广，对革兰阳性菌和阴性菌均有杀灭作用，但对铜绿假单胞菌无效；③用于伤寒、副伤寒、呼吸道、泌尿道感染
抗铜绿假单胞菌 广谱青霉素	羧苄西林（carbenicillin） 呋布西林（furbenicillin） 替卡西林（ticarcillin） 哌拉西林（piperacillin）	①不耐酸，不耐酶；②抗菌谱广，对铜绿假单胞菌有很强作用；③用于革兰阴性杆菌引起的感染，特别是铜绿假单胞菌引起的严重感染
抗革兰阴性杆菌 青霉素	美西林（mecillinam） 匹美西林（pivmecillinam） 替莫西林（temocillin）	①对革兰阴性菌抗菌作用强，但对铜绿假单胞菌无效；②对革兰阳性菌作用弱；③用于革兰阴性菌引起的泌尿道、软组织感染等

二、头孢菌素类抗生素

头孢菌素类（cephalosporins）抗生素是在其母核 7-氨基头孢烷酸（7-ACA）加上不同侧链获得的一系列半合成抗生素，具有抗菌谱广、抗菌作用强、耐青霉素酶、疗效高、毒性低、过敏反应发生率较青霉素类低等优点。头孢菌素其分类、主要药物与作用特点，见表 34-2。

考点提示：各代头孢菌素类抗生素的抗菌作用特点。

表 34-2 头孢菌素类的分类与特点

分类	药物	作用特点
第一代	头孢氨苄（cefalexin） 头孢羟氨苄（cefadroxil） 头孢唑啉（cefazolin） 头孢拉定（cefradine） 头孢噻吩（cefalothin）	①对革兰阳性菌作用较二、三代强，对革兰阴性菌作用弱，对铜绿假单胞菌和厌氧菌无效；②对多种 β-内酰胺酶稳定性差；③有一定的肾毒性；④主要用于耐药金黄色葡萄球菌及敏感菌引起的呼吸道、尿路、皮肤及软组织感染
第二代	头孢克洛（cefaclor） 头孢呋辛（cefuroxime） 头孢孟多（cefamandole）	①对革兰阳性菌作用较第一代弱，对革兰阴性菌作用较第一代强，部分药物对厌氧菌有效，但对铜绿假单胞菌无效；②对多种 β-内酰胺酶稳定；③肾毒性较小；④主要用于敏感菌引起的肺炎、胆道、尿路及其他组织器官感染
第三代	头孢噻肟（cefotaxime） 头孢克肟（cefixime） 头孢曲松（ceftriaxone） 头孢他啶（ceftazidime） 头孢哌酮（cefoperazone）	①对革兰阳性菌作用不如二、三代，对革兰阴性菌作用更强，对厌氧菌及铜绿假单胞菌作用强；②穿透力强，体内分布广泛；③对多种 β-内酰胺酶高度稳定；④基本无肾毒性；⑤主要用于危及生命的败血症、脑膜炎、肺炎、骨髓炎及尿路等严重感染
第四代	头孢匹罗（cefpirome） 头孢吡肟（cefepime）	①广谱、高效，对革兰阳性菌及革兰阴性菌均有强大的作用；②对多种 β-内酰胺酶稳定性最高；③一般无肾毒性；④主要用于难治性感染

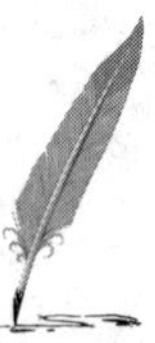

【不良反应及用药注意】

1. 过敏反应 头孢菌素类毒性较低，不良反应较少，常见的为过敏反应，多为皮疹、荨麻疹等，偶见过敏性休克、骨髓抑制；与青霉素类有交叉过敏现象，约有 5%～10% 青霉素过敏者使用头孢菌素类药可引起过敏。

2. 肾毒性 第一代头孢菌素大剂量使用时有一定肾脏毒性，不宜与氨基糖苷类抗生素、利尿药合用，尤多见于 60 岁以上的老年人。

3. 双硫仑样反应 服药期间饮酒及含酒精的饮料可出现此反应，表现为面红、头痛、恶心、呕吐、视力模糊、精神恍惚、血压下降、心跳加快、胸闷、呼吸困难等症状。

4. 凝血障碍 头孢孟多、头孢哌酮大剂量可能出现低凝血酶原症或血小板减少，严重者可导致出血，可用维生素 K 防治。

三、新型 β-内酰胺类抗生素

本类药物包括 β-内酰胺酶抑制剂、碳青霉烯类、头孢霉素类、氧头抱烯类、单环 β-内酰胺类。

（一）β-内酰胺酶抑制剂

考点提示：β-内酰胺酶抑制剂与β-内酰胺类抗生素联用的意义。

本类药物包括克拉维酸（clavulanic acid，棒酸）、舒巴坦（sulbactam，青霉烷砜）、他唑巴坦（tazobactam）等，本身没有或仅有很弱的抗菌活性，但可抑制 β-内酰胺酶，与 β-内酰胺类抗生素联合应用可以延缓耐药性产生，扩大抗菌谱，增强抗菌作用，如克拉维酸与阿莫西林配伍的口服制剂奥格门汀（augmentin），舒巴坦与氨苄西林配伍的舒他西林（sultamicillin）等，主要用于产 β-内酰胺酶的金黄色葡萄球菌、表皮葡萄球菌、肠球菌、流感嗜血杆菌、铜绿假单胞菌、脆弱类杆菌、肠杆菌、奇异变形杆菌等所致的各种感染。不良反应少而轻。

（二）碳青霉烯类

本类药物包括亚胺培南（imipenem）和美罗培南（meropenem）、帕尼培南、厄他培南、比阿培南等。本类药物抗菌谱广、抗菌作用强，对 β-内酰胺酶高度稳定，且具有抑酶作用，但易被肾脏脱氢肽酶水解，故常与肾脏脱氢肽酶抑制剂西司他丁（cilastatin）合用。西司他丁本身无抗菌作用和 β-内酰胺酶抑制作用，它可通过抑制肾脏脱氢肽酶活性，减少亚胺培南降解，并能减轻亚胺培南代谢产生的毒性。临床使用的是亚胺培南与西司他丁按 1∶1 组成的复方制剂亚胺培南/西司他丁（泰能）。美罗培南对肾脱氢酶稳定，可单用。临床主要用于多重耐药菌引起的严重感染、严重需氧菌和厌氧菌混合感染。

（三）头孢霉素类

头孢西丁（cefoxitin）、头孢美唑是该类的代表药，与第二代头孢菌素相似，抗菌谱广，对革兰阳性和阴性菌均有较强的杀菌作用，对 β-内酰胺酶稳定，用于治疗由革兰阴性菌和厌氧菌引起的盆腔、腹腔、妇科等混合感染。

（四）氧头孢烯类

本类药物包括拉氧头孢（latamoxef）、氟氧头孢（flomoxef）。抗菌谱和抗菌活性与第三代头孢菌素相似。对厌氧菌尤其是脆弱类杆菌的作用甚至超过第三代头孢菌素，临床主要用于治疗尿路、呼吸道、妇科、胆道感染及脑膜炎、败血症。

（五）单环 β-内酰胺类

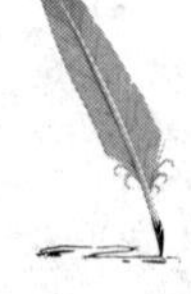

氨曲南（aztreonam）抗菌谱窄，对需氧革兰阴性菌包括铜绿假单胞菌有强大的抗菌作

用，具有耐酶、低毒、体内分布广、与青霉素类和头孢菌素类无交叉过敏等特点，主要用于对青霉素、头孢菌素过敏的患者。临床常用于敏感菌引起的呼吸道、胆道、泌尿道、腹腔、盆腔、皮肤软组织感染以及败血症、脑膜炎等。不良反应较少，偶尔出现皮疹或血清氨基转移酶升高。

扫码“学一学”

第二节 大环内酯类、林可霉素类及其他抗生素

一、大环内酯类抗生素

大环内酯类（macrolides）是由链霉菌产生的一类弱碱性抗生素，因分子中含有一个内酯结构的14元或16元大环而得名。第一代大环内酯类包括：红霉素、麦迪霉素、麦白霉素、螺旋霉素、乙酰螺旋霉素等。特点是：①抗菌谱较青霉素广，主要作用于革兰阳性菌、军团菌、某些厌氧菌、弯曲菌、衣原体、支原体及立克次体等；②对胃酸不稳定，口服吸收不完全；③血药浓度较低，组织中浓度相对较高，且不易透过血-脑屏障；④主要经胆汁排泄，对胆道感染效果好。第二代大环内酯类包括：罗红霉素、克拉霉素、阿奇霉素等。本类药物特点有：①抗菌谱广，对革兰阴性菌抗菌活性增强，对需氧革兰阳性球菌具有良好的PAE；②对胃酸稳定，口服吸收较好；③血药浓度高，组织渗透性好，半衰期较长；④不良反应少而轻。第三代大环内酯类抗菌活性强大，而且对大环内酯类产生耐药性的菌株仍然有效，如泰利霉素等。

红霉素（erythromycin）

由链霉菌培养液中提取获得14元大环内酯类抗生素，在中性水溶液中稳定，在酸性（pH<5.0）溶液中不稳定，易降解。

扫码“看一看”

【体内过程】 不耐酸，口服为肠溶片制剂或酯化物。可广泛分布于各组织和体液中，不易透过血-脑脊液屏障。体内药物大部分在肝脏代谢，胆汁中浓度高，$t_{1/2}$约为2小时。

【药理作用】

1. 抗菌谱 红霉素对革兰阳性菌有强大抗菌作用；对部分革兰阴性菌如脑膜炎奈瑟菌、淋球奈瑟菌、百日咳鲍特菌、流感嗜血杆菌等有效；对军团菌、弯曲菌、支原体、衣原体、立克次体及厌氧菌等也有效。

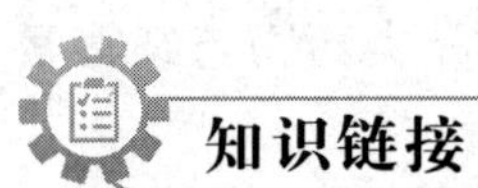

军团菌肺炎的药物治疗

军团菌为一类革兰阴性需氧杆菌，大于95%的军团菌病临床表现为肺炎。军团菌肺炎的病死率可高达3%~5%，多死于呼吸衰竭、多器官功能衰竭。目前治疗军团病的药物有大环内酯类、喹诺酮类和利福霉素类，对于严重病例可选择其中两种药物联合，但联用时应注意对肝脏产生的不良反应。

考点提示：红霉素的抗菌特点及临床应用。

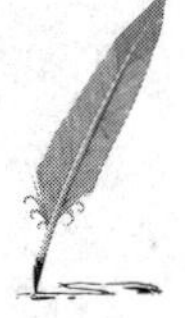

2. 抗菌机制 大环内酯类抗生素不可逆地结合到细菌核糖体50s亚基的靶位上，阻断

肽酰基 t-RNA 移位以及抑制肽酰基的转移反应，从而抑制了细菌蛋白质的合成。

3. 耐药性 细菌对红霉素易产生耐药性，但停用数月后，可恢复敏感性。

【临床应用】本药是治疗军团菌肺炎、白喉带菌者、百日咳、弯曲菌所致的肠炎或败血症、支原体肺炎、沙眼衣原体所致的新生儿结膜炎或婴儿肺炎等的首选药；还可用于耐青霉素的金黄色葡萄球菌感染和对青霉素过敏的革兰阳性菌感染。

【不良反应及用药注意】

1. 局部刺激反应 大剂量口服或静脉注射可出现胃肠道反应，如恶心、呕吐、腹泻等。不宜肌内注射，静脉滴注药物浓度不应超过 lmg/ml，以防止发生血栓性静脉炎。

2. 肝毒性 大剂量或长期应用最严重的不良反应是肝损害，表现有转氨酶升高、肝大、胆汁淤积性黄疸。依托红霉素（无味红霉素）、琥乙红霉素肝损害较红霉素强。

3. 耳毒性 大剂量给药可引起耳毒性，常发生于用药后 1~2 周。表现为耳鸣、暂时性耳聋。

罗红霉素（roxithromycin）

抗菌谱与红霉素相似，对酸的稳定性较好，口服吸收良好，$t_{1/2}$平均为 12 小时，分布较广，肺、扁桃体等组织内浓度较高。用于敏感细菌所致上、下呼吸道感染，耳鼻喉感染，生殖器及皮肤组织感染，也用于治疗支原体肺炎、军团病及沙眼衣原体感染等疾病。

克拉霉素（clarithromycin）

口服吸收迅速完全，组织中浓度高，经肾排泄。抗菌谱与红霉素相似，抗菌活性强于红霉素。对革兰阳性菌、军团菌、肺炎支原体的作用为本类药物中最强。主要用于敏感菌引起的呼吸道、泌尿生殖道、皮肤软组织感染及消化道幽门螺杆菌感染。不良反应主要有胃肠反应、皮肤瘙痒等。

阿奇霉素（azithromycin）

为第二代大环内酯药物，主要特点是抗菌谱较广，敏感细菌包括革兰阳性菌、多数革兰阴性菌、厌氧菌及支原体、衣原体、螺旋体等。对淋病奈瑟菌、流感嗜血杆菌有强大的抗菌作用。对革兰阴性菌作用明显强于红霉素。主要用于病情较重的患者，如敏感菌引起的呼吸道、皮肤、软组织及泌尿道感染。不良反应轻，如轻度的恶心、呕吐、腹泻等胃肠反应，绝大多数患者均能耐受。对轻、中度肝、肾功能不良者可以应用。

泰利霉素（telithromycin）

为第三代大环内酯药物，抗菌谱与红霉素相似。抗肺炎链球菌的活性为红霉素的 100 倍。对引起呼吸道感染的多重耐药肺炎链球菌、葡萄球菌、链球菌和流感嗜血杆菌有显著活性。可用于治疗耐大环内酯类的肺炎链球菌感染，克服了其他大环内酯类药物与红霉素存在的交叉耐药问题。

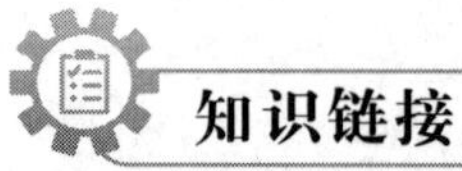

酮内酯类抗生素（ketolodes）

酮内酯类抗生素是由大环内酯类抗生素结构改造得到的一类新抗生素，由于结构的改变使得该类药物的抗菌作用增强，尤其对呼吸道感染病原菌耐药者的抗菌活性明显增高，优于所有大环内酯类、克林霉素和青霉素类药物。喹红霉素的抗菌活性更强，体内分布广泛，在肺中浓度最高。

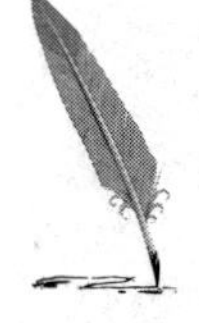

二、林可霉素类抗生素

林可霉素（lincomycin）、克林霉素（clindamycin）

林可霉素又名洁霉素，克林霉素又名氯林可霉素或氯洁霉素。后者抗菌活性较强，且毒性较小，故临床较常用。吸收后两药分布广泛，可透过胎盘屏障，在骨组织浓度高，在胆汁和乳汁中浓度也较高。

【药理作用】两药抗菌谱相同，对革兰阳性菌及大多数厌氧菌有较好的抗菌作用，对革兰阴性需氧菌基本无效。作用机制是抑制细菌蛋白质合成。两药存在完全交叉耐药性，且与大环内酯类存在部分交叉耐药性。

【临床应用】主要用于金黄色葡萄球菌所致的急、慢性骨髓炎及关节感染，克林霉素为首选药；也可用于厌氧菌或厌氧菌和需氧菌混合感染，如腹膜炎、盆腔感染；革兰阳性菌引起的呼吸道、胆道、软组织感染、心内膜炎、败血症等。

考点提示：克林霉素：急、慢性骨髓炎及关节感染的首选药。

【不良反应及用药注意】主要表现为恶心、呕吐、腹泻等胃肠道反应，口服给药多见。严重者可引起假膜性肠炎，口服万古霉素或甲硝唑可防治。有轻度皮疹、瘙痒或药热等过敏反应，也可出现一过性中性粒细胞减少和血小板减少。偶见黄疸及肝损伤。肝功能不全者慎用。

三、万古霉素类抗生素

本类抗生素包括万古霉素（vancomycin）、去甲万古霉素（norvancomycin）和替考拉宁（teicoplanin），属于糖肽类抗生素，化学性质稳定。由于不良反应较多且较严重，过去使用较少，但近年发现本类药物能够杀灭 MRSA 和耐甲氧西林表皮葡萄球菌（MRSE）而得到广泛应用。

【体内过程】本类药物口服难吸收，绝大部分经粪便排泄，肌注可引起局部剧烈疼痛和组织坏死，一般应稀释后静脉给药。替考拉宁肌注吸收良好，与静脉注射几乎相当。可分布到机体各组织和体液，也可透过胎盘，但难透过血一脑脊液屏障，炎症时透过增加，可达有效水平。

【药理作用】对革兰阳性菌具有强大的杀菌作用，特别对耐甲氧西林金黄色葡萄球菌（MRSA）和耐甲氧西林表皮葡萄球菌（MRSE）的作用强大。对厌氧的难辨梭菌也有较好的抗菌作用。作用机制是与细菌细胞壁前体肽聚糖结合，阻断细菌细胞壁的合成，对正在分裂增殖的细菌呈现快速杀菌作用。

【临床应用】主要用于耐药金黄色葡萄球菌引起的严重感染，如肺炎、心内膜炎、结肠炎、败血症，也可治疗某些抗生素尤其是克林霉素引起的假膜性肠炎。

考点提示：万古霉素的主要用途及不良反应。

【不良反应及用药注意】主要表现为耳毒性、肾毒性，血药浓度超过 800mg/L，可导致耳鸣、听力减退，甚至耳聋和肾衰竭。其他不良反应有恶心、呕吐、金属异味感和眩晕，静注时偶发疼痛和血栓性静脉炎及过敏反应，偶可引起斑块皮疹和过敏性休克。

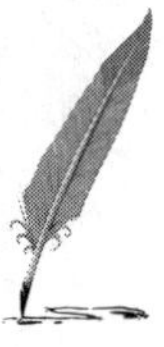

扫码“学一学”

第三节 氨基糖苷类及多黏菌素类抗生素

案例

患者，男，65岁。患者发热1天，体温38.5℃左右，同时伴有咳嗽、咳黄色脓痰，难以咳出。听诊左肺湿性啰音。血白细胞总数10.5×10^9/L，中性粒细胞78%。胸部X线：右肺下叶斑片状影。诊断：社区获得性肺炎。

思考：上述患者应选用何种抗菌药物治疗？为什么？

一、氨基糖苷类抗生素

氨基糖苷类（aminoglycosides）抗生素是由氨基环醇环和氨基糖分子结合而成的苷元，为有机碱，制剂均为硫酸盐，其水溶液性质稳定（除链霉素外）。分为两大类：一类为天然来源（主要由链霉菌和小单孢菌产生），如链霉素、庆大霉素、卡那霉素、妥布霉素、巴龙霉素、大观霉素、新霉素、小诺米星、西索米星、阿司米星等；另一类为半合成药物，如奈替米星、依替米星、异帕米星、卡那霉素B、阿米卡星、地贝卡星等。

（一）氨基糖苷类共性

【体内过程】口服难吸收，用于治疗肠道感染。全身感染常采用肌内注射给药，为避免血药浓度过高而导致不良反应，一般不主张静脉注射给药。主要分布于细胞外液，在肾皮质和内耳内、外淋巴液中有高浓度蓄积，且在内耳外淋巴液中浓度下降缓慢，故易引起肾脏毒性和耳毒性。在体内不被代谢，大部分以原型经肾排泄，适用于泌尿道感染，同服碳酸氢钠碱化尿液可增强抗菌活性。

【药理作用】抗菌谱较广，对革兰阴性菌作用强于革兰阳性菌，某些药物对铜绿假单胞菌及结核分枝杆菌有效，但对厌氧菌无效。作用机制是抑制细菌蛋白质合成的多个环节，本类药物之间有部分或完全交叉耐药性，产生的耐药机制主要是细菌产生修饰氨基糖苷类的钝化酶，使药物失活。

氨基糖苷类为静止期杀菌药，抗菌作用特点包括：①杀菌速率与杀菌持续时间呈浓度依赖性；②仅对需氧菌有效，对需氧革兰阴性杆菌作用强；③具有较长时间的PAE，呈浓度依赖性；④具有初次接触效应，即第一次接触本类药时，敏感菌能迅速被杀死，再次或多次接触同种药物时，杀菌作用明显降低；⑤在碱性环境中，抗菌活性增强；⑥与β-内酰胺类抗生素合用可产生协同作用，但不能混合于同一容器，否则易使氨基糖苷类抗生素失活。

考点提示：氨基糖苷类抗生素的抗菌作用特点。

【不良反应及用药注意】

考点提示：氨基糖苷类抗生素的不良反应及防治措施。

1. 耳毒性 氨基糖苷类均有不同程度的耳毒性，直接与其在内耳淋巴液中浓度较高有关。耳毒性包括前庭神经和耳蜗听神经损伤。前庭神经损害表现为恶心、呕吐、眩晕、眼球震颤和共济失调，多见于链霉素和庆大霉素；耳蜗神经损害表现为耳鸣、听力下降甚至

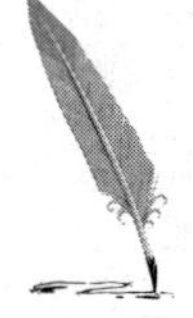

耳聋，多见于阿米卡星。该类药物还会对子宫内胎儿造成毒性。与其他具有耳毒性药物（如高效利尿剂）合用则可明显加重耳毒性。用药期间经常询问患者是否有眩晕、耳鸣等先兆症状。有条件的地方应定期做听力仪器检查。对儿童和老人用药更要谨慎。

2. 肾毒性　通常表现为蛋白尿、管型尿、血尿等，严重时可导致无尿、氮质血症和肾衰。肾毒性强弱取决于各药物在肾皮质中的蓄积量和对肾小管的损伤能力，新霉素的肾毒性最强，其次是妥布霉素、卡那霉素、庆大霉素、阿米卡星、奈替米星，链霉素的肾毒性相对最轻。应定期检查肾功能，如出现管型尿、蛋白尿、血清尿素氮、肌酐升高，尿量每8小时少于240ml等现象应立即停药；肾功能减退时可使药物排泄减慢，血药浓度升高，可进一步加重肾损伤、耳毒性，故肾功能减退患者应慎用或调整给药方案。有条件时应做血药浓度监测。

3. 神经肌肉阻滞　大剂量静滴或腹腔给药，可引起心肌抑制、血压下降、四肢软弱无力、呼吸困难甚至停止。一旦发生，可用新斯的明和葡萄糖酸钙抢救。

扫码“看一看”

4. 过敏反应　常见症状有皮疹、发热、血管神经性水肿、口周麻木等。接触性皮炎是局部应用新霉素最常见的反应。偶见过敏性休克，其中链霉素过敏性休克发生率仅次于青霉素，但死亡率较高，故使用前应询问过敏史，也应作皮试，对链霉素过敏者禁用。用后应注意观察，一旦发生过敏反应应立即缓慢静脉注射10%葡萄糖酸钙20ml，同时注射肾上腺素进行抢救。

（二）常用氨基糖苷类抗生素

常用的氨基糖苷类抗生素如表34-3所示。

表34-3　氨基糖苷类抗生素的常用药物与特点

常用药物	主要特点
庆大霉素（gentamicin）	①对革兰阴性杆菌如变形杆菌、产气杆菌、肺炎克氏菌、大肠埃希菌、志贺菌属、沙门菌属、嗜肺军团菌、胎儿弯曲杆菌等杀菌作用强大；②对铜绿假单胞菌有良好的抗菌作用；③在革兰阳性菌中对金黄色葡萄球菌的作用较强，对炭疽芽孢杆菌、白喉棒状杆菌也有较强的抗菌活性，对肺炎支原体有一定作用；④肾毒性、耳毒性是庆大霉素最主要的不良反应
链霉素（streptomycin）	①是治疗鼠疫与兔热病的首选药；②抗结核病的一线药物，常与其他抗结核病药联合应用；③与青霉素合用治疗溶血性链球菌、草绿色链球菌等引起的心内膜炎；④不良反应多，过敏反应发生率本类药物中最高，耳毒性常见，以前庭损害为主
阿米卡星（amikacin）	①在本类抗生素中抗菌谱最广；②对钝化酶稳定；③主要用于对氨基糖苷类耐药的铜绿假单胞菌等革兰阴性杆菌及葡萄球菌所致感染等；④肾毒性低于庆大霉素，但耳毒性强于庆大霉素，可致二重感染
妥布霉素（tobramycin）	①抗菌谱与庆大霉素相似，对铜绿假单胞菌的作用较庆大霉素强2~5倍，且对庆大霉素耐药菌株仍有效；②常与能抗铜绿假单胞菌的半合成青霉素类或头孢菌素类药物合用治疗铜绿假单胞菌所致的各种感染；③不良反应主要是耳毒性和肾毒性，但较庆大霉素轻
奈替米星（netilmicin）	①抗菌谱与庆大霉素相似，具有疗效高、毒性低、对钝化酶稳定等特点；②临床主要用于治疗各种敏感菌引起的严重感染；与β-内酰胺类合用治疗粒细胞减少伴发热患者和病因未明的发热患者；③耳毒性和肾毒性的发生率在氨基糖苷类中最低

二、多黏菌素类抗生素

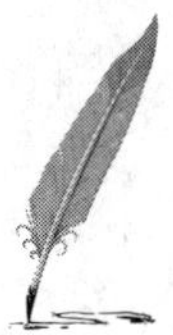

多黏菌素类（polymyxins）是从多黏杆菌培养液中获得的一组抗生素，临床多选用多黏

菌素 E（polymyxinE，抗敌素）。

考点提示：多黏菌素 E 的抗菌作用特点及主要不良反应。

【药理作用】多黏菌素类属窄谱抗生素，只对某些革兰阴性杆菌具有强大抗菌活性，如大肠埃希菌、克雷伯菌属、沙门菌、志贺菌、百日咳杆菌，尤其是对铜绿假单胞菌作用显著。对革兰阴性球菌、革兰阳性菌和真菌无抗菌作用。本类药能与革兰阴性菌细胞膜的磷脂结合，使细菌细胞膜通透性增加，胞内营养物外漏，导致细菌死亡。对生长繁殖期和静止期的细菌均有杀菌作用。

【临床应用】

1. 铜绿假单胞菌感染 可用于对其他抗生素耐药而难以控制的铜绿假单胞菌所致的败血症、泌尿道感染。

2. 革兰阴性杆菌感染 对其他抗菌药耐药的大肠埃希菌、克雷伯菌属等革兰阴性杆菌引起的脑膜炎、败血症等。

3. 局部应用 本类药口服不吸收，可用于治疗肠炎和肠道手术前准备；也可局部用于五官、皮肤、黏膜等铜绿假单胞菌感染。

【不良反应及用药注意】毒性较大，对肾有明显损害，可引起急性肾衰而导致死亡；对神经系统毒性反应也常见，可引起面部感觉异常，头晕、乏力等。

扫码“学一学”

第四节　四环素类抗生素及氯霉素

四环素类（tetracyclines）及氯霉素类（chloramphenicols）属广谱抗生素。对革兰阳性菌和革兰阴性菌、立克次体、支原体和衣原体等均有抑制作用，其中四环素类对某些螺旋体和原虫尚有抑制作用。

一、四环素类抗生素

根据来源的不同，四环素类药物可分为天然和半合成两大类。天然品有四环素、土霉素、金霉素；半合成品有美他环素、多西环素和米诺环素。由于耐药菌株日益增多，四环素已不再作为首选药物。土霉素治疗阿米巴痢疾疗效优于其他四环素类药物。金霉素外用可治疗结膜炎和沙眼等疾患。

四环素（tetracycline）

【体内过程】口服吸收不完全，易与 Mg^{2+}、Ca^{2+}、Fe^{3+}、Al^{3+} 等多价金属离子形成络合物而影响吸收；酸性药物如维生素 C 可促进四环素吸收。广泛分布于各组织，可沉积于骨及牙组织内，能通过胎盘影响胎儿，也能分布到乳汁，但不易透过血-脑屏障。主要以原形经肾排泄，尿中药物浓度较高，有利于治疗泌尿系统感染。

考点提示：四环素的体内过程特点。

【药理作用】抗菌谱广，对革兰阳性菌作用强于革兰阴性菌，对立克次体、肺炎支原体、衣原体、螺旋体、放线菌及阿米巴原虫等也有抑制作用。抗菌机制是抑制细菌蛋白质合成，属快速抑菌剂。天然品之间存在交叉耐药性，但对天然品耐药的细菌对半合成品仍然敏感。

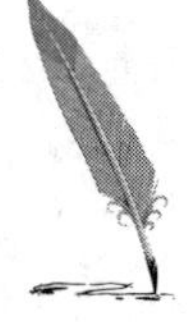

【临床应用】主要用于：①立克次体感染引起的斑疹伤寒、恙虫病；支原体肺炎；衣原

体引起的鹦鹉热、性病性淋巴肉芽肿；某些螺旋体感染的首选药；②敏感菌引起的呼吸道、胆道与泌尿道感染等。

【不良反应及用药注意】

考点提示：四环素主要不良反应与防治措施。

1. 局部刺激症状 口服后引起恶心、呕吐、上腹不适、腹胀、腹泻等胃肠刺激症状。

2. 二重感染（菌群交替症） 长期应用广谱抗生素，使敏感菌被抑制，而不敏感菌在体内乘机大量繁殖，造成菌群失调引起新的感染，称为二重感染。常见的有：①真菌感染，如白色念珠菌引起的鹅口疮、肠炎等；②对四环素耐药的难辨梭菌感染引起的假膜性肠炎。

扫码“看一看”

3. 影响骨骼和牙齿生长 四环素类与新形成的骨骼和牙齿中所沉积的钙相结合，从而抑制幼儿骨骼的发育，引起牙齿黄染及釉质发育不全。

4. 其他反应 长期大剂量应用可引起肝肾损害，偶见皮疹、发热、血管神经性水肿等过敏反应。

多西环素（doxycycline，强力霉素）

口服吸收迅速而完全，不易受食物影响。大部分药物随胆汁进入肠腔后被再吸收形成肝肠循环。$t_{1/2}$长达 20 小时，为长效四环素类药。抗菌谱和四环素相似，特点为长效、速效、高效，是四环素类药物的首选药。临床已取代天然四环素用于敏感菌引起的呼吸道、泌尿生殖道和斑疹伤寒、恙虫病等；特别适用于肾功能不全患者的肾外感染和胆道感染；也可治疗痤疮、酒糟鼻、前列腺炎等。

常见不良反应有胃肠道刺激症状如恶心、呕吐、腹泻等，以及舌炎、口腔炎和肛门炎等，应饭后服。静脉注射时，可能出现舌麻木及口腔异味感。易致光敏反应，很少引起二重感染。

米诺环素（minocycline，二甲胺四环素）

口服吸收迅速，不受牛奶和食物的影响。在本类药物中抗菌活性最强、分布最广。对四环素或青霉素耐药的金黄色葡萄球菌、链球菌和大肠埃希菌仍敏感，主要用于耐药菌引起的呼吸道、胆道、泌尿道、乳腺及皮肤软组织感染。不良反应与四环素相似，还能引起可逆性前庭反应，包括恶心、呕吐、头昏、眼花及运动失调等。

二、氯霉素

氯霉素（chloramphenicol，chloromycin）

【体内过程】口服吸收较肌内注射吸收好，$t_{1/2}$约 2.5 小时，有效血药浓度可维持 6~8 小时，肝肾功能不全时 $t_{1/2}$延长。广泛分布于各组织与体液中，脑脊液中的浓度高，大部分药物在肝脏与葡萄糖醛酸结合，经肾排泄，尿中原形药物只有 5%~15%，但在泌尿系统已达到有效抗菌浓度。

考点提示：氯霉素的抗菌作用特点、临床应用及主要不良反应与防治。

【药理作用】抗菌谱广，对革兰阴性菌作用强于革兰阳性菌，对伤寒沙门菌、脑膜炎奈瑟菌、流感嗜血杆菌、肺炎链球菌作用强，对立克次体、衣原体、支原体等有效。抗菌机制是抑制细菌蛋白质合成，属快速抑菌剂。耐药性产生较慢，与其他抗生素之间无交叉耐药性。

【临床应用】

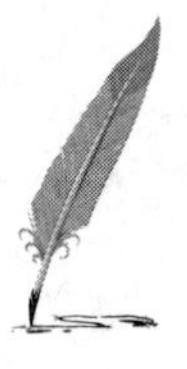

1. 伤寒、副伤寒 作为备选药物，首选药是第三代头孢菌素类抗生素和喹诺酮类。

2. 脑膜炎和脑脓肿 用于对其他抗生素过敏或耐药的流感嗜血杆菌、脑膜炎奈瑟菌及肺炎链球菌引起的脑膜炎和脑脓肿。

3. 立克次体病 对斑疹伤寒、恙虫病疗效较好。

4. 局部滴眼 用于敏感菌所致的全眼球感染、沙眼和结膜炎。

【不良反应及用药注意】

1. 抑制骨髓造血功能 是氯霉素最严重的不良反应，主要临床表现：①可逆性血细胞减少，较为常见，发生率和严重程度与剂量、疗程呈正相关；②再生障碍性贫血，发病率与剂量、疗程无关，但死亡率很高。

2. 灰婴综合征 新生儿、特别是早产儿肝、肾发育不完善，肝内缺乏葡萄糖醛酸转移酶，对氯霉素解毒能力差，肾排泄功能较弱。大量使用氯霉素后易致体内蓄积中毒，表现为循环衰竭、呼吸急促、皮肤苍白、发绀，故称灰婴综合征。

3. 其他 可引起胃肠道反应、二重感染，少数患者可出现过敏反应、视神经炎、中毒性精神病等。

目标检测

一、最佳选择题（每题的备选项中，只有1个最佳答案）

1. 对青霉素G最易产生耐药的细菌是（　　）
   A. 溶血性链球菌　B. 肺炎球菌　C. 破伤风杆菌
   D. 白喉杆菌　E. 金黄色葡萄球菌
2. 下列有关青霉素G的错误叙述项是（　　）
   A. 毒性低　B. 价格低廉　C. 钠盐易溶于水
   D. 溶液性质稳定　E. 可引起过敏性休克
3. 青霉素G体内过程的特点正确项是（　　）
   A. 口服易吸收　B. 主要分布于细胞内液
   C. 脂溶性高　D. 主要以原形从尿排出
   E. 血浆蛋白结合率高
4. 对铜绿假单胞菌无效的药物是（　　）
   A. 羧苄西林　B. 氨苄西林　C. 氧氟沙星
   D. 环丙沙星　E. 磺苄西林
5. 氨苄西林的错误叙述项是（　　）
   A. 对革兰阴性菌有较强的作用　B. 脑膜炎时脑脊液浓度较高
   C. 对耐药的金黄色葡萄球菌有效　D. 对伤寒沙门菌有效
   E. 对铜绿假单胞菌无效
6. 对肾具有毒性的抗生素类是（　　）
   A. 青霉素类　B. 广谱青霉素类
   C. 耐酶青霉素类　D. 第一代头孢菌素类
   E. 第三代头孢菌素类

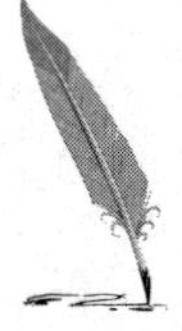

7. 下列头孢菌素的叙述错误项是（　　）
   A. 抗菌机制与青霉素类相似
   B. 与青霉素有部分交叉过敏反应
   C. 第一代头孢菌素对铜绿假单胞菌无效
   D. 第三代头孢菌素对β-内酰胺酶有较高稳定性
   E. 第三代头孢菌素对肾脏有一定毒性
8. 第三代头孢菌素的叙述错误项是（　　）
   A. 对革兰阳性菌的抗菌作用不如第一、第二代药物
   B. 对革兰阴性菌的抗菌作用比第一、二代强
   C. 肾毒性较大
   D. 对铜绿假单胞菌有效
   E. 组织穿透力强
9. 对绿铜绿假单胞菌作用最强的头孢菌素是（　　）
   A. 头孢氨苄　B. 头孢唑啉　C. 头孢孟多
   D. 头孢呋辛　E. 头孢他啶
10. 在胆汁中浓度最高的头孢菌素是（　　）
    A. 头孢曲松　B. 头孢孟多　C. 头孢哌酮
    D. 头孢唑啉　E. 头孢氨苄
11. 克拉维酸与阿莫西林配伍应用的主要药理学基础是（　　）
    A. 可使阿莫西林口服吸收更好　B. 可使阿莫西林自肾小管分泌减少
    C. 可使阿莫西林用量减少，毒性降低　D. 克拉维酸抗菌谱广，抗菌活性强
    E. 克拉维酸可抑制β-内酰胺酶
12. 大环内酯类的错误叙述项是（　　）
    A. 细菌对本类各药间有不完全交叉耐药性
    B. 在酸性环境中抗菌活性较强
    C. 不易透过血-脑屏障
    D. 抑制细菌蛋白质合成
    E. 胆汁中浓度较高
13. 治疗军团病首选药物是（　　）
    A. 红霉素　B. 麦迪霉素　C. 土霉素
    D. 多西环素　E. 四环素
14. 治疗急慢性金黄色葡萄球菌骨髓炎的首选药物是（　　）
    A. 红霉素　B. 乙酰螺旋霉素　C. 四环素
    D. 克林霉素　E. 土霉素
15. 治疗克林霉索引起的伪膜性肠炎应选用（　　）
    A. 林可霉素　B. 氯霉素　C. 万古霉素
    D. 氨苄西林　E. 羧苄西林
16. 有关氨基糖苷类抗生素的错误叙述项是（　　）
    A. 溶液性质较稳定　B. 易透过血-脑屏障

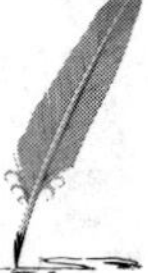

C. 对革兰阴性菌作用强
D. 抗菌机制是阻碍细菌蛋白质的合成
E. 胃肠道不易吸收

17. 对铜绿假单胞菌感染有效的药物是（　　）
A. 羧苄西林、多粘菌素、庆大霉素和妥布霉素
B. 羧苄西林、氨苄西林、头孢氨苄和多粘菌素
C. 卡那霉素、妥布霉素、多黏菌素和红霉素
D. 阿米卡星、庆大霉素、多黏菌素和苯唑西林
E. 阿米卡星、庆大霉素、氯霉素和林可霉素

18. 治疗草绿色链球菌引起的心内膜炎应首选（　　）
A. 红霉素+青霉素 G
B. 庆大霉素+青霉素 G
C. 链霉素+青霉素 G
D. 氨苄西林+阿莫西林
E. 链霉素+庆大霉素

19. 关于阿卡米星的错误叙述项是（　　）
A. 酮类药物中抗菌谱最广
B. 对耐药铜绿假单胞菌感染有效
C. 对钝化酶稳定
D. 可被乙酰转移酶所钝化而耐药
E. 在酸性环境中抗菌活性增强

20. 抢救链霉震引起的过敏性休克的药物是（　　）
A. 肾上腺素
B. 葡萄糖酸钙+肾上腺素
C. 苯海拉明
D. 葡萄糖酸钙
E. 阿托品

21. 多黏菌素的抗菌谱包括（　　）
A. 结核杆菌
B. 革兰阳性及革兰阴性菌
C. 立克次体和衣原体
D. 革兰阴性杆菌特别是铜绿假单胞菌
E. 革兰阳性菌特别是耐药金黄色葡萄球菌

22. 多粘菌素的错误叙述项是（　　）
A. 不易透过血-脑屏障
B. 口服不易吸收
C. 毒性较大
D. 对多数革兰阴性杆菌有杀灭作用
E. 阻碍蛋白质的合成

23. 对四环素不敏感的病原体是（　　）
A. 革兰阳性球菌
B. 铜绿假单胞菌
C. 革兰阴性菌
D. 肺炎支原体
E. 立克次休

24. 多西环素的错误叙述项是（　　）
A. 口服吸收不受食物影响
B. 口服吸收不受多价金属离子的影响
C. 抗菌作用较四环素强
D. 易致光敏反应
E. 可用于肾功能不良患者

25. 四环素类的不良反应中错误项是（　　）
A. 空腹口服易引起胃肠道反应
B. 可引起二重感染
C. 不引起过敏反应

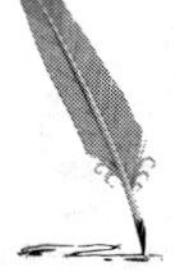

D. 可导致幼儿乳牙釉质发育不全，牙齿发黄

E. 口服吸收不受食物但受多价金属离子的影响

26. 可治疗伤寒和副伤寒的药物（ ）

A. 多西环素 B. 四环素 C. 土霉素

D. 氯霉素 E. 克林霉素

27. 氯霉素的最严重的不良反应是（ ）

A. 过敏反应 B. 二重感染 C. 抑制骨髓造血功能

D. 胃肠道反应 E. 耳毒性

28. 治疗立克次体病应选用（ ）

A. 四环素 B. 庆大霉素 C. 链霉素

D. 青霉素G E. 多黏菌素

二、配伍选择题（每题备选项在前，试题在后。每组若干题。每组题均对应同一组备选项，每题只有一个正确答案。每个备选项可重复选用，也可不选用）

[29~30]

A. 青霉素G B. 羧苄西林 C. 苄星青霉素

D. 苯唑西林 E. 氨苄西林

29. 对铜绿假单胞菌有效的药物是（ ）

30. 长效青霉素制剂是（ ）

[31~35]

A. 抑制细菌细胞壁合成 B. 影响细菌细胞膜的通透性

C. 抑制细菌蛋白质合成 D. 影响细菌核酸代谢

E. 影响细菌叶酸代谢

31. 青霉素的抗菌机制是（ ）

32. 红霉素的抗菌机制是（ ）

33. 磺胺嘧啶的抗菌机制是（ ）

34. 利福平的抗菌机制是（ ）

35. 多黏菌素E的抗菌机制是（ ）

[36~40]

A. 伤寒、副伤寒 B. 斑疹伤寒 C. 鼠疫、兔热病

D. 军团菌病 E. 钩端螺旋体病

36. 四环素用于（ ）

37. 青霉素G用于（ ）

38. 红霉素用于（ ）

39. 链霉素用于（ ）

40. 氟喹诺酮类药物（ ）

三、多项选择题（每题的备选项中有2个或2个以上正确答案）

41. 细菌对β-内酰胺类抗生素耐药机制是（ ）

A. 产生β-内酰胺酶

B. 青霉素结合蛋白与抗生素的亲和力降低

C. 产生钝化酶

D. 改变青霉素结合蛋白的结构

E. 诱导新的PBPs（青霉素结合蛋白）产生

42. 防治青霉素过敏反应的措施是（　　）

A. 详细询问过敏史　　B. 给药前应做皮肤过敏试验

C. 过敏性休克首选葡萄糖酸钙解救　　D. 过敏性休克首选肾上腺素解救

E. 皮试液应临时配制

43. 第三代头孢菌素的特点是（　　）

A. 对革兰阴性菌作用比第一、二代弱　　B. 对革兰阳性菌作用比第一、二代强

C. 抗菌谱比第一、二代广　　D. 对肾脏基本无毒性

E. 对β-内酰胺酶有较高稳定性

44. 克拉维酸的叙述正确项是（　　）

A. 为β-内酰胺酶抑制剂　　B. 可与阿莫西林配伍应用

C. 抗菌作用弱　　D. 抗菌作用强

E. 与β-内酰胺类抗生素合用使其抗菌作用减弱

45. 红霉素的不良反应有（　　）

A. 可引起肾毒性　　B. 静注可引起血栓性静脉炎

C. 引起肝损害　　D. 口服大剂量可出现胃肠道反应

E. 可引起耳毒性

46. 克林霉素的优点是（　　）

A. 抗菌谱广　　B. 对革兰阴性菌作用强

C. 骨组织浓度高　　D. 毒性小

E. 易透过血-脑屏障

47. 链霉素的特点叙述正确项是（　　）

A. 首选治疗鼠疫、兔热病　　B. 有肾毒性

C. 可引起耳毒性　　D. 可用于结核病

E. 口服吸收好

48. 下列庆大霉素的正确叙述项是（　　）

A. 在碱性环境中抗菌作用增强

B. 不能口服，仅作肌肉或静脉滴注给药

C. 可与羧苄西林联用于治疗铜绿假单胞菌感染

D. 为静止期杀菌剂

E. 可引起耳毒性

49. 属于β-内酰胺类抗生素的药物有（　　）

A. 青霉素　　B. 红霉素　　C. 亚胺培南

D. 头孢拉定　　E. 庆大霉素

50. 多黏菌素类的特点是（　　）

A. 口服不易吸收　　B. 对阳性菌也有效

C. 可引起肾损害　　D. 为杀菌剂

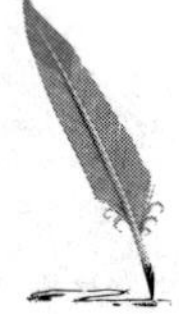

E. 对铜绿假单胞菌作用强

51. 四环素的正确叙述项是（　　）

A. 胆汁浓度高，具有肝肠循环　　B. 多价金属离子可妨碍其吸收

C. 不易透过血-脑屏障　　D. 胃液中酸度高时，吸收较好

E. 口服吸收量有一定限度

52. 氯霉素的正确叙述项是（　　）

A. 抗菌谱广　　B. 抑制蛋白质合成

C. 细菌产生耐药性较慢　　D. 可引起严重骨髓抑制和灰婴综合征

E. 对伤寒、副伤寒有特效

53. 肾功能不良时应禁用或慎用（　　）

A. 链霉素　　B. 红霉素　　C. 头孢氨苄

D. 万古霉素　　E. 多粘菌素 E

54. 青霉素类抗生素的特点是（　　）

A. 对繁殖期细菌有杀菌作用　　B. 影响细菌细胞壁合成

C. 抗菌谱相同　　D. 有交叉耐药性

E. 有交叉过敏反应

55. 四环素类可用于治疗（　　）

A. 立克次体感染　　B. 支原体感染　　C. 衣原体感染

D. 霍乱　　E. 铜绿假单胞菌感染

56. 氨基糖苷类抗菌作用特点是（　　）

A. PAE 较长

B. 对需氧革兰阴性杆菌作用强

C. 易耐药

D. 杀菌速率与杀菌持续时间呈浓度依赖性

E. 在碱性环境中抗菌活性增强

57. 可能引起听力损害的抗生素是（　　）

A. 庆大霉素　　B. 青霉素　　C. 红霉素

D. 卡那霉素　　E. 链霉素

58. 耐药金黄色葡萄球菌感染可选用的药物是（　　）

A. 青霉素　　B. 红霉素　　C. 庆大霉素

D. 阿莫西林　　E. 苯唑西林

四、思考题

1. 简述青霉素 G 的不良反应及用药注意措施。

2. 试比较第一、二、三代头孢菌素的抗菌作用及临床应用特点。

3. 试述大环内酯类抗生素的共同特点。

4. 试述氨基糖苷类抗生素的共同特性。

5. 试述氯霉素和四环素的主要不良反应及用药注意措施。

6. 处方分析：

患者，女，48 岁，经检查诊断为急性上呼吸道感染。医生开具如下处方，请分析是否

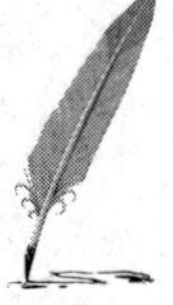

合理？并说明理由。

Rp.

阿莫西林胶囊　0. 25g×48

Sig.　0. 5　q. i. d.

罗红霉素片　0. 15g×12

Sig.　0. 15　b. i. d.

（贾雷）

扫码“练一练”

扫码“学一学”

第三十五章

人工合成抗菌药

学习目标

知识要求

1. 掌握喹诺酮类药物共性及环丙沙星、氧氟沙星的抗菌作用特点、临床应用及不良反应。
2. 熟悉磺胺类药物、硝基咪唑类及甲氧苄啶的药理作用、临床应用及不良反应。
3. 了解硝基呋喃类的作用特点。

技能要求

1. 学会分析、解释人工合成抗菌药物抗菌作用特点、临床应用及不良反应。
2. 具备提供人工合成抗菌药用药咨询服务的能力。

第一节 喹诺酮类药物

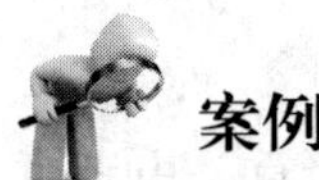

案例

患者，男，56岁，2天前开始发热，伴有咳嗽、咳脓性痰，服用退热药体温未下降，持续在39℃左右。听诊左下肺有湿性啰音。血白细胞总数14×10^9/L，中性粒细胞85%。胸部X线示：右肺下叶斑片状影。诊断为社区获得性肺炎。

思考：上述患者应给予何种药物治疗？为什么？

一、喹诺酮药物共性

本类药物共同基本活性母核是4-喹诺酮。在4-喹诺酮母核引入不同的基团，就产生了各具特点的喹诺酮类药物，喹诺酮类药物的化学结构如下：

喹诺酮类药物的化学结构

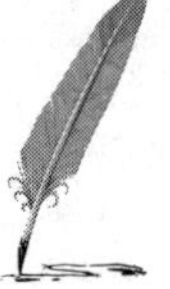

【体内过程】口服吸收完全，不受食物的影响，但与含有 Fe^{2+}、Ca^{2+}、Mg^{2+} 的食物同服可降低其生物利用度。生物利用度较高，血浆蛋白结合率一般低于 40%，组织穿透力强，体内分布广，在前列腺组织、骨组织、肺脏、肾脏、尿液、胆汁、巨噬细胞和中性粒细胞的药物浓度均高于血浆。可经肝脏代谢，部分以原形从肾脏排泄。

扫码“看一看”

考点提示：喹诺酮类口服吸收受多价金属离子的影响。

【药理作用】

1. 抗菌谱 第三代的氟喹诺酮类属于广谱抗菌药，抗菌活性强。对革兰阴性菌如大肠埃希菌、伤寒沙门菌、流感嗜血杆菌、军团菌属及淋病奈瑟菌等有强大的抗菌作用；对革兰阳性菌如金黄色葡萄球菌、肺炎链球菌及溶血性链球菌也有较强的抗菌作用。20 世纪 90 年代后期至今研制的氟喹诺酮类为第四代，已用于临床的有莫西沙星、吉米沙星、加替沙星、加雷沙星等，除保留了原有氟喹诺酮类的抗菌活性外，进一步增强了对革兰阳性菌的作用，对结核分枝杆菌、嗜肺军团菌、支原体及衣原体的杀灭作用也进一步增强；特别是提高了对厌氧菌如脆弱类杆菌、梭杆菌属、消化链球菌属和厌氧芽孢杆菌属等的抗菌活性。

考点提示：喹诺酮类的抗菌谱。

2. 抗菌机制 主要包括以下两方面：①DNA 回旋酶，是抗革兰阴性菌的重要靶点，本类药通过抑制革兰阴性菌的 DNA 回旋酶，阻碍 DNA 的复制而产生杀菌作用；②拓扑异构酶Ⅳ，是抗革兰阳性菌的重要靶点，抑制革兰阳性菌的拓扑异构酶Ⅳ，抑制 DNA 的复制而产生抗菌作用。

考点提示：喹诺酮类抗菌机制：抑制 DNA 回旋酶。

3. 耐药性 细菌对本类药不易产生耐药性，同类药之间存在交叉耐药性，与其他药物之间无明显交叉耐药性。常见耐药菌有金黄色葡萄球菌、肠球菌、大肠埃希菌和铜绿假单胞菌等。耐药机制包括：①耐药菌株 DNA 回旋酶与药物的亲和力下降，使药物失去靶位；②膜通道关闭，药物难以进入菌体；③金黄色葡萄球菌可将药物从菌体内泵出。

【不良反应及用药注意】

考点提示：喹诺酮类的主要不良反应。

1. 消化道反应 少数人可出现恶心、呕吐、食欲减退、腹泻等。一般不严重，患者可耐受。

2. 中枢神经系统毒性 轻者表现为失眠、头昏、头痛，重者表现为精神异常、抽搐、惊厥等。患者用药剂量过大、有精神病或癫痫病史或与氨茶碱合用时更易出现。

3. 光敏反应（光毒性） 表现为光照部位皮肤出现瘙痒性红斑，严重者出现皮肤糜烂、脱落，停药可恢复，剂量较大时发生率高达 28%，还可见血管神经性水肿、皮肤瘙痒等症状。

4. 软骨损害 动物实验发现本类药物对多种幼龄动物负重关节的软骨有损伤；临床研究发现儿童用药后可出现关节痛和关节水肿。

5. 其他不良反应 包括跟腱炎、肝毒性、心脏毒性、替马沙星综合征、过敏反应等。

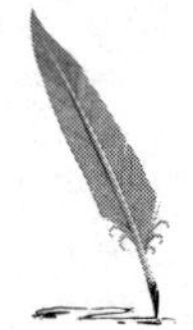

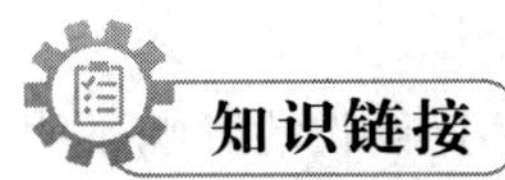
知识链接

替马沙星综合征

有报道，替马沙星、环丙沙星、诺氟沙星和氧氟沙星均可出现多系统综合征，包括溶血并常伴随肾功能障碍、凝血病和肝机能障碍等，即所谓的“替马沙星综合征”，故应特别关注采用氟喹诺酮类药物治疗的肾功能不全的老年患者。但大多数情况下，“替马沙星综合征”在停药数天至数周内可逐渐消失，也不会留下后遗症。

二、常用氟喹诺酮类药物

诺氟沙星（norfloxacin，氟哌酸）

为临床应用的第一个含“F”的第三代氟喹诺酮类药，口服生物利用度偏低（35%～45%），抗菌谱广，抗菌活性强。对多数革兰阴性菌包括铜绿假单胞菌抗菌活性较强；对革兰阳性菌如金黄色葡萄球菌、肺炎球菌、溶血性链球菌以及厌氧脆弱杆菌也有效。主要用于敏感菌所致的肠道、泌尿道感染，亦可用于呼吸道、皮肤软组织、眼科感染。

氧氟沙星（ofloxacin，氟嗪酸）

口服吸收快而完全，生物利用度高达95%，血药浓度高而持久，分布广泛，痰液、胆汁及尿液中药物浓度高。抗菌谱广，对结核分枝杆菌、沙眼衣原体、肺炎支原体、铜绿假单胞菌和部分厌氧菌也有良好效果。对多数耐药菌株如耐甲氧西林金黄色葡萄球菌（MRSA）、耐氨苄西林的淋病奈瑟菌、耐庆大霉素的铜绿假单胞菌仍敏感。临床主要用于敏感菌所致的呼吸道、泌尿道、胆道、皮肤软组织及盆腔感染。不良反应有胃肠道反应和转氨酶升高，可诱发跟腱炎和跟腱断裂。

左氧氟沙星（levofloxacin）

左氧氟沙星是氧氟沙星的左旋体，口服吸收完全，生物利用度接近100%。抗菌活性约为氧氟沙星的2倍，且不良反应低于氧氟沙星。抗菌谱及临床用途与氧氟沙星相似。

洛美沙星（lomefioxacin）

空腹吸收良好，食物可延迟本品的吸收并降低其生物利用度。对革兰阴性菌的抗菌活性与诺氟沙星和氧氟沙星相近，对MRSA、表皮葡萄球菌、链球菌和肠球菌的抗菌活性与氧氟沙星相当；对多数厌氧菌的抗菌活性比氧氟沙星低。可用于呼吸道、泌尿生殖道、皮肤软组织、眼科感染的治疗，也用于衣原体感染和结核病的治疗。诱发光敏反应和跟腱毒性的频率较高；对小鼠皮肤具有光致癌作用，故在用药期间应避免日光。

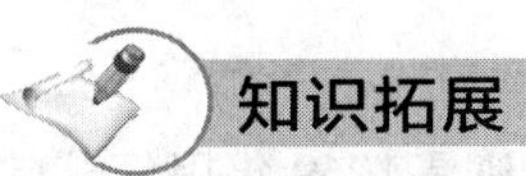
知识拓展

可致光敏反应的药物

可致光敏反应的药物有：喹诺酮类药物、磺胺类药物、四环素、灰黄霉素、氯苯那敏、苯海拉明、曲吡那敏、地西泮、布洛芬、呋塞米、氢氯噻嗪、格列吡嗪、格列本脲、氯丙嗪等。患者在使用具有光毒性药物期间及停药后5日内，应避免暴露在阳光或紫外线下，如出现光敏性反应或皮肤损伤，应立即停用药物，并去皮肤科就诊，有光敏反应史的患者应慎用这类药物。

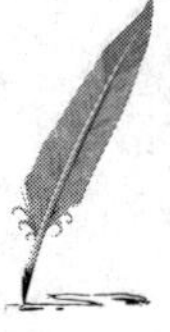

环丙沙星（ciprofloxacin）

为抗菌谱最广的喹诺酮类药物之一，口服吸收快但不完全，食物对其吸收的影响不明显，生物利用度约为70%。对铜绿假单胞菌、淋病奈瑟菌、流感嗜血杆菌、金黄色葡萄球菌、肠球菌、肺炎链球菌、嗜肺军团菌的抗菌活性明显高于多数氟喹诺酮类药物。对氨基糖苷类或第三代头孢菌素类耐药的革兰阴性及革兰阳性菌环丙沙星仍敏感，但对多数厌氧菌不敏感。常用于对其他抗菌药耐药的革兰阴性杆菌所致的呼吸道、泌尿生殖道、胃肠道感染，也用于治疗口腔、皮肤软组织、骨与关节等部位的感染。

氟罗沙星（fleroxacin，多氟沙星）

具有抗菌谱广、疗效好和持续时间长等特点。主要用于敏感菌所致的泌尿生殖系统、呼吸系统、妇科、外科的感染性疾病或二次感染的治疗。

司帕沙星（sparfloxacin，司氟沙星）

口服吸收良好，肝肠循环明显。50%随粪便排泄，25%在肝脏代谢失活，$t_{1/2}$为16h，为长效喹诺酮类药物。对革兰阳性菌、厌氧菌、结核分枝杆菌、衣原体和支原体的抗菌活性显著高于环丙沙星，对嗜肺军团菌和革兰阴性菌的抗菌活性与环丙沙星相同且高于诺氟沙星和氧氟沙星。主要用于敏感细菌所致的呼吸系统、泌尿生殖系统和皮肤软组织感染的治疗，也可用于骨髓炎和关节炎等的治疗。易产生光敏反应、心脏毒性和中枢神经毒性，应严格控制使用。

莫西沙星（moxifloxacin）

莫西沙星为第四代喹诺酮类。口服生物利用度约为90%。对大多数革兰阳性菌和阴性菌、厌氧菌、结核分枝杆菌、衣原体及支原体均有较强的抗菌活性。主要用于呼吸道、泌尿生殖系统、皮肤软组织等感染。不良反应发生率相对较低。有资料显示，可致严重皮肤反应。

加替沙星（gatifloxacin）

口服生物利用度约为90%~96%，对大多数革兰阳性菌、厌氧菌、结核分枝杆菌、衣原体及支原体的抗菌活性与莫西沙星相近，对大多数革兰阴性菌的作用强于莫西沙星。临床应用同莫西沙星，不良反应发生率低，几乎没有光敏反应。因可致血糖紊乱和心脏毒性，已退出美国市场。

第二节　磺胺类药物和甲氧苄啶

一、磺胺类药物的共性

磺胺类药物（sulfonamides）属广谱抑菌药，曾广泛用于临床，尤其是1969年甲氧苄啶的问世，使磺胺药的抗菌作用增强数倍至数十倍，甚至由抑菌作用变为杀菌作用，其独特的优点是使用方便，性质稳定，价格低廉，对某些感染性疾病包括流行性脑脊髓膜炎、鼠疫等具有显著疗效，故临床应用更加广泛。近年，随着耐药菌株的出现，加上各类抗生素和合成抗菌药的快速发展，磺胺类药的治疗地位逐渐被取代。

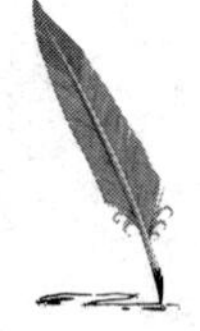

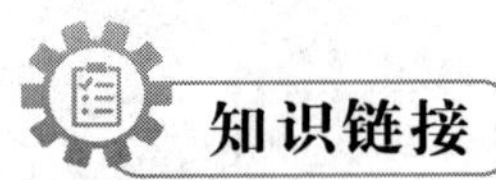

知识链接

磺胺药的发现史

1932 年，德国化学家合成了一种名为“百浪多息”的红色染料。同年，德国生物化学家杜马克在动物实验过程中发现，“百浪多息”对于感染溶血性链球菌的动物具有很高的疗效。这时，他的女儿得了链球菌败血病，奄奄一息，他在焦急不安中，决定使用“百浪多息”，最终女儿得救。1937 年研制出“磺胺吡啶”，1939 年研制出“磺胺噻唑”，1939 年，杜马克被授予诺贝尔医学与生理学奖。

磺胺类药的基本结构是对氨基苯磺酰胺。根据口服吸收的难易，将其分为抗全身性感染药（肠道易吸收）、抗肠道感染药（肠道难吸收）以及外用药三大类。其中肠道易吸收类又根据药物 $t_{1/2}$ 的长短，分为短效类（$t_{1/2}$ <10 小时），中效类（$t_{1/2}$ 约 10 ~24 小时）以及长效类（$t_{1/2}$>24 小时）。

磺胺类药物基本结构

【体内过程】口服易吸收，广泛分布于全身组织及细胞外液，血浆蛋白结合率差异大，在 25% ~95% 之间，血浆蛋白结合率低的药物（如磺胺嘧啶）易通过血-脑脊液屏障。主要在肝脏代谢为无活性的乙酰化物及与葡萄糖醛酸结合，以原形、乙酰化物、葡萄糖醛酸结合物三种形式经肾脏排泄。肠道难吸收的磺胺类药物在肠腔内水解后才能发挥抗菌作用。

【药理作用】

1. 抗菌谱　为广谱抗菌药，对多数致病菌均有抑制作用，其中最敏感的是 A 群链球菌、肺炎链球菌、脑膜炎奈瑟菌、淋病奈瑟菌、鼠疫耶氏菌和诺卡菌属；对大肠埃希菌、布鲁菌属、志贺菌属、变形杆菌属和沙门菌属次之；对沙眼衣原体、疟原虫、卡氏肺孢子虫和弓形虫滋养体也有抑制作用。但是对支原体、立克次体和螺旋体无效，甚至可刺激立克次体的生长。磺胺嘧啶银和磺胺米隆对铜绿假单胞菌有效。

2. 抗菌机制　通过抑制二氢叶酸合成酶，阻碍二氢叶酸的合成，进而影响核酸的生成，抑制细菌的生长繁殖（图 35-1），属慢效抑菌药。

3. 耐药性　细菌对磺胺类药物极易产生耐药性，奈瑟菌属和革兰阳性菌更易产生。细菌对磺胺的耐药，可通过其随机突变和质粒转移发生，一旦耐药，通常为永久性不可逆，磺胺类药物之间也存在交叉耐药性。

【不良反应及用药注意】

1. 泌尿系统　泌尿系统损害较严重，如产生结晶尿、血尿、疼痛和尿闭等症状，这是由于原形药及其乙酰化物在尿液中溶解度低，尤其在酸性尿液中更易析出结晶，从而造成对肾脏损害。可采用同服等量碳酸氢钠、多饮水、定期检查尿液等措施预防。

2. 过敏反应　如发热和皮疹，偶见多形性红斑及剥脱性皮炎，严重者可致死。

3. 血液系统反应　可引起白细胞减少，偶见粒细胞缺乏、再生障碍性贫血及血小板减

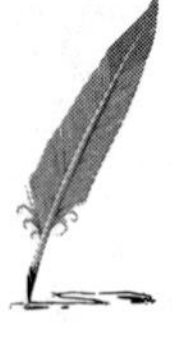

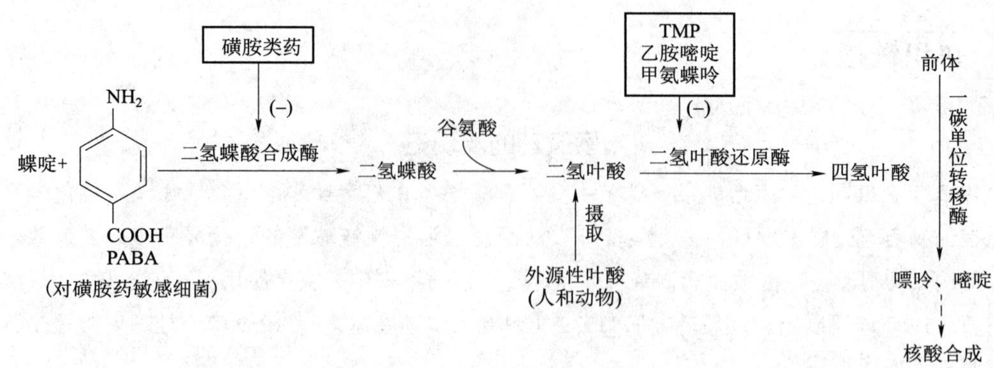

图 35-1　磺胺类药作用机制示意图

少症。葡萄糖-6-磷酸脱氢酶缺乏的病人可致溶血反应。

4. 神经系统反应　如头晕、头痛、乏力、萎靡和失眠等症状。

5. 其他　可引起恶心、呕吐等消化系统反应。新生儿可引起脑核黄疸和溶血。如出现黄疸等，甚至引起急性重型肝炎。

二、常用磺胺类药物

常用磺胺药的分类、作用特点和临床应用，见表 35-1。

表 35-1　常用磺胺药的分类、作用特点和临床应用

分类	药物	作用特点及应用
治疗全身感染的磺胺药	磺胺嘧啶（sulfadiazine，SD）	中效类磺胺药，口服易吸收，易透过血-脑屏障，作为流行性脑脊髓膜炎的首选药之一，首选治疗诺卡菌病，与乙胺嘧啶联合用药治疗弓形虫病
	磺胺甲噁唑（sulfamethoxazole，SMZ，新诺明）	为中效类磺胺，血浆蛋白结合率较高，可用于流行性脑脊髓膜炎的预防，抗菌作用较强，主要与甲氧苄啶合用治疗呼吸道、泌尿道和消化道感染
治疗肠道感染的磺胺药	柳氮磺吡啶（sulfasalazine，SASP）	口服几乎不吸收，用药后在肠道细菌和碱性条件下分解成磺胺吡啶和 5-氨基水杨酸而发挥抗菌、抗炎和免疫抑制作用。口服或灌肠治疗急慢性溃疡性结肠炎、节段性回肠炎
	磺胺米隆（sulfamylon，SML，甲磺灭脓）	抗菌谱广，对金黄色葡萄球菌、铜绿假单胞菌和破伤风杆菌有效，不受脓液、分泌物、坏死组织和 PABA 的影响。适用于烧伤、外伤创面感染。用药后局部有疼痛及烧灼感
外用磺胺药	磺胺嘧啶银（sulfadiazine silver，SD-Ag，烧伤宁）	具有磺胺嘧啶的抗菌作用和银盐的收敛作用。抗菌谱广，对铜绿假单胞菌作用强大，主要用于预防和治疗Ⅱ度、Ⅲ度烧伤或烫伤的创面感染。局部有一过性疼痛
	磺胺醋酰（sulfacetamide，SA）	穿透力强，几乎无刺激性，滴眼用于治疗沙眼、结膜炎、角膜炎

三、甲氧苄啶及其复方制剂

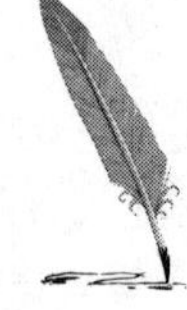

考点提示：TMP 与 SMZ 联用的意义。

甲氧苄啶（trimethoprim，TMP）又名磺胺增效剂。抗菌谱与磺胺药相似，通过抑制二氢叶酸还原酶，使二氢叶酸不能还原为四氢叶酸，从而阻止细菌核酸的合成。单用易产生耐药性，与磺胺药同用可使细菌叶酸代谢受到双重阻断，使磺胺药的抗菌作用增强数倍至数十倍，甚至呈现杀菌作用，且可延缓细菌耐药性的产生。TMP 口服吸收迅速而完全，$t_{1/2}$约为 11 小时。给药后分布广泛，脑脊液中药物浓度较高，炎症时脑脊液中药物浓度可接近血药浓度。

复方磺胺甲噁唑（cotrimoxazole，SMZco，复方新诺明）

复方磺胺甲噁唑是 SMZ 和 TMP 按 5∶1 比例制成的复方制剂。两药合用的药理学依据有：①二药合用后对细菌叶酸的合成起双重阻断作用（SMZ 抑制二氢叶酸合成酶，而 TMP 抑制二氢叶酸还原酶），协同阻断细菌四氢叶酸合成（图 35-1），抗菌活性是两药单独等量应用时的数倍至数十倍，甚至呈现杀菌作用；②两药的药动学特点相似，$t_{1/2}$均约为 10 小时左右，峰值血药浓度相似，合用后各自的消除 $t_{1/2}$不变；③合用后可减少耐药性的产生，对已耐药的菌株也有抑制作用；④TMP 毒性较小，二药合用后可减少磺胺类药物和自身的用量，从而降低不良反应。

第三节　其他合成抗菌药

一、硝基咪唑类

硝基咪唑类包括甲硝唑、替硝唑、奥硝唑等。

甲硝唑（metronidazole，灭滴灵）

考点提示：甲硝唑的药理作用、临床应用及主要不良反应。

【药理作用】

1. 抗厌氧菌　对大多数厌氧菌包括革兰阴性厌氧杆菌、革兰阳性厌氧芽孢梭菌和所有厌氧球菌均有杀灭作用，对脆弱类杆菌尤为敏感。疗效高、毒性小、应用方便。

2. 抗阿米巴原虫　对肠内、肠外阿米巴滋养体均有强大杀灭作用。

3. 抗滴虫　对阴道滴虫有强大杀灭作用，但不影响阴道内的正常菌群。

4. 抗贾第鞭毛虫　对贾第鞭毛虫效果好。

【临床应用】

1. 厌氧菌感染　用于厌氧菌引起的败血症、菌血症、坏死性肺炎、盆腔炎、腹膜炎、腹腔感染、骨髓炎、中耳炎及口腔感染等。

2. 阿米巴病　治疗肠内、肠外阿米巴病的首选药。

3. 滴虫病　治疗阴道滴虫病的首选药。对反复发作的病人应夫妇同时服药，以求根治。

4. 贾第鞭毛虫感染　是目前治疗贾第鞭毛虫最有效的药物，治愈率可达 90%。

【不良反应及用药注意】

1. 消化道反应　可出现食欲不振、恶心、呕吐、腹痛、腹泻、舌炎、口有金属味等，停药后可消失。

2. 神经系统反应　表现为头痛、头晕、肢体麻木、感觉异常、共济失调及惊厥等。一旦出现需报告医生，立即停药。

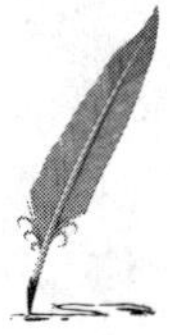

3. 过敏反应　少数人可发生荨麻疹、面部潮红、白细胞轻度减少等，停药后可自行

恢复。

4. 致癌、致畸 动物实验表明，长期大量口服有致癌、致畸作用。孕妇、哺乳期妇女、器质性中枢神经系统疾病和血液病患者禁用，服药期间禁饮酒和含乙醇饮料，以防中毒。

替硝唑（tinidazole）

口服吸收良好，半衰期长，口服一次，有效血药浓度可维持72小时。对厌氧菌有较强作用，对脆弱类杆菌及梭杆菌属的作用较甲硝唑强。可用于厌氧菌感染，如腹腔、妇科、手术创口、皮肤软组织、肺等部位的感染以及败血症、肠道或泌尿生殖道滴虫病、梨形鞭毛虫病以及肠道和肝阿米巴病。不良反应少而轻，偶有恶心、呕吐、食欲下降、皮疹等。

奥硝唑（Ornidazole）

奥硝唑为第三代硝基咪唑类衍生物，作用于厌氧菌、阿米巴原虫、贾第鞭毛虫、和毛滴虫细胞的DNA，从而导致致病菌死亡。适用于毛滴虫引起的男女泌尿生殖道感染、阿米巴原虫引起的肠、肝阿米巴虫病（包括阿米巴痢疾、阿米巴肝脓肿）、贾第鞭毛虫病、厌氧菌感染和预防各种手术后厌氧菌感染。可见轻度副作用如嗜睡、头痛、胃肠不适，个别患者可见中枢神经系统障碍、味觉障碍、肝功能异常和皮肤反应。对本品或对硝基咪唑类药物过敏者禁用。

二、硝基呋喃类

本类药物的共性是抗菌谱广，对多数革兰阳性和革兰阴性菌均有效；作用机制是干扰敏感细菌DNA合成；药物在血液和组织中的浓度低，尿中浓度高，主要用于泌尿系统、消化系统及局部感染的治疗。特点是不易产生耐药性。

呋喃妥因（nitrofurantoin，呋喃坦啶）

口服吸收快而完全，约50%以原形自肾脏迅速排泄，$t_{1/2}$约为30分钟，血液中药物浓度低，不能用于全身性感染。抗菌谱广，对多数革兰阳性菌和阴性菌有效。耐药菌株形成较缓慢，与其他抗菌药之间无交叉耐药性。主要用于肾盂肾炎、膀胱炎、前列腺炎和尿路炎等的治疗。常见不良反应有恶心、呕吐及腹泻等胃肠道反应，偶见皮疹、药热等过敏反应。长期大剂量可引起头痛、头晕和嗜睡等，甚至引起周围神经炎。缺乏葡萄糖-6-磷酸脱氢酶患者可引起溶血性贫血，新生儿及缺乏此酶患者禁用。

利奈唑胺（斯沃）

属人工合成的唑烷酮类抗生素，2000年获得美国FDA批准，用于治疗革兰阳性球菌引起的感染，包括由MRSA引起的疑似或确诊院内获得性肺炎（HAP）、社区获得性肺炎（CAP）、复杂性皮肤或皮肤软组织感染（SSTI）以及耐万古霉素肠球菌（VRE）感染。不良反应有消化道症状、失眠头晕、药热、皮疹等，可见血小板减少，尚有白细胞、中性粒细胞减少、骨髓抑制。

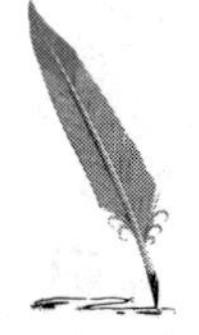

目标检测

一、最佳选择题（每题的备选项中，只有 1 个最佳答案）

1. 喹诺酮类药物抗菌机制是（　　）
   A. 抑制敏感菌二氢叶酸合成酶　　B. 抑制敏感菌二氢叶酸还原酶
   C. 抑制敏感菌 DNA 回旋酶　　D. 破坏细菌细胞壁
   E. 影响细菌细胞膜通透性
2. 体外抗菌活性最强的常用喹诺酮类药物是（　　）
   A. 诺氟沙星　　B. 依诺沙星　　C. 培氟沙星
   D. 环丙沙星　　E. 氧氟沙星
3. 氧氟沙星的特点是（　　）
   A. 抗菌活性弱　　B. 痰液、胆汁、尿中药物浓度高
   C. 血药浓度低　　D. 口服不易吸收
   E. 体内分布窄
4. 磺胺类药物的抗菌机制是（　　）
   A. 破坏细菌细胞壁　　B. 改变细菌细胞膜通透性
   C. 抑制敏感菌二氢叶酸合成酶　　D. 抑制敏感菌二氢叶酸还原酶
   E. 抑制细菌 DNA 回旋酶
5. 治疗流行性脑脊髓膜炎首选（　　）
   A. 磺胺甲噁唑　　B. 磺胺嘧啶　　C. 磺胺异噁唑
   D. 甲氧苄啶　　E. 磺胺米隆
6. 适用于烧伤和大面积创伤后感染的磺胺类药物是（　　）
   A. 磺胺米隆　　B. 磺胺甲噁唑　　C. 磺胺嘧啶
   D. 磺胺异噁唑　　E. 甲氧苄啶
7. 甲氧苄啶的抗菌机制是（　　）
   A. 破坏细菌细胞壁　　B. 抑制敏感菌二氢叶酸合成酶
   C. 抑制敏感菌二氢叶酸还原酶　　D. 改变细菌细胞膜通透性
   E. 增强机体抵抗力
8. 服用磺胺类药物时同服碳酸氢钠的目的是（　　）
   A. 防止过敏反应
   B. 碱化尿液，增加某些磺胺药的溶解度
   C. 增强抗菌作用
   D. 加快药物吸收速度
   E. 延缓药物排泄
9. 新生儿应用磺胺类药物易出现核黄疸的原因是（　　）
   A. 抑制肝药酶　　B. 促进新生儿红细胞破坏
   C. 减少胆红素的排泄　　D. 与胆红素竞争血浆蛋白结合部位
   E. 降低血-脑屏障功能

10. 磺胺类药物的不良反应不包括（　　）

A. 肾损害　　B. 过敏反应　　C. 血液系统反应如溶血反应

D. 光敏反应　　E. 消化系统反应

11. 磺胺嘧啶主要不良反应是的（　　）

A. 肾损害　　B. 停药反应　　C. 血压下降

D. 光敏反应　　E. 心脏抑制

12. 几乎没有光敏反应的喹诺酮类药物是（　　）

A. 诺氟沙星　　B. 氟罗沙星　　C. 培氟沙星

D. 莫西沙星　　E. 氧氟沙星

13. 可影响胎儿和婴儿骨骼及牙齿发育，孕妇及哺乳期妇女不宜应用的药物（　　）

A. 四环素类　　B. 喹诺酮类　　C. 磺胺类

D. 硝基呋喃类　　E. TMP

14. 磺胺嘧啶（SD）用于治疗下列哪类病无效（　　）

A. 溶血性链球菌引起的丹毒　　B. 肺炎球菌引起大叶性肺炎

C. 脑膜炎双球菌引起的流脑　　D. 立克次体引起的斑疹伤寒

E. 大肠杆菌引起的泌尿道感染

15. SMZ 口服用于全身感染时需加服碳酸氢钠的原因是（　　）

A. 增强抗菌作用　　B. 减少口服刺激性

C. 减少尿中磺胺结晶析出　　D. 减少磺胺药代谢

E. 双重阻断细菌叶酸代谢

16. 流脑的首选药物是（　　）

A. SD　　B. SMZ　　C. SA

D. SML　　E. SASP

17. 治疗非特异性结肠炎宜选用（　　）

A. 磺胺甲噁唑　　B. 磺胺嘧啶　　C. 磺胺米隆

D. 柳氮磺吡啶　　E. 磺胺嘧啶银

18. 厌氧菌感染的首选药是（　　）

A. 甲硝唑　　B. 红霉素　　C. 万古霉素

D. 青霉素 G　　E. 利福平

二、配伍选择题（每题备选项在前，试题在后。每组若干题。每组题均对应同一组备选项，每题只有一个正确答案。每个备选项可重复选用，也可不选用）

[19~22]

A. 磺胺醋酰　　B. 呋喃妥因　　C. 甲氧苄啶

D. 磺胺甲噁唑　　E. 柳氮磺吡啶

19. 与甲氧苄啶的半衰期相似的磺胺类药是（　　）

20. 口服难吸收，用于肠道感染的药物是（　　）

21. 磺胺增效剂是（　　）

22. 用于治疗沙眼的药物是（　　）

[23~25]

A. 磺胺嘧啶　　B. 氧氟沙星　　C. 磺胺甲噁唑

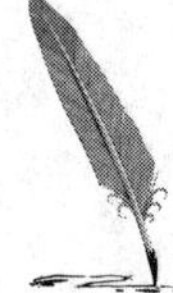

D. 甲硝唑　　　　E. 呋喃唑酮

23. 治疗尿路感染应选用（　　）

24. 易致尿结晶的药物是（　　）

25. 厌氧菌感染的首选药是（　　）

三、多项选择题（每题的备选项中有2个或2个以上正确答案）

26. 氟喹诺酮类药理学共同特性是（　　）

A. 抗菌谱广

B. 与其他抗菌药物无交叉耐药性

C. 血浆蛋白结合率高

D. 适用于敏感菌所致呼吸道感染、尿路感染、胃肠感染、前列腺炎等

E. 口服易吸收，体内分布广

27. 磺胺类药物的主要不良反应有（　　）

A. 肾损害　　　　B. 消化道反应　　　　C. 过敏反应

D. 肝功能损害　　E. 溶血性贫血

28. 磺胺类药物的抗菌谱包括（　　）

A. 肺炎链球菌　　B. 淋病奈瑟菌　　　　C. 脑膜炎奈瑟菌

D. 放线菌　　　　E. 鼠疫耶氏菌

29. 环丙沙星的抗菌谱包括（　　）

A. 铜绿假单胞菌　B. 脑膜炎奈瑟菌　　　C. 淋病奈瑟菌

D. 肺炎链球菌　　E. 流感嗜血杆菌

30. 氟喹诺酮类的不良反应包括（　　）

A. 软骨损害　　　B. 听力损害　　　　　C. 中枢神经系统毒性

D. 光敏反应　　　E. 消化系统反应

四、思考题

1. 简述氟喹诺酮类药物的药理学共同特性。

2. 磺胺类药物与甲氧苄啶合用有何优点？

3. 处方分析

患者，男，50岁，临床诊断为急性肠炎，医生开具如下处方，请问是否合理？请说明理由。

Rp.

诺氟沙星胶囊　0. 1g×9

Sig.　0. 2g　t. i. d.　p. o.

八面体蒙脱石散　0. 3g×9

Sig.　0. 3g　t. i. d.　p. o.

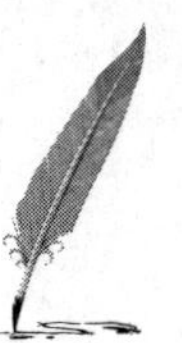

扫码“学一学”

（马正东）

扫码“学一学”

第三十六章
抗结核病药及抗麻风病药

学习目标

知识要求

1. 熟悉异烟肼、利福平等一线抗结核病药的抗菌作用，临床应用及不良反应。
2. 熟悉结核病的治疗原则；了解对氨基水杨酸等二线抗结核病药物的作用特点与临床应用。
3. 了解抗麻风病药的作用、应用及不良反应。

技能要求

1. 学会分析、解释抗结核病药的抗菌作用，临床应用及不良反应。
2. 具备提供抗结核病药用药咨询服务的能力。

第一节　抗结核病药

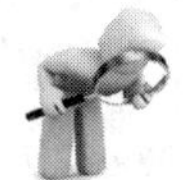

案例

患者，女，31 岁。近日身感乏力，月经失调，咳嗽 1 月余，伴低热、盗汗、痰中带血 1 周，检查发现血沉快、痰中检测结核菌阳性，胸片见结核空洞形成，诊断为肺结核。

思考：该患者该如何选择用药？

结核病（tuberculosis）是由结核分枝杆菌感染引起的一种慢性传染病，可使全身各个器官和组织如肺、肾、脑等受到累及，其中肺结核最常见。抗结核病药可抑制或杀灭结核杆菌，分为两大类：一线药包括异烟肼、利福平、乙胺丁醇、吡嗪酰胺等，其特点为疗效高，不良反应少，患者较易接受。大多数结核病患者用一线药物可以治愈。二线药包括对氨基水杨酸、丙硫异烟胺、链霉素、氧氟沙星等，其特点为抗菌作用较弱或毒性较大或临床验证不足，多作为对一线抗结核病药产生耐药性或不能耐受时的备选药物。

考点提示：一线、二线抗结核病药物及特点。

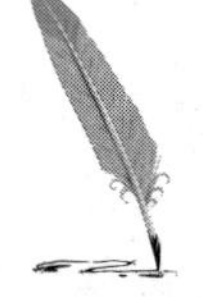

一、常用一线抗结核病药

异烟肼（isoniazid，INH，雷米封）

考点提示：异烟肼的抗菌作用、临床应用、不良反应及防治。

异烟肼具有疗效高、不良反应少、价廉、口服方便等优点，目前仍作为防治各种类型结核病的首选药。

扫码"看一看"

【体内过程】口服吸收快而完全，1~2小时血药浓度可达高峰。广泛分布于全身各种组织、体液及巨噬细胞内，易透过血脑脊液屏障，穿透力强，可透入到细胞内、骨组织、关节腔、胸水、腹水及纤维化或干酪化的结核病灶中。体内消除以肝代谢为主，大部分在肝中被代谢为无活性的乙酰化异烟肼和异烟酸等，最后与少量原形药一起由肾排泄。异烟肼乙酰化的速率由遗传因素决定，故有明显的人种和个体差异，快代谢型（中国人中约占49.3%）$t_{1/2}$为0.5~1.6小时，尿中乙酰化异烟肼较多；慢代谢型（中国人中约占25.6%）$t_{1/2}$为2~3小时，血药浓度较高，显效较快，尿中游离异烟肼较多，不良反应多。

【药理作用】为窄谱抗菌药，对结核分枝杆菌具有高度选择性。抗菌力强，对静止期结核菌表现为抑菌作用，而对繁殖期结核菌有杀灭作用。单用时易产生耐药性，宜与其他抗结核病药联用以增强疗效，延缓耐药性的产生。抗菌机制可能是选择性抑制分枝菌酸（分枝杆菌细胞壁所特有的成分）的生物合成使细菌死亡。

知识链接

结核分枝杆菌的特性

结核分枝杆菌细胞壁中含有脂质，故对乙醇敏感，在70%乙醇中2分钟死亡。此外，脂质可防止菌体水分丢失，故对干燥的抵抗力特别强。黏附在尘埃上保持传染性8~10天，在干燥痰内可存活6~8个月。结核分枝杆菌对湿热敏感，在液体中加热62~63℃15分钟或煮沸即被杀死。结核分枝杆菌对紫外线敏感，直接日光照射数小时可被杀死，可用于结核患者衣服、书籍等的消毒。

【临床应用】目前该药仍是治疗各型结核病的首选药。除早期轻症肺结核或预防用药可单独使用外，宜与其他抗结核病药联合应用，以延缓耐药性产生。

【不良反应及用药注意】

1. 神经系统反应　常见反应为周围神经炎，此不良反应与剂量有关，表现为手脚麻木、肌肉震颤、步态不稳等，此作用是由于异烟肼与维生素B_6结构相似，能竞争同一酶系或促进维生素B_6的排泄，导致体内维生素B_6缺乏所致，同服维生素B_6可防治此反应。维生素B_6缺乏还会引起中枢过度兴奋，表现为功能障碍失眠、精神兴奋、神经错乱甚至惊厥等，故嗜酒、精神病及癫痫患者慎用。

2. 肝毒性　一般剂量可有暂时性转氨酶升高，较大剂量或长期用药可致肝损害，表现为深色尿、眼或皮肤黄染。发生机制可能与异烟肼在肝脏的乙酰化代谢过程有关。用药期间应定期检查肝功能，肝病患者慎用。

3. 过敏反应　表现为发热、皮疹、狼疮样综合征等。

【药物相互作用】异烟肼为肝药酶抑制剂，可抑制苯妥英钠和卡马西平的肝代谢，导致苯妥英钠或卡马西平中毒，在慢乙酰化患者更为多见；饮酒和与利福平合用均可增加对肝的毒性反应。

利福平（rifampicin，RFP，甲哌利福霉素）

考点提示：利福平的抗菌作用特点、临床应用。

本品为利福霉素的半合成衍生物，橘红色结晶粉末。具有高效、低毒、口服方便等优点。与异烟肼同是目前治疗结核病的最有效药物。

【体内过程】口服吸收快而完全，但食物可影响其吸收，故需空腹给药。吸收后2~4小时血药浓度达高峰，分布广，穿透力强，能进入细胞、结核空洞、痰液及胎儿体内。脑膜炎时，脑脊液中浓度可达有效治疗浓度。主要在肝内代谢为具有活性的去乙酰基利福平。本品主要从胆汁排泄，形成肝肠循环，从而延长了抗菌作用时间，有效血药浓度可维持8~12小时。本品及代谢产物呈橘红色，可经尿、粪、泪液、痰排泄，并使其染成橘红色，应预先告知用药者。

【药理作用】为广谱抗菌药。对结核分枝杆菌、麻风分枝杆菌和大多数革兰阳性球菌，特别是耐药性金黄色葡萄球菌有强大的抗菌作用；对某些革兰阴性菌如脑膜炎奈瑟菌、大肠埃希菌、变形杆菌、流感杆菌也有很强的抗菌作用；大剂量对沙眼衣原体和沙眼病毒也有抑制作用。抗菌机制为特异性与细菌依赖DNA的RNA多聚酶的β亚单位结合，阻碍mRNA的合成，对人及动物细胞的RNA多聚酶则无影响。利福平对繁殖期结核菌作用强，静止期结核菌作用较弱，并能杀灭吞噬细胞内结核菌，但结核分枝杆菌对利福平易产生耐药性，不宜单用，需与其他抗结核病药合用，以增强疗效，延缓耐药性产生。本品与其他抗生素无交叉耐药。

【临床应用】

1. 各型结核病 常与异烟肼、乙胺丁醇等抗结核病药联合治疗各型结核病，包括初治和复治患者及重症患者。

2. 其他感染 用于耐药性金黄色葡萄球菌及其他敏感菌所致的感染有效，如胆道感染；还可用于无症状脑膜炎奈瑟菌带菌者，以消除鼻咽部脑膜炎奈瑟菌；外用治疗沙眼及敏感菌所致的眼部感染。

3. 麻风病 治疗麻风病显效快，用药5周后即可将皮肤麻风分枝杆菌杀灭，可与氨苯砜等抗麻风病药合用治疗麻风病。

【不良反应及用药注意】

考点提示：利福平的主要不良反应。

1. 胃肠道反应 较为常见，表现为恶心、呕吐、腹痛、腹泻等。

2. 肝毒性 长期大量使用可出现黄疸、肝大、肝功能减退等症状，故用药期间应定期检查肝功能，严重肝病、胆道阻塞者禁用，老人、嗜酒及营养不良者慎用。

3. 过敏反应 个别患者出现皮疹、发热，偶见白细胞和血小板减少等，出现时应立即停药。对本品过敏者及妊娠期妇女禁用。

4. 流感样综合征 多见于大剂量间歇疗法（每周2次以下），表现为畏寒、寒战、发热、头痛和全身酸痛等。应避免应用此种给药方式。

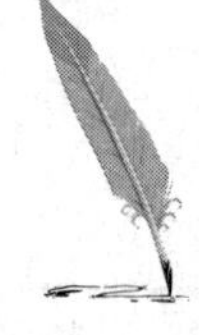

【药物相互作用】利福平为肝药酶诱导剂，可加速经肝代谢的药物的消除，如与地高

辛、避孕药、抗凝血药、普萘洛尔、维拉帕米、硝苯地平、皮质激素、酮康唑、氟康唑等合用，可降低它们的药效。

利福喷汀（rifaPentine）和利福定（rifandin）

两药均为利福霉素衍生物。抗菌谱和抗菌机制同利福平，而抗菌活性分别比利福平强 8 倍和 3 倍以上，利福喷汀的治疗剂量与利福平相同，但其半衰期较长，每周用药 1~2 次。而利福定的治疗剂量为利福平的 1/3~1/2，不良反应与利福平相似，但较轻微。

乙胺丁醇（ethambutol）

【体内过程】口服吸收良好，给药后 2~4 小时血药浓度达峰值，体内分布广泛，脑膜炎时中枢可达有效浓度。$t_{1/2}$ 为 3~4 小时，50% 以上原形从尿液排出，肾功能不全者可发生蓄积中毒，宜禁用或慎用。

【药理作用及临床应用】抗菌谱窄，对结核分枝杆菌具有高度选择性和抗菌活性，对大多数耐异烟肼和链霉素的结核分枝杆菌仍具抗菌活性。单用可缓慢产生耐药性，与其他抗结核病药物无交叉耐药，临床主要与异烟肼或利福平合用治疗各型结核病。因其安全有效，毒性低，患者容易接受，目前已取代对氨基水杨酸成为一线抗结核病药。

考点提示：乙胺丁醇的抗菌作用特点与主要不良反应。

【不良反应及用药注意】一般发生率较低。主要的不良反应为视神经炎，表现为视觉模糊、眼痛、红绿色盲或视野缩小等，反应发生率与剂量和疗程有关；其次可诱发痛风。长期用药应注意眼科检查和血清尿酸测定，及早发现、停药后即可自行消失。此外，偶有过敏和周围神经炎症状。

吡嗪酰胺（pyrazinamide，PZA）

口服迅速吸收，$t_{1/2}$为 6 小时。体内分布广，易透过血-脑脊液屏障。大部分经肝脏代谢，少部分经肾脏排泄。窄谱，仅对分枝杆菌有效，在酸性环境中抗菌作用较强。单用易产生耐药性，但与其他抗结核药无交叉耐药，常与其他抗结核病药联合用于治疗非典型的结核菌感染及结核病的复治。

长期大量使用可发生肝损害，表现为转氨酶增高、乏力、黄疸甚至肝坏死，因此用药期间应定期检查肝功能；此外尚能抑制尿酸盐排泄，诱发痛风。肝病、妊娠初期、痛风病患者禁用。

链霉素（streptomycin）

是第一个用于抗结核病的药物。抗结核作用仅次于异烟肼和利福平。穿透力差，不易渗入细胞内、纤维化、干酪化及厚壁空洞病灶。由于结核分枝杆菌对链霉素易耐药，且长期使用可引起严重的耳毒性，因此临床仅与其他抗结核药联合用于治疗各种重症结核病，但儿童禁用。

二、其他二线抗结核病药

考点提示：二线抗结核病药物抗菌作用特点及主要不良反应。

对氨基水杨酸（para aminosalieylic acid，PAS）

口服吸收良好，分布广泛，但不易透入脑脊液和细胞内。大部分在肝脏乙酰化，其乙酰化物溶解度低，当其在尿液中的浓度高时可析出结晶，损害肾脏。本品仅对结核分枝杆菌有效，作用远比异烟肼、利福平和链霉素弱，但其耐药性出现缓慢，故与其他抗结核病

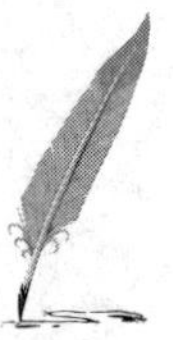

药合用可增强疗效、延缓抗药性发生。常见胃肠道反应，甚至诱发胃溃疡和出血，饭后服药或服用抗酸药可减轻。偶见过敏反应、肝损害、血小板或白细胞减少等。

丙硫异烟胺（ethionamide）

口服易吸收，体内分布广，可渗入全身体液（包括脑脊液），对渗出性及浸润性干酪病变疗效较好。对结核杆菌有抑菌作用，抗菌活性仅为异烟肼的 1/10。临床作为二线药物常与其他抗结核病药联合应用以增强疗效和避免耐药性产生。可引起胃肠道反应，个别患者有抑郁、视力障碍、周围神经炎及肝损害。

氧氟沙星（ofloxacin，氟嗪酸）和左氧氟沙星（levofloxacin）

属喹诺酮类抗菌药。两药抗菌谱广，对结核菌的抗菌活性后者是前者的 2 倍，口服吸收快而完全。对其他抗结核病药耐药的菌株仍有效，临床作为抗结核病的二线药物，与其他抗结核病药联用。

三、抗结核药的应用原则

应用抗结核病药的目标是治愈结核病患者，并将结核杆菌传播给他人的可能性最小化，主要通过遵循以下五个原则来达到目标。

1. 早期用药 早期病灶内血液循环良好，药物易渗入病灶中，且结核分枝杆菌生长旺盛，对药物敏感，再者此期机体抵抗力强，所以早期用药可获得良好疗效。

2. 联合用药 目的是增强疗效，降低毒性，延缓耐药性，并可交叉杀灭其他耐药菌株，提高治愈率，降低复发率。依病情需要，可采用二联或三联，甚至四联的治疗方案。通常是在选用异烟肼的基础上加用其他药物如利福平、吡嗪酰胺等。

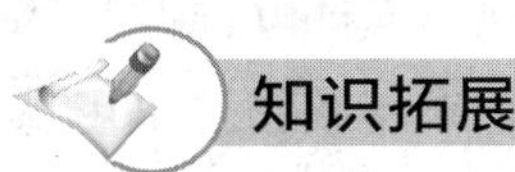

抗结核病的复方制剂

主要有：①帕司烟肼，含有异烟肼和对氨基水杨酸，适用于治疗各型肺结核、支气管内膜结核及肺外结核；并可作为与结核病相关手术的保护药，也可用于预防长期或大剂量皮质激素、免疫抑制治疗的结核感染及复发；②卫非宁，含有利福平和异烟肼，适用于结核病的初治和非多重性耐药的结核病患者的 4 个月维持期治疗；③卫非特，含有利福平 、异烟肼和吡嗪酰胺，适用于结核病的短程化疗。

3. 规律用药 足够的疗程和剂量是保证疗效和防止复发的关键。目前结核病的治疗有短期疗法和长期用药两种。短期疗法适用于单纯性结核的初治，先给予异烟肼、利福平、吡嗪酰胺联合强化治疗 2 个月；后期继续给予异烟肼和利福平治疗 4 个月。长期用药适用于病情较重、机体状况较差或复发而合并并发症者，头 3~6 个月选用 3 或 4 种强效药联合用药，控制症状后再作巩固治疗 1~2 年。

4. 适量用药 是指用药剂量要适当。药量不足，组织内药物难以达到有效浓度，且易诱发细菌产生耐药性使治疗失败；药物剂量过大，则易产生严重不良反应，使治疗难以继续。

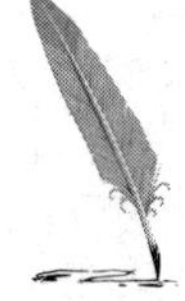

5. 全程督导治疗 全程督导治疗是一种治疗和管理结核病人的现代有效方法，即用药

期间患者的病情、用药、复查等都应遵医嘱进行，在全程化疗期间（一般为6个月）均有医务人员指导、监督。

第二节 抗麻风病药

麻风病是一种由分枝杆菌属的麻风菌所引起的慢性传染病，其病变主要累及皮肤、黏膜和周围神经。中、晚期可损害眼、耳、鼻、喉、内脏器官及外生殖器。麻风病引起死亡的病例很少，但会造成肢体残疾或畸形，从而导致患者丧失劳动力。

氨苯砜（dapsone，DDS）

属砜类化合物，结构与磺胺类似。同类药还有苯丙砜（phenprofen）、醋氨苯砜（acedapsone），后两者须在体内转化为氨苯砜或乙酰氨苯砜后显效。

【体内过程】口服吸收快而完全，$t_{1/2}$为20~30小时，口服给药后2~8小时血药浓度达高峰，可分布于全身体液及组织中，在肝脏代谢，并有肝肠循环，最终经肾排出。

【药理作用及临床应用】抗菌谱、作用机制与磺胺类相似，对麻风分枝杆菌有较强的抑制作用，临床主要作为各型麻风病的首选药，近年来试用于系统性红斑狼疮、痤疮、银屑病、带状疱疹等。由于患者皮肤及神经损害的恢复及瘤型患者细菌消失需较长时间，且麻风分枝杆菌对砜类可产生耐药性，故治疗中应坚持采用长期和联合用药，以延缓耐药性的发生，减少复发并可缩短疗程。

【不良反应及用药注意】最为常见的是贫血，大剂量或葡萄糖-6-磷酸脱氢酶（G-6-PD）缺乏者尤易发生；较常见高铁血红蛋白血症，也可出现胃肠刺激症状、肝损害和剥脱性皮炎等。本品和磺胺类药物过敏者、严重肝功能损害及精神障碍者禁用。

利福平（rifampicin）

对麻风杆菌包括对氨苯砜耐药株有快速杀菌作用，显效较氨苯砜快，毒性较小。单独使用易产生耐药性，常与其他抗麻风病药联用。

氯法齐明（clofazimine）

又名氯苯吩嗪，为联合治疗麻风病药物之一。对麻风分枝杆菌有弱的杀菌作用，还具有抗感染作用，可抑制麻风结节红斑反应。主要不良反应为皮肤红棕色到浅褐黑色素沉着，有时可引起嗜酸性粒细胞性肠炎等。

目标检测

一、最佳选择题（每题的备选项中，只有1个最佳答案）

1. 下列抗结核药中属于广谱抗生素的是（　　）

A. 异烟肼　　B. PAS　　C. 链霉素

D. 利福平　　E. 乙胺丁醇

2. 异烟肼的作用特点（　　）

A. 单用不易产生耐药性　　B. 对大多数G^+菌有效

C. 对大多数G^-菌有效　　D. 只对结核杆菌有效

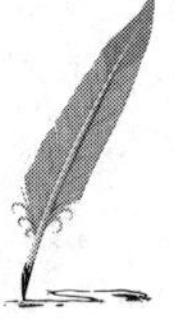

E. 属广谱抗菌药

3. 乙胺丁醇（　　）

A. 对细胞内、外结核杆菌有较强杀菌作用

B. 对耐异烟肼的结核杆菌无效

C. 对抗链霉素的结核杆菌无效

D. 单用产生抗药性较快

E. 为二线抗结核药

4. 抗结核菌作用强，对纤维化病灶中结核菌有效的是（　　）

A. 链霉素　　B. 阿米卡星　　C. 庆大霉素

D. 异烟肼　　E. 卡那霉素

5. 有癫痫或精神病者应慎用（　　）

A. 利福平　　B. 异烟肼　　C. 乙胺丁醇

D. 吡嗪酰胺　　E. PAS

6. 不属于一线抗结核药的是（　　）

A. 异烟肼　　B. 链霉素　　C. 对氨基水杨酸

D. 吡嗪酰胺　　E. 乙胺丁醇

7. 既可用于活动性肺结核的治疗，又可用于预防的药物是（　　）

A. 乙胺丁醇　　B. 环丝氨酸　　C. 链霉素

D. 异烟肼　　E. 对氨基水杨酸

8. PAS与异烟肼、利福平等联合用药的目的是（　　）

A. 减少异烟肼的神经毒性　　B. 增强利福平的抗菌作用

C. 使结核杆菌对其他药物敏感　　D. 延缓结核菌耐药性产生

E. 减缓乙胺丁醇对视神经的毒害

9. 最常用的抗麻风病药是（　　）

A. 苯丙砜　　B. 氨苯砜　　C. 利福平

D. 青霉烷砜　　E. PAS

10. 下列哪药对结核杆菌感染无效（　　）

A. 乙胺丁醇　　B. 多粘菌素E　　C. 利福平

D. 链霉素　　E. 异烟肼

11. 下列不属于异烟肼的不良反应的是（　　）

A. 外周神经系统毒性　　B. 中枢神经系统毒性

C. 肝毒性　　D. 骨髓抑制

E. 过敏反应

12. 可使尿、粪、泪液、痰液等染成橘红色的抗结核病药是（　　）

A. 异烟肼　　B. 吡嗪酰胺　　C. 对氨基水杨酸

D. 利福平　　E. 链霉素

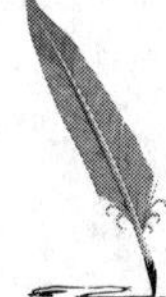

13. 某患者被诊断为肺结核，在给予异烟肼抗结核治疗过程中出现四肢震颤、步态不稳、麻木针刺感、手脚疼痛等症状，应给予（　　）

A. 维生素B_6对抗　　B. 葡萄糖酸钙解救

C. 肾上腺素解救　　D. 对氨基水杨酸对抗
E. 硫酸镁解救

14. 乙胺丁醇主要不良反应是（　　）
A. 牙龈增生　　B. 惊厥　　C. 视神经损害
D. 成瘾性　　E. 心力衰竭

15. 利福平主要不良反应是（　　）
A. 视神经损害　　B. 肾毒性　　C. 骨骼肌松弛
D. 呼吸抑制　　E. 肝损害

二、配伍选择题（每题备选项在前，试题在后。每组若干题。每组题均对应同一组备选项，每题只有一个正确答案。每个备选项可重复选用，也可不选用。）

[16~20]

A. 链霉素　　B. 对氨基水杨酸　　C. 利福平
D. 异烟肼　　E. 乙胺丁醇

16. 长期大量用药可致视神经炎，出现眼痛、红绿色盲的药物是（　　）
17. 毒性较大，尤其对第八对脑神经和肾损害严重的药物是（　　）
18. 长期大量用药可致周围神经炎的药物是（　　）
19. 属于肝药酶诱导剂的是（　　）
20. 属于肝药酶抑制剂的是（　　）

三、多项选择题（每题的备选项中有 2 个或 2 个以上正确答案。）

21. 对利福平敏感的细菌包括（　　）
A. 结核分枝杆菌　　B. 流感杆菌　　C. 沙眼衣原体
D. 脑膜炎奈瑟菌　　E. 耐药性金黄色葡萄球菌

22. 利福平可加速下列哪些药物代谢（　　）
A. 地高辛　　B. 抗凝血药　　C. 避孕药
D. 普萘洛尔　　E. 维拉帕米

23. 对肾脏有损害作用的抗结核病药有（　　）
A. 异烟肼　　B. 利福平　　C. 链霉素
D. 乙胺丁醇　　E. 对氨基水杨酸

24. 一线抗结核药包括（　　）
A. 异烟肼　　B. 利福平　　C. 吡嗪酰胺
D. 乙胺丁醇　　E. 氧氟沙星

25. 二线抗结核药包括（　　）
A. PAS　　B. 丙硫异烟胺　　C. 利福平
D. 乙胺丁醇　　E. 氧氟沙星

26. 异烟肼的作用特点包括（　　）
A. 口服易吸收
B. 窄谱，只对分枝菌属有效
C. 不易耐药
D. 穿透力强，可透过纤维化或干酪化的结核病灶

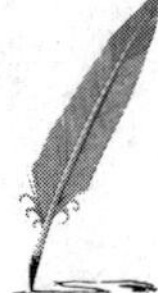

E. 单独应可预防用药

27. 结核病的治疗原则包括（　　）

A. 早期用药　　B. 规律用药　　C. 适量用药

D. 联合用药　　E. 全程督导治疗

28. 抗结核药联合用药的目的有（　　）

A. 提高疗效　　B. 扩大抗菌范围　　C. 减少用药剂量

D. 降低毒性　　E. 延缓耐药性

四、思考题

1. 一线和二线抗结核病药分类各包括哪些药物？各具有哪些特点？

2. 比较异烟肼和利福平的抗菌特点及临床应用。

3. 处方分析

患者，男，56 岁，被诊断为肺结核，医生开具处方如下，请问是否合理？为什么？

Rp.

异烟肼片　100mg×50

Sig.　100mg　t. i. d.　p. o.

利福平胶囊　150mg×100

Sig.　450mg　空腹顿服

吡嗪酰胺片　250mg×100

Sig.　500mg　t. i. d.　p. o.

扫码“学一学”

（马正东）

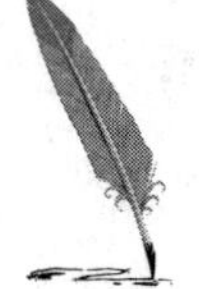

第三十七章 抗真菌药

学习目标

知识要求

1. 了解灰黄霉素、特比萘芬、克霉唑等抗浅部真菌药的药理作用、用途和不良反应。
2. 了解两性霉素 B、氟胞嘧啶等抗深部真菌药的药理作用、用途和不良反应。
3. 了解酮康唑、氟康唑、伊曲康唑等广谱抗真菌药的作用特点。

技能要求

1. 学会分析、解释抗真菌药的药理作用、用途和不良反应。
2. 具备提供抗真菌药用药咨询服务的能力。

根据侵犯人体部位的不同，临床上将真菌感染分为两大类，即浅部真菌感染和深部真菌感染。浅部真菌感染常由各种皮肤癣菌引起，主要侵犯皮肤、黏膜、毛发、指（趾）甲、阴道黏膜等，发病率高，治疗药物多，疗效较好。深部真菌感染多由白假丝酵母菌、粗球孢子菌、新隐球菌、荚膜组织胞浆菌等引起，主要侵犯内脏器官和深部组织，发病率虽低但病死率高。近年来，深部真菌感染的发病率呈上升趋势，这与癌症患者放化疗的增加，器官和骨髓移植的推广，抗生素和免疫抑制剂的广泛使用，艾滋病的传播，免疫功能低下患者不断增多有密切的关系。

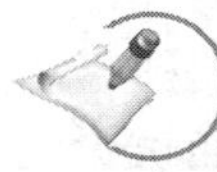

知识拓展

抗真菌药按化学结构分类

主要分为：①多烯类，临床上应用最早，主要有两性霉素 B，本类药物的优点是抗真菌谱广、抗菌活性强，缺点是副反应大；②吡咯类，包括咪唑类酮康唑、克霉唑、咪康唑、益康唑和三唑类氟康唑、伊曲康唑和伏立康唑，均可用于治疗深部真菌感染；③5-氟胞嘧啶，目前临床较常用，多与氟康唑和两性霉素 B 联用；④棘白菌素类，如卡泊芬净、米卡芬净、阿尼芬净，是较新的一类抗真菌药。

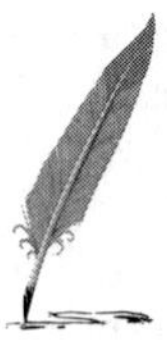

临床根据抗真菌谱不同分为：①抗深部真菌药，如两性霉素 B、氟胞嘧啶；②抗浅部真菌药，如灰黄霉素、特比萘芬、克霉唑；③广谱抗真菌药，如酮康唑、氟康唑、伊曲康唑、伏立康唑。

考点提示：抗真菌药的分类及常用药物。

第一节 抗深部真菌药

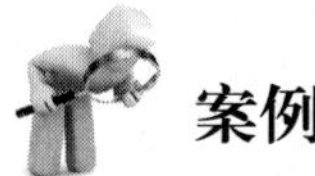

案例

患者，男，53 岁，因阻塞性肺气肿、肺部感染入院后给予抗生素治疗，后口腔出现白膜，近来消化不良，腹泻就诊，经真菌培养，报告为“白色念珠菌病”。

思考：该患者应如何用药？

两性霉素 B（amphotericin）

考点提示：两性霉素 B 的抗菌作用特点、临床应用及主要不良反应。

本品属于多烯类抗真菌药，系由链霉菌的培养液中提炼制得。

【体内过程】口服、肌注均难吸收，且刺激性大，故采用静脉滴注给药。在发炎的胸膜、腹膜和关节滑膜液中浓度相当血浆浓度的 2/3，不易透过血-脑脊液屏障，血浆 $t_{1/2}$ 约 24 小时。

【药理作用】抗真菌谱广，对多种深部真菌如新型隐球菌、球孢子菌、皮炎芽生菌、白色念珠菌、荚膜组织胞浆菌等具有良好的抗菌作用。本药作用机制是选择性地与真菌细胞膜上的固醇结合，导致真菌细胞膜通透性增加，细胞内重要的小分子物质和电解质外渗，造成真菌细胞死亡。因细菌的细胞膜不含麦角固醇，所以对细菌无作用。但其可结合哺乳动物细胞膜中的固醇，故对人体毒性大。

【临床应用】目前仍是治疗深部真菌感染的首选药，主要用于各种敏感真菌所致的深部真菌感染，如肺炎、心内膜炎、脑膜炎及尿路感染等，应静脉给药。治疗真菌性脑膜炎时，尚需加用小剂量鞘内注射。

【不良反应及用药注意】不良反应多，毒性较大，目前有脂质体制剂，以改变其在体内的分布而降低毒性。

1. 急性输液反应 表现为寒战、高热、头痛、厌食、恶心、呕吐、有时可致血压下降等。静脉滴注时联合应用氢化可的松或地塞米松可缓解，也可用药前服用解热镇痛抗炎药或 H_1 受体阻断药进行预防。

2. 肾损害 80% 患者尿液可出现红细胞、白细胞或蛋白等肾损害症状，用药期间应定期检查尿常规和肾功能。

3. 心律失常 常发生于静脉滴注过快时。同时本药可使大量钾离子从尿液排出，使血钾降低，也可引起心律失常。用药期间定期检测电解质和心电图。

4. 其他 偶见肝损害、血小板减少或轻度白细胞减少。

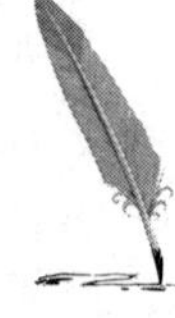

氟胞嘧啶（flucytosine）

【体内过程】口服吸收快而完全。分布广泛，口服后 1~2 小时血药浓度可达高峰，可通过血-脑屏障，也可进入感染的腹腔、关节腔和房水中。约 90% 以原型药物经肾脏排出。

【药理作用】 能进入真菌细胞内，在胞嘧啶脱氨酶的作用下转变为具抗代谢作用的 5-氟尿嘧啶，干扰核酸和蛋白质合成，由于哺乳动物细胞内缺少胞嘧啶脱氨酶，故此药对真菌呈现选择性毒性作用。

【临床应用】 抗菌谱窄，单独应用易产生耐药性，主要与两性霉素 B 合用治疗白色念珠菌、新型隐球菌、假丝酵母菌等敏感菌株所致的深部真菌感染。

【不良反应及用药注意】 有骨髓抑制，白细胞和血小板减少，与两性霉素 B 联用时此不良反应较多见；其次还有胃肠反应、皮疹及肝毒性等。严重肾功能不全、严重肝脏疾病患者、小儿、孕妇禁用。

制霉菌素（nystatin）

抗菌作用机制与两性霉素 B 基本相同，但毒性大，不作注射给药。目前仅局部应用治疗皮肤、口腔、阴道念珠菌感染和阴道滴虫。口服不易吸收，用于治疗消化道念珠菌病，但较大剂量口服有恶心、胃痛、腹泻等消化道反应；阴道用药可见白带增多；局部应用不良反应少见。

第二节　抗浅部真菌药

灰黄霉素（griseofulvin）

【体内过程】 脂溶性高，口服易吸收，高脂肪食物可促进其吸收。分布广，易沉积于新生皮肤的角质层及毛发、指（趾）甲新生的角质部分，从而抵御真菌继续入侵，因此新长出的头发、指甲即无癣菌。被感染的角质蛋白代谢脱落后，即被新的正常的组织所取代。

【药理作用及临床应用】 对皮肤癣菌属、小孢子菌属、毛癣菌属等具有较强的抑制作用，对其他细菌及深部真菌无效。主要用于治疗由上述真菌引起的头癣、体癣、股癣、甲癣等。外用无效。由于毒性大，不宜用于轻症、局限的浅部真菌感染及局部用抗真菌药已可奏效者。

考点提示： 抗浅部真菌药抗菌作用特点及临床应用。

【不良反应及用药注意】 毒性大，常导致头痛，发生率约为 10%，此外还可引起嗜睡、眩晕、共济失调、胃肠道反应及过敏。偶见白细胞减少症、中性粒细胞减少症等。本品为肝药酶诱导剂，可加速华法林、香豆素类、口服避孕药的代谢。动物实验证明本药有致癌、致畸作用。

特比萘芬（terbinafine）

本品脂溶性高，口服吸收好，服后 2 小时内血药浓度达高峰，主要分布于皮肤角质层、甲板、毛发等处。此药具有作用快、疗效高、复发少、毒性低等优点。可外用或口服治疗甲癣和其他一些浅表部真菌感染。不良反应轻微，主要为胃肠道反应，也可出现皮疹、荨麻疹，偶见肝损伤。

克霉唑（clotrimazole）

属咪唑类广谱抗真菌药，口服吸收差，不良反应多且严重，临床主要供局部应用治疗皮肤癣菌引起的体癣、手足癣和耳道真菌病。口含片用于治疗鹅口疮，栓剂用于治疗念珠菌引起的阴道炎。

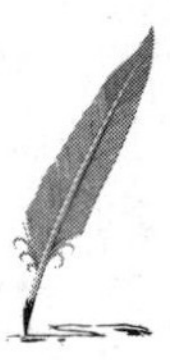

第三节　广谱抗真菌药

酮康唑（ketoconazole）

为咪唑类广谱抗真菌药，对各种浅部和深部真菌均有抗菌活性。

【体内过程】口服吸收良好，酸性环境中易溶解。分布广泛，可有效到达角化细胞，阴道黏液浓度与血浆药物浓度相同，但不易透过血-脑脊液屏障。

【药理作用及临床应用】本品能抑制真菌细胞膜的麦角固醇的生物合成，增加细胞膜通透性，从而抑制真菌生长。可用于敏感菌引起的浅表和深部真菌感染，尤其可用于经灰黄霉素治疗无效、或对灰黄霉素呈现过敏及难以耐受的患者、或顽固性有皮损的真菌感染。

考点提示：广谱抗真菌药的抗菌作用特点及临床应用。

【不良反应及用药注意】

1. 肝毒性　由于本药可抑制人的甾醇生物合成，会产生最严重的肝毒性反应，表现为黄疸、尿色深、异常乏力等，通常停药后可恢复，但也有死亡病例报道。用药期间每隔2周应进行肝功复查，有异常者立即停药。

2. 胃肠道反应　较常见，主要表现为恶心、呕吐、腹痛、厌食等。

3. 过敏反应　常见皮疹、瘙痒、光过敏等症状。

4. 其他　因在酸性环境中易溶解，故宜在就餐时或餐后立即服用，且不可与抗酸药、抗胆碱药和H_1受体阻断药同服，必须联合应用时至少间隔2小时以上。孕妇、哺乳期及肝功能不良者禁用。

氟康唑（fluconazole）

为三唑类广谱抗真菌药，也是目前临床应用最广的药物。

【体内过程】口服吸收良好，生物利用度为95%，生物利用度不受食物及胃液pH影响。组织分布广泛，可透过血-脑脊液屏障。约80%以原形由肾脏排出。

【药理作用及临床应用】抗菌谱、作用机制与酮康唑相似。抗菌活性比酮康唑强5~20倍。临床主要用于治疗敏感菌所致的真菌感染，如艾滋病患者、隐球菌性脑膜炎等。

【不良反应及用药注意】不良反应少，毒性较低，患者一般均能耐受，最常见的为轻度胃肠道反应，其次为皮疹。偶见脱发、表皮脱落性皮损，可出现一过性的血尿素氮、肌酐及转氨酶升高。哺乳妇慎用，孕妇禁用。

伊曲康唑（itraconazole）

【体内过程】口服吸收迅速，饭后吸收较好。血浆蛋白结合率大于90%所以很少透过血-脑屏障。主要经肝脏代谢，$t_{1/2}$约30~36小时。

【药理作用及临床应用】抗真菌谱广，抗菌活性比酮康唑强5~100倍。临床主要用于治疗皮肤真菌病、真菌性角膜炎和口咽部、食道、阴道等处的念珠菌感染，也用于指（趾）甲部癣症及深部真菌引起的系统感染。

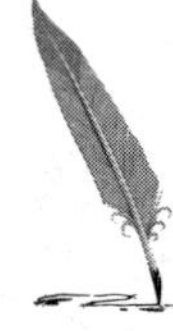

【不良反应】不良反应少，主要为胃肠道反应，如厌食、恶心、腹痛和便秘等。偶见肝毒性。大多数不良反应可通过减少剂量而得以缓解。用药前应先进行肝功检查，用药期间每隔2周进行肝功能复查。

伏立康唑（voriconazole）

【体内过程】口服吸收快且好，约1~2小时即可达到血药峰浓度，在组织中的浓度高于血中浓度。生物利用度达90%，主要在肝内代谢后被清除，从尿中排除<2%。

【药理作用及临床应用】为广谱抗真菌药，抗菌活性较氟康唑强10~500倍，对所有曲霉属、念珠菌属、隐球菌及包括对现有抗真菌药敏感性较低的足放线病菌属、镰刀菌属都有杀菌作用。此外对皮炎芽生菌、粗球孢子菌、新隐球菌及荚膜组织胞浆菌等也具有抗菌作用，尤其对侵袭性曲霉菌抑制作用较强。用于治疗侵入性曲霉病和对氟康唑耐药的念珠菌引起的严重真菌感染。

【不良反应及用药注意】最常见为视觉障碍、皮疹、发热及恶心、呕吐等消化道反应，极少数患者可出现严重肝损害。

卡泊芬净（caspofungin）

能抑制许多丝状真菌和酵母菌细胞壁的β(1,3)-D-葡聚糖的合成，从而发挥抗真菌的作用。适用于食管念珠菌病，以及其他药物（如两性霉素B、两性霉素B脂质体、伊曲康唑等）治疗无效或不耐受的侵入性曲霉病。不良反应有皮疹、面部肿胀、瘙痒、温暖感或支气管痉挛。

米卡芬净（micafungin）

为棘白菌素类广谱抗真菌药，对念珠菌属、曲菌属具有广泛抗真菌作用，对耐氟康唑与依曲康唑的念珠菌亦有作用。通过抑制真菌细胞壁的β(1,3)-D-葡聚糖合成发挥抗真菌作用。对临床分离的多种假丝酵母及曲霉有较强的杀灭作用，但对新型隐球菌无效。与两性霉素B联合给药，可以显著增加对新型隐球酵母菌的抗菌活性，使两性霉素B的抗菌谱增宽。适用于对其他抗真菌药不能耐受或已产生耐药菌的真菌感染患者，以及预防造血干细胞移植患者的真菌感染，治疗消化道念珠菌病。患者对该药耐受性良好，长期用药不良反应有肝脏和肾功能改变。

目标检测

一、最佳选择题（每题的备选项中，只有1个最佳答案）

1. 对浅表癣菌和深部念珠菌感染均有效的广谱抗真菌药是（　　）
   A. 特比萘芬　B. 酮康唑　C. 两性霉素B
   D. 制霉菌素　E. 氟胞嘧啶
2. 深部真菌感染的首选药物是（　　）
   A. 特比萘芬　B. 酮康唑　C. 两性霉素B
   D. 制霉菌素　E. 氟胞嘧啶
3. 真菌性脑膜炎宜选用的药物是（　　）
   A. 氟康唑　B. 酮康唑　C. 两性霉素B
   D. 制霉菌素　E. 克霉唑
4. 主要用于口腔、胃肠道及阴道真菌感染的药物是（　　）
   A. 两性霉素B　B. 制霉菌素　C. 氟康唑

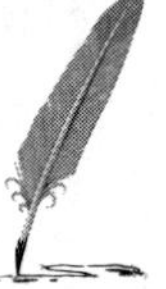

D. 克霉唑　　E. 特比萘芬

5. 下列关于抗真菌药的叙述错误的是（　　）

A. 克霉唑多用于局部治疗　　B. 两性霉素B不良反应少

C. 酮康唑为广谱抗真菌药　　D. 氟康唑可治疗真菌性脑膜炎

E. 特比萘芬具有高效、速效、低毒、低复发率的特点

6. 两性霉素B最常见的毒性是（　　）

A. 肾损害　　B. 肝损害　　C. 心律失常

D. 肺损伤　　E. 过敏反应

二、配伍选择题（每题备选项在前，试题在后。每组若干题。每组题均对应同一组备选项，每题只有一个正确答案。每个备选项可重复选用，也可不选用。）

[7~10]

A. 两性霉素B　　B. 克霉唑　　C. 氟胞嘧啶

D. 氟康唑　　E. 伏立康唑

7. 可引起视觉障碍的药物是（　　）

8. 可引起急性输液反应的抗真菌药是（　　）

9. 不良反应多且严重仅做局部应用的药物是（　　）

10. 有骨髓抑制作用的药物是（　　）

三、多项选择题（每题的备选项中有2个或2个以上正确答案。）

11. 可通过血-脑脊液屏障进入脑脊液的抗真菌药是（　　）

A. 氟胞嘧啶　　B. 酮康唑　　C. 克霉唑

D. 两性霉素B　　E. 氟康唑

12. 对浅部和深部真菌感染均有效的药物是（　　）

A. 氟康唑　　B. 制霉菌素　　C. 酮康唑

D. 伊曲康唑　　E. 氟胞嘧啶

13. 对浅表真菌感染有效的抗真菌药是（　　）

A. 制霉菌素　　B. 特比萘芬　　C. 酮康唑

D. 伊曲康唑　　E. 克霉唑

14. 下列为广谱抗真菌药的是（　　）

A. 酮康唑　　B. 氟康唑　　C. 两性霉素B

D. 伏立康唑　　E. 伊曲康唑

15. 两性霉素B的特点有（　　）

A. 口服易吸收　　B. 易通过血-脑脊液屏障，可治疗真菌性脑膜炎

C. 对细菌无效　　D. 首选治疗深部真菌感染

E. 毒性较大

16. 酮康唑具有下列哪些特点（　　）

A. 对念珠菌和浅表真菌均有作用　　B. 口服易吸收

C. 易透过血-脑屏障　　D. 可用于灰黄霉素无效的患者

E. 偶有严重的肝毒性

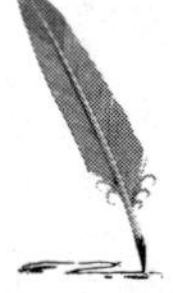

四、思考题

1. 常用抗真菌药分为几类？各举一个代表药。

2. 处方分析

患者，男，38 岁，被诊断为新型隐球菌性脑膜炎，医生为患者开如下处方，请分析是否合理？为什么？

Rp.

注射用两性霉素 B　50mg×2

Sig.　50mg　i. v. gtt.

5% 葡萄糖注射液　500ml×2

Sig.　500ml　i. v. gtt.

氟胞嘧啶片　250mg×20

Sig.　150mg/（kg. d）t. i. d.　p. o.

（马正东）

扫码“练一练”

扫码“学一学”

第三十八章 抗病毒药

学习目标

知识要求

1. 熟悉利巴韦林、金刚烷胺、阿昔洛韦、干扰素等常用抗病毒药的药理作用、临床应用及不良反应。
2. 了解其他抗病毒药的作用及用途。

技能要求

1. 学会分析、解释常用抗病毒药的作用特点及不良反应。
2. 具备提供本类药物用药咨询服务的能力。

第一节 概 述

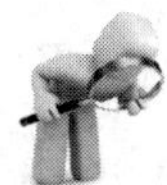

案例

患者，女，9岁，头痛，咽红肿，乏力，体温39.5℃，急诊入院，医生诊断为流行性感冒。

思考：应如何选择用药治疗？

病毒（virus）是病原微生物中体积最小、结构最简单的微生物之一，其核心是核酸，外壳是蛋白质，不具有细胞结构。病毒缺乏完整的酶系统，无独立的代谢活力，必须利用易感细胞提供酶系统、能量及营养物质才能进行复制繁殖，因此病毒只能在活的、敏感细胞内以复制方式增殖。病毒的复制包括以下步骤：①吸附，病毒识别并吸附到宿主细胞的表面；②穿入，通过宿主细胞膜穿入易感细胞；③脱壳；④合成，包含合成早期的调控蛋白及核酸多聚酶、病毒基因组（DNA或RNA）复制、合成后期的结构蛋白；⑤组装，子代病毒的组装；⑥释放，易感细胞释放子代病毒。上述步骤为一个复制周期。抗病毒药（antiviral agents）可以靶向病毒复制的任何一个步骤，发挥抗病毒作用。

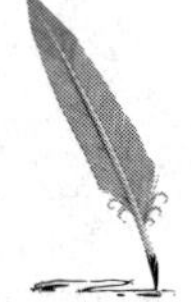

第二节　常用药物

考点提示：常用抗病毒药的分类、代表药及临床应用。

一、抗呼吸道病毒药

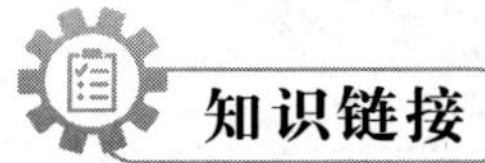

"流感"和"感冒"的临床表现

特　点	流　感	感　冒
传染性	丙类传染病	非传染病
季节性	有明显季节性	季节性不明显
发热程度	多高热（39~40℃），可以伴有寒战	不发热或轻、中度热、无寒战
发热持续时间	3~5 天	1~2 天
全身症状	明显，头痛、全身肌肉酸痛、乏力	少或没有
并发症	可出现中耳炎、肺炎、甚至脑膜炎或脑炎	罕见
病程	5~10 天	1~3 天
病死率	较高，死亡多由于流感引起原发病（肺病、心脑血管病）急性加剧	较低

利巴韦林（ribavirin，病毒唑，三氮唑核苷）

【体内过程】本品为人工合成的核苷类广谱抗病毒药。口服、口含吸收良好，生物利用度约 45%。口服后 1.5 小时血药浓度达峰值，几乎不与血浆蛋白结合，在呼吸道分泌物中的浓度大多高于血药浓度。易进入并蓄积于红细胞内，也能透过胎盘和进入乳汁中。长期用药后脑脊液内药物浓度可达同时期血药浓度的 67%。主要在肝内代谢，经肾排泄，$t_{1/2}$ 约为 0.5~2 小时。

【药理作用及临床应用】对多种 RNA 和 DNA 病毒有抑制作用。对甲型或乙型流感病毒、呼吸道合胞病毒、带状疱疹病毒和丙型肝炎病毒等均有抑制作用。临床用于治疗呼吸道合胞病毒引起的支气管炎及肺炎、流行性出血热、甲或乙型流感、疱疹、麻疹、眼角膜炎、结膜炎及小儿腺病毒肺炎等。

【不良反应及用药注意】口服或静脉给药时部分患者会出现胃肠道反应、过敏反应等，表现为恶心、呕吐、腹痛、头痛、皮疹、血清胆红素升高等。长期大剂量可致可逆性贫血，白细胞减少。动物实验有致畸作用，且少量药物由乳汁排泄，故孕妇、哺乳期妇女禁用。

金刚烷胺（amantadine）

【临床用途】口服吸收良好，体内分布广，大部分经肝脏代谢后基本以原形经肾排泄。能特异性抑制甲型流感病毒，影响病毒的复制过程，而对乙型流感及其他病毒无效。主要用于甲型流感的防治。对已发病者 48 小时内用药可缩短病程，可改善呼吸道症状。尚可用于抗震颤麻痹。

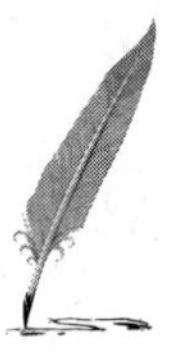

【不良反应及用药注意】可出现恶心、呕吐、厌食、失眠、头晕及腹痛、共济失调、惊厥等反应。妊娠期妇女、幼儿、脑血管硬化与癫痫患者禁用。

奥司他韦（oseltamivir）

为作用于神经氨酸酶的特异性抑制剂，通过抑制神经氨酸酶，可抑制成熟的流感病毒脱离宿主细胞，从而抑制流感病毒在人体内的传播。奥司他韦对由 H_5N_1、H_9N_2 等亚型流感病毒引起的流行性感冒有治疗和预防的作用。主要的不良反应为消化道的不适，包括恶心、呕吐、腹泻、腹痛等消化道症状。

扫码“看一看”

二、抗疱疹病毒药

阿昔洛韦（aciclovir，无环鸟苷）

属人工合成的鸟嘌呤核苷类似物，是目前治疗疱疹病毒感染的首选药物。

【体内过程】口服吸收缓慢且不完全，生物利用度仅为15%~30%，必要时可静脉给药以提高血药浓度。体内分布广泛，易透过生物膜，在脑脊液、水疱液、生殖道分泌物和组织中均可达到治疗浓度。本品主要经肾脏排泄，$t_{1/2}$为2~4小时。

【药理作用及临床应用】主要抑制疱疹病毒，其活力比碘苷强10倍，比阿糖腺苷强160倍。对单纯疱疹病毒作用最强，对水痘带状疱疹病毒则弱8~10倍，对乙型肝炎病毒有一定抑制作用，对巨细胞病毒不敏感，仅药物浓度高时有效。临床作为治疗单纯疱疹病毒感染的首选药。局部应用治疗疱疹性角膜炎、单纯疱疹和带状疱疹病毒感染。

【不良反应及用药注意】不良反应较少，但刺激性较大，局部用药可有轻微疼痛，注射剂仅供静脉滴注给药，但可致静脉炎。其他常见不良反应有恶心、呕吐、腹泻、胃部不适、厌食等消化道反应，偶有发热、头痛、皮疹等症状。静脉滴注偶见血尿素氮和肌酐水平升高、低血压、暂时性肾毒性等反应。本品过敏者和妊娠期妇女禁用，肾功能不全者慎用。

更昔洛韦（danciclovir，丙氧鸟苷）

化学结构与阿昔洛韦相似，较阿昔洛韦强。口服吸收较差，多采用静脉滴注给药。对单纯疱疹病毒和水痘带状疱疹病毒抑制作用与阿昔洛韦相似。主要用于防治免疫缺陷和免疫抑制患者的巨细胞病毒感染，如巨细胞视网膜炎、器官移植和艾滋病患者的巨细胞病毒感染。本品毒性较大，可诱发骨髓抑制，也可发生中枢神经系统毒性反应。

伐昔洛韦（valacyclovir）

为鸟嘌呤类似物类抗病毒药物，是阿昔洛韦的前药，在体内可转化为阿昔洛韦。本品抗病毒谱广，对带状疱疹病毒、单纯疱疹病毒、EB病毒以及巨细胞病毒等有较强的抑制作用。临床上用于病毒性感染疾病，如单纯疱疹、水痘、带状疱疹、初发及复发的生殖器疱疹、肝炎、病毒性脑膜炎等，并可用于防止免疫损伤及免疫抑制治疗的患者如获得性免疫缺陷综合征（AIDS）、器官移植患者的病毒感染。不良反应发生率与阿昔洛韦相似，常见有头痛、恶心、腹泻、腹痛、乏力等反应。

泛昔洛韦（famciclovir）

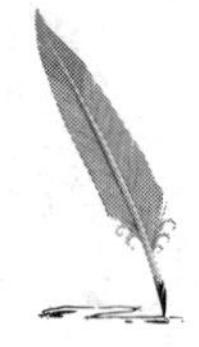

为第二代开环核苷类抗病毒药，泛昔洛韦为喷昔洛韦前药，在肠壁和肝脏经酶转化为喷昔洛韦，对水痘-带状疱疹病毒、单纯疱疹病毒1型和2型和HBV均有较强的抑制作用。适用于带状疱疹和原发性生殖器疱疹。常见不良反应有头痛和恶心。

碘苷（idoxuridine，疱疹净）

为碘化胸腺嘧啶衍生物。对 RNA 病毒无效。目前仅限于局部用药，主要制成滴眼液或眼膏，用于治疗单纯疱疹性角膜炎，牛痘病毒性角膜炎和带状疱疹病毒感染。本药全身应用毒性大，可引起脱发和骨髓抑制。可引起眼睛畏光、刺痛、痒、轻微水肿等。偶见过敏反应。对本品及碘制剂过敏的患者禁用。

三、抗肝炎病毒药

干扰素（interferon，IFN）

【药理作用及临床应用】可分为α、β、γ（IFN-α、IFN-β、IFN-γ）三种。临床主要使用的是重组人α-干扰素，主要具有以下药理作用及应用：①抗病毒作用，具有广谱抗病毒作用，临床用于治疗乙型和丙型肝炎；②免疫调节作用，小剂量对细胞及体液免疫都有调节作用，大剂量则产生抑制作用；③抗肿瘤作用，临床用于毛状细胞白血病、多发性骨髓瘤等。

【不良反应及用药注意】常见流感样综合征，如倦怠、头痛、肌痛、肌肉僵硬、全身不适；少见白细胞和血小板减少，停药可自行恢复；大剂量可出现共济失调，精神失常等症状。对精神病史、未能控制的癫痫、孕妇、肝、肾功能不良者及对本品过敏者禁用。

阿德福韦酯（adefovir dipivoxil）

本品是阿德福韦的前体，在体内水解为阿德福韦发挥抗病毒作用。单剂口服的生物利用度约为59%，血浆蛋白结合率低，主要通过肾脏排泄。临床主要用于治疗慢性乙型肝炎，尤其适合于需长期用药或已发生拉米夫定耐药者。常见不良反应为胃肠道反应、虚弱、头痛、腹痛等，亦可出现白细胞减少、脱发。

恩替卡韦（entecavir）

为鸟嘌呤核苷类似物，对乙肝病毒（HBV）多聚酶具有抑制作用，是抗乙肝病毒的一线药物，适用于病毒复制活跃，血清转氨酶 ALT 持续升高或肝脏组织学显示有活动性病变的慢性成人乙型肝炎的治疗。主要不良反应有头痛、疲惫、眩晕、恶心、腹痛、腹泻、腹部不适等。

四、抗人类免疫缺陷病毒药

应用于临床的抗人类免疫缺陷病毒药见表 38-1。

表 38-1　常用抗人类免疫缺陷病毒药

药物分类	常用药物	临床应用	主要不良反应
核苷类 HIV 反转录酶抑制剂	齐多夫定（zidovudine，AZT）	用于治疗艾滋病及重症艾滋病相关症候群，常与拉米夫定合用	骨髓抑制主要表现为贫血、中性粒细胞和血小板减少；治疗初期常出现头痛、恶心、呕吐、肌痛
	拉米夫定（lamivudine）	主要与齐多夫定合用治疗 HIV 感染及乙型肝炎	毒性低，主要有头痛、眩晕、乏力、肌肉酸痛、上腹不适、发热、麻木等
	司他夫定（stavudine）	用于不能耐受齐多夫定或齐多夫定治疗无效的患者	外周神经炎，也可见胰腺炎、关节痛和血清转氨酶升高

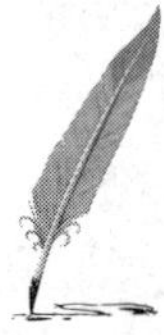

续表

药物分类	常用药物	临床应用	主要不良反应
非核苷类 HIV 反转录酶抑制剂	奈韦拉平（nevirapine，NVP）	常与其他抗反转录病毒药联合治疗 HIV 感染	主要表现为皮疹，亦可出现头痛、腹泻、转氨酶升高等
	地拉韦定（delaviridine，DLV）	常与其他抗反转录病毒药联合治疗 HIV 感染	
HIV 蛋白酶抑制剂	沙奎那韦	常与核苷类 HIV 反转录酶抑制剂联合治疗 HIV 感染，宜餐后 2h 服用	口干、口腔溃疡、恶心、呕吐、腹泻、味觉障碍，偶见血糖升高、肾结石等
	奈非那韦	常与核苷类 HIV 反转录酶抑制剂联合治疗 HIV 感染	胃肠不适、胃酸反流、腹泻、口干、味觉障碍，已有血糖升高、肾结石报道

目标检测

一、最佳选择题（每题的备选项中，只有 1 个最佳答案）

1. 对 DNA 和 RNA 病毒感染均有效的广谱抗真菌药是（　　）

A. 碘苷　B. 金刚烷胺　C. 阿昔洛韦
D. 利巴韦林　E. 阿糖腺苷

2. 兼有抗震颤麻痹作用的抗病毒药是（　　）

A. 碘苷　B. 金刚烷胺　C. 阿昔洛韦
D. 利巴韦林　E. 阿糖腺苷

3. 金刚烷胺能特异性地抑制下列哪种病毒感染（　　）

A. 甲型流感病毒　B. 乙型流感病毒　C. 麻疹病毒
D. 单纯疱疹病毒　E. 腮腺炎病毒

4. 在下列药物中，抗疱疹病毒作用最强的是（　　）

A. 碘苷　B. 金刚烷胺　C. 阿昔洛韦
D. 利巴韦林　E. 阿糖腺苷

5. 治疗艾滋病的首选药物是（　　）

A. 地拉韦定　B. 齐多夫定　C. 奈韦拉平
D. 利巴韦林　E. 阿昔洛韦

6. 具有抗病毒、抗肿瘤和免疫调节作用的药物是（　　）

A. 阿昔洛韦　B. 利巴韦林　C. 金刚烷胺
D. 干扰素　E. 齐多夫定

二、配伍选择题（每题备选项在前，试题在后。每组若干题。每组题均对应同一组备选项，每题只有一个正确答案。每个备选项可重复选用，也可不选用）

[7~10]

A. 齐多夫定　B. 干扰素　C. 阿昔洛韦
D. 利巴韦林　E. 两性霉素 B

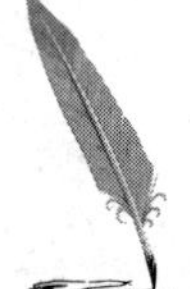

7. 抗人类免疫缺陷病毒药是（　　）

8. 抗肝炎病毒药是（　　）

9. 抗疱疹病毒药是（　　）

10. 抗呼吸道病毒药是（　　）

三、多项选择题（每题的备选项中有2个或2个以上正确答案）

11. 可治疗流行性感冒的药物是（　　）

A. 金刚烷胺　B. 齐多夫定　C. 干扰素

D. 利巴韦林　E. 碘苷

12. 具有抗人类免疫缺陷病毒作用的药物是（　　）

A. 拉米夫定　B. 奈韦拉平　C. 齐多夫定

D. 地拉韦定　E. 沙奎那韦

13. 可治疗乙型病毒性肝炎的药物是（　　）

A. 拉米夫定　B. 干扰素　C. 阿昔洛韦

D. 金刚烷胺　E. 阿德福韦酯

14. 金刚烷胺对下列哪些病毒无效（　　）

A. 麻疹病毒　B. 甲型流感病毒　C. 乙型流感病毒

D. 腺病毒　E. 疱疹病毒

15. 下列属于利巴韦林不良反应的有（　　）

A. 恶心、呕吐　B. 腹痛　C. 头痛

D. 贫血　E. 白细胞减少

四、思考题

1. 常用抗真菌药分为几类？各举一个代表药。

2. 简述干扰素的作用及临床应用。

3. 处方分析：

某患者，男，12岁，因高热、伴有头痛，咽红肿，乏力，到医院就诊，诊断为病毒性流感。医生开具如下处方，请问是否合理？为什么？

Rp.

快克胶囊　12粒

Sig. 1粒　b. i. d.　p. o.

泰诺感冒片　12片

Sig. 2片　t. i. d.　p. o.

（马正东）

扫码“练一练”

扫码“学一学”

第三十九章

消毒防腐药

学习目标

知识要求 了解乙醇、甲酚皂溶液、甲醛溶液、碘等常用消毒防腐药的作用、常用浓度及应用。

技能要求 学会分析、解释常用消毒防腐药的作用、常用浓度及应用，具备提供用药咨询服务的能力。

第一节 概　述

一、消毒药的概念

消毒药是指能够杀灭病原微生物的药物；防腐药是指能够抑制病原微生物生长繁殖的药物，两者之间无严格界限，低浓度消毒药有防腐作用，高浓度防腐药有消毒作用，故统称为消毒防腐药。本类药物对病原微生物和人体组织细胞选择性低，具有强烈毒性，故不能用于全身感染，主要用于体表、器具、周围环境和排泄物的消毒防腐。

二、消毒药的作用机制

1. 蛋白质凝固变性或沉淀 通过使病原体蛋白质凝固变性或沉淀，从而影响微生物生长繁殖，甚至死亡，如酚类、醇类、醛类、酸类、重金属盐类等。

2. 氧化作用 通过氧化作用使菌体蛋白质变性，如氧化剂、卤化物等。

3. 干扰酶系统 通过干扰病原体的重要酶系统而影响其新陈代谢，抑制其生长繁殖，如低浓度的重金属盐类、卤素类、染料类等。

4. 改变胞浆膜通透性 通过改变胞浆膜通透性使胞内重要物质外漏，引起细胞溶解、破裂，从而产生抑菌或杀菌作用，如表面活性剂等。

三、消毒防腐药的应用

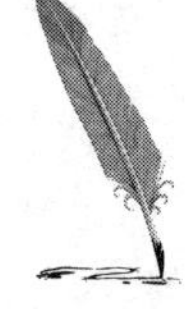

考点提示：消毒防腐药的应用。

消毒防腐药种类繁多，使用广泛，应根据药物性质、消毒力强弱和对机体皮肤黏膜影响的不同加以选择。

1. 皮肤消毒　常选作用快、消毒力强、刺激性较小的药物，如乙醇、碘酊等。

2. 黏膜消毒　常选作用快、刺激性和腐蚀性均小、吸收少及不受脓液及分泌物影响的药物，如硼酸、清洁剂、高锰酸钾和过氧化氢液（双氧水），单独应用于黏膜的药物还有硝酸银、蛋白银、碘甘油等，单独应用于创面的药物还有含漂白粉的洗剂。

3. 金属器械消毒　常选用消毒能力强，且对金属无腐蚀性的药物，如酚类、清洁剂等。

4. 非金属器械消毒　除采用上述金属器械消毒药外，还可用升汞液。

5. 环境消毒　应选用消毒力强、便于熏蒸或喷洒的药物，如甲醛、酚类、乳酸、氯己定等。

6. 饮水消毒　应选用杀菌作用强大、作用迅速、可溶于水、价廉易得、对人和动物安全的药物，如0.5%漂白粉。

7. 排泄物消毒　应选用价廉易得、不受有机物影响的药物，如漂白粉、生石灰等。

第二节　常用药物

一、酚类

酚类化学性质稳定，通过使蛋白质变性、干扰微生物膜上的某些酶、使胞浆膜通透性增加等作用而呈现较强杀菌力，与乙醇、肥皂合用杀菌力明显增强，但对芽孢、病毒无效。使用浓度基本对人体无害，对皮肤黏膜能产生轻度局麻作用。但对组织有一定刺激性，对物品有轻度腐蚀性。

苯酚　易吸收，有毒，异臭，仅供外用，0.2%可抑菌，1%以上浓度可杀灭一般细菌，但对芽孢、病毒效果差。1%~2%酚甘油溶液滴耳治疗外耳道和中耳炎，发挥防腐、消炎、止痛作用；3%~5%水溶液用于用具、器械及房屋消毒；5%在24小时内可杀灭结核杆菌；苯酚软膏可治疗神经性皮炎、慢性湿疹。5%以上苯酚液具有刺激和腐蚀性。

考点提示：不同浓度苯酚的应用。

甲酚皂（来苏尔）　临用时加水配制。2%水溶液用于皮肤消毒，3%~5%用于器械及用具的消毒，5%~10%用于环境及排泄物消毒，50%甲酚皂溶液，杀菌力比苯酚强3倍，毒性腐蚀性较小。

二、醇类

醇类化学性质稳定，作用较快，刺激性小，基本无毒，但有效浓度较高。醇类包括乙醇、异丙醇和苯氧乙醇，以乙醇最为常用，它们能使蛋白质脱水、变性或沉淀，有一定的杀菌力，但对芽孢、病毒、真菌无效。与药物配成酊剂、醑剂等有增效作用。

乙醇　20%~75%范围内其抗菌作用强度与浓度成正比。20%~30%用于擦拭身体降低体温；50%涂擦皮肤以防长期卧床者的褥疮；75%用于皮肤、器械消毒。因对芽孢无作用，不宜用于外科手术器械消毒。

考点提示：不同浓度乙醇的应用。

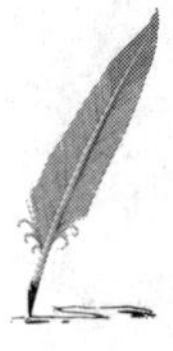

三、醛类

醛类化学性质稳定，杀菌力强于酚类，受有机物影响小。常用药物有甲醛和戊二醛，它们能与蛋白质的氨基结合成甲亚胺类而使蛋白质变性，对各种微生物包括细菌、真菌、芽孢和病毒均有效。但有特殊臭味，刺激性强，有一定毒性，且易受温度影响。

甲醛 广谱杀菌剂，对细菌、芽孢、病毒均有效。2%溶液用于器械消毒（浸泡1~2小时）；10%溶液用于固定标本；按每立方米取2~4ml加等量水进行加热蒸发，用于房间消毒；牙科用其配制干髓剂，填入髓洞，使牙髓失活。

四、酸类

酸类性质稳定，无刺激性，药物有效浓度低。常用药物有醋酸、苯甲酸、水杨酸、硼酸和乳酸等，它们解离后产生的氢离子或脂溶性弱酸分子可渗入菌体，使胞浆膜破裂，但大多数药物抗菌谱窄，在碱性环境中作用减弱。

苯甲酸 具有挥发性，pH越低，抗菌作用越强。常与水杨酸配成复方制剂用于治疗浅部真菌感染，如手癣、体癣、足癣等。0.05%~0.1%浓度的本品可加入食品或药品中做防腐剂。

水杨酸 对细菌、真菌均有杀灭作用，能渗透进入角质层及毛孔深处，溶解皮肤角质层，使其软化脱落，并能杀灭皮肤深部真菌。3%~6%醇溶液或5%软膏治癣症；10%~25%溶液治疗鸡眼、疣等。也用于清除粉刺、缩小毛孔。本药具有刺激性及腐蚀性，成人口服致死量为5~15g。

硼酸 抗菌力弱，刺激性小，对细菌和真菌有弱的抑制作用。2%~5%水溶液洗眼、漱口、冲洗伤口，4%醇溶液治外耳真菌感染，10%软膏用于皮肤黏膜患处。

醋酸 为弱有机酸，0.5%~2%用于洗涤铜绿假单胞菌感染的伤口，0.1%~0.5%溶液用于冲洗阴道，配合治疗细菌性或滴虫性阴道炎；也用于房间消毒，每立方米用2ml的食醋加热蒸发消毒房屋。

五、卤素类

卤素类价格低廉，使用方便，对各种病原微生物均有杀灭作用，使用最广泛，品种也多。其通过卤化和氧化生物原浆蛋白的活性基团而发挥显著的杀菌作用。

碘 对芽孢、真菌、病毒均有强大杀灭作用。2%碘酊用于一般皮肤消毒；3%~5%碘酊用于手术视野皮肤消毒，用后需再用75%乙醇洗净以减少对皮肤刺激，因刺激性大，不宜用于黏膜消毒；10%碘甘油刺激性小，涂擦患处用于牙龈感染、咽炎等；0.5%碘酊涂于基底细胞癌表面，出现特殊闪光，可作临床辅助诊断。对碘过敏者禁用，禁与红汞合用。

考点提示：不同浓度的碘、碘伏的应用。

碘伏（碘附） 性质稳定，作用持久。对组织无刺激，使用时无需脱碘。可缓慢释放碘而起作用，属广谱杀菌剂，对细菌、乙型肝炎病毒、芽孢均有效。0.5%碘伏用于术前皮肤、黏膜及器械消毒，0.2%碘伏用于皮肤、黏膜、伤口的预防感染，碘伏用于甲肝病毒或乙肝病毒消毒，禁与红汞合用。

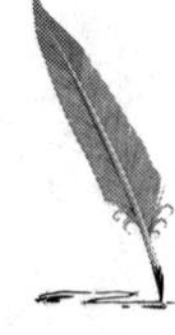

氯石灰（漂白粉） 杀菌作用强大、迅速、短暂，对细菌、病毒、真菌、芽孢均有效，

但对结核分枝杆菌不敏感。遇有机物及碱性时，其活性大减。1% ~ 3% 用于环境消毒；0.5% 用于食具、饮水消毒；干粉用于排泄物消毒，用量为 1 : 5，放置 2 小时。氯石灰与硼酸各 1.25% 组成优琐溶液，刺激性小，用于冲洗化脓伤口。溶液应临用新配。

考点提示： 氯石灰的应用。

六、氧化剂

氧化剂易溶于水，使用方便，作用迅速，无残留毒性，临床使用广泛。

高锰酸钾　为紫色晶体，可溶于水，随用随配。为强氧化剂，有较强杀菌作用，高浓度具有刺激、腐蚀作用。0.01% ~ 0.02% 溶液用于有机磷药物中毒的洗胃；0.0125% 溶液用于坐浴或阴道冲洗，可治疗痔疮或白带过多；0.1% 溶液用于水果等消毒；0.1% ~ 0.5% 用于创面及膀胱冲洗；1% 治疗腋臭、足癣、冲洗毒蛇咬伤的伤口。

考点提示： 高锰酸钾的应用。

过氧化氢溶液（双氧水）　对革兰阳性菌、厌氧菌杀菌作用强。1% 溶液含漱治疗口腔炎、扁桃体炎等；3% 溶液用于冲洗创面、溃疡；5% ~ 6% 溶液用于清洁伤口或换药时用以松动痂皮及敷料。性质不稳定，应密闭避光，阴凉处存放。

过氧乙酸　临用前配制，为强氧化剂，杀菌作用强大，对细菌、芽孢、真菌、病毒等都有高效的杀灭作用。0.04% 用于空气、食具、垃圾物消毒等；0.1% ~ 0.2% 溶液用于洗手消毒（浸泡 1 分钟）；0.3% ~ 0.5% 溶液用于器械消毒（浸泡 15 分钟）；1% 溶液治疗手足癣等（浸泡 20 分钟，3 次/日，连续 2 周）；20% 成品熏蒸（$1 \sim 3g/m^3$）用于实验动物室及无菌室消毒。

考点提示： 过氧乙酸的临床应用。

七、表面活性剂

表面活性剂水溶性好，杀菌作用快而强，毒性低，渗透力强，杀菌浓度低，无刺激性，临床应用极为广泛。表面活性剂能降低水的表面张力而促进水的渗透和脂肪乳化，有除污作用，又称清洁剂，可使菌体蛋白变性，产生抑菌作用。

苯扎溴铵（新洁尔灭）　杀菌作用快而强，毒性低，无刺激性，渗透力强。0.01% ~ 0.05% 溶液用于黏膜消毒；0.05% ~ 0.1% 溶液用于手术前洗手（浸泡 5 分钟）；0.1% 溶液用于器械消毒（煮沸 15 分钟或浸泡 30 分钟）。忌与阴离子清洁剂如肥皂、洗衣液合用。浸泡金属器械时应加 0.5% 亚硝酸钠以防锈。

氯己定（洗必泰）　对革兰阳性菌、阴性菌、铜绿假单胞菌及真菌等均有杀灭作用，对芽孢和病毒无效。0.02% 溶液用于洗手消毒或漱口；0.05% 溶液用于冲洗伤口；0.1% 溶液用于器械消毒；0.5% 溶液用于房间家具消毒；0.5% 乙醇溶液用于手术消毒；0.1% 乳膏、气雾剂用于烧伤、烫伤感染。

八、染料类

染料类对组织无刺激性，常用于皮肤、黏膜创伤的消毒防腐。它们能与菌体蛋白的羧基和氨基相结合而影响菌体代谢，产生抑菌作用。

甲紫（龙胆紫）　为紫色染料，具有收敛作用，无刺激性。对革兰阴性菌有较强杀菌作

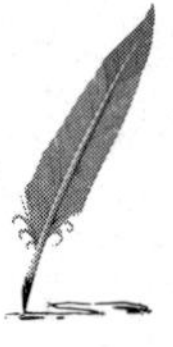

用；对念珠菌、表皮癣菌也有杀灭作用。1%～2%溶液用于皮肤、黏膜感染、烧伤及癣症。

依沙吖啶（利凡诺） 为黄色结晶粉末，可溶于水。对革兰阳性菌及少数革兰阴性菌有较强抗菌作用。0.1%～0.5%溶液用于创伤感染冲洗及湿敷。

九、其他

84 消毒液 是一种以次氯酸钠为主的高效消毒剂，主要成分为次氯酸钠（NaClO）。为无色或淡黄色液体，有效氯含量5.5%～6.5%。用于各型肝炎、伤寒、流感、流脑、结核、淋病、梅毒及医院内污染物品的消毒。原液对金属易腐蚀。

环氧乙烷 广谱高效杀菌剂，穿透力强，对细菌、芽孢、病毒及真菌均有杀灭作用。常用于仪器、器械、被服、敷料、包装材料、塑料和橡胶制品、书籍以及食物药物的消毒。对眼及呼吸道刺激性强，吸入后可引起恶心、腹泻、头晕、中枢抑制、呼吸困难及肺水肿等；皮肤过多接触可引起烧灼及糜烂。

目标检测

一、最佳选择题（每题的备选项中，只有1个最佳答案）

1. 对饮水、食具均适用的消毒药是（　　）

A. 漂白粉　B. 甲醛　C. 甲酚

D. 环氧乙烷　E. 75%乙醇

2. 可用于坐浴的消毒药是（　　）

A. 漂白粉　B. 高锰酸钾　C. 过氧化氢

D. 环氧乙烷　E. 75%乙醇

3. 防止褥疮的乙醇浓度是（　　）

A. 75%　B. 50%　C. 40%

D. 30%　E. 20%

4. 一般不用于皮肤消毒的药物是（　　）

A. 75%乙醇　B. 碘伏　C. 甲紫

D. 环氧乙烷　E. 氯己定

5. 常用于冲洗创面的消毒药是（　　）

A. 环氧乙烷　B. 漂白粉　C. 过氧乙酸

D. 硝酸银　E. 过氧化氢

6. 乙醇用于皮肤消毒时最佳浓度（按重量计）是多少（　　）

A. 75%　B. 70%　C. 50%

D. 30%　E. 95%

7. 可用于食品防腐的药物是（　　）

A. 水杨酸　B. 醋酸　C. 苯甲酸

D. 乳酸　E. 过氧化氢

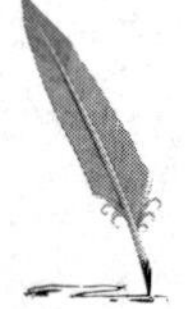

8. 刺激性小，水溶液可用洗眼、漱口、冲洗伤口的药物是（　　）

A. 苯甲酸　B. 硼酸　C. 碘伏
D. 双氧水　E. 20%乙醇

9. 不能与红汞合用的药物是（　）
A. 乙醇　B. 硼酸　C. 碘酊
D. 过氧乙酸　E. 甲紫

10. 属阳离子型表面活性剂的是（　）
A. 84 消毒液　B. 过氧化氢溶液　C. 含氯石灰
D. 苯扎溴铵　E. 高锰酸钾

11. 下列属于氧化剂的消毒防腐药是（　）
A. 甲紫　B. 高锰酸钾　C. 环氧乙烷
D. 水杨酸　E. 碘酊

12. 下列对碘的叙述错误的是（　）
A. 2%碘酊用于皮肤消毒　B. 3%~5%碘酊用于手术野皮肤消毒
C. 10%碘甘油可用于牙龈感染、咽炎　D. 1.5%用于黏膜消毒
E. 因刺激性大，不宜用于黏膜消毒

二、配伍选择题（每题备选项在前，试题在后。每组若干题。每组题均对应同一组备选项，每题只有一个正确答案。每个备选项可重复选用，也可不选用）

[13~16]
A. 0.1%氯己定　B. 0.5%漂白粉　C. 3%过氧化氢
D. 1%~2%甲紫　E. 75%乙醇

13. 可用于饮水消毒的是（　）
14. 可用于排泄物消毒的是（　）
15. 可用于黏膜消毒的是（　）
16. 可用于环境消毒的是（　）

三、多项选择题（每题的备选项中有 2 个或 2 个以上正确答案。）

17. 可用于皮肤创面消毒的药物有（　）
A. 甲紫　B. 过氧化氢　C. 乙醇
D. 碘伏　E. 高锰酸钾

18. 可用于环境消毒的药物包括（　）
A. 甲醛　B. 过氧化氢　C. 苯酚
D. 乳酸　E. 氯己定

19. 可用于排泄物消毒的药物包括（　）
A. 甲醛　B. 过氧化氢　C. 甲酚
D. 乳酸　E. 漂白粉

20. 可用于器械消毒的药物是（　）
A. 甲醛　B. 苯酚　C. 乙醇
D. 氯己定　E. 过氧乙酸

21. 可用于黏膜消毒的药物是（　）
A. 甲紫　B. 碘伏　C. 苯扎溴铵

D. 氯己定　　　　E. 过氧乙酸

22. 消毒防腐药可用于（　　）

A. 皮肤、黏膜消毒　　　　B. 器械消毒

C. 环境消毒　　　　D. 饮水消毒

E. 排泄物消毒

23. 氯己定可用于（　　）

A. 洗手消毒或漱口　　　　B. 冲洗伤口

C. 器械消毒　　　　D. 房间家具消毒

E. 烧伤、烫伤感染

24. 高锰酸钾可用于（　　）

A. 腋臭、足癣的冲洗　　　　B. 水果消毒

C. 膀胱冲洗　　　　D. 坐浴或阴道冲洗

E. 有机药物中毒的洗胃

四、思考题

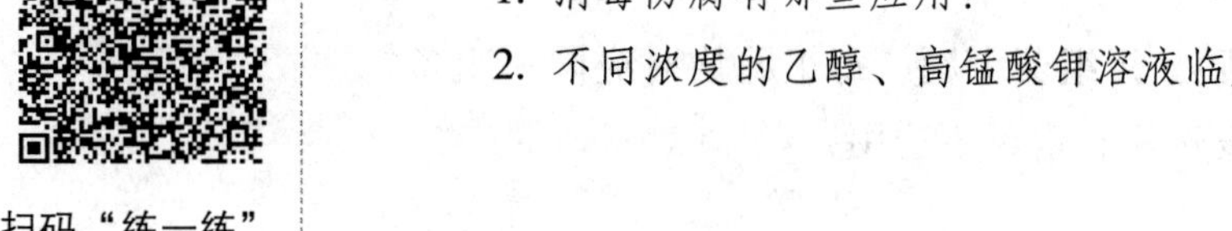

扫码“练一练”

1. 消毒防腐有哪些应用？

2. 不同浓度的乙醇、高锰酸钾溶液临床应用有何不同？

（马正东）

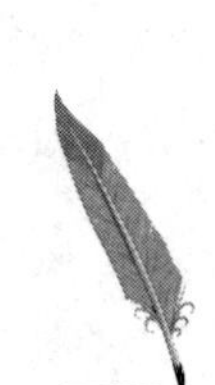

扫码“学一学”

第四十章

抗菌药的合理应用

学习目标

知识要求

1. 熟悉抗菌药合理使用的原则。

2. 熟悉抗菌药联合使用的目的、适应证及药物间的相互作用。

技能要求 学会分析、解释抗菌药合理使用基本原则及联合用药的适应证。

在抗菌药物治愈并挽救了许多患者生命的同时，也出现了由于抗菌药物不合理应用导致的不良后果，如不良反应的增多，细菌耐药性的增长，以及治疗的失败等，给患者健康乃至生命造成重大影响。正确合理应用抗菌药物是提高疗效、降低不良反应发生率以及减少或减缓细菌耐药性发生的关键。

第一节 抗菌药临床应用的基本原则

扫码“看一看”

考点提示：抗菌药临床应用的基本原则。

一、严格掌握用药指征

根据患者的症状、体征及血、尿常规等实验室检查结果，初步诊断为细菌性感染者以及经病原检查确诊为细菌性感染者方有指征应用抗菌药物；由真菌、结核分枝杆菌、非结核分枝杆菌、支原体、衣原体、螺旋体、立克次体及部分原虫等病原微生物所致的感染亦有指征应用抗菌药物。缺乏细菌及上述病原微生物感染的证据，诊断不能成立者，以及病毒性感染者，均无指征应用抗菌药物。

二、重视病原学检查

抗菌药物品种的选用原则上应根据细菌药物敏感试验（以下简称药敏）的结果而定。因此有条件的医疗机构，住院病人必须在使用抗菌治疗前，先进行药敏试验，以尽早明确病原菌和药敏结果；门诊病人可以根据病情需要开展药敏工作。危重患者在未获知病原菌及药敏结果前，可根据患者的发病情况、发病场所、原发病灶、基础疾病等推断最可能的病原菌，并结合当地细菌耐药状况先给予抗菌药物经验治疗，获知细菌培养及药敏结果后，

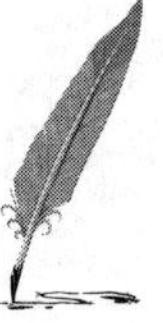

对疗效不佳的患者调整给药方案。

三、合理制订抗菌药物治疗方案

应根据病原菌、感染部位、感染严重程度和患者的生理、病理情况以及各种抗菌药物的药效学和药动学特点，合理制订抗菌药物治疗方案，主要应遵循下列原则。

（一）品种选择

应根据病原菌种类及药敏结果正确选用抗菌药物。

（二）给药剂量

应按各种抗菌药物的治疗剂量范围给药。治疗重症感染（如败血症、感染性心内膜炎等）和抗菌药物不易达到的部位的感染（如中枢神经系统感染等），抗菌药物剂量宜较大（治疗剂量范围高限）；而治疗单纯性下尿路感染时，由于多数药物尿药浓度远高于血药浓度，则可应用较小剂量（治疗剂量范围低限）。

（三）给药途径

1. 根据病情选择口服或静脉注射 轻症感染可接受口服给药者应选用口服吸收完全的抗菌药物，不必采用静脉或肌内注射给药。重症感染、全身性感染患者初始治疗应予静脉给药，以确保药效；病情好转能口服时应及早转为口服给药。

2. 尽量避免局部应用抗菌药物 皮肤黏膜局部应用抗菌药物后，很少被吸收，在感染部位不能达到有效浓度，反易引起过敏反应或导致耐药菌产生，因此治疗全身性感染或脏器感染时应避免局部应用抗菌药物。抗菌药物的局部用药宜采用刺激性小、不易吸收、不易导致耐药性和不易致过敏反应的杀菌剂，青霉素类、头孢菌素类等易产生过敏反应的药物不可局部应用，氨基糖苷类等耳毒性药不可局部滴耳。

（四）给药次数

为保证药物在体内能最大地发挥药效，杀灭感染灶病原菌，应根据药动学和药效学相结合的原则给药。青霉素类、头孢菌素类和其他β内酰胺类、红霉素、克林霉素等消除半衰期短者，应一日多次给药；氟喹诺酮类、氨基糖苷类等可一日给药一次（重症感染者例外）。

（五）用药疗程

抗菌药物疗程因感染不同而异，一般宜用至体温正常、症状消退后72~96小时，特殊情况，特殊处理。但是，败血症、感染性心内膜炎、化脓性脑膜炎、伤寒、布鲁菌病、骨髓炎、溶血性链球菌咽炎和扁桃体炎、深部真菌病、结核病等则需较长的疗程方能彻底治愈，并防止复发。

（六）联合应用

抗菌药物的联合应用要有明确指征，单一药物可有效治疗的感染不需联合用药，仅在下列情况时才能联合用药。

（1）尚未查明的严重感染，包括免疫缺陷者的严重感染。

（2）单一抗菌药物不能控制的需氧菌及厌氧菌混合感染，两种或两种以上病原菌感染。

（3）单一抗菌药物不能有效控制的感染性心内膜炎或败血症等重症感染。

（4）需长程治疗，但病原菌易对某些抗菌药物产生耐药性的感染，如结核病、深部真菌病。

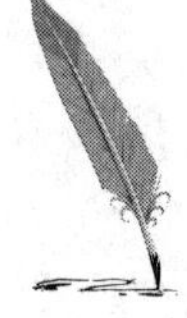

（5）由于药物协同抗菌作用，联合用药时应将毒性大的抗菌药物剂量减少，如两性霉素 B 与氟胞嘧啶联合治疗隐球菌脑膜炎时，前者的剂量可适当减少，从而减少其毒性反应。联合用药时宜选用具有协同或相加抗菌作用的药物联合，如青霉素类、头孢菌素类等其他β-内酰胺类与氨基糖苷类联合，两性霉素 B 与氟胞嘧啶联合。联合用药通常采用两种药物联合，三种及三种以上药物联合仅适用于个别情况，如结核病的治疗。此外必须注意联合用药后药物不良反应将增多。

四、根据患者生理病理特点选药

（一）肾功能减退患者

许多抗菌药物在人体内主要经肾排出，而某些抗菌药物具有肾毒性，肾功能减退的感染患者应用抗菌药物的原则如下，具体参见表 40-1。

表 40-1　肾功能减退感染患者抗菌药物的应用

抗菌药物					肾功能减退时的应用
红霉素、 阿奇霉素 等大环内酯类 利福平 克林霉素 多西环素	氨苄西林 阿莫西林 哌拉西林 美洛西林 苯唑西林	头孢哌酮 头孢曲松 头孢噻肟 头孢哌酮/舒巴坦	氨苄西林/舒巴坦 阿莫西林/克拉维酸 替卡西林/克拉维酸 哌拉西林/三唑巴坦	氯霉素 两性霉素 B 异烟肼 甲硝唑 伊曲康唑口服液	可应用，按原 治疗量或略减量
青霉素 羧苄西林 阿洛西林 头孢唑啉 头孢噻吩	头孢氨苄 头孢拉定 头孢呋辛 头孢西丁 头孢他啶	头孢唑肟 头孢吡肟 氨曲南 亚胺培南/西司他丁 美罗培南	氧氟沙星 左氧氟沙星 加替沙星 环丙沙星	磺胺甲噁唑 甲氧苄啶 氟康唑 吡嗪酰胺	可应用， 治疗量需减少
庆大霉素 妥布霉素 奈替米星 阿米卡星 卡那霉素 链霉素	万古霉素 去甲万古霉素 替考拉宁 氟胞嘧啶 伊曲康唑静脉 注射剂				避免使用，确有指 征应用者调整 给药方案*
四环素 土霉素	呋喃妥因 萘啶酸	特比萘芬			不宜选用

注：* 需进行血药浓度监测，或按内生肌酐清除率调整给药剂量或给药间期。

（1）尽量避免使用肾毒性抗菌药物，确有应用指征时，必须调整给药方案。

（2）根据感染的严重程度、病原菌种类及药敏试验结果等选用无肾毒性或肾毒性低的抗菌药物。

（3）根据患者肾功能减退程度以及抗菌药物在人体内排出途径调整给药剂量及方法。

（二）肝功能减退患者

肝功能减退时抗菌药物的选用及剂量调整需要考虑肝功能减退对该类药物体内过程的

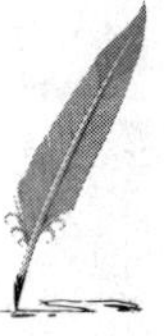

影响程度，以及肝功能减退时该类药物及其代谢物发生毒性反应的可能性。肝功能减退时抗菌药物的应用有以下几种情况，具体参见表40-2。

表40-2 肝功能减退感染患者抗菌药物的应用

抗菌药物				肝功能减退时的应用
青霉素 头孢唑啉 头孢他啶	庆大霉素 妥布霉素 阿米卡星等 氨基糖苷类	万古霉素 去甲万古霉素 多粘菌素	氧氟沙星 左氧氟沙星 环丙沙星 诺氟沙星	按原治疗量应用
哌拉西林 阿洛西林 美洛西林 羧苄西林	头孢噻吩 头孢噻肟 头孢曲松 头孢哌酮	红霉素 克林霉素	甲硝唑 氟罗沙星 氟胞嘧啶 伊曲康唑	严重肝病时 减量慎用
林可霉素	培氟沙星	异烟肼*		肝病时减量慎用
红霉素酯化物 四环素类 氯霉素 利福平	两性霉素B 酮康唑 咪康唑 特比萘芬	磺胺药		肝病时避免应用

注：* 活动性肝病时避免应用。

（1）主要由肝脏清除的药物，肝功能减退时清除明显减少，但并无明显毒性反应发生，肝病时仍可正常应用，但需谨慎，必要时减量给药，治疗过程中需严密监测肝功能。红霉素等大环内酯类（不包括酯化物）、林可霉素、克林霉素属此类。

（2）药物主要经肝脏或有相当量经肝脏清除或代谢，肝功能减退时清除减少，并可导致毒性反应的发生，肝功能减退患者应避免使用此类药物，氯霉素、利福平、红霉素酯化物等属此类。

（3）药物经肝、肾两途径清除，肝功能减退者药物清除减少，血药浓度升高，同时有肾功能减退的患者血药浓度升高尤为明显，但药物本身的毒性不大。严重肝病患者，尤其肝、肾功能同时减退的患者在使用此类药物时需减量应用。经肾、肝两途径排出的青霉素类、头孢菌素类均属此种情况。

（4）药物主要由肾排泄，肝功能减退者不需调整剂量。氨基糖苷类抗生素属此类。

（三）老年患者

（1）老年患者，尤其是高龄患者应按轻度肾功能减退情况减量给药，可用正常治疗量的2/3~1/2。

（2）老年患者宜选用毒性低并具杀菌作用的抗菌药物，如青霉素类、头孢菌素类等β内酰胺类为常用药物，毒性大的氨基糖苷类、万古霉素、去甲万古霉素等药物应尽可能避免应用，有明确应用指征时应在严密观察下慎用，同时应进行血药浓度监测。

（四）新生儿患者

（1）新生儿期肝、肾均未发育成熟，应避免应用毒性大的抗菌药物，包括主要经肾排泄的氨基糖苷类、万古霉素、去甲万古霉素等，以及主要经肝代谢的氯霉素。确有应用指征时，必须进行血药浓度监测，以确保治疗安全有效。

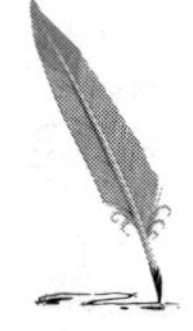

（2）新生儿期禁用可影响新生儿生长发育的四环素类、喹诺酮类药物，可导致脑性核黄疸及溶血性贫血的磺胺类和呋喃类药物应避免应用。

（3）新生儿期由于肾功能尚不完善，主要经肾排出的青霉素类、头孢菌素类等β-内酰胺类药物需减量应用，以防止药物在体内蓄积导致严重中枢神经系统毒性反应的发生。

新生儿应用抗菌药物后可能发生的不良反应，具体参见表40-3。

表40-3　新生儿应用抗菌药物后可能发生的不良反应

抗菌药物	不良反应	发生机制
氯霉素	灰婴综合征	肝酶不足，氯霉素与其结合减少，肾排泄功能差，使血游离氯霉素浓度升高
磺胺药	脑性核黄疸	磺胺药替代胆红素与蛋白的结合位置
喹诺酮类	软骨损害（动物）	不明
四环素类	齿及骨骼发育不良，牙齿黄染	药物与钙络合沉积在牙齿和骨骼中
氨基糖苷类	肾、耳毒性	肾清除能力差，药物浓度个体差异大，致血药浓度升高
万古霉素	肾、耳毒性	同氨基糖苷类
磺胺药及呋喃类	溶血性贫血	新生儿红细胞中缺乏葡萄糖-6-磷酸脱氢酶

（五）小儿患者

（1）氨基糖苷类抗生素有明显的耳、肾毒性，小儿患者应尽量避免应用。

（2）万古霉素和去甲万古霉素也有一定肾毒性、耳毒性，小儿患者仅在有明确指征时方可选用。

（3）四环素类抗生素可导致牙齿黄染及牙釉质发育不良，不可用于8岁以下儿童。

（4）喹诺酮类抗菌药对骨骼发育可能产生不良影响，避免用于18岁以下未成年人。

（六）妊娠期和哺乳期患者

1. 妊娠期患者　对胎儿有致畸或明显毒性的药物，如四环素类、喹诺酮类等妊娠期应避免应用；对母体和胎儿均有毒性作用者，如氨基糖苷类、万古霉素、去甲万古霉素等，妊娠期应避免应用；确有应用指征时，须在血药浓度监测下使用，以保证用药安全有效。

2. 哺乳期患者　氨基糖苷类抗生素可导致乳儿听力减退，氯霉素可致乳儿骨髓抑制，喹诺酮类可能抑制骨骼发育，磺胺类可致核黄疸、溶血性贫血，四环素类可致乳齿黄染，青霉素类可致过敏反应等，因此哺乳期患者应避免应用以上药物。

五、严格控制抗菌药的预防应用

预防用药应有明确的指征，否则不仅不能发挥预防感染的作用，反而会导致耐药菌产生或出现不良反应。预防用药主要用于以下情况。

（1）复杂的外伤、战伤、闭塞性脉管炎患者进行截肢术前，使用青霉素防止气性坏疽。

（2）患者需行结肠手术前使用甲硝唑加庆大霉素或卡那霉素预防术后感染。

（3）风湿性心脏病患者，可应用苄星青霉素或普鲁卡因青霉素预防链球菌感染。

（4）某些心脏病患者在进行口腔、尿路或心脏手术之前，使用青霉素或氨苄西林防止感染。

（5）接触过流行性脑脊髓膜炎、结核病、白喉患者且自身免疫力差者，可使用相应抗菌药物预防感染。

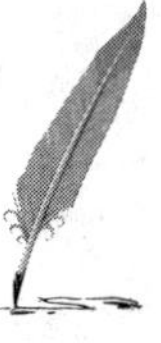

第二节 抗菌药的联合应用

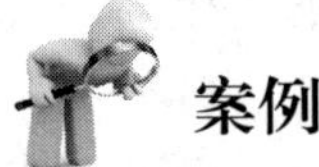

案例

患者，男，72岁。因慢性阻塞性肺疾病急性加重、呼吸衰竭入住内科重症监护室治疗。予气管插管机械通气治疗，同时应用头孢他啶+左氧氟沙星抗感染、祛痰剂、扩张支气管等治疗，症状改善。1周后患者出现发热，体温38.0℃，咳嗽增多，痰量较前增加且脓性。诊断：①呼吸机相关肺炎；②慢性阻塞性肺病急性加重期；③呼吸衰竭。

思考：上述患者经药敏试验后给予亚胺培南/西司他丁联合阿米卡星、万古霉素治疗是否合理，为什么？

治疗细菌感染通常用一种抗菌药，但有时必须用两种或多种抗菌药联合治疗。随着抗菌药物的广泛应用，联合用药越来越多，尤其在一些特定情形下更是如此。

一、联合用药目的

考点提示：联合用药的目的。

1. 提高抗菌疗效 如磺胺药TMP合用，可发挥协同作用，使细菌的叶酸代谢受到双重阻断，抗菌作用增强，抗菌范围扩大。青霉素类使细菌细胞壁合成受阻，合用氨基糖苷类，易于进入细胞而发生作用，同时扩大抗菌范围。

2. 延缓或减少耐药性的产生 如抗结核治疗，联合用药能大大减少耐药结核杆菌的产生。

3. 扩大抗菌谱 对混合感染或不能作细菌学诊断的案例联合用药可扩大抗菌范围。

二、联合用药的适应证

抗菌药物的联合应用要有明确指征：单一药物可有效治疗的感染，不需联合用药，仅在下列情况时有指征联合用药。

（1）原菌尚未查明的严重感染，包括免疫缺陷者的严重感染。

（2）单一抗菌药物不能控制的需氧菌及厌氧菌混合感染，2种或2种以上病原菌感染。

（3）单一抗菌药物不能有效控制的感染性心内膜炎或败血症等重症感染。

（4）需长程治疗，但病原菌易对某些抗菌药物产生耐药性的感染，如结核病、深部真菌病。

（5）由于药物协同抗菌作用，联合用药时应将毒性大的抗菌药物剂量减少，如两性霉素B与氟胞嘧啶联合治疗隐球菌脑膜炎时，前者的剂量可适当减少，从而减少其毒性反应。联合用药时宜选用具有协同或相加抗菌作用的药物联合，如青霉素类、头孢菌素类等β-内酰胺类与氨基糖苷类联合，两性霉素B与氟胞嘧啶联合。联合用药通常采用两种药物联合，三种及三种以上药物联合仅适用于个别情况，如结核病的治疗。此外必须注意联合用药后药物不良反应将增多。单一抗菌药不能有效控制的严重感染，如青霉素加链霉素（庆大霉素）治疗肠球菌或草绿色链球菌引起的亚急性细菌性心内膜炎，治愈率比单用青霉素更高、

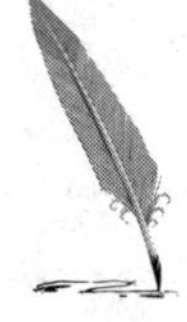

复发率更低、疗程更短。

三、联合用药中药物的相互作用

考点提示：联合用药在处方分析中的应用。

1. 抗菌药物按照作用性质分类　可分为四大类。

（1）Ⅰ类　繁殖期杀菌药，如青霉素类、头孢菌素类等。

（2）Ⅱ类　静止期杀菌药，如氨基糖苷类、多黏菌素类等。

（3）Ⅲ类　速效抑菌药，如四环素类、氯霉素类与大环内酯类等。

（4）Ⅳ类　慢效抑菌药，如磺胺类等。

2. 抗菌药物联合应用的结果　可出现协同、拮抗、相加或无关四种结果。

（1）Ⅰ类+Ⅱ类　常可获得协同作用，如青霉素与庆大霉素合用治疗草绿色链球菌性心内膜炎，可增强疗效。

（2）Ⅰ类+Ⅲ类　可能出现拮抗作用，如青霉素与四环素合用，抗菌作用可能减弱。

（3）Ⅱ类+Ⅲ类　可获得协同或相加作用，如链霉素与四环素合用治疗布鲁菌病。

（4）Ⅲ类+Ⅳ类　可出现相加作用，如氯霉素与复方新诺明合用治疗伤寒。

（5）Ⅰ类+Ⅳ类　可能出现无关或相加作用，如青霉素与SD合用治疗流行性脑脊髓膜炎时可发生相加作用。

（6）Ⅱ类+Ⅳ类　可获得协同或相加作用，如链霉素和磺胺药合用治疗鼠疫。

（7）其他　注意抗菌机制相同的药物不宜合用，如同属于氨基糖苷类的药物不宜合用，因合用疗效并不增强，且可能相互增加毒性。

目标检测

一、最佳选择题（每题的备选项中，只有1个最佳答案）

1. 妊娠及哺乳期妇女可选用的抗菌药是（　　）

A. 磺胺类药　　B. 四环素类药　　C. 氯霉素

D. 青霉素G　　E. 氨基糖苷类

2. 关于抗菌药的使用，下列哪项说法是错误的（　　）

A. 早产儿、新生儿应禁用氯霉素

B. 慢性肝炎、肝硬化患者禁用林可霉素

C. 肝功不全患者应选用红霉素或利福平抗感染

D. 肾功能不全时应避免选用氨基糖苷类

E. 有过敏体质者应避免使用青霉素类

3. 联合应用抗菌药物的目的不正确的是（　　）

A. 发挥协同作用以提高疗效　　B. 使医生和患者都有安全感

C. 延缓耐药菌株的产生　　D. 扩大抗菌范围

E. 减少耐药菌株的产生

4. 患者，女，25岁，诊断为草绿色链球菌性心内膜炎，拟用青霉素G和下列其中一药

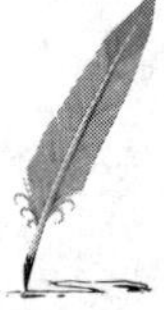

合用，应选用（　　）

A. 阿米卡星　　B. 链霉素　　C. 红霉素

D. 奈替米星　　E. 羧苄西林

5. 女性，26岁，因尿频、尿急、尿痛、发热求诊，用青霉素G治疗三天，疗效不好，可改用的药物是（　　）

A. 林可霉素　　B. 红霉素　　C. 万古霉素

D. 磺胺醋酰　　E. 氧氟沙星

6. 老年患者可用抗菌药物的剂量是（　　）

A. 正常治疗量的1/4　　B. 正常治疗量的3/4

C. 正常治疗量　　D. 正常治疗量的2/3~1/2

E. 正常治疗量的2倍

二、配伍选择题（每题备选项在前，试题在后。每组若干题。每组题均对应同一组备选项，每题只有一个正确答案。每个备选项可重复选用，也可不选用）

[7~10]

A. 大环内酯类　　B. 磺胺类　　C. 氨基糖苷类

D. 青霉素类　　E. 咪唑类

7. 属于繁殖期杀菌药的是（　　）

8. 属于静止杀菌药的是（　　）

9. 属于慢效抑菌药的是（　　）

10. 属于速效抑菌药的是（　　）

三、多项选择题（每题的备选项中有2个或2个以上正确答案）

11. 下列联合用药合理的是（　　）

A. 青霉素类+氨基糖苷类　　B. 磺胺类+氨基糖苷类

C. 头孢菌素类+氨基糖苷类　　D. 青霉素类+大环内酯类

E. 头孢菌素类+大环内酯类

12. 有关抗菌药联合使用适应证描述正确的是（　　）

A. 未明病原菌的严重感染

B. 单一抗菌药不能有效控制的混合感染

C. 单一抗菌药不能有效控制的严重感染

D. 长期用药易产生耐药性者

E. 联合用药时应将毒性大的抗菌药物剂量减少

13. 关于抗菌药的使用，下列说法正确的是（　　）

A. 早产儿、新生儿应禁用氯霉素　　B. 孕妇应禁用四环素

C. 慢性肝炎患者慎用红霉素　　D. 有过敏体质者应避免使用青霉素类

E. 肾功能不全时应避免选用氨基糖普类

14. 下列说法正确的是（　　）

A. 繁殖期杀菌药与静止欺杀菌药合用可增强疗效

B. 作用机制相同者合用可产生协同作用

C. 繁殖期杀菌药与速效抑菌药合用会降低抗菌效果

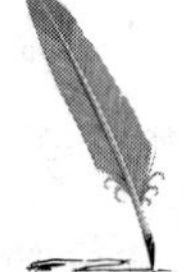

D. 青霉素 G 与庆大霉素合用抗菌谱扩大

E. 速效抑菌药与慢效抑菌药合用可出现相加作用

15. 属于静止期杀菌的抗生素有（　　）

A. 氨基糖苷类　　B. 四环素类　　C. 青霉素类

D. 大环内酯类　　E. 多粘菌素

16. 小儿患者应慎用的抗菌药物有（　　）

A. 氨基糖苷类　　B. 四环素类　　C. 青霉素类

D. 喹诺酮类　　E. 万古霉素类

17. 妊娠期应避免应用的抗菌药物有（　　）

A. 四环素类　　B. 喹诺酮类　　C. 红霉素

D. 氨基糖苷类　　E. 万古霉素类

18. 肝功能不良患者应慎用的抗菌药物有（　　）

A. 氯霉素　　B. 利福平　　C. 四环素类

D. 青霉素　　E. 红霉素酯化物

四、简答题：

1. 抗菌药物临床应用的基本原则有哪些？

2. 简述抗菌药联合应用的目的与适应证？

3. 处方分析

某患者，男，15 岁，高热，畏寒，体温 40℃，咽痛，扁桃体 II 度肥大。疾病诊断：急性上呼吸道感染。细菌培养为革兰氏阳性菌。

Rp.

琥乙红霉素　125mg× 24

Sig. 250mg　q. i. d.　p. o.

阿莫西林　250mg× 12

Sig. 250mg　q. i. d.　p. o.

（马正东）

扫码“练一练”

扫码“学一学”

第四十一章

抗寄生虫病药

学习目标

知识要求

1. 熟悉抗疟药、抗阿米巴病药的药理作用、临床应用和不良反应。

2. 了解抗血吸虫病药、抗丝虫病药、抗肠蠕虫病药的应用及不良反应。

技能要求

1. 学会分析、审核涉及本类药物处方的合理性。

2. 具备提供用药指导、用药咨询服务的能力。

第一节　抗疟药

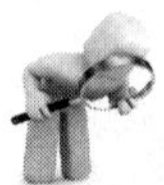

案例

患者，女，28岁，于一周前曾到非洲旅游，1天前突然寒战高热，4小时后大汗淋漓发热自行消退。今日再次寒战发热就诊，查：体温40℃，脉搏102次/分，血压125/81mmHg，面色潮红，皮肤干热，患者烦躁不安。诊断：间日疟。

针对上述患者的临床治疗原则是什么？应该选用什么药物？

抗疟药（antimalarial drugs）是一类用于防治疟疾的药物，通过作用于疟原虫生活史的不同环节，发挥预防或治疗疟疾的作用（图41-1）。

一、疟原虫的生活史及抗疟药的作用环节

疟原虫的生活史可分为在雌性按蚊体内的有性生殖阶段和人体内的无性生殖阶段。

（一）疟原虫在人体内无性增殖阶段

1. 红细胞外期

（1）原发性红细胞外期　受感染的雌性按蚊叮咬人时，子孢子随唾液进入人体，迅速侵入肝细胞进行裂体增殖，形成大量裂殖子，最后肝细胞破裂，释放出裂殖子进入红细胞内。此为原发性红细胞外期，无临床症状，为疟疾的潜伏期。

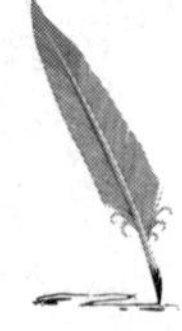

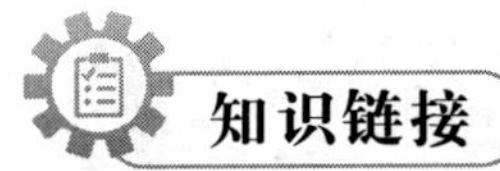

疟 疾

疟疾是疟原虫经雌性按蚊传播的一种寄生虫传染病，临床上以周期性、间歇性发作的寒战、高热、出汗退热和脾大、贫血等为特征。致病的疟原虫主要有间日疟、三日疟和恶性疟。前两者又称良性疟。

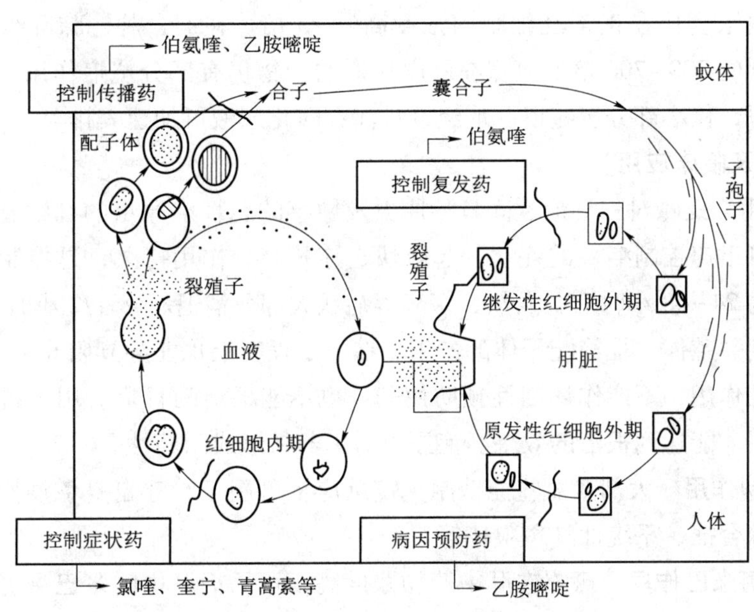

图 41-1 疟原虫生活史和各抗疟药的作用部位

（2）继发性红细胞外期 间日疟原虫子孢子有两种遗传表现型，即速发型子孢子和迟发型子孢子。速发型子孢子的裂体增殖过程形成了疟疾的潜伏期。迟发型子孢子侵入肝细胞后经数月休眠再裂体增殖，此为继发性红细胞外期。这一时期虽无症状，但当机体抵抗力下降，其裂殖子又可侵入红细胞成为疟疾复发的根源。恶性疟原虫和三日疟原虫无迟发型子孢子，故不引起复发。

2. 红细胞内期 从肝细胞侵入的裂殖子进入红细胞后发育为小滋养体、大滋养体、裂殖体，最后红细胞破裂释放出裂殖子，后者又可侵入其他红细胞重复进行增殖过程，导致大量红细胞的破坏，从而引起疟疾症状的反复发作。

3. 配子体期 疟原虫在红细胞内经过若干裂体增殖后，由于体内免疫力的增加或药物治疗不利其增殖，部分红细胞裂殖子分化为雌、雄配子体。这期并无症状，但成为疟疾流行传播的根源。

（二）疟原虫在雌性按蚊体内的有性生殖阶段

雌性按蚊吸取疟疾患者血液后，雌、雄配子体可在蚊虫体内进行有性生殖，发育成子孢子并移行至按蚊的唾液腺内，当它再次叮咬人时，子孢子则随唾液进入被叮咬的人体内，造成疟疾的传播。因而按蚊是疟疾的传播媒介。

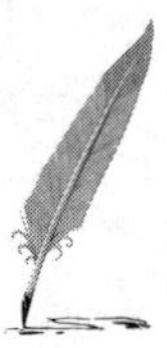

二、常用抗疟药

考点提示：病因性预防的首选药为乙胺嘧啶；控制疟疾复发和传播的药物为伯氨喹；控制疟疾症状的药物为氯喹。

（一）主要用于控制疟疾症状的药物

氯喹（chloroquine）

【体内过程】氯喹为人工合成的4-氨基喹啉类衍生物。口服吸收快而完全。体内分布广泛，可透过血-脑屏障和胎盘屏障，在红细胞内的浓度为血浆浓度的10~20倍，感染疟原虫的红细胞内浓度比在正常红细胞内浓度高约25倍。在肝、脾、肺等组织内的浓度更高，是血浆浓度的200~700倍。氯喹在肝内代谢的产物仍有部分抗疟作用，原型及代谢产物主要由肾排泄，仅小部分氯喹以原形经肾排泄，酸化尿液可加速其排泄。

【药理作用及临床应用】

1. 抗疟作用 氯喹对三日疟、间日疟原虫及敏感的恶性疟原虫的红细胞内期的裂殖体有杀灭作用，可迅速控制疟疾的症状，起效快、疗效高、作用持久，是控制疟疾症状的首选药。一般用药24~48小时后，发热、寒战等症状大部分消退。48~72小时血检原虫转阴。由于杀灭红内期裂殖体，杜绝配子体的产生，在一定程度上也能起到阻止疟疾传播的作用。对红细胞外期无作用，不能作病因性预防用药，也不能根治间日疟。用于抗疟治疗时本药须与伯氨喹合用才能达到根治的效果。疟原虫对本药易形成耐药性。

2. 免疫抑制作用 大剂量氯喹能抑制免疫反应，可用于治疗自身免疫性疾病如类风湿关节炎、肾病综合征、系统性红斑狼疮等。

3. 抗肠外阿米巴作用 氯喹在肝中药物浓度高，可杀灭肝内阿米巴滋养体，适用于甲硝唑治疗无效的阿米巴肝脓肿，需合用抗肠内阿米巴病药，彻底清除肠内阿米巴原虫，防止复发。对阿米巴痢疾无效。

【不良反应及用药注意】治疗量时不良反应较轻，可见有轻微头痛、头晕、耳鸣、胃肠不适、皮疹等，停药后可迅速消失。长期大剂量用药可引起视力障碍，应定期进行眼科检查。孕妇大量服用可造成儿童先天性耳聋，智力迟钝，故孕妇禁用。大剂量肌内注射或静脉注射过快还可产生心脏毒性，引起心律失常、心力衰竭等。

奎宁（quinine）

【药理作用及临床应用】奎宁是从金鸡纳树皮中提取的生物碱，对各种疟原虫红细胞内期裂殖体均有杀灭作用，能控制临床症状，作用较氯喹弱，维持时间短。对红外期无效。极少产生耐药性，与氯喹之间无交叉耐药性，主要用于耐氯喹的恶性疟，尤其是严重的脑型疟，可用奎宁静脉滴注。

【不良反应及用药注意】

1. 金鸡纳反应 奎宁每日用量超过1g或连续使用较久，可发生金鸡纳反应，表现为恶心、呕吐、耳鸣、头痛、听力和视力减弱，甚至发生暂时性耳聋，停药后常可恢复。

2. 心肌抑制作用 奎宁可降低心肌收缩力、减慢传导和延长不应期。用药过量或静脉给药速度过快时可致严重低血压和致死性心律失常。用于危急病例时，静脉滴注速度应缓慢。心脏病患者慎用。

3. 特异质反应 少数恶性疟患者即使应用很小剂量也能引起急性溶血，发生寒战、高

热、背痛、血红蛋白尿（黑尿）和急性肾功能衰竭，甚至死亡。

4. 其他　对妊娠子宫有兴奋作用，故孕妇忌用；可刺激胰岛 B 细胞释放胰岛素，可能引起低血糖。偶见皮疹、瘙痒、哮喘等过敏反应。

青蒿素（artemisinin）

口服吸收迅速，给药 0.5~1 小时后血药浓度达峰值。药物分布广，可透过血-脑屏障，在肝、肾组织中药物浓度高。代谢与排泄快，维持时间短。对各型疟原虫红细胞内期有快速、高效的杀灭作用，作用强于氯喹和奎宁，对红细胞外期的疟原虫无效。能快速有效杀灭各种红细胞内期裂殖体，对红细胞外期无效。主要用于治疗间日疟和恶性疟，特别对耐氯喹虫株感染及抢救脑型疟疾有良效。与磺胺多辛或乙胺嘧啶合用，可延缓耐药性的发生。不良反应少，偶见四肢麻木、心动过速、腹痛、腹泻、轻度网织红细胞一过性降低。本药可能存在胚胎毒性，孕妇禁用。

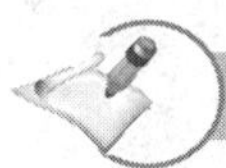

知识拓展

青蒿素的发现史

青蒿素的发现从《本草纲目》开始，我国就有了青蒿入药的记载，但其没有治疗疟疾功效。提取青蒿素的原植物黄花蒿，因臭味较大一直未能入药，我国民间仅用来熏蚊子。1967 年开始，我国政府在疟疾治疗药物筛选研究中投入大量人力、财力，于 1973 年从黄花篙中发现抗疟成分青蒿素。2015 年 10 月，中国药学家屠呦呦因创制新型抗疟药——青蒿素和双氢青蒿素的贡献，与另外两位科学家获 2015 年度诺贝尔生理学或医学奖。

（二）主要用于控制疟疾复发和传播的药物

伯氨喹（primaquine）

【体内过程】伯氨喹是人工合成的 8-氨基喹啉类衍生物。口服易吸收，1~2 小时内血药浓度达高峰，主要分布于肝、肺等组织。体内代谢快，$t_{1/2}$约为 3~6 小时，经肾排泄。

【药理作用及临床应用】对良性疟的红细胞外期裂殖体及各型疟原虫的配子体均有很强的杀灭作用，是目前控制疟疾复发及阻止传播的首选药。除用于休止期预防复发外，常规与氯喹等红细胞内期的抗疟药合用可取得根治良性疟的效果。疟原虫对此药很少产生耐药性。

【不良反应及用药注意】本药毒性较大，使用时应加警惕。

1. 毒性反应　治疗量时可出现头晕、恶心、呕吐、腹痛等，停药后可消失。

2. 特异质反应　是伯氨喹严重的不良反应，少数特异质患者可发生高铁血红蛋白血症或急性溶血性贫血，与这些患者红细胞内先天性缺乏葡萄糖-6-磷酸脱氢酶（G- 6-PD）有关。前者主要表现为发绀、胸闷、缺氧等症状；后者主要表现为发热、寒战、血红蛋白尿、严重贫血等。G-6-PD 患者及药物溶血史者禁用。

（三）主要用于疟疾病因性预防的药物

乙胺嘧啶（Pyrimethamine）

【体内过程】口服后在肠道吸收较慢但完全，6 小时内血浆浓度达高峰，主要分布于红、白细胞及肺、肝、肾、脾等器官中；经肾排泄缓慢，$t_{1/2}$约 90 小时，用药后有效血药

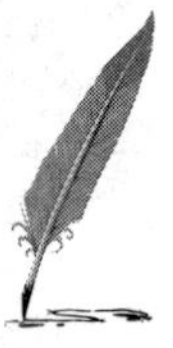

浓度可维持1周以上。

【药理作用及临床应用】乙胺嘧啶是二氢叶酸还原酶的抑制剂，使二氢叶酸不能还原为四氢叶酸，进而使核酸合成减少，使疟原虫的繁殖受到抑制。乙胺嘧啶对某些恶性疟及间日疟原虫的红外期有抑制作用，是病因性预防的首选药。对红内期的抑制作用仅限于未成熟的裂殖体阶段，能抑制滋养体的分裂，对已发育完成的裂殖体则无效。为了延长抗药性的形成，主张与磺胺药合用，用于流行区群众性预防，同时还可起到阻止传播的效果。

【不良反应及用药注意】治疗量时，不良反应轻微，较为安全。大剂量应用且连服一个月以上，就会出现叶酸缺乏现象，引起消化道症状及造血功能障碍，如味觉的改变或丧失、舌头疼痛、红肿、烧灼感及针刺感、口腔溃疡、白斑等，食道炎所致的吞咽困难、恶心、呕吐、腹痛、腹泻等。较严重的是巨幼红细胞性贫血、白细胞减少症等，如及早停药，能自行恢复。

第二节　抗阿米巴病药和抗滴虫病药

一、抗阿米巴病药

阿米巴病是由溶组织阿米巴原虫引起的寄生虫病，包括肠内阿米巴病和肠外阿米巴病。溶组织阿米巴原虫有两个发育时期：包囊时期和滋养体时期。包囊是其传播的根源，对药物不敏感。包囊经口感染宿主，在小肠下段脱囊形成小滋养体，小滋养体不引起症状，在一定条件下侵入肠壁，形成大滋养体（为致病因子），破坏肠组织而引起急、慢性阿米巴痢疾，称为肠内阿米巴病；也可随肠壁血液或淋巴液迁移至肠外组织（肝、肺、脑等）引起肠外阿米巴病（如阿米巴肝脓肿等）。抗阿米巴病药（antiamehic drugs）主要作用于滋养体，而对包囊无直接作用。抗阿米巴病药按作用部位不同分为三类。临床治疗时往往需各类药物联合使用，才能使阿米巴病得到根治。

考点提示：抗肠内、肠外阿米巴病药的首选药为甲硝唑；无症状排包囊者的药物为二氯尼特。

（一）抗肠内、肠外阿米巴病药

硝基咪唑类为人工合成的咪唑衍生物，包括甲硝唑、替硝唑、奥硝唑、塞克硝唑等。甲硝唑对肠内、肠外阿米巴滋养体均有强大杀灭作用，作为治疗急、慢性阿米巴痢疾和肠外阿米巴病的首选药。但因其肠内浓度低，治疗阿米巴痢疾时宜与其他抗肠内阿米巴病药联合使用，提高疗效（详见第三十五章）。

（二）抗肠内阿米巴病药

二氯尼特（diloxanide）

是目前最有效的杀包囊药。口服后大部分在肠腔或肠黏膜内被水解吸收，未吸收部分对阿米巴包囊有杀灭作用，为无症状包囊携带者的首选药物，对于有轻微症状的排包囊患者，用甲硝唑控制症状后再用本药肃清肠腔内包囊，可有效防止复发。对慢性阿米巴痢疾也有效，对肠外阿米巴病无效。不良反应轻微，偶尔出现呕吐、胃肠胀气和皮疹等。大剂量时可致流产，但未见致畸作用。

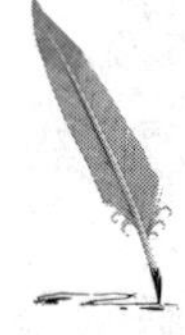

卤化喹啉类

本类药包括喹碘方（chiniofon）、双碘喹啉（diiodohydroxyquinoline）和氯碘羟喹（clioquinol）。口服吸收较少，肠内浓度高，能直接杀灭肠腔内阿米巴滋养体。用于治疗慢性阿米巴痢疾及无症状排包囊者，或与甲硝唑合用治疗急性阿米巴痢疾。常见不良反应为腹泻，碘过敏者用后出现发热、皮疹、唾液腺肿大等。氯碘羟喹大剂量曾引起亚急性脊髓-视神经病，可致视神经萎缩和失明。许多国家已禁止或限制其应用。

（三）抗肠外阿米巴病药

依米丁（emetine）、去氢依米丁（dehydroemetine）

依米丁衍生物去氢依米丁抗阿米巴作用更强。两者主要对组织中的阿米巴滋养体有直接杀灭作用。毒性大，仅在急性阿米巴痢疾和肠外阿米巴病病情严重，甲硝唑疗效不佳或禁用时才考虑使用。必须住院，在严密监护下给药。

氯喹

抗疟药，也有杀灭阿米巴滋养体的作用。在肝组织中浓度高，而肠壁组织的分布量很少，对肠内阿米巴病无效，仅用于甲硝唑无效或不宜用甲硝唑的阿米巴肝炎或肝脓肿。

二、抗滴虫病药

滴虫病主要是指阴道毛滴虫感染所致阴道炎、尿道炎和前列腺炎。甲硝唑是治疗滴虫病最有效的药物。如遇抗甲硝唑滴虫感染时，可考虑改用乙酰胂胺（acetarsol）局部给药，将其片剂置于阴道穹窿部有直接杀滴虫作用。此药有轻度局部刺激作用，可使阴道分泌物增多。

第三节　抗血吸虫病药

在我国流行的血吸虫病主要是日本血吸虫所致。20 世纪 70 年代发现吡喹酮等高效、低毒、疗程短、口服有效的新一代药物，是血吸虫病史上的一个突破，已完全取代毒性较大的酒石酸锑钾。

吡喹酮（praziquantel）

吡喹酮是广谱的抗吸虫药和驱绦虫药。能杀灭各种血吸虫，对成虫作用强，具有高效、低毒、短程、广谱、可口服的特点。是治疗急、慢性血吸虫病的首选药，能迅速退热并改善全身症状。还可治疗其他吸虫病（如姜片吸虫、华支睾吸虫、肺吸虫）、猪囊尾蚴病。对各种绦虫感染和其幼虫引起的囊虫病、包虫病也有不同程度的疗效。

第四节　抗丝虫病药

丝虫病是由丝状线虫引起的一种流行性寄生虫病。我国流行的丝虫主要有班氏丝虫和马来丝虫，以蚊子为传播媒介。

乙胺嗪（diethylcarbamazine）

乙胺嗪能杀灭体内的班氏丝虫、马来丝虫，是抗丝虫病的首选药。乙胺嗪本身毒性较低而短暂，可引起厌食、恶心、呕吐、头痛、无力等。但因丝虫成虫和蚴虫死亡时释出大

量异体蛋白可引起皮疹、淋巴结肿大、血管神经性水肿、畏寒、发热、哮喘、心率加快等，加用地塞米松可缓解症状。

第五节 抗肠蠕虫病药

寄生于肠道的蠕虫包括钩虫、蛔虫、蛲虫、绦虫、姜片虫和鞭虫等。抗肠蠕虫药是用于驱除或杀死寄生于肠道蠕虫的药物。目前可分为抗肠线虫和抗绦虫药两类（表41-1）。

表41-1 常用抗肠蠕虫药

药物	主要抗虫谱	作用机制	主要不良反应
甲苯达唑（mebendazole）	杀灭蛔虫、蛲虫、鞭虫、钩虫、绦虫，对虫卵也有杀灭作用，可控制传播	抑制虫体对葡萄糖的摄取，ATP减少，导致虫体死亡	短暂腹痛、腹泻、皮肤瘙痒 大剂量偶见脱发、粒细胞减少
阿苯达唑（albendazole）	蛔虫、蛲虫、钩虫、鞭虫、绦虫，也可用于囊虫病、肺吸虫病、棘球蚴病等	抑制虫体对葡萄糖的摄取，ATP减少导致虫体死亡	少见腹痛、腹泻、头痛、头晕，血清转氨酶升高。孕妇禁用
哌嗪（piperazine）	蛔虫和蛲虫	阻断神经肌肉接头处的传递，对抗Ach，导致松弛性麻痹	少，偶有恶心、呕吐、荨麻疹。孕妇禁用
噻嘧啶（pyrantel）	蛔虫、钩虫、蛲虫和毛圆线虫，对鞭虫感染无效	使虫体神经肌肉去极化，引起痉挛性麻痹	少，胃肠不适，头昏、发热。不宜与哌嗪合用
左旋咪唑（levamisole）	对蛔虫、钩虫、蛲虫、丝虫、囊虫都有效；还能增强细胞免疫	抑制虫体琥珀酸脱氢酶，影响虫体肌肉的无氧代谢，减少能量生成，虫体肌肉麻痹	偶见恶心、呕吐、腹痛、头晕。个别出现粒细胞减少、肝功能减退
恩波维胺（pyninium embonatc，扑蛲灵）	对蛲虫有强大驱虫作用，对其他肠道寄生虫作用差或几乎没有作用	干扰蛲虫的呼吸酶系统，抑制其需氧代谢，同时阻碍蛲虫对葡萄糖的吸收，影响虫体生长及繁殖	恶心、呕吐、腹痛、腹泻、眩晕等症状
氯硝柳胺（niclosamide）	对猪肉绦虫、牛肉绦虫及短膜壳绦虫均有效。本药还可杀灭血吸虫尾蚴及毛蚴。当虫体被杀灭时会释放出虫卵并逆流入胃，可引起囊虫病	抑制虫体细胞内线粒体氧化磷酸化，使ATP减少，妨碍虫体生长发育	轻微，恶心、呕吐、轻度腹痛等常见 治疗绦虫前宜先服小量氯丙嗪或甲氧氯普胺止吐；服用氯硝柳胺2~3小时后再服硫酸镁导泻

目标检测

一、最佳选择题（每题备选项中只有1个最佳答案）

1. 控制疟疾症状的首选药是（　　）

A. 奎宁　B. 氯喹　C. 伯氨喹

D. 乙胺嘧啶　E. 卡巴肼

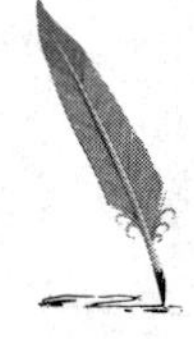

2. 既可控制疟疾复发，又能阻止传播的抗疟药是（　　）

A. 乙胺嘧啶　　B. 伯氨喹　　C. 奎宁

D. 青蒿素　　E. 咯萘啶

3. 使用伯氨喹易发生急性溶血性贫血的患者是（　　）

A. 新生儿　　B. 早产儿　　C. 维生素 K 缺乏者

D. 所有过敏体质者　　E. 红细胞内缺 G-6-PD 者

4. 可有效控制疟疾症状的药物是由于能杀灭疟原虫（　　）

A. 红细胞外期裂殖体　　B. 白细胞内期裂殖体

C. 红细胞内期裂殖体　　D. 配子体

E. 子孢子

5. 抢救脑型恶性疟首选（　　）

A. 氯喹　　B. 乙胺嘧啶　　C. 青蒿素

D. 伯氨喹　　E. 奎宁

6. 对急性阿米巴痢疾的首选药是（　　）

A. 氯喹　　B. 甲硝唑　　C. 巴龙霉素

D. 喹碘方　　E. 红霉素

7. 有抗疟和抗肠外阿米巴病的药物是（　　）

A. 奎宁　　B. 伯氨喹　　C. 氯喹

D. 乙胺嘧啶　　E. TMP

8. 对甲硝唑无效或禁忌的阿米巴肝脓肿病人可选用（　　）

A. 巴龙霉素　　B. 喹碘方　　C. 氯喹

D. 卡巴胂　　E. 红霉素

9. 治疗血吸虫病疗效高、疗程短、毒性低的药物是（　　）

A. 吡喹酮　　B. 呋喃丙胺　　C. 酒石酸锑钾

D. 甲硝唑　　E. 硝硫氰胺

10. 目前治疗丝虫病的首选药是（　　）

A. 左旋咪唑　　B. 卡巴胂　　C. 吡喹酮

D. 乙胺嗪　　E. 呋喃丙胺

11. 对免疫反应有增强作用的驱虫药是（　　）

A. 哌嗪　　B. 噻嘧啶　　C. 氯喹

D. 左旋咪唑　　E. 阿苯达唑

12. 对各种血吸虫病有效，又有抗绦虫病作用的药物是（　　）

A. 呋喃丙胺　　B. 硝硫氰胺　　C. 吡喹酮

D. 氯硝抑胺　　E. 甲苯达唑

13. 哌嗪可引起蛔虫虫体（　　）

A. 痉挛性麻痹　　B. 松弛性麻痹　　C. 头节脱落

D. 组织损伤　　E. 抑制虫体蛋白质合成

14. 对于蛔虫、钩虫、蛲虫的混合感染应选何药治疗（　　）

A. 哌嗪　　B. 恩波吡维铵　　C. 噻嘧啶

D. 氯硝柳胺　　E. 以上均不对

15. 对于正在发病的间日疟患者进行根治，应选（　　）

A. 氯喹　　B. 伯氨喹　　C. 氯喹+乙胺嘧啶

D. 氯喹+伯氨喹　　E. 伯氨喹+乙胺嘧啶

16. 下列不是甲硝唑的适应证的是（　　）

A. 阿米巴痢疾　　B. 阿米巴肝脓肿　　C. 阴道滴虫病

D. 绦虫病　　E. 贾第氏鞭毛虫

二、配伍选择题（每组若干题，每组题均对应同一组备选项，每题只有一个正确答案。每个备选项可重复选用，也可不选用）

[17~20]

A. 甲硝唑　　B. 甲苯达唑　　C. 吡喹酮

D. 氯喹　　E. 恩波维胺

17. 治疗血吸虫病宜选用（　　）

18. 治疗滴虫病宜选用（　　）

19. 治疗系统性红斑狼疮选用（　　）

20. 治疗钩虫病宜选用（　　）

三、多项选择题（每题的备选项中有2个或2个以上正确答案）

21. 主要用于控制疟疾症状的药物有（　　）

A. 伯氨喹　　B. 氯喹　　C. 青蒿素

D. 乙胺嘧啶　　E. 奎宁

22. 治疗严重脑型疟可用（　　）

A. 氯喹　　B. 青蒿素　　C. 青蒿琥酯

D. 伯氨喹　　E. 奎宁

23. 吡喹酮对下列哪些寄生虫病有效（　　）

A. 绦虫　　B. 蛔虫　　C. 姜片虫

D. 囊虫　　E. 血吸虫

24. 甲硝唑的作用有（　　）

A. 抗阴道滴虫　　B. 抗阿米巴原虫　　C. 抗贾第鞭毛虫

D. 抗厌氧菌　　E. 抗丝虫

25. 左旋咪唑的作用有（　　）

A. 抗滴虫　　B. 抗血吸虫　　C. 抗肠线虫

D. 抗丝虫　　E. 调节免疫

扫码“练一练”

（王雯雯）

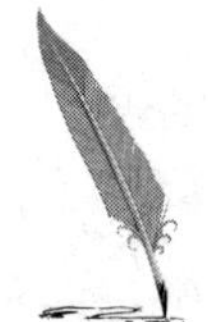

第四十二章

抗恶性肿瘤药物

扫码“学一学”

学习目标

知识要求

1. 掌握常用抗恶性肿瘤药的药理作用、临床应用和不良反应。
2. 了解抗恶性肿瘤药的分类及作用机制。

技能要求

1. 学会分析、审核涉及治疗本类药物处方的合理性。
2. 具备提供本类药物用药咨询服务的能力。

抗恶性肿瘤药（anticancer drugs）在肿瘤治疗中占有重要地位，主要适用于下列几种情况：①晚期或播散性癌症的全身性治疗；②手术和放疗的辅助化疗，提高对放疗的敏感性，防止复发转移；③术前化疗，在手术或放疗前使用化疗药，目的是降低肿瘤负荷，减少手术范围和及早控制远处转移灶。但抗恶性肿瘤药仍存在着对肿瘤选择性差、不良反应多且严重、肿瘤细胞耐药等缺点。

第一节　概　述

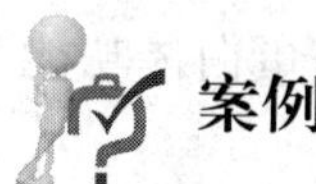
案例

患者，女，58岁，主诉半年来左侧乳房隐痛，无意中发现乳腺肿块，入院后发现肿块质硬，边缘不规则，表面欠光滑，经检查初步诊断为晚期乳腺癌。

思考： 哪些药物对此肿瘤有效？

一、肿瘤细胞增殖周期

细胞从一次分裂结束到下一次分裂完成所需要的时间称为细胞增殖周期。根据肿瘤细胞增殖能力可分为增殖期细胞群、非增殖细胞群。

1. 增殖期细胞群　这类细胞呈指数方式生长，生化代谢活跃，对药物敏感。又可分为四期：G_1期（DNA合成前期）、S期（DNA合成期）、G_2期（DNA合成后期）、M期（有丝分裂期）。

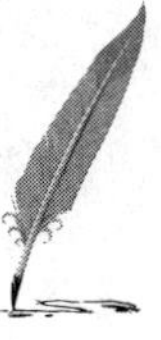

2. 非增殖细胞群 包括静止期细胞（G_0期）和无增殖能力细胞，前者暂时停止增殖，对抗恶性肿瘤药物不敏感，待适当机会出现再进行增殖，成为肿瘤复发和转移的根源；后者无增殖力，通过老化而凋亡，与药物治疗关系不大（图 42-1）。

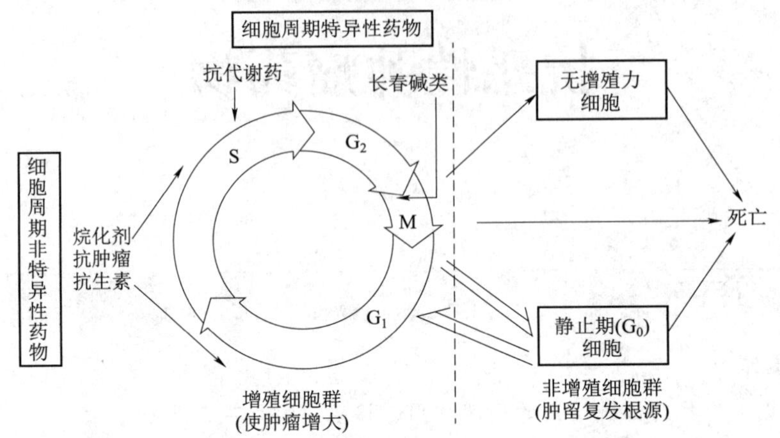

图 42-1 细胞增殖周期及抗恶性肿瘤药作用机制图解

二、抗恶性肿瘤药的分类

考点提示： 抗肿瘤药物的分类。

（一）按细胞增殖周期分类

1. 细胞周期特异性药（cell cycle specific agents，CCSA） 指仅对增殖周期中的某一期细胞有杀灭作用，作用往往较弱。可分为以下两类。

（1）主要作用于 S 期药物 如甲氨蝶呤、氟尿嘧啶、阿糖胞苷、羟基脲等。

（2）主要作用于 M 期药物 如长春碱、长春新碱、紫杉醇等。

2. 细胞周期非特异性药（cell cycle nonspecific agents，CCNSA） 指对细胞增殖周期中各期细胞均有杀灭作用，作用较强。如烷化剂和抗癌抗生素。

（二）按作用机制分类

1. 干扰核酸生物合成的药物 即抗代谢药。

2. 抑制蛋白质合成药 有影响纺锤体微管形成药，如长春新碱等。干扰核蛋白体功能药，如三尖杉酯碱等。影响氨基酸供应药，如门冬酰胺酶等。

3. 直接破坏 DNA 结构与功能药 如烷化剂、抗生素类抗癌药、铂类化合物、抗肿瘤植物药。

4. 嵌入 DNA 阻止 RNA 合成药 如柔红霉素、阿霉素、放线菌素 D 等。

5. 影响体内激素平衡药 如肾上腺皮质激素、雄激素、雌激素、他莫昔芬、氨鲁米特等（图 42-2）。

（三）按来源和化学性质分类

1. 烷化剂 如环磷酰胺、噻替派、白消安、氮芥等。

2. 抗代谢药 如氟尿嘧啶、甲氨蝶呤、嘌呤、羟基脲等。

3. 抗肿瘤抗生素 如柔红霉素、丝裂霉素、博来霉素、放线菌素 D 等。

4. 抗肿瘤植物药 如长春碱、长春新碱、长春瑞滨、紫杉醇、羟喜树碱等。

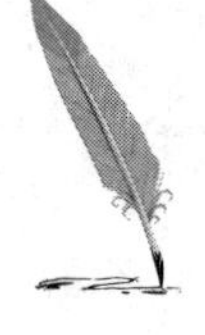

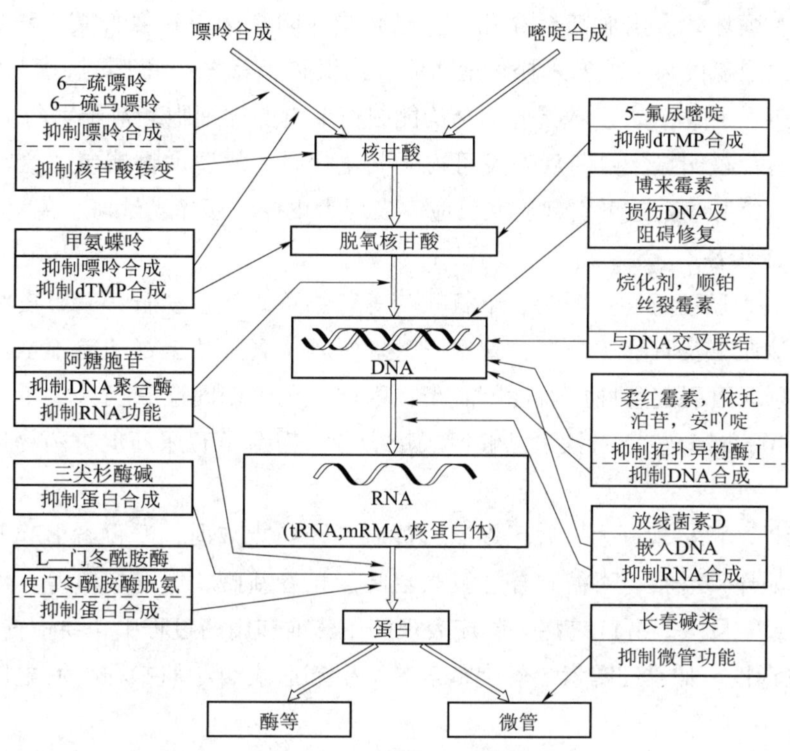

图 42-2　抗恶性肿瘤药的作用部位示意图

5. 激素类药　如肾上腺皮质激素、雄激素、雌激素、他莫昔芬等。

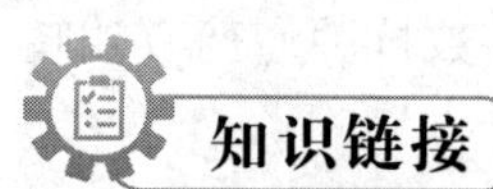

知识链接

抗代谢药分类

1. 抑制二氢叶酸还原酶的药物，如甲氨蝶呤等。
2. 抑制脱氧胸苷酸合成酶的药物，如氟尿嘧啶等。
3. 抑制嘌呤类核苷酸合成酶药，如巯嘌呤等。
4. 抑制核苷酸还原酶的药物，如羟基脲等。
5. 抑制 DNA 多聚酶的药物，如阿糖胞苷等。

三、抗恶性肿瘤药物的主要不良反应

考点提示：抗肿瘤药物的主要不良反应。

1. 骨髓抑制　是抗恶性肿瘤药最严重的不良反应，常表现为白细胞、血小板、红细胞减少及全血细胞下降，重者产生再生障碍性贫血。其中以白细胞及血小板的改变对药物过量的反应最为迅速，常作为用药剂量的指标。用药期间应定期检查血象，当白细胞计数低于 2.5×10^9/L 时应暂缓用药。除博来霉素、L-门冬酰胺酶、激素类药外，多数抗肿瘤药均有不同程度的骨髓抑制。在化疗期间应预防感染和出血。

2. 胃肠反应　是抗肿瘤药最常见的不良反应。胃肠道黏膜上皮细胞增殖旺盛，对化疗药物极为敏感，可出现不同程度的食欲减退、上腹部不适、厌食、恶心、呕吐、腹泻等，

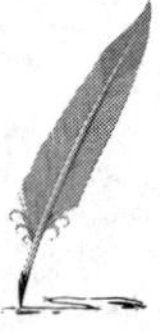

严重的发生肠黏膜坏死、出血甚至穿孔。多巴胺受体阻断药甲氧氯普胺、5-HT_3受体阻断药昂丹司琼等以及氯丙嗪、地塞米松、地西泮、抗组胺药等均可用于抗肿瘤药引起的呕吐。

3. 皮肤及毛发损害 大多数抗肿瘤药均能损伤毛囊上皮细胞，常于用药1~2周后出现脱发，1~2个月后最明显，停药后毛发可再生。化疗时头颅置冰帽或包扎严紧的充气止血带可减轻脱发。抗肿瘤药还可引起皮肤反应，表现为皮疹、瘙痒、红斑、色素沉着等。

4. 重要系统毒性

（1）肾损害及膀胱毒性 顺铂、甲氨蝶呤等药物可直接损伤肾小管上皮细胞，表现为血尿素氮、血清肌酐及肌酐酸升高、管型尿、蛋白尿、血尿甚至肾功能不全。环磷酰胺在大剂量静脉注射时可引起急性出血性膀胱炎。因此，化疗期间应嘱病人大量饮水，保持每天尿量2000~3000ml以上，对饮水已够但尿量少者，需给予利尿药促进药物排出。要定期检查肾功能。

（2）肝毒性 可出现肝大、肝区疼痛、黄疸、肝功能减退，严重者引起肝硬化、凝血机制障碍等。如环磷酰胺、阿糖胞苷、氟尿嘧啶、长春新碱、甲氨蝶呤等。用药期间应观察患者有无黄疸、肝大、肝区疼痛等临床表现。用药前和用药过程中，要检查肝功能。

（3）心脏毒性 如柔红霉素、丝裂霉素等可引起肌炎、心肌缺血、心电图改变、心力衰竭等。

（4）肺毒性 如博来霉素、甲氨蝶呤和亚硝基脲类等可引起肺纤维化。

（5）神经系统毒性 如顺铂可产生周围神经毒性。长春新碱有自主神经毒性。此外顺铂有明显的耳毒性。

（6）生殖系统毒性 闭经、月经周期不调、精子减少甚至不育，多数抗肿瘤药有致畸作用。如甲氨蝶呤是最强的致畸剂之一。

5. 其他不良反应 抗肿瘤药均有不同程度免疫抑制作用，这是肿瘤患者化疗后易出现感染的重要原因。局部刺激性大，外渗可致局部疼痛、组织坏死、溃疡。

第二节 常用抗恶性肿瘤药

一、干扰核酸合成的药物

本类药物的化学结构与核酸代谢的必需物质如叶酸、嘌呤碱、嘧啶等相似，可干扰核酸合成的某一环节，阻止DNA或RNA的生物合成，从而抑制肿瘤细胞的分裂和繁殖。本类药物属细胞周期特异性药物，对S期细胞最敏感。

甲氨蝶呤（methotrexate，MTX）

【药理作用及临床应用】化学结构和叶酸相似，竞争性抑制二氢叶酸还原酶活性，阻断二氢叶酸还原成四氢叶酸，从而阻碍DNA、RNA和蛋白质的合成。临床主要用于治疗儿童急性白血病，疗效显著。常与泼尼松、长春新碱和巯嘌呤等药物合用，缓解率可达90%。也用于绒毛膜上皮癌、乳腺癌、头颈部及消化道肿瘤均有疗效。

【不良反应及用药注意】不良反应较多，骨髓抑制最为突出，消化道反应如口腔溃疡、胃炎、腹泻等，大剂量应用可致肝肾损害、畸胎。为了减轻MTX的骨髓毒性，可先用大剂量MTX，经过一定时间后，再肌注亚叶酸钙作为救援剂。

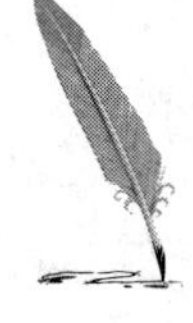

氟尿嘧啶（fluorouracil，5-Fu）

【药理作用与临床应用】 为抗嘧啶药，本品结构与脲嘧啶相似，在体内转化为5-氟尿嘧啶脱氧核苷酸（5F-dUMP），抑制脱氧胸苷酸合成酶，从而抑制DNA生物合成。此外，本药的其他代谢产物可掺入到RNA中，干扰RNA和蛋白质的合成，共同发挥抗肿瘤作用。

本品对消化道癌（食管癌、胃癌、肠癌、胰腺癌、肝癌）及乳腺癌疗效显著，对卵巢癌、绒毛膜上皮癌、头颈部肿瘤、宫颈癌等也有效。本药一般不单独使用，与亚叶酸钙合用可产生显著的协同效应。

【不良反应及用药注意】 常见消化道反应，重者出现血性腹泻，应立即停药。也可出现脱发、骨髓抑制；偶见肝、肾损害。

替加氟（tegafur）为氟尿嘧啶同系物，可口服有效，在体内逐渐转变为氟尿嘧啶而失效，毒性只有氟尿嘧啶的1/7～1/4。

巯嘌呤（mercaptopurine，6-MP）

结构与次黄嘌呤相似，在体内转化后干扰嘌呤代谢，影响DNA的合成，对S期细胞最敏感。本药还有较强的免疫抑制作用。起效慢，主要用于儿童急性淋巴细胞白血病的维持治疗，大剂量对绒毛膜上皮癌、恶性葡萄胎、恶性淋巴瘤等也有效。还可用于自身免疫性疾病的治疗。主要不良反应为胃肠道反应和骨髓抑制。可见肝毒性，孕妇可致畸胎。

阿糖胞苷（cytarabine，Ara-C）

阿糖胞苷为DNA多聚酶抑制剂，能显著抑制DNA的生物合成，并可干扰DNA的功能与复制。对成人的急性非淋巴细胞性白血病疗效高，常作为其诱导缓解期及维持巩固期的用药。主要不良反应为骨髓抑制及消化道反应，静脉注射可致静脉炎。

羟基脲（hydroxycarbamide，HU）

抑制核苷酸还原酶，阻止胞苷酸还原为脱氧胞苷酸，从而抑制DNA生物合成。作用于S期细胞。为慢性粒细胞白血病的首选药，尤其对白消安无效或发生急性病变者。也可用于黑色素瘤。主要不良反应为骨髓抑制和胃肠反应。孕妇及哺乳期妇女禁用。

二、直接影响DNA结构与功能的药物

此类药物可直接破坏DNA结构或抑制拓扑异构酶活性，影响DNA复制和修复功能。

（一）烷化剂

烷化剂是一类结构中含有烷基或替代的烷基，在体内能形成正碳离子或其他活泼的亲电性基团，能与细胞的DNA或蛋白质分子中的氨基、羟基、羧基、磷酸基等发生烷化作用，从而造成DNA结构和功能损伤，导致肿瘤细胞死亡。本类药属周期非特异性药物，对G_1期和G_2期细胞作用较强。

环磷酰胺（cyclophosphamide，cytoxan，CTX）

【药理作用及临床应用】 本品无活性，需在肝脏先氧化生成醛磷酰胺，再在肿瘤细胞内分解出活泼的磷酰胺氮芥后，才能与DNA起烷化作用，从而破坏DNA结构与功能，抑制各期肿瘤细胞的生长繁殖。

抗癌谱较广，对恶性淋巴瘤疗效显著，对淋巴细胞白血病、肺癌、乳腺癌、卵巢癌以及多发性骨髓瘤也有效；还可作为免疫抑制剂用于自身免疫性疾病及器官移植排斥反应等。

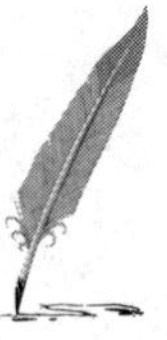

【不良反应及用药注意】 主要不良反应为骨髓抑制和出血性膀胱炎（多饮水可以缓解

症状)，尚有胃肠道反应、脱发、口腔炎、中毒性肝炎、皮肤色素沉着及肺纤维化等。妊娠及哺乳期妇女禁用。

考点提示：环磷酰胺的主要不良反应为出血性膀胱炎。

异环磷酰胺（ifosfamide）

作用与环磷酰胺相似，需在肝脏转化后才有药理活性，可口服或静脉注射给药。可用于恶性淋巴瘤、白血病、肉瘤、肺癌、乳腺癌、睾丸癌等。对环磷酰胺耐药的恶性肿瘤，应用本药仍有效，化疗指数高，不良反应发生率较环磷酰胺低。与尿路保护剂美司钠（mesna，Mes）合用可减轻对泌尿系统的损害。

噻替哌（thiotepa，thiophosphoramide，TSPA）

其化学结构中含有3个乙撑亚氨基，活化后与肿瘤细胞DNA分子中的碱基结合，阻碍肿瘤细胞的分裂。本药抗瘤谱广、选择性高、毒性低，临床主要用于治疗乳腺癌、卵巢癌、膀胱癌、恶性黑色素瘤等。主要不良反应是骨髓抑制，胃肠反应少。

白消安（busulfan，马利兰，myleran）

本品小剂量即可明显抑制粒细胞生成，对治疗慢性粒细胞性白血病疗效显著，对急性粒细胞白血病无效，对其他肿瘤疗效不明显。主要不良反应为骨髓抑制，长期应用可致肺纤维化、闭经、睾丸萎缩等。

（二）抗肿瘤抗生素

部分抗癌抗生素的作用机制与烷化剂相似，通过嵌入DNA中而直接破坏DNA的结构。

博来霉素（bleomycin，争光霉素）

博来霉素能与铜或铁离子络合，使氧分子大量转化为氧自由基，使DNA单链或双链断裂，也能嵌入DNA中阻碍DNA复制。口服无效，需经肌内或静脉注射。对鳞状上皮（宫颈、阴茎、食道、头颈、口腔）癌的疗效较好，也用于淋巴瘤和睾丸癌。在常用剂量下几乎无骨髓抑制，肺毒性为最严重的不良反应，可引起间质性肺炎或肺纤维化，可致死。

考点提示：博来霉素的主要不良反应为肺炎或肺纤维化；几乎无骨髓抑制。

丝裂霉素（mitomycin C，MMC，自力霉素）

属生物还原烷化剂，在细胞内通过酶介导的还原反应生成烷化剂，与DNA交联、使部分DNA断裂，从而阻碍DNA复制。抗瘤谱较广，主要用于治疗实体瘤，如胃癌、结肠癌、肺癌、胰腺癌等，为治疗消化道恶性肿瘤的常用药。也可用于乳腺癌、慢性粒细胞性白血病。主要不良反应是骨髓抑制及胃肠反应，局部刺激性大。

（三）铂类化合物

顺铂（cisplatin）和卡铂（carboplatin）

二者均为金属铂的络合物，属周期非特异性药。本类药主要与DNA上的碱基形成交叉联结，破坏DNA的结构和功能，阻止细胞分裂增殖。抗瘤谱广，对多种实体瘤有效，顺铂对男性睾丸非精原细胞性肿瘤有特效，对晚期卵巢癌、头颈部癌也有明显的缓解作用，是联合化疗的常用药物。主要不良反应为肾毒性，其次为耳毒性，也有胃肠道反应及轻度骨髓抑制。

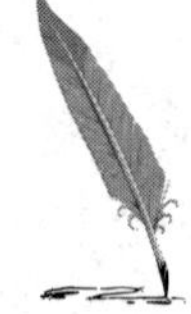

（四）植物药

喜树碱类

喜树碱（camptothecin，CPT）是从我国特有的植物喜树中提取得到的一种生物碱。其衍生物有羟喜树碱（OPT）、拓扑特肯（TPT）和依林特肯（CPT-Ⅱ）。这类药物通过抑制DNA拓扑异构酶Ⅰ（DNAtopoisomeraseⅠ），干扰DNA复制、转录和修复功能，造成不可逆的DNA链破坏，从而导致细胞死亡。用于胃癌、肝癌、食管癌、直肠癌、膀胱癌、急性白血病和慢性粒细胞性白血病的治疗。主要不良反应有胃肠道反应、骨髓抑制、脱发、泌尿道刺激症状。

鬼臼毒素类衍生物

鬼臼毒素（podophyllotoxin）能与微管蛋白结合，抑制微管聚合，使细胞的有丝分裂停止。其衍生物依托泊苷（etoposide）和替尼泊苷（teniposide）则主要抑制DNA拓扑异构酶Ⅱ，使DNA链断裂，干扰DNA复制、转录和修复功能，引起细胞死亡，属细胞周期非特异性药，主要作用于S期和G_2期细胞。与顺铂合用治疗肺癌、睾丸癌及恶性淋巴瘤、急性白血病等有效。不良反应主要有骨髓抑制和胃肠反应，大剂量有肝毒性。

三、干扰转录过程和阻止RNA合成的药物

多数抗肿瘤抗生素可嵌入DNA碱基对之间，干扰转录过程，阻止mRNA的形成。属细胞周期非特异性药物。

放线菌素D（actinomycin D，更生霉素）

属细胞周期非特异性药。通过直接嵌入到DNA双螺旋链的碱基对中，与DNA结合，抑制以DNA为模板的RNA多聚酶，阻止mRNA的生物合成，从而抑制肿瘤细胞生长。本药抗瘤谱窄，主要用于治疗神经母细胞瘤、霍奇金病、肾母细胞瘤、绒毛膜上皮癌等。与放疗联合，治疗儿童肾母细胞瘤可提高生存率。主要不良反应为骨髓抑制和胃肠反应，可致畸，少数患者出现脱发、皮炎等。

柔红霉素（daunorubicin，DNR，正定霉素）

本品能直接嵌入DNA分子，破坏DNA的模板功能，阻止转录过程，抑制DNA复制和RNA合成。仅用于急性淋巴细胞白血病和急性粒细胞白血病，主要不良反应为心脏毒性和骨髓抑制，也可出现口腔溃疡及胃肠反应。

考点提示：柔红霉素的主要不良反应是心脏毒性。

多柔比星（doxorubicin，ADM，阿霉素）

为柔红霉素的衍生物，作用机制相似。属周期非特异性药物，对S期和M期作用最强。本药抗瘤谱广，主要用于耐药的急性白血病、恶性淋巴瘤及多种实体瘤。心脏毒性反应和骨髓抑制比柔红霉素轻。严重者可引起心肌炎而导致心衰。

四、干扰蛋白质合成与功能的药物

干扰蛋白质合成与功能的药物，见表42-1。

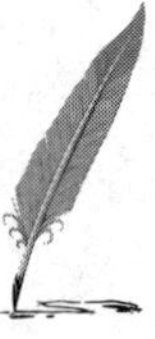

表 42-1　干扰蛋白质合成与功能的药物

分类	药物	药理作用	临床应用	主要不良反应
（一）抑制微管蛋白活性	长春碱（vinblastine，VLB）	主要作用于M期细胞，抑制微管蛋白的聚合，干扰纺锤丝微管合成，阻止细胞有丝分裂	对儿童急性淋巴细胞白血病疗效好；对恶性淋巴瘤也有效	骨髓抑制明显，尚有神经毒性、胃肠反应
	长春新碱（vincristine，VCR）	同长春碱，但作用较长春碱强	对恶性淋巴瘤疗效好，也用于绒毛膜上皮癌、急性白血病	外周神经毒性突出，表现肢端麻木、肌无力、面瘫等，骨髓抑制较轻
	紫杉醇（paclitaxel）	促进纺锤丝微管蛋白聚合，抑制其解聚，从而阻止细胞的有丝分裂	对转移性卵巢癌和乳腺癌有较好疗效，肺癌、食道癌、脑瘤、淋巴瘤有效	骨髓抑制、胃肠反应；也有心脏毒性、神经系统毒性
（二）干扰核蛋白体功能	三尖杉酯碱（harringtonine）	周期非特异性药，对S期细胞明显，可抑制蛋白质合成，并使核蛋白体分解，还可抑制细胞有丝分裂	急性粒细胞性白血病；也可用于慢性粒细胞白血病、急性单核细胞白血病、恶性淋巴瘤	骨髓抑制和胃肠反应，也可见心动过速、心肌损害、脱发
	高三尖杉酯碱（homoharringtonine）	周期非特异性药，对S期细胞明显，可抑制蛋白质合成，并使核蛋白体分解，还可抑制细胞有丝分裂	急性粒细胞性白血病；也可用于慢性粒细胞白血病、急性单核细胞白血病、恶性淋巴瘤	骨髓抑制和胃肠反应，也可见心动过速、心肌损害、脱发
（三）影响氨基酸的供应	左旋门冬酰胺酶（L-asparaginase，L-ASP）	某些肿瘤细胞不能自己合成其生长必需的门冬酰胺，需从细胞外摄取。本药水解血清中的门冬酰胺，减少门冬酰胺向肿瘤细胞的供应，从而抑制肿瘤细胞生长	急性淋巴细胞白血病	偶见过敏性休克，用药前应做皮试；可出现胃肠道反应、出血和神经症状

考点提示：长春新碱的主要不良反应为耳毒性。

五、影响体内激素平衡的药物

（一）肾上腺皮质激素

常用药有泼尼松、泼尼松龙、地塞米松等。本类药物可使血液淋巴细胞迅速减少，主要用于急性淋巴细胞白血病和恶性淋巴瘤的短期治疗。小剂量与其他抗癌药短期合用，可明显减少血液系统并发症及癌肿引起的发热等毒血症；但因本类药物可抑制机体免疫功能，从而促进肿瘤的扩展和继发感染。

（二）性激素

雄激素（androgen）

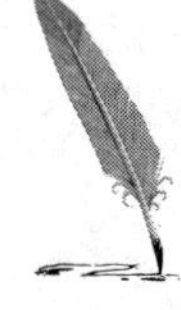

通过抑制垂体分泌促性腺激素，减少卵巢雌激素的合成和分泌，也有抗雌激素作用及

对抗催乳素的乳腺癌刺激作用，用于晚期乳腺癌和乳腺癌转移者，现已被无男性化现象的雌激素拮抗药取代。如他莫昔芬。

雌激素（estrogen）

临床常用己烯雌酚，其可直接对抗雄激素，并反馈性抑制下丘脑、脑垂体，从而减少雄激素分泌。临床主要用于前列腺癌和绝经5年以上乳腺癌的治疗，绝经前的乳腺癌患者禁用雌激素类药物。雄激素拮抗剂具有相似的药理作用，如氟他胺。

（三）他莫昔芬（tamoxifen，TAM）

为人工合成的抗雌激素类药，能竞争结合雌激素受体，抑制雌激素依赖性肿瘤细胞的生长。主要用于晚期、复发、不能手术的乳腺癌，尤其是绝经期的高龄患者，也可用于宫体癌、乳腺小叶增生等。常见不良反应有面部潮红、月经失调、体液潴留、恶心、呕吐、皮疹等。

（四）氨鲁米特（aminoglutethimide，AG）

氨鲁米特为镇静催眠药格鲁米特的衍生物，能特异性地抑制雄激素转化为雌激素的芳香化酶，从而阻止雄激素转变为雌激素。绝经期妇女的雌激素主要来源是雄激素，这样AG就可以完全抑制雌激素的生成。本药还能诱导肝药酶，促进雌激素的代谢，加速在血中的清除。用于绝经后晚期乳腺癌。还具有抑制肾上腺皮质激素合成的作用，用于治疗库欣综合征。

目标检测

一、最佳选择题（每题备选项中只有1个最佳答案）

1. 可引起化学性膀胱炎的药物是（　　）

A. 氟尿嘧啶　　B. 巯嘌呤　　C. 环磷酰胺

D. 博莱霉素　　E. 多柔比星

2. 治疗绝经后晚期乳腺癌的药物是（　　）

A. 氨鲁米特　　B. 顺铂　　C. 羟基喜树碱

D. 他莫昔芬　　E. 阿糖胞苷

3. 临床大剂量使用甲氨蝶呤引起的严重不良反应是（　　）

A. 心肌受损　　B. 膀胱炎　　C. 骨髓毒性

D. 惊厥　　E. 耳毒性

4. 下列药物中，具有严重的心脏毒性的药物是（　　）

A. 氟尿嘧啶　　B. 甲氨蝶呤　　C. 多柔比星

D. 丝裂霉素　　E. 放线菌素

5. 主要作用于M期，抑制细胞有丝分裂的药物是（　　）

A. 放线菌素D　　B. 阿霉素　　C. 甲氨蝶呤

D. 氟尿嘧啶　　E. 长春碱

6. 主要作用于S期的抗癌药是（　　）

A. 长春碱类　　B. 激素类　　C. 抗代谢药

D. 烷化剂　　E. 抗癌抗生素

7. 为了减轻甲氨蝶呤的毒性反应，用的救援剂是（　　）

A. 维生素 C　　B. 维生素 B_{12}　　C. 叶酸

D. 亚叶酸钙　　E. 维生素 B_6

8. 甲氨蝶呤抗肿瘤的主要机制是（　　）

A. 干扰肿瘤细胞的 RNA 转录　　B. 抑制二氢叶酸还原酶

C. 直接破坏 DNA 结构　　D. 抑制肿瘤细胞的蛋白质合成

E. 阻碍了肿瘤细胞的嘌呤合成代谢

9. 环磷酰胺对下列哪种恶性肿瘤疗效显著（　　）

A. 恶性淋巴瘤　　B. 肺癌　　C. 乳腺癌

D. 卵巢癌　　E. 多发性骨髓瘤

10. 博来霉素引起的最严重不良反应是（　　）

A. 心脏毒性　　B. 骨髓抑制　　C. 肝毒性

D. 肺纤维化　　E. 胃肠道反应

11. 在下列抗肿瘤药中，骨髓抑制最轻的是（　　）

A. 环磷酰胺　　B. 阿霉素　　C. 博来霉素

D. 甲氨蝶呤　　E. 氟尿嘧啶

二、配伍选择题（每组若干题，每组题均对应同一组备选项，每题只有一个正确答案。每个备选项可重复选用，也可不选用）

[12~15]

A. 膀胱炎　　B. 肺毒性　　C. 耳毒性

D. 心脏毒性　　E. 神经毒性

12. 多柔比星引起的不良反应是（　　）

13. 博莱霉素引起的不良反应是（　　）

14. 环磷酰胺引起的不良反应是（　　）

15. 长春新碱引起的不良反应是（　　）

[16~20]

A. 影响蛋白质的合成和功能　　B. 直接破坏 DNA 结构

C. 干扰核酸合成　　D. 嵌入 DNA 干扰 RNA 合成

E. 影响体内激素平衡

16. 甲氨蝶呤的抗癌作用机制是（　　）

17. 紫杉醇的抗癌作用机制是（　　）

18. 环磷酰胺的抗癌作用机制是（　　）

19. 氨鲁米特的抗癌作用机制是（　　）

20. 柔红霉素的抗癌作用机制是（　　）

三、多项选择题（每题的备选项中有 2 个或 2 个以上正确答案）

21. 用于绝经后乳腺癌治疗的药物有（　　）

A. 己烯雌酚　　B. 甲睾酮　　C. 氨鲁米特

D. 地塞米松　　E. 他莫昔芬

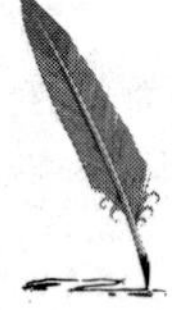

22. 对骨髓无抑制作用的药物是（　　）

A. 甲氨蝶呤　　B. 长春新碱　　C. L-门冬酰胺酶

D. 博莱霉素　　E. 肾上腺皮质激素

23. 肿瘤细胞增殖周期可分为（　　）

A. G_1期　　B. S 期　　C. G_0期

D. G_2期　　E. M 期

四、思考题

1. 试述恶性肿瘤药的主要不良反应及用药注意事项。
2. 试述抗肿瘤药的分类？每类列举 2 个药物名称。

（王雯雯）

扫码“练一练”

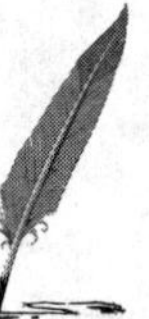

扫码“学一学”

第四十三章

免疫功能调节药

学习目标

知识要求

1. 掌握免疫抑制药和免疫增强药的药理作用、临床应用和主要不良反应。
2. 了解免疫反应的过程和药物作用机理。

技能要求

1. 学会分析、解释涉及免疫功能调节药物处方的合理性。
2. 具备提供免疫功能调节用药咨询服务的能力。

健康人体具有正常的免疫功能，参与免疫反应的细胞、器官与组织，如骨髓、淋巴、胸腺和脾、浆细胞等，组成完整的免疫系统。免疫系统的生理功能主要是识别、破坏与清除异物，维持机体内环境的稳定。免疫功能调节药是在一个或多个环节上发挥免疫抑制或免疫增强作用。

第一节　免疫抑制药

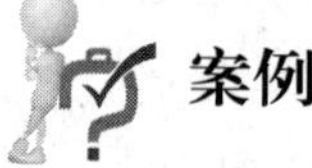

案例

王某，男，45岁，近来面部有蝶形红斑，关节疼痛，发热，脱发，对光敏感，口腔溃疡等，经体检诊断为系统性红斑狼疮，给予环孢素片剂，口服，一日10~15mg/kg，患者用药后，症状有所减轻。

思考： 免疫抑制药的适应证有哪些？

免疫抑制药是一种抑制或降低免疫反应的化学药物和生物制剂，临床上常用的药物有：环孢素（cyclosporin，cyclosporin A）、他克莫司（tacrolimus，FK506）、肾上腺皮质激素、抗淋巴细胞球蛋白（ALG）、达利珠单抗（daclizumab）、巴利昔单抗（basitiximab）

环孢素

又名环孢菌素A，是从真菌的代谢产物中提取到的含11个氨基酸的环状多肽，目前已能人工合成。

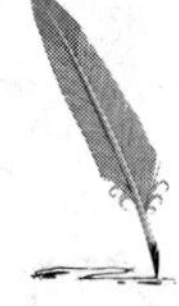

【药理作用】可选择性的抑制 T 细胞活化，使 TH 细胞明显减少并降低与 TS 的比例。可部分抑制 T 细胞依赖的 B 细胞反应。对巨噬细胞的抑制作用不明显。

【作用机制】能进入淋巴细胞和环孢素结合蛋白结合，从而抑制 TH 细胞的活化与相关基因表达。

【临床应用】广泛用于肾、肝、胰、心、肺、皮肤、角膜及骨髓移植，防止排异反应。用于治疗其他药物无效的难治性如类风湿关节炎、银屑病、皮肌炎、系统性红斑狼疮等自身免疫性疾病。

考点提示：环孢素的主要不良反应。

【不良反应及用药注意】嗜睡，食欲减退，感觉异常，多毛症，震颤，过敏反应，胃肠道反应，牙龈增生等。

知识链接

变态反应

变态反应又叫过敏反应。它可由多种物质引起，包括异种血清（如破伤风抗毒素）、某些动物蛋白（如蛋，鱼，虾，蟹等）、细菌、病毒、动物毛皮、空气中的植物花粉及波尘端，以及油漆、染料、化学品、塑料、化学纤维和药物等等，上述这些物质均称为过敏源。

【禁忌证】本品可进入乳汁，用本品期间不宜哺乳。老年人慎用。

他克莫司

与环孢素作用相似，为高效低毒的新型免疫抑制剂。

【体内过程】结合细胞内结合蛋白形成复合物，抑制 Th 细胞释放 IL-2、IL-3、IFN-γ，产生强大免疫抑制作用。

【药理作用及临床应用】用于临床抗移植排斥反应，其存活率、排异时间较环孢素为优。对自身免疫性疾病有一定的疗效。用于肾病综合征、类风湿关节炎、胰岛素依赖型糖尿病等。

【不良反应及用药注意】肾毒性及神经毒性不良反应的发生率更高。

肾上腺皮质激素

【药理作用】高浓度或大剂量使用时可产生抗炎作用，有快速、强大的抗炎作用，对各种炎症均有效。在炎症初期，能抑制毛细血管扩张，减轻渗出和水肿，抑制白细胞的浸润和吞噬。在炎症后期，抑制成纤维细胞和毛细血管的增生，延缓肉芽组织的生成。减轻粘连和疤痕等炎症后遗症。同时应用足量的抗菌药物，防止原有病情恶化和炎症扩散。

【临床应用】

1. 过敏性疾病　对荨麻疹、花粉症、过敏性鼻炎等过敏性疾病均可缓解症状，但不能根治。

2. 防止炎症后遗症　对脑膜炎、心包炎、关节炎及烧伤等，可减轻疤痕与粘连、减轻炎症后遗症；对虹膜炎、角膜炎、视网膜炎、除上述作用外，尚可产生抗炎止痛作用。

3. 自身免疫性疾病　对风湿热、类风湿关节炎、系统性红斑狼疮等多种自身免疫病均可缓解症状；对器官移植术后应用，可抑制排斥反应；对牛皮癣、湿疹、接触性皮炎，可

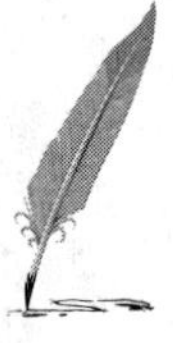

局部外用，但对天疱疮和剥脱性皮炎等严重皮肤病则需全身给药。

【不良反应及用药注意】长期大量应用可诱发或加重感染。

抗淋巴细胞球蛋白

采用人淋巴细胞或胸腺细胞、胸导管淋巴细胞或培养的淋巴母细胞免疫动物（马、羊、兔等）获得抗淋巴细胞血清，经提纯得到抗淋巴细胞球蛋白，其中用人的胸腺细胞免疫动物得到的制品，又称抗胸腺细胞球蛋白（ATG）。

【体内过程】ALG 选择性地与 T 淋巴细胞结合，在血清补体参与下，使外周血淋巴细胞裂解，对 T、B 细胞均有破坏作用，但对 T 细胞的作用较强或封闭淋巴细胞表面受体，使受体失去识别抗原的能力。

【药理作用】能有效抑制各种抗原引起的初次免疫应答，对再次免疫应答作用较弱。

【临床应用】防治器官移植的排斥反应，还试用于重症肌无力、多发性硬化症、白血病及类风湿关节炎、系统性红斑狼疮和溃疡性结肠炎等疾病。

【不良反应及用药注意】常见发热、寒战、血栓性静脉炎、关节疾病和血小板减少等，注射前需作皮试。

知识拓展

抗原与抗体

抗原，是指能够刺激机体产生（特异性）免疫应答，并能与免疫应答产物抗体和致敏淋巴细胞在体外结合，发生免疫效应（特异性反应）的物质。

抗体，是指机体的免疫系统在抗原刺激下，由 B 淋巴细胞或记忆细胞增殖分化成的浆细胞所产生的、可与相应抗原发生特异性结合的免疫球蛋白。

【禁忌证】过敏体质或有变态反应者禁用，急性感染者慎用。

【药物相互作用】可与硫唑嘌呤或糖皮质激素等合用，可延迟排斥反应、预防肾移植排斥、减少皮质激素的用量和提高器官移植成功率。

达利珠单抗

为白介素-2 受体人源性单克隆抗体。

【药理作用】TH 细胞 IL-2 受体从而发挥免疫抑制效应。

【临床应用】可缓解病情，降低多发性硬化症的活动性。通过静脉注射给药，偶有引起严重超敏反应。

【不良反应及用药注意】主要表现为发热、寒战、呼吸困难、呕吐等。

巴利昔单抗

是一种鼠/人嵌合的单克隆抗体。

【体内过程】能特异性与激活的 T 淋巴细胞上的抗原结合，阻断 T 淋巴细胞与 IL-2 结合，阻断 T 淋巴细胞增殖的信息，从而产生免疫抑制作用及抗排斥反应。

【药理作用】选择性抑制 T 细胞亚群，改变自身免疫不平衡的状态。

【临床应用】用于治疗肾移植后的急性排斥反应和预防同种骨髓移植时并发的移植物抗宿主效应，用于自身免疫性疾病的治疗。可以通过静脉注射给药，偶尔超敏反应严重。

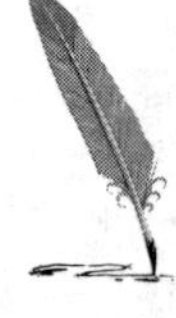

【不良反应及用药注意】主要为寒战、发热、呕吐、呼吸困难等。

【药物相互作用】常与含皮质激素的免疫抑制药及环孢素微乳剂联合使用。显著减少急性排斥的发生。

第二节　免疫增强药

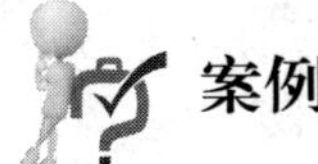

案例

刘某，女，15岁，近半年来皮肤瘙痒，潮红，气喘，胸闷，呼吸困难，经体检诊断为尘螨过敏，给予依他西脱针剂，20mg，皮下注射。经治疗，症状得到缓解。

思考：①免疫增强药的适应证。②免疫增强药的作用机制。

免疫增强制剂是通过不同方式，达到增强机体免疫力的一类免疫治疗药物，临床上常用的药物有：卡介苗（Bacillus Calmette-Guerin，BCG）、左旋咪唑（levamisole，LMS）、干扰素（interferon，IFN）、转移因子（TF）、胸腺素（thymosin）、异丙肌苷（isoprinosine）、免疫核糖核酸（immunogenic RNA，IRNA）、依他西脱（etanercept）。

卡介苗

为非特异性免疫增强剂，是牛型结核杆菌的减毒活菌苗。主要用于肿瘤辅助治疗，可刺激多种免疫活性细胞。

【药理作用】能促进IL-1产生，促进T细胞增殖，增强巨噬细胞的吞噬功能，增强天然杀伤细胞的活性，增强抗体反应和抗体依赖性淋巴细胞介导的细胞毒性。

【临床应用】皮肤注射或皮肤划痕接种，除用于预防结核病外，主要用于肿瘤的辅助治疗，如肺癌、黑色素瘤和白血病。接种后4~8周产生免疫力，维持3~4年。

【不良反应及用药注意】接种部位红肿、溃疡形成、过敏反应。

【药物相互作用】具有免疫佐剂作用，即增强与其合用的各种抗原的免疫原性，提高细胞和体液免疫水平，加速诱导免疫应答。

左旋咪唑

为口服有效的免疫调节药物，属于合成噻唑类化合物的衍生物。

【体内过程】容易从消化道吸收，主要是在肝内代谢，经肾排泄的原形不到5%口服量。

【药理作用】对正常人和动物几乎不影响抗体的产生，但对免疫功能低下者，能促进抗体生成。可使低下的细胞免疫功能恢复正常，如增强或恢复免疫功能缺陷或低下者的迟发型皮肤过敏反应，促进植物血凝素诱导的淋巴细胞增殖反应等。

【临床应用】用于免疫功能低下者恢复免疫功能，增强机体抗病能力。能改善多种自身免疫性疾病如系统性红斑狼疮、类风湿关节炎等免疫功能异常症状。

【不良反应及用药注意】有呕吐、恶心、腹痛等，少数有头痛、发热、乏力等症状，偶有白细胞及血小板减少、肝功能异常等。

干扰素

是一族可诱导的分泌糖蛋白，主要分为IFN-α、IFN-β、IFN-γ，是一种由淋巴细胞和单核细胞产生的细胞因子。目前，可采用DNA重组技术生产重组人干扰素。

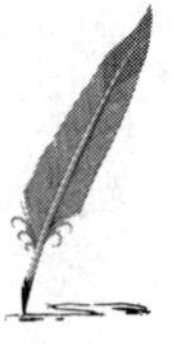

考点提示：干扰素的药理作用和临床用药。

【体内过程】皮下或肌内注射，α 干扰素吸收率在 80% 以上，而 β 及 γ 干扰素的吸收率较低。注射后 4~8 小时达血药浓度峰值。主要是在肝和肾发生生物转化，口服均不吸收。

【药理作用】具有免疫调节、抗肿瘤和抗病毒作用。能活化巨噬细胞，表达组织相容性抗原，介导局部炎症反应。

【作用机制】小剂量时，对体液免疫和细胞免疫有增强作用，大剂量时，可产生抑制作用。

【临床应用】用于感冒、腺病毒性角膜炎、带状疱疹和乙型肝炎等感染和预防。

【不良反应及用药注意】流感样症状及神经系统症状（嗜睡、精神紊乱）、发热、皮疹、肝功损害、大剂量能导致可逆性白细胞和血小板减少等。

转移因子

又称传输因子。系健康人白细胞中提取的一种低分子量多肽和多核苷酸，没有抗原性。

【药理作用】能将供体的细胞免疫信息转移给未致敏受体，使其获得供体样的非特异和特异性的细胞免疫功能，作用可持续六个月，本品能起佐剂作用。不起抗体作用，不转移体液免疫。

【临床应用】用于获得性和先天性细胞免疫缺陷病如免疫性血小板减少性紫癜、胸腺发育不全，某些抗生素难以控制的病毒性和真菌感染等。对恶性肿瘤可作为辅助治疗。

【不良反应及用药注意】少数病人可出现皮疹，注射部位产生疼痛。

胸腺素

系胸腺分泌的一类促细胞分裂的含 28 个氨基酸残基的具有生理活性的多肽激素，少数已提纯，目前，已能采用基因工程生物合成。

【药理作用】可诱导造血干细胞发育为 T 淋巴细胞，诱导 T 细胞分化成熟，还可调节成熟 T 细胞的多种功能，从而调节胸腺依赖性免疫应答反应。

【临床应用】用于治疗胸腺依赖性免疫缺陷疾病，某些自身免疫性疾病及病毒感染和肿瘤。

【不良反应及用药注意】可见发热，少数出现过敏反应。

异丙肌苷

系肌苷与乙酰基苯甲酸和二甲氨基异丙醇酯以 1∶3∶3 组成的复合物。

【药理作用】具有增强细胞免疫功能，恢复低下的免疫功能；B 细胞无直接作用，但是能增加 T 细胞依赖性抗原的抗体产生，增加淋巴激活因子的生成，有抗病毒作用。

【临床应用】用于某些自身免疫性疾病及带状疱疹和急性病毒性脑炎等病毒性感染，改善艾滋病患者的免疫功能。

【不良反应及用药注意】安全性较大，不良反应少。

依他西脱

是由肿瘤坏死因子（TNF）受体的 P75 蛋白的膜外区与人 IgG 的 Fc 段融合构成的二聚体。含 934 个氨基酸，相对分子量 1.5×10^5，$t_{1/2}$ 较长，为 115 小时。

【药理作用】依他西脱与血清中可溶性 TNF-α 和 TNF-β 有较高的亲和力，阻断二者与细胞表面的 TNF 受体的结合，抑制由 TNF 受体介导的炎症过程及异常免疫反应。

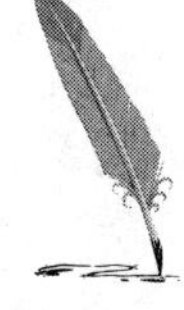

【临床应用】用于治疗类风湿关节炎。皮下注射 10~25mg，每周 2 次。

【不良反应及用药注意】主要是局部注射的刺激反应。

目标检测

一、最佳选择题（每题的备选项中，只有1个最佳答案）

1. 环孢素主要的不良反应是（　　）

A. 恶心、呕吐等消化道反应　　B. 肌肉萎缩
C. 肝、肾毒性　　D. 心肌收缩抑制
E. 心律失常

2. 他克莫司抑制免疫的机制是（　　）

A. 激活环核苷酸磷酸二酯酶，降低淋巴细胞和巨噬细胞内cAMP的含量
B. 结合细胞内结合蛋白，抑制IL-2的基因转录
C. 干扰嘌呤代谢，抑制嘌呤核苷酸合成
D. 选择性、可逆性地抑制次黄嘌呤单核苷酸脱氢酶
E. 抑制二氢乳清酸脱氢酶的活性，阻断嘧啶的从头合成途径

3. 对免疫过程的多个环节有抑制作用的药物是（　　）

A. 环磷酰胺　　B. 肾上腺皮质激素　　C. 白细胞介素-2
D. 他克莫司　　E. 抗淋巴细胞球蛋白

4. 不属于免疫增强药的是（　　）

A. 左旋咪唑　　B. 他克莫司　　C. 白细胞介素-2
D. 异丙肌苷　　E. 胸腺素

5. 有较强抗病毒作用的免疫增强剂是（　　）

A. 转移因子　　B. 抗淋巴细胞球蛋白
C. 干扰素　　D. 左旋咪唑
E. 环孢素

二、配伍选择题（每题备选项在前，试题在后。每组若干题。每组题均对应同一组备选项，每题只有一个正确答案。每个备选项可重复选用，也可不选用）

[6~7]

A. 环孢素　　B. 环磷酰胺　　C. 硫唑嘌呤
D. 泼尼松　　E. 抗淋巴细胞球蛋白

6. 选择作用于T细胞活化初期，抑制白细胞介素-2和干扰素生成的是（　　）
7. 对T细胞抑制较明显，亦抑制两类母细胞的是（　　）

三、多项选择题（每题的备选项中有2个或2个以上正确答案）

8. 干扰素的作用包括（　　）

A. 增强免疫　　B. 抗肿瘤　　C. 抗病毒
D. 抗菌　　E. 抗过敏

9. 乙肝疫苗的接种对象包括（　　）

A. 新生儿　　B. 婴幼儿　　C. 医护人员

D. 接触血液的实验员　　E. 乙肝表面抗原阳性者

四、思考题

1. 以氢化可的松为例，说出肾上腺皮质激素类药物的作用，联系其应用和不良反应。
2. 简述抗淋巴细胞球蛋白药物的中毒解救处理措施。
3. 处方分析

患者，男，50 岁，临床诊断为类风湿关节炎症。医生开具如下处方，请分析是否合理？

Rp.

盐酸左旋咪唑片剂　50mg×9

Sig. 50mg　t. i. d.

扫码“练一练”

（陈燕治）

第四十四章

维生素类及矿物缺乏用药

扫码“学一学”

学习目标

知识要求

1. 掌握维生素类药物的分类。
2. 熟悉维生素类及矿物缺乏用药的名称和作用特点。
3. 了解其他矿物缺乏用药的作用。

技能要求

1. 学会分析、解释维生素及矿物缺乏用药处方的合理性。
2. 具备提供维生素及矿物质类药用药咨询服务的能力。

维生素是一类维持机体正常代谢所必需的一种低分子有机化合物，在调节体内物质代谢中具有很重要的作用。维生素除少数在体内合成或由肠道细菌合成外，大部分由植物或动物性食品中摄取。维生素广泛存在于各类食物中，人体每日正常需求量不多，在一般情况下不会缺乏，但当机体对维生素的摄取不足、吸收和利用障碍，就会引起维生素缺乏症。

第一节　维生素类

一、水溶性维生素

案例

张某，男，22岁，近半年来，患口角炎、舌炎、眼炎、脂溢性皮炎，鼻翼两侧、脸颊、前额及两眉之间较重，并有阴囊发痒、红肿、脱屑、渗出、结痂并伴有疼痛感。经医院医生检查，确诊为维生素B_2缺乏症。除给予维生素B_2治疗外，并让其多吃动物肝、蛋、奶及豆类和绿叶蔬菜等食品，四周后痊愈。

思考：①维生素B_2缺乏症的临床表现是什么？②对于维生素B_2缺乏症的治疗，还要注意哪些事项？

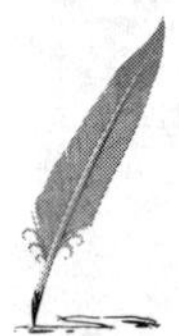

水溶性维生素包括维生素B族（维生素B_1、维生素B_2、维生素B_6、烟酰胺、泛酸、

叶酸、维生素 B_{12}等）、维生素 C。易溶于水，在体内主要分布于细胞外液，易从尿中排除，在体内储存量少。

维生素 B（vitamin B）

维生素 B 广泛存在于鱼肉类、蔬菜水果类、豆类等食物中。维生素 B 对于机体代谢和生理功能具有不可替代的作用，并且还影响着人体的免疫系统。当从食物中摄取不足时较易引起维生素 B 缺乏症。维生素 B 曾经被认为是像维生素 C 那样具有单一结构的有机化合物，但是后来的研究证明它其实是一组有着不同结构的化合物，于是它的成员有了独立的名称，如维生素 B_1，而维生素 B 成了一个总称，有的时候也被称为维生素 B 族或维生素 B 复合群。维生素 B 族都是水溶性维生素，它们协同作用，调节新陈代谢，维持皮肤和肌肉的健康，增进免疫系统和神经系统的功能，促进细胞生长和分裂（包括促进红细胞的产生，预防贫血发生）。

【药理作用及临床应用】

（1）维生素 B_1协调碳水化合物的新陈代谢和能量的产生，维持正常神经系统所需。用于缺乏维生素 B_1导致的脚气病、水肿等。

（2）维生素 B_2是构成红细胞的重要物质，参与许多新陈代谢作用，协助食物产生能量，帮助生长发育，令指甲、头发坚固，减少口腔发炎。

（3）维生素 B_3有助于食物释放能量及脂肪的新陈代谢。用于新陈代谢异常，消化道功能障碍、疲劳、软弱、运动功能失调等。

（4）维生素 B_5帮助碳水化合物、脂肪和蛋白质释放能量，维持皮肤健康，参与血糖控制。用于癞皮病、皮肤炎、失眠、步行困难、皮肤炎症。

（5）维生素 B_6参与激素和红细胞的合成，神经系统和免疫系统正常活动所需。

（6）维生素 B_{12}促进红细胞的形成和再生，防止贫血；促进儿童发育，增进食欲；维持神经系统的正常功能；用于恶性贫血、神经退化、口腔及消化道炎症等。

（7）复合维生素 B 是维生素 B_1、烟酸、核黄素、泛酸、生物素、维生素 B_6、维生素 B_{12}和叶酸 8 种维生素的混合物。复合维生素 B 协同机体各种酶来完成其功能：其中包括协助碳水化合物和脂肪释放能量、分解氨基酸及输送含有营养素的氧及能量到整个机体。

维生素 C（vitamin C）

又称抗坏血酸。

【药理作用】

（1）促进骨胶原的生物合成，利于组织创伤口的更快愈合，防治牙龈、牙床出血，防治关节痛、腰腿痛。

（2）延长肌体寿命，增强肌体对外界环境的抗应激能力和免疫力。

（3）改善代谢，预防心血管病的发生。

（4）具有一定的美白作用。

知识链接

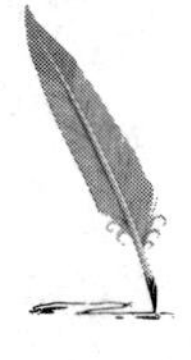

坏血病

即维生素 C 缺乏症，临床表现为食欲不振，疲乏无力；牙龈疼痛红肿、出血，严重者牙床溃烂、牙齿松动，甚至脱落；皮肤干燥，皮肤瘀点、瘀斑，甚至皮下大片青肿；面色苍白、呼吸急促等贫血表现；免疫功能低下，易患各种感染性疾病。

【临床应用】提高免疫力，预防癌症、心脏病、中风，保护牙齿和牙龈等。

【不良反应及用药注意】维生素C的毒性很低，一般不会有副作用。但是长期大剂量的服用维生素C会产生一些副作用，如腹泻、呕吐、胃痉挛、结石、头痛、尿频、皮肤潮红发亮等，还会出现停药坏血病的发生。

二、脂溶性维生素

脂溶性维生素不溶于水，易溶于有机溶剂，被机体吸收后储存于肝脏，自体内排除较慢，长期大量服用易导致蓄积中毒。临床常用的药物有：维生素A、维生素D、维生素E、维生素K。

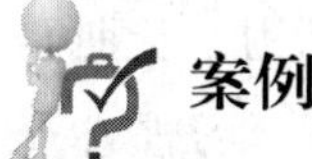

案例

患儿，男，1岁，近半年来，患儿多汗、腹胀、腹泻、睡眠不好，易惊吓，经常感冒、咳嗽。经医院医生检查，确诊为维生素D缺乏症。给予维生素D_3片剂治疗，二周后症状缓解。

思考：①维生素D缺乏症有哪些临床表现？②除补充维生素D制剂外，还要注意哪些事项？

维生素A（vitamin A）

维生素A是脂溶性物质，它的消化与吸收需要矿物质和脂肪。维生素A可贮藏体内，并不需要每日补给。维生素A有两种，一种是维生素A醇；另一种是胡萝卜素。

【药理作用】防止夜盲症和视力减退，抗呼吸系统感染作用；有助于免疫系统功能正常；生病时能早日康复；能保持组织或器官表层的健康；有助于祛除老年斑；促进发育，强壮骨骼，维护皮肤、头发、牙齿、牙床的健康。

【临床应用】主要用于对夜盲症和视力减退等多种眼疾的治疗；亦用于对肺气肿、甲状腺功能亢进症的治疗。外用对粉刺、脓包、疖疮、皮肤表面溃疡等症的治疗。

【不良反应及用药注意】摄入维生素A过量可以引起中毒反应。急性中毒的症状是恶心、呕吐、头痛、头晕、视力模糊，婴儿可引起前囟隆起。慢性中毒比较常见，症状有头痛，骨及关节痛，疲劳，烦躁，食欲差，皮肤干燥、痒，唇裂，脱发和肝大。

【禁忌证】孕妇过量摄取维生素A能影响胎儿的骨骼发育，会使胎儿致畸。

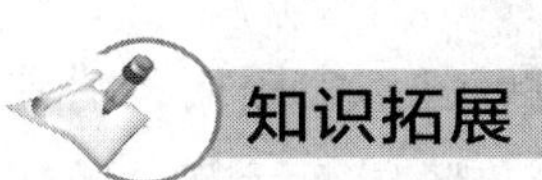

知识拓展

小儿佝偻病

为维生素D缺乏症，临床表现：患儿常有多汗、易惊、囟门大、出牙迟及枕秃等症状。患儿患病3个月以上，出现乒乓头；前胸部两侧肋骨与软骨交界处外凸成“肋骨串珠”；胸部前凸成“鸡胸”；脊柱后凸成驼背；“O”形腿或“X”形腿等；腹肌软弱无力，腹胀。患儿生长发育缓慢，免疫力低，易患肺炎、腹泻等疾病，病死率较高，容易骨折。

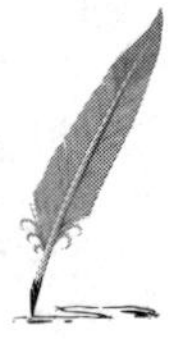

维生素 D（vitamin D）

维生素 D 为固醇类衍生物，具抗佝偻病作用，又称抗佝偻病维生素。维生素 D 家族成员中最重要的成员是 D_2 和 D_3。维生素 D 均为不同的维生素 D 源经紫外照射后的衍生物。植物不含维生素 D，但维生素 D 原在动、植物体内都存在。维生素 D 是一种脂溶性维生素，有五种化合物，对健康关系较密切的是维生素 D_2 和维生素 D_3，它们有以下特性：存在于部分天然食物中；受紫外线的照射后，人体内的胆固醇能转化为维生素 D。

【药理作用及临床应用】提高肌体对钙、磷的吸收，使血浆钙和血浆磷的水平达到饱和程度。促进生长和骨骼钙化，促进牙齿健全。维持血液中柠檬酸盐的正常水平。

考点提示：维生素 D 的药理作用。

【不良反应及用药注意】长期摄入过多的维生素 D（5000IU），将引起高尿钙和高血钙症。

维生素 E（vitamin E）

【药理作用及临床应用】经常服用维生素 E 能够防止皮肤老化，增强细胞活力，让肌肤保持弹性和光泽；具有很好的抗衰老作用，能够增强生育能力，预防先兆流产、习惯性流产的发生。能够帮助防治心血管疾病，能够帮助血管细胞提高抗击自由基的能力。能够有效治疗口腔溃疡，另有防治痔疮的作用等。

【不良反应及用药注意】大量服用维生素 E 能导致身体内血小板大量聚集，引发高血压症，免疫功能下降，头晕、目眩、视力模糊等。维生素 E 中毒时可出现肌肉衰弱、疲劳、腹泻、呕吐甚或出血等。

维生素 K（vitamin K）

维生素 K 是一种黄色晶体，熔点 52℃～54℃，不溶于水，能溶于醚等有机溶剂。丹麦化学家达姆于 1929 年从动物肝和麻子油中发现并提取。在牛肝、鱼肝油、蛋黄、乳酪、优酪乳、优格、海藻、紫花苜蓿、菠菜、甘蓝菜、莴苣、花椰菜，豌豆、香菜、大豆油、螺旋藻、藕等含量较多。

【药理作用及临床应用】由于缺乏维生素 K 会延迟血液凝固引起新生儿出血疾病，如吐血、脐带及包皮部位出血；成人不正常凝血，流鼻血、牙龈出血、胃出血、尿血及瘀血等症状；低凝血酶原症，症状为血液凝固时间延长、皮下出血；小儿慢性肠炎；热带性下痢等。所以，临床多用于控制血凝，维生素 K 是四种凝血蛋白（转变加速因子、凝血酶原、司徒因子和抗血友病因子）在肝内合成必不可少的物质；防止新生婴儿出血；预防成人内出血及痔疮；减少女性月经期大量出血，使血液正常凝固。

【不良反应及用药注意】维生素 K 可损害肝脏功能，所以，肝病患者不宜服用；哺乳妇女及孕妇应避免大量服用维生素 K；如出现脸红、发疹、皮肤瘙痒、肠胃不适等过敏症状，应立即停用，并请医师诊治。

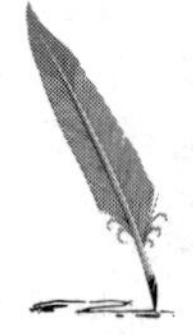

第二节　矿物缺乏用药

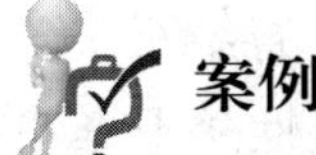

案例

郭某，男，15岁，近日感到明显的腿疼，腿软、经常夜间小腿抽筋，体育课成绩不佳；乏力、烦躁、精力不集中，疲倦、易感冒等，医院检查确诊为钙缺乏症。给予服用葡萄糖酸钙的同时建议：①多食用钙质含量高的食物小虾皮、海带、豆腐、甘蓝菜、白菜等；②多做体育运动；③多晒太阳。郭某的身体很快恢复了正常。

思考：①青少年时期钙缺乏症的主要临床表现是什么？②在应用矿物质类药物的同时，还应注意哪些事项？

葡萄糖酸钙（Glucose Gluconate）

钙是体内含量最大的无机物，为维持人体神经、肌肉、骨骼系统、细胞膜和毛细血管通透性正常功能所必需。钙离子是许多酶促反应的重要激活剂，对许多生理过程是必需的，如神经冲动传递、平滑肌和骨骼肌的收缩、肾功能、呼吸和血液凝固等。

【体内过程】口服钙剂自小肠吸收，饮食和小肠状态影响吸收。主要自尿液中排出，小量自粪便排出，也由唾液、汗腺、乳汁、胆汁和胰液排出。甲状旁腺，降钙素和维生素D维持内环境钙的稳定。

【药理作用】为钙离子补充剂。钙离子具有维持神经-肌肉接头的正常兴奋性，参与凝血过程；可降低毛细血管渗透性，增加致密度，维持神经与肌肉的正常兴奋性，加强心肌收缩力，并有助于骨质形成。

【临床应用】适用于过敏疾患，如荨麻疹、湿疹、皮肤瘙痒症、接触性皮炎、血清病；血管神经性水肿作为辅助治疗。也适用于血钙过低所致的抽搐和镁中毒。也用于预防和治疗缺钙症等。

【不良反应及用药注意】静脉给药时可能出现全身发热感，静脉速度过快时，可产生心律失常，恶心和呕吐。

【药物相互作用】与雌激素同用，可增加钙的吸收。

氯化钙

【体内过程】本药口服后约1/3在肠道吸收。随年龄增加而减少吸收。

【药理作用】钙离子可保持肌肉、神经组织的正常兴奋性，维持心、肺、肾和凝血的正常功能，参与调节激素和神经递质的分泌与贮存、氨基酸的结合与摄取、维生素B_{12}的吸收等。

【临床应用】用于治疗需要迅速提高血中钙离子浓度时的急性低钙血症情况，如血钙降低引起的肠绞痛及手足抽搐症、新生儿低钙性抽搐、输尿管绞痛、甲状旁腺功能低下所致的抽搐、甲状旁腺功能亢进手术后“饥饿骨”综合征（骨的再矿化）所致的维生素D缺乏症、低钙血症及碱中毒所致的急性低钙血症等。

【不良反应及用药注意】氯化钙口服对胃肠道具有一定的刺激性，静脉注射可出现发

热、注射部位疼痛，如静脉注射过快可发生恶心、呕吐、心律失常、血压略降甚至心跳停止，尤其是洋地黄治疗的患者反应较为明显。由于细胞内钙的增加使动脉血管收缩性增加，可导致血压升高。如注射时血管外漏，可引起组织坏死。

【禁忌证】 强心苷治疗期间和用药后一周内，禁用本药。高钙尿、高钙血、肾结石、洋地黄中毒、类肉瘤病等禁止本药静脉应用。本药一般情况下不用于小儿。呼吸性酸中毒呼吸衰竭者和肾功能不全者低钙时慎用本药。

第三节 其他维生素类及矿物缺乏用药

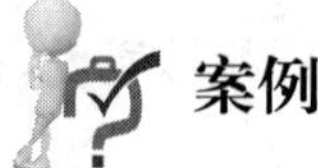

案例

刘某，女，2岁，近几个月来，患儿经常感冒发热，皮肤湿疹、厌食、盗汗，经医院医生检查，确诊为微量元素锌缺乏症。除给予葡萄糖酸锌片剂治疗外，并让其多吃猪肝、瘦肉、鸡蛋、鲤鱼及牛奶等食品，三周后痊愈。

思考：①锌缺乏症的临床表现是什么？②对于锌缺乏症的治疗，要注意哪些事项？

葡萄糖酸锌（Calcium and Zinc Gulconates Oral Solution）

【药理作用】 葡萄糖酸锌为体内许多酶的重要组成成分，具有促进生长发育、改善味觉等作用。缺乏时生长停滞，生殖无能、伤口不易愈合，机体衰弱。还可发生结膜炎、口腔炎、舌炎、食欲不振、慢性腹泻、味觉丧失、神经症状等。锌对儿童的生长发育尤为重要。

【临床应用】 用于治疗因缺锌引起的生长发育迟缓，营养不良，厌食症，小儿神经性厌食，复发性口腔溃疡，痤疮、儿童生长发育迟缓等。

【不良反应及用药注意】 有轻度恶心、呕吐、便秘等消化道反应。

【禁忌证】 本品勿与铝盐、钙盐、碳酸盐、鞣酸等同时使用。对本品过敏者禁用，过敏体质者慎用。本品性状发生改变时禁止使用。

【药物相互作用】 本品可降低青霉胺、四环素类药品的作用。

目标检测

一、最佳选择题（每题的备选项中，只有1个最佳答案）

1. 能促进钙和磷的吸收，提高血钙和血磷的含量，并促进骨骼的正常钙化，对儿童的骨骼生长具有重要作用的维生素是（　　）

A. 维生素A　　B. 维生素C　　C. 维生素D
D. 维生素E　　E. 维生素B

2. 下列维生素中不宜与碱性药物配伍使用的是（　　）

A. 维生素A　　B. 维生素C　　C. 维生素D
D. 维生素E　　E. 维生素K

3. 下列维生素中参与视紫红质合成的是（　　）

A. 维生素A　　B. 维生素C　　C. 维生素D

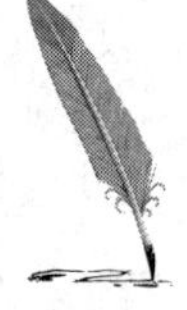

D. 维生素 E　　E. 维生素 B

4. 缺乏下列哪种维生素会导致手足抽搐（　　）

A. 维生素 A　　B. 维生素 C　　C. 维生素 D

D. 维生素 E　　E. 维生素 B_{12}

5. 缺乏下列哪种维生素会导致脚气病，神经炎的是（　　）

A. 维生素 D　　B. 维生素 C　　C. 维生素 A

D. 维生素 B_2　　E. 维生素 B_1

6. 儿童缺乏下列哪种维生素可导致佝偻病（　　）

A. 维生素 A　　B. 维生素 C　　C. 维生素 E

D. 维生素 D　　E. 维生素 B_6

7. 缺乏下列哪种维生素会导致成人骨软化病（　　）

A. 维生素 A　　B. 维生素 C　　C. 维生素 D

D. 维生素 E　　E. 维生素 B_1

8. 缺乏下列哪种维生素会导致恶性贫血（　　）

A. 维生素 B_{12}　　B. 维生素 B_6　　C. 维生素 D_2

D. 维生素 B_1　　E. 维生素 C

二、配伍选择题（每组若干题，每组题均对应同一组备选项，每题只有一个正确答案。每个备选项可重复选用，也可不选用）

[9~12]

A. 维生素 A　　B. 维生素 B　　C. 维生素 C

D. 维生素 D　　E. 维生素 E

9. 能导致小儿佝偻病的维生素是（　　）

10. 可导致坏血病的维生素是（　　）

11. 能够帮助预防中风的维生素是（　　）

12. 能促进钙和磷的吸收，提高血钙和血磷的含量，并促进骨骼的正常钙化，对儿童的骨骼生长具有重要作用的维生素是（　　）

三、多项选择题（每题的备选项中有 2 个或 2 个以上正确答案）

13. 维生素 A 缺乏症包括（　　）

A. 夜盲症　　B. 眼干燥症　　C. 角膜软化症

D. 皮肤粗糙　　E. 骨软化症

14. 维生素 E 的药理作用有（　　）

A. 促进钙和磷的吸收　　B. 抗氧化

C. 抗不育　　D. 抗感染

E. 抗癌

四、思考题

1. 以维生素 B 为例，联系其应用和不良反应说出水溶性维生素类药物的作用。

2. 简述脂溶性维生素类药物的特点。

扫码“练一练”

3. 处方分析

患者，女，3 岁，临床诊断为小儿佝偻症初期。医生开具如下处方，请分析是否合理？

Rp.

维生素 D_3胶囊剂　3400 IU×9

Sig. 340 0 IU b. i. d.

（陈燕治）

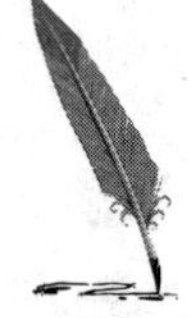

第四十五章

临床各科用药

扫码"学一学"

学习目标

知识要求

1. 熟悉常用老年病用药的作用特点、主要用途和不良反应。
2. 了解常用皮肤科用药、眼科用药、耳鼻喉科和口腔科用药、妇产科外用药的作用特点及应用。

技能要求　具备提供本章各类药物用药咨询服务的能力。

临床各科用药主要包括老年病用药、皮肤科用药、眼科用药、耳鼻喉科和口腔科用药和妇产科外用药。

第一节　老年病用药

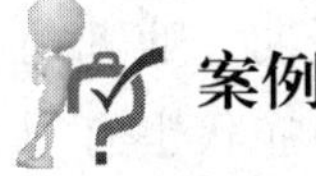

案例

患者，男，57周岁。双膝关节疼痛异常，关节周围酸胀，尤其是髌骨下缘以及膝关节内侧尤为严重。腘窝正中酸痛，小腿酸沉，左重于右，并伴左足跟痛，约行走十几米加重，跛行，打软腿，上下楼均痛，晨僵，阴雨天加重。X线片显示：双侧髌骨上下缘、髁间隆起均有不同程度骨质增生，左胫骨内侧髁骨质增生，左侧膝关节内侧间隙变窄，右膝关节间隙尚可。诊断为，双膝关节骨质增生。

思考：请问应选择哪些药物治疗？

老年病用药常指老年性痴呆（阿尔茨海默病）、骨质疏松、骨质增生、前列腺增生症、老年性白内障等疾病的用药。老年性痴呆用药详见第十三章第二节阿尔茨海默病药，老年人的其他疾病如心血管系统疾病、脑血管疾病、糖尿病等的用药请见本书其他有关章节。

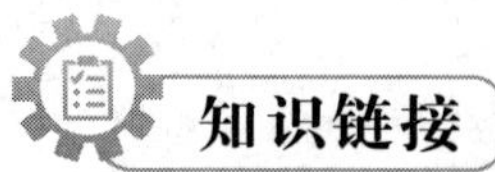

骨质疏松症

骨质疏松症可分为三类：①原发性骨质疏松症，包括绝经后骨质疏松症和老年性骨质疏松症；②继发性骨质疏松症，可继发于其他疾病（如长期大量使用糖皮质激素、先天或后天营养素缺乏、糖尿病、慢性肾衰、慢性肝病、甲状腺功能亢进、恶性肿瘤、库欣综合征等所致）或由药物引起；③特发性骨质疏松症，常见于青少年和成人，多伴有遗传性家族史。

一、骨质疏松、骨质增生用药

（一）骨质疏松

骨质疏松症（osteoporosis）是一种全身性代谢性疾病，其特征为低骨量及骨组织微结构退变，伴有骨脆性增加，易发生骨折。临床主要表现为腰背疼痛、身长缩短、驼背、呼吸功能下降、活动受限、合并骨折、骨痛。

目前防治骨质疏松的药物主要分为三类：①骨吸收抑制药（antire sorptivedrugs），包括二膦酸盐类、降钙素、替勃龙、雌激素类、依普黄酮、雷洛昔芬等；②骨形成促进药（bone-formingdrags），包括甲状旁腺素（PTH）、氟制剂、生长激素、骨生长因子等；③骨矿化促进药（mineralizationdrags），包括钙剂、维生素D（vitamin D）及其活性代谢物等，可促进骨的矿化，对抑制骨的吸收、促进骨的形成也起作用。

考点提示：骨质疏松防治药物分类及常用药物。

降钙素（calcitonin，鲑鱼降钙素，salcatonin，依降钙素）

【药理作用及临床应用】降钙素为参与钙及骨质代谢的一种多肽类激素。对破骨细胞有急性抑制作用，能减少体内钙由骨向血中的流动量。在儿童生长期、妇女妊娠期、哺乳期等起到促进骨骼发育和保护骨骼的作用；另外，对许多骨代谢疾病引起的骨痛症状也有很好的疗效。适用于绝经后骨质疏松症、老年骨质疏松症；乳癌、肺或肾癌、骨髓瘤和其他恶性肿瘤骨转移所致的大量的骨溶解；甲状旁腺功能亢进、缺乏活动或维生素D中毒（包括急性或慢性中毒）导致的骨炎；高钙血症和高钙症危象及各种骨代谢疾病所致的骨痛。

考点提示：降钙素的临床应用。

【不良反应及用药注意】可出现恶心、呕吐、腹泻、食欲不振、胃灼热、头痛、眩晕、步态不稳、低钠血症、局部疼痛、血清氨基转移酶升高等；偶见腹痛、口渴、手足抽搐、耳鸣、哮喘发作、发汗、指端麻木、多尿及寒战等。应避免与氨基糖苷类合用因会诱发低钙血症；为防止骨质进行性丢失，应根据个体需要，适量摄入钙和维生素D。

依替膦酸二钠（etidronate disodium）

【药理作用及临床应用】本品为第一代氨基二膦酸盐类骨代谢调节药，具有双向作用，小剂量（每日5mg/kg）时抑制骨吸收，大剂量（每日20mg/kg）时抑制骨形成。对体内磷酸钙有较强的亲和力，能抑制人体异常钙化和过量骨吸收，减轻骨痛；降低血清碱性磷酸酶和尿羟脯氨酸的浓度；在低剂量时可直接抑制破骨细胞形成及防止骨吸收，降低骨转换率，增加骨密度等达到骨钙调节作用。主要用于治疗妇女绝经期后骨质疏松症，也可用于

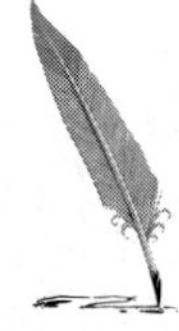

原发性及各种继发性骨质疏松症。

【不良反应及用药注意】可出现腹部不适、腹泻、便软、呕吐、口炎、咽喉灼热感、皮肤瘙痒、皮疹等。服药 2 小时内，应避免食用高钙食品以及含矿物质的维生素或抗酸药；肾功能损害、孕妇及哺乳期妇女慎用。

帕米膦酸钠（pamidronatesodium，丙氨膦酸钠）

【药理作用及临床应用】为第二代双膦酸盐类药物。作用强度约为依替膦酸二钠的 100 倍。可强烈抑制羟磷灰石的溶解和破骨细胞的活性，对骨质的吸收具有十分显著的抑制作用。适用于多种原因引起骨质疏松症，对癌症的溶骨性骨转移所致的疼痛有止痛作用，亦可用于治疗癌症所致的高钙血症；也可用于甲状旁腺功能亢进症。

【不良反应及用药注意】有时出现一过性感冒样症状，一般在输液后 3~24 小时内发生，持续 24 小时。但再次输入时，很少再发生同样症状。此外还可见发热、寒战、头痛、肌肉酸痛和胃肠道反应，如厌食、腹痛、便秘或腹泻等。偶可发生过敏反应和静脉滴注部位的局部反应。淋巴细胞、血小板减少和低钙血症也有发生。严重肾功能损害者、心血管疾病患者及驾驶员慎用。

阿仑膦酸钠（alendronate sodium）

【药理作用及临床应用】为第三代氨基二膦酸盐类骨吸收抑制剂，与骨内羟磷灰石有强亲和力，通过抑制破骨细胞的活性而发挥抗骨吸收作用。主要用于绝经后妇女的骨质疏松症。

知识拓展

二膦酸盐类药物

骨吸收抑制剂二膦酸盐类药物可分为三代：①第一代，依替膦酸二钠（又名羟乙膦酸钠），可口服给药，1987 年首次上市销售，现在已经较少使用；②第二代，帕米膦酸钠，静脉给药；氯（屈）膦酸二钠，可口服、静脉给药；③第三代代表药物阿仑膦酸钠，口服给药；唑来膦酸钠、伊班膦酸钠，需静脉给药。现在使用最广泛的口服品种是阿仑膦酸钠。

【不良反应及用药注意】少数病人可见胃肠道反应，如恶心、腹胀、腹痛，偶有头痛、骨骼肌疼痛，罕见皮疹或红斑；也有食管炎、食管糜烂和食管溃疡等副作用。妊娠、哺乳妇女及儿童不宜使用；避免与导泻剂和抗酸药合用，因会影响本药吸收；避免与氨基糖苷类合用，因会诱发低钙血症。

依普黄酮（ipriflavone）

【药理作用及临床应用】为雌激素受体激动药，可促进成骨细胞的增殖和骨胶原合成及骨基质的矿化，抑制破骨细胞前体的增殖和分化，通过雌激素样作用，增加降钙素分泌。适用于改善原发性骨质疏松症的症状，提高骨量减少者的骨密度。

【不良反应及用药注意】偶见皮疹、瘙痒等过敏反应症状，此时应停止用药；偶见恶心、呕吐、食欲不振、胃部不适、胃灼热、腹痛、腹部胀满、腹泻、便秘、口腔炎、口干、舌炎、味觉异常等；偶见眩晕、轻微头晕、罕见头痛等；罕见粒细胞减少，偶见贫血等；偶见胆红素、尿素氮、肌酐上升；罕见舌唇麻木，偶见水肿、不适。

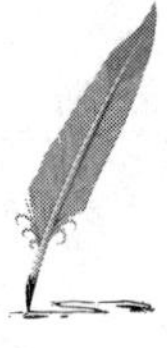

骨化三醇（calcitriol）

【药理作用及临床应用】本品属于骨形成促进药，系人体内维生素D_3最重要的代谢活性产物。能促进肠道对钙的吸收并且调节骨质的矿化。对于严重肾功能的衰竭特别是长期受血液透析治疗的患者，本品可恢复肠道对钙的正常吸收，纠正低血钙，缓解肌肉和骨骼疼痛，恢复或降低过高的血清碱性磷酸酶，调节正常或降低已增高的血清甲状旁腺素浓度；对于绝经后及老年性骨质疏松，服用本品能增加肠道钙吸收，提高血清钙浓度，并减少椎体骨折的发病率。本品适用于慢性肾功能衰竭患者的肾性骨营养不良，特别是需要长期血液透析的患者；用于手术后、自发性及假性甲状旁腺功能减退、维生素D依赖性佝偻病、血磷酸盐缺乏抗维生素D性佝偻病以及绝经后及老年性骨质疏松症。

【不良反应及用药注意】一般无副作用。如用药不当，可引起维生素D过量的副作用，如高血钙、食欲不振、呕吐、腹泻，继之软组织异常、多尿、蛋白尿等或钙中毒。

氟化钠（sodium fluoride）、一氟磷酸二钠（sodiam monofluorophsphate）、一氟磷酸谷氨酰胺（glutamine monofluorophsphate）

【药理作用及临床应用】氟可取代骨盐羟磷灰石中的羟基，形成氟磷灰石，增加结晶性，降低骨盐溶解度，从而发挥抗骨吸收作用。适用于骨质疏松症。

【不良反应及用药注意】氟化钠可出现胃痛、恶心、呕吐和腹泻。极少数有胃出血等不良反应。还可出现肢体疼痛综合征，多由过量引起，减量或停药数周后可改善症状。肾功能减退者慎用。一氟磷酸二钠不良反应同氟化钠，但发生率明显减少；应同时补钙。一氟磷酸谷氨酰胺在长期服用后偶有关节痛发生，应减量或停药。偶有发生胃肠道副作用。儿童或生长发育期、妊娠或哺乳妇女、骨软化症、严重肾衰竭、高血钙症及高尿钙症患者禁用。

替勃龙（tibolone）

【药理作用及临床应用】促进成骨细胞的增殖，促进骨胶原形成和矿化，增加骨量；减少破骨细胞前体细胞的增殖和分化，抑制破骨细胞活性，降低骨吸收；通过雌激素样作用，增加降钙素分泌，间接产生抗骨吸收作用。适用于绝经后引起的各种症状包括骨质疏松。

【不良反应及用药注意】偶见阴道出血或点滴出血，主要出现在服药的第一个月。其他已观察到的副反应包括头痛和偏头痛，水肿，眩晕，瘙痒，体重增加，恶心，腹痛，皮疹和抑郁症，皮脂分泌过多，面部毛发生长增加，肝功能指标变化等。

雷洛昔芬（Raloxifene）

【药理作用及临床应用】为选择性雌激素受体调节剂（SERM），对雌激素作用的组织有选择性的激动或拮抗活性。在绝经后骨质疏松妇女中，可以降低椎体骨折的发生率，保持骨量和增加骨矿盐密度。主要用于预防绝经后妇女的骨质疏松症。

考点提示：雷洛昔芬用于绝经后妇女骨质疏松症。

【不良反应及用药注意】可见血小板数量轻度减少，偶见恶心、呕吐、腹痛和消化不良；皮疹；血压升高，头痛，氨基转移酶轻度增加。

（二）骨质增生用药

骨质增生多发生于45岁以上的中年人或老年人，男性多于女性，常用腰部活动的重体力劳动者及运动员易患此病，最常见于膝、髋、腰椎、颈椎、肘等关节。本病最基本的治疗方法主要有：①减少关节的负重和过度的大幅度活动，爱惜患病关节，以延缓病变的进程；②肥胖者应减轻体重，以减少关节的负荷，延缓病变的发展；③下肢关节有病变时可

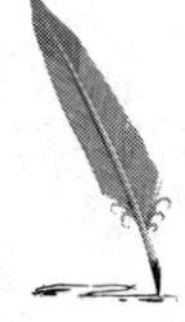

用拐杖或手杖，以减轻关节的负担；④可以做理疗及适当的锻炼，以保持关节的活动范围，必要时可使用夹板支具及手杖等，有助于控制急性期症状；⑤在急性疼痛发作期间，使用解热镇痛抗炎药物（如阿司匹林、布洛芬、萘普生、吡罗昔康、酮洛芬咪唑酯、双氯芬酸钠等），可减轻或控制症状，但不能改变病变的进展；⑥对晚期病例，在全身情况能耐受手术的条件下，行人工关节置换术是公认的消除疼痛、矫正畸形、改善功能的有效方法，可以提高患者的生活质量。目前西医常用的治疗药物有氨基葡萄糖。

氨基葡萄糖（glucosamine）

【药理作用】骨性关节炎是关节软骨蛋白多糖生物合成异常而退行性变的结果。氨基葡萄糖是一种天然氨基单糖，是软骨基质中合成蛋白聚糖所必需的重要成分，可促进蛋白多糖及透明质酸的合成，修复损伤的关节软骨；促进关节滑液的生成，营养关节软骨，减低骨关节间的摩擦及震动，从而减轻疼痛；提高免疫力，清除关节间的有害因子，控制炎症；抑制损伤软骨的酶，如胶原酶、磷酸酶 A_2，减轻关节软骨的损伤；消除关节病变中自由基对组织的损伤作用。

考点提示：氨基葡萄糖用于骨质增生。

【临床应用】用于治疗和预防全身所有部位的骨关节炎，包括膝关节、肩关节、髋关节、手腕关节、颈及脊椎关节和踝关节等。可缓解和消除骨关节炎的疼痛、肿胀等症状，改善关节活动功能。

【不良反应及用药注意】罕见，有轻度的胃肠不适，如恶心、便秘、腹胀和腹泻；有些病人可能出现过敏反应，包括皮疹、瘙痒和皮肤红斑。

二、前列腺增生用药

前列腺增生症（Benign Prostaic Hypertrophy，BPH），又称前列腺肥大，是中老年男性常见疾病之一，随全球人口老年化发病日渐增多。该病有三个主要特征：前列腺体积增大、膀胱出口阻塞、有排尿困难、尿频、尿急等下尿路症状。临床治疗药物较多，现将临床常用药物介绍如下。

考点提示：前列腺增生常用药物名称。

特拉唑嗪（terazosine）

【药理作用及临床应用】特拉唑嗪为选择性 α_1受体阻滞剂，具有松弛膀胱和前列腺平滑肌的作用，可缓解良性前列腺肥大而引起的排尿困难症状，使前列腺体积明显减小。可用于治疗良性前列腺增生症；也可用于治疗高血压，可单独使用，也可与利尿剂或其他抗高血压药物合用。

【不良反应及用药注意】常见体虚无力、心悸、恶心、外周水肿、眩晕、嗜睡、鼻充血、鼻炎和视觉模糊、弱视等。

阿夫唑嗪（alfuzosin Hydrochloride）

【药理作用及临床应用】为神经突触后膜 α_1肾上腺素受体的选择性拮抗剂，松弛尿道和前列腺平滑肌，使排尿通畅，从而有效地改善良性前列腺肥大的症状。适用于良性前列腺增生的某些功能性症状，尤其适用于梗阻症状明显的患者；治疗高血压。

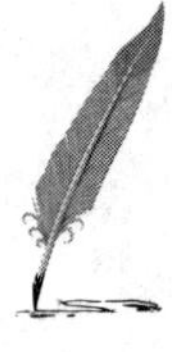

【不良反应及用药注意】少数出现体位性低血压，对本药或本类药物有过敏者、出现过

低血压症状者、严重肝功能不全者禁用或慎用。

非那雄胺（finasteride，保列治，TROSCAR）

【药理作用及临床应用】本品是一种合成4-氮甾体激素化合物，为特异性Ⅱ型5α-还原酶抑制剂。抑制外周睾酮转化为二氢睾酮，降低血液和前列腺、皮肤等组织中二氢睾酮水平。二氢睾酮是前列腺生长所依赖的物质，本品通过抑制其合成酶，从而影响双氢睾酮的合成而使前列腺消肿。用于治疗良性前列腺增生，使增大的前列腺缩小，其逆转过程需3个月以上。可以改善排尿症状，使最大尿流率增加。减少发生急性尿潴留和手术的概率。

【不良反应及用药注意】出现乳房增大和压痛。偶见性功能障碍。偶有皮疹、口唇肿胀等过敏反应。

普适泰（prostat，舍尼通）

【药理作用及临床应用】特异性地阻断雄性激素二氢睾以及抑制白三烯、前列腺素合成，阻止受体作为转录因子发挥作用，从而抑制前列腺细胞增生，达到治疗目的。本品3个月起效，6个月达最佳疗效。适用于良性前列腺增生，慢性、非细菌性前列腺炎。

【不良反应及用药注意】绝大多数患者对本品高度耐受。仅少数患者有轻微的腹胀、胃灼热和恶心。停药后症状即会消失。

三、延缓衰老药

现代科学认为，衰老是不可抗拒的自然规律，但是，通过科学方法，完全可以延缓人的衰老，推迟生老病死的时间和提高人体的生命质量。延缓衰老药是指从整体多系统、多层次和多阶段发挥其调整功能，以提高机体生命效率为目的的一类药物，由于目前对衰老机制的认识还不很清楚，因此真正被人们公认的具有延缓衰老作用的药物不多。延缓衰老药一般可分为以下六类。

（一）自由基清除剂

自由基是人的衰老因子，如在体内过度聚集则会破坏细胞结构和器官功能，因此，抑制自由基的产生并随时地清除，有助于增强机体的抗氧化能力，减少组织细胞的损害，可以促进DNA合成和修复，活化细胞，以延缓衰老，如维生素E、超氧化物歧化酶（SOD）。

（二）对抗使皮肤老化的脂褐质（老年色素）

脂褐质是细胞不饱和脂肪酸过氧化的产物，会毒害细胞和阻碍细胞内物质和信息的传递，是组织细胞衰老的标志，并随年岁的增大而增多。维生素E、维生素EC合剂具有减少脂褐质的作用，对预防衰老具有极重要的意义。

（三）单胺类神经传递物质

衰老与神经内的单胺类神经递质的不足有关。动物实验证明，老年大鼠脑中的单胺类神经递质水平比年幼大鼠明显降低；另外，现已知帕金森病主要是脑内的多巴胺含量减少所致，常见于老年人。因此，理论上认为，脑中的单胺类神经递质（儿茶酚胺）不足可引起衰老。普鲁卡因具有抑制单胺氧化酶的作用，使单胺类神经递质的含量增加，从而延缓衰老。

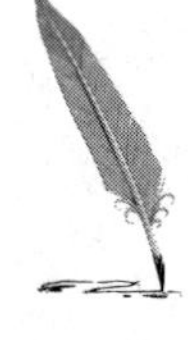

（四）微量元素

体内所含各种微量元素（钴、铜、氟、碘、铁、锌、铬、硒、锰、钼等）与人的生命有着极为重要的关系。微量元素大部分是具有重要生理功能的酶系统和蛋白质的关键成分，对核酸、激素、细胞膜起着稳定和激活的作用。随着人体的衰老，微量元素在体内的含量逐渐减少，对上述核酸、激素、细胞膜的稳定和激活作用也会减弱。服用多种维生素和微量元素复方制剂（如金施尔康、安尔康片、善存银片、21 金维他、微维乐胶囊、多维金等），以补充机体正常代谢所必需的多种维生素及微量元素，可用于防治维生素和微量元素缺乏所引起的各种疾病，对抗衰老。

（五）调节免疫功能的药物

许多中草药，如人参、党参、灵芝、云芝、银耳、猪苔、补骨脂等，可通过提高和调节免疫功能，延缓免疫老化作用，提高老年人的抗病能力和免疫活力。

（六）增强大脑功能的药物

血细胞中的二十二碳六烯酸（DHA）、二十碳五烯酸（EPA）具有抗氧化、抗衰老作用，随着年龄增大，两者含量减少，补充鱼油、亚麻酸等可延缓衰老。

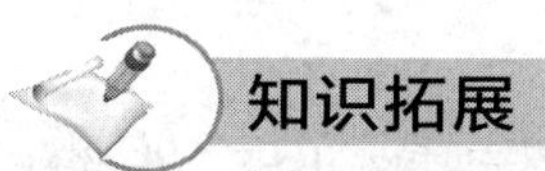

知识拓展

世界卫生组织专家小组提出对老年人会有严重反应药物

药物	不良反应	药物	不良反应
巴比妥类	神志模糊	胍乙啶	体位性低血压
二甲苄胍	严重体位性低血压	吲哚美辛	再生障碍性贫血
苯海索	视、听幻觉	异烟肼	肝毒性
甘珀酸（生胃酮）	液体潴留与心力衰竭	甲芬那酸（甲灭酸）	腹泻
强心苷	行为异常、腹痛、疲乏	甲基多巴	倦怠、抑郁
氯磺丙脲	血糖过低	呋喃妥因	周围神经病变
氯丙嗪	体位性低血压、体温低	雌激素	液体潴留、心力衰竭
氯噻酮	尿失禁	喷他佐辛	神志模糊、疗效不定
异喹胍	体位性低血压	保泰松	再生障碍性贫血

第二节　皮肤科用药

皮肤病的药物治疗包括内服及外用。外用药是皮肤病的一个主要治疗手段。外用药物直接接触皮肤的损害部位而发挥各种作用，局部药物浓度高，效果明显，还可避免口服、注射等其他给药方式带来的全身性不良反应。临床常用药物剂型主要有：软膏剂、乳膏剂、外用溶液剂、搽剂、洗剂、涂膜剂、贴剂、喷雾剂等。

皮肤科用药主要分为以下几类：①止痛、止痒药，如苯佐卡因、达克罗宁等；②消毒防腐药，如水杨酸、聚维酮碘、乳酸依沙吖啶等（详见第三十九章消毒防腐药）；③抗皮肤感染药，如硝酸咪康唑、特比萘芬、环吡酮胺、阿昔洛韦等（详见第三十七章抗真菌药和第三十七章抗病毒药）；④抗皮脂溢出药，如升华硫、二硫化硒等；⑤肾上腺皮质激素类药物，如醋酸氢化可的松、醋酸泼尼松、复方地塞米松等（详见第二十九章肾上腺皮质激素）；⑥其他药物，如尿素等。本节主要简介以下几类皮肤科用药。

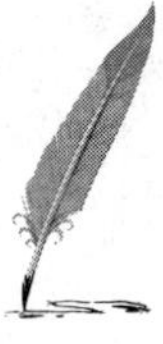

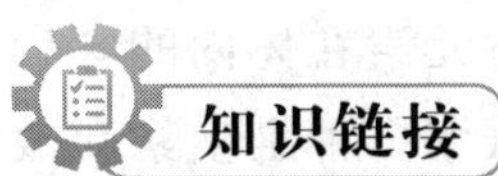

皮肤病

1. 感染性皮肤病：包括病毒性、细菌性、真菌病等，性传播疾病属于感染性皮肤病。

2. 变态反应或免疫相关性皮肤病：包括皮炎、湿疹、特应性皮炎、银屑病、扁平苔藓、血管炎等。

3. 自身免疫性疾病：包括天疱疮、大疱性类天疱疮等获得性大疱性皮肤病及红斑狼疮、皮肌炎、硬皮病等结缔组织病。

一、止痛、止痒药

苯佐卡因（benzocaine）

【药理作用及临床应用】局部麻醉药，为皮肤科类非处方药。外用起持久止痛、止痒作用。适用于皮肤创面的止痛、止痒。

【不良反应及用药注意】偶可引起局部或全身过敏反应，涂布部位如有烧灼感、局部发红、瘙痒时，应停止用药，洗净局部药物，并向医师咨询。对本品过敏者禁用。

达克罗宁（dyclonine Hydrochloride）

【药理作用及临床应用】为局部麻醉药，能阻断各种神经冲动或刺激的传导，抑制触觉和痛觉，对皮肤有止痛、止痒及杀菌作用。适用于黏膜麻醉，对皮肤各症有极佳的止痛、止痒功效，但不宜作注射麻醉或浸润麻醉。外用适用于烧伤、擦伤、虫咬伤、痔疮、溃疡、褥疮、痒疹等的止痛、止痒。

考点提示：达克罗宁的临床应用。

【不良反应及用药注意】可能有轻度刺激或刺痛；偶可见荨麻疹、肿胀和水肿等不良反应。对本品过敏患者禁用。

二、抗皮肤感染药

环吡酮胺（ciclopirox olamine）

【药理作用及临床应用】为皮肤科用药非处方药、广谱抗真菌药，对皮肤癣菌、酵母菌、霉菌等具有较强的抗菌作用，渗透性强。适用于手癣、足癣、体癣、股癣及花斑癣、甲癣，皮肤和外阴阴道念珠菌感染。

【不良反应及用药注意】偶见局部发红、瘙痒，一般停药后可自行消失，如症状加重应向医师咨询。涂布部位如有烧灼感、瘙痒、红肿等，应停止用药，洗净，必要时向医师咨询。

联苯苄唑（bifonazole）

【药理作用及临床应用】为广谱抗真菌药，作用机制是抑制细胞膜的合成，对皮肤癣菌及念珠菌等有抗菌作用。适用于手癣、足癣、体癣、股癣、花斑癣及念珠性外阴阴道炎。

【不良反应及用药注意】偶见过敏反应。个别患者局部发生瘙痒、灼热感、红斑等反应，对本品过敏者禁用。用药部位如有灼烧感、瘙痒、红肿等应停止用药，洗净，必要时

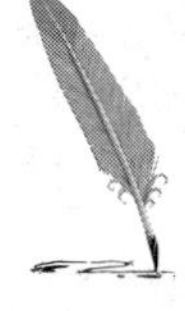

向医师咨询。

莫匹罗星（mupirocin，百多邦）

【药理作用及临床应用】为局部外用抗生素，适用于革兰阳性球菌引起的皮肤感染，例如：脓疱病、疖肿、毛囊炎等原发性皮肤感染及湿疹合并感染、溃疡合并感染、创伤合并感染等继发性皮肤感染。

【不良反应及用药注意】局部刺激反应，包括瘙痒、烧灼感等；对莫匹罗星或其他含聚乙二醇软膏过敏者禁用；妊娠期妇女慎用。因基质内含有聚乙二醇，建议肾功能受损者慎用。

鱼石脂（ichthammol）

【药理作用及临床应用】为皮肤科用药类非处方药，适用于疖肿。

【不良反应及用药注意】偶见皮肤刺激和过敏反应；不得用于皮肤溃烂处。用药部位如有烧灼感、红肿等情况应停药。对本品过敏者禁用，过敏体质者慎用。

三、抗皮脂溢出药

升华硫（sublimed sulfur）

【药理作用及临床应用】具有杀细菌、杀真菌和杀疥虫作用，能减少皮脂，并有角化促成和角质溶解作用。适用于疥疮、头癣、痤疮、脂溢性皮炎、酒渣鼻、单纯糠疹、慢性湿疹。

【不良反应及用药注意】有轻度刺激症状如灼热感、瘙痒等；长时间使用可引起皮肤瘙痒、刺激等不适；避免接触眼睛和其他黏膜。过敏体质者慎用；儿童慎用。对本药过敏者禁用。

四、其他皮肤科用药

维 A 酸（tretinoin）

【药理作用及临床应用】可促进表皮细胞更新，调节表皮细胞增殖和分化，使角质层细胞疏松而容易脱落，有利于去除粉刺，并抑制新的粉刺形成。适用于寻常痤疮及角化异常性疾病。

【不良反应及用药注意】用药部位可能发生红斑、肿胀、脱屑、结痂、色素增加或减退。对本品及阿维 A 酯、异维 A 酸或其他维生素 A 衍生物过敏者禁用。

尿素（urea ointment）

尿素能增加角质层的水合作用，使皮肤柔软。适用于鱼鳞病、手、足皲裂及皮肤干燥等。偶见皮肤刺激和过敏反应。

第三节　眼科用药

我国人群的眼科疾病主要是近视、沙眼、结膜炎、角膜炎、白内障等，以及工作紧张造成的视疲劳。近年来，人民对眼睛的保健意识已有加强，眼睛的健康逐步得到重视。眼科用药主要是针对视疲劳、干眼症、慢性结膜炎、轻度沙眼等，以明目、缓解疲劳、营养滋润、清洁护理、抗菌抑菌、止涩止痒等作用，制剂以滴眼液、眼膏为主。临床眼科用药

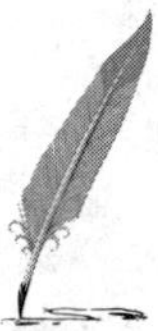

分为以下几类。

一、抗感染药物

眼部感染是眼科常见的病变，可以发生在眼睑、眼表和眼内等不同部位，引起睑缘炎、结膜炎、沙眼、角膜炎和眼内炎等疾病。睑缘炎、结膜炎等会造成严重不适；角膜炎可以导致角膜混浊，产生严重的视力下降；眼内炎可以破坏眼球，如不及时控制，会导致失明。引起眼部感染的微生物有细菌、衣原体、真菌和病毒等。睑缘炎和结膜炎经常是由于葡萄球菌感染所引起，沙眼是由于衣原体感染引起，角膜炎和眼内炎可以由细菌、病毒或真菌感染引起。治疗眼部感染的目标是控制感染，保护眼组织及其功能。

本类药物主要有氧氟沙星、氯霉素、红霉素、利福平、妥布霉素等。

氯霉素滴眼液（chloramphenicol eye drops，润舒）

【药理作用及临床应用】本品属广谱抗生素，抑制蛋白质合成，属抑菌剂。对多数革兰阴性和某些革兰阳性菌，以及沙眼衣原体和立克次体等有效，适用于治疗由大肠杆菌、流感嗜血杆菌、克雷伯菌属、金黄色葡萄球菌、溶血性链球菌和其他敏感菌所致眼部感染，如沙眼、结膜炎、角膜炎、眼睑缘炎等。润舒滴眼液，含主要成分氯霉素和辅料含增稠剂玻璃酸钠，在发挥抗菌作用的同时，因对眼部湿润作用强，可迅速缓解沙眼、结膜炎等引起的眼部干、涩、痒、痛症状，促进创面快速愈合和修复。对老年性的眼干涩、疲劳也有改善作用，可防治戴隐形眼镜引起的角膜损伤、角膜炎及眼疲劳（如微机操作人员等）所致的结膜炎。

【不良反应及用药注意】偶见眼睛疼痛、视力改变、持续性发红或刺激感；使用后出现再生障碍性贫血。对本品过敏者禁用。

二、干眼症用药

本类药物主要有聚乙烯醇滴眼液、羟甲纤维素钠等。

聚乙烯醇滴眼液（polyvinyl alcohol eye drops，瑞珠）

【药理作用及临床应用】本品为高分子聚合物，具有亲水性，在适宜浓度下，能起类似人工泪液的作用。适用于缓解与干眼症有关的不适症状。

【不良反应及用药注意】偶有眼部刺激症状和过敏反应。滴眼后若感觉眼痛、视力模糊、眼部持续充血或刺激症状或病情加重，且持续时间超过 72 小时，应停止使用或向医生咨询。

羟甲纤维素钠滴眼液（carboxymethylcellulosena eye drops，瑞新、潇莱威）

【药理作用及临床应用】具有温和的保护和润滑特性，可长时间缓解眼部干燥刺激引起的眼干和瘙痒等不适感；另外，还可补充天然泪液的电解质，使之达到平衡。适用于缓解眼部干燥或因暴露于阳光或风沙所引起的眼部烧灼，刺痛等不适感，也是防止进一步刺激的保护剂。适用于因使用计算机、游戏机、彩电、阅读或其他用眼过度所致的计算机视力综合征和眼干涩，隐形眼镜不需摘除就可滴用。

【不良反应及用药注意】如应用时感觉眼痛、视力改变、眼部持续充血或刺激感，或症状加重或症状持续 72 小时以上，则应停止用药并咨询医生。对本品过敏者禁用，过敏体质者慎用。

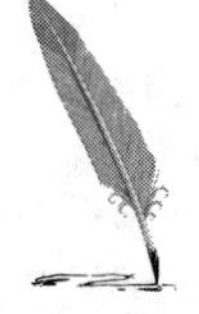

玻璃酸钠滴眼液（sodium hyaluronate eye drops，爱丽）

【药理作用及临床应用】 可与纤维连接蛋白结合，促进上皮细胞的连接和伸展，此外，由于其分子内可保有众多的水分子，因而具有优异的保水性。适用于眼睛疲劳、眼干燥症、眼干燥综合征、斯-约二氏综合征等内因性疾患；用于手术后药物性、外伤、光线对眼造成的刺激及戴隐形眼镜等引起的外因性疾病。

【不良反应及用药注意】 可能引起短暂的视物模糊、刺激感、眼痒、结膜充血、睑皮肤炎等。青光眼或眼部有剧痛感者禁用。

三、白内障用药

吡诺克辛钠滴眼液（pirenoxine sodium eye drops；白内停滴眼液）

【药理作用及临床应用】 白内障形成的原因之一是由于晶状体内可溶蛋白质受醌类物质作用，逐渐变成不溶性蛋白质所致。吡诺克辛钠可竞争性抑制此种醌类物质对晶状体可溶蛋白质的作用，可对抗自由基对晶状体损害而导致的白内障，能减少白内障囊外摘除术后囊膜混浊的发生率。主要用于治疗初期老年性白内障、轻度糖尿病性白内障或并发性白内障等。

考点提示： 白内障常用治疗药物。

【不良反应及用药注意】 极少数患者可有轻微眼部刺激。眼外伤及严重感染时，暂不使用，或遵医嘱。对本品过敏者禁用，过敏体质者慎用。

重组牛碱性成纤维细胞生长因子（recombinant bovine basic fibroblast growth factor，rb-bFGF）

【药理作用及临床应用】 能促进细胞分裂或分化，促进组织损伤的修复，加速创面愈合；促进血管新生，改善创面血液微循环；促进神经纤维再生，改善损伤组织的神经再支配，使损伤组织的功能得以恢复。适用于角膜上皮缺损和点状角膜病变，轻中度干眼症，大泡性角膜病变，角膜擦伤，轻中度化学烧伤，角膜手术及术后愈合不良；地图状（或营养性）单泡性角膜溃疡。

【不良反应及用药注意】 个别患者用药时可能出现刺痛感。

四、消炎眼科用药

本类药物主要有醋酸可的松滴眼剂、地塞米松滴眼剂等，请见本书有关章节。

五、青光眼用药

如硝酸毛果芸香碱滴眼液、噻吗洛尔滴眼液等，请见本书有关章节。

第四节　耳鼻喉科和口腔科用药

西地碘含片（cydiodine buccal tablets，华素片）

本品为口腔科、耳鼻咽喉科用药类非处方药。

【药理作用及临床应用】 本品活性成分为分子碘，在唾液作用下迅速释放，直接卤化菌体蛋白质，杀灭各种微生物。杀菌作用可靠，并具有收敛、消除黏膜水肿和口腔臭味，止

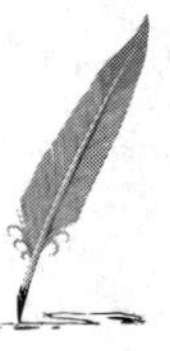

痛迅速，促进口腔溃疡黏膜愈合等功能。适用于慢性咽喉炎、口腔黏膜溃疡、慢性牙龈炎、牙周炎。

【不良反应及用药注意】偶见皮疹、皮肤瘙痒等过敏反应，对本品过敏者或对其他碘制剂过敏者禁用。长期含服可导致舌苔染色，停药后可消退。孕妇及哺乳期妇女禁用。

地喹氯铵含片（degualinium chloride buccal tablets）

本品为口腔科、耳鼻咽喉科用药类非处方药。

【药理作用及临床应用】本品为阳离子表面活性剂，具有广谱抗菌作用，对口腔和咽喉部的常见致病细菌和真菌感染有效。适用于急、慢性咽喉炎，口腔黏膜溃疡，齿龈炎。

【不良反应及用药注意】偶见恶心、胃部不适；罕见皮疹等过敏反应。

呋麻滴鼻液（ephedrine hydrochloride and nitrofurazone nasal drops）

本品为耳鼻喉科类非处方药。

【药理作用及临床应用】本品中呋喃西林对革兰阳性、阴性菌均有抑制作用；盐酸麻黄碱为拟肾上腺素药，可直接激动血管平滑肌的α受体，使鼻黏膜血管收缩。可作为鼻减充血剂，缓解鼻黏膜充血、水肿、鼻塞；也用于急慢性鼻炎和鼻窦炎。

【不良反应及用药注意】偶见一过性轻微烧灼感、干燥感、头痛、头晕、心率加快，长期使用可致心悸、焦虑不安、失眠。

盐酸羟甲唑啉（oxymetaxoline）

【药理作用及临床应用】本品为咪唑啉类衍生物，具有直接激动血管α受体而引起血管收缩的作用，从而减轻炎症所致的充血和水肿。适用于急慢性鼻炎、鼻窦炎、过敏性鼻炎、肥厚性鼻炎。滴药过频易致反跳性鼻充血，久用可致药物性鼻炎。萎缩性鼻炎及鼻腔干燥者、孕妇及2周岁以下儿童以及正在接受单胺氧化酶抑制剂（如帕吉林、苯乙肼、多塞平等）治疗的患者禁用。

【不良反应及用药注意】少数人有轻微烧灼感、针刺感、鼻黏膜干燥以及头痛、头晕、心率加快等反应。

赛洛唑啉（xylometazoline）

【药理作用及临床应用】本品为α-肾上腺素能受体激动药，具有收缩鼻黏膜血管的作用，从而改善鼻塞症状。用以减轻急慢性鼻炎、鼻窦炎、过敏性鼻炎、肥厚性鼻炎等疾病引起的鼻塞症状。适用于慢性咽喉炎、急慢性鼻炎、鼻窦炎，本品局部注射后，刺激血管内膜，促进其增生，逐渐闭塞血管，使之硬化，作为血管硬化剂，用于血管瘤、静脉曲张、内痔、颞合关节病（脱位或半脱位者），也用于妇科、外科等创面渗血和出血。

【不良反应及用药注意】偶见鼻腔内有一过性的轻微烧灼感，干燥感，头痛，头晕，心率加快等反应。接受单胺氧化酶（MAO）抑制剂或三环类抗抑郁剂治疗的患者禁用；对本品过敏者禁用；有冠心病、高血压、甲状腺功能亢进、糖尿病、闭角型青光眼的患者慎用。不宜长期连续应用，连续使用时间不宜超过7天。

鱼肝油酸钠注射液（SodiumMorrhuaieInjection）

【药理作用及临床应用】本品属硬化剂，为鱼肝油的脂肪酸钠盐。本品局部注射后，刺激血管内膜，促进其增生，逐渐闭塞血管，使之硬化，作为血管硬化剂。适用于慢性肥厚性鼻炎、黏膜下注射制止鼻出血；也用于血管瘤、静脉曲张、内痔、颞合关节病（脱位或半脱位者），也用于妇科、外科等创面渗血和出血。

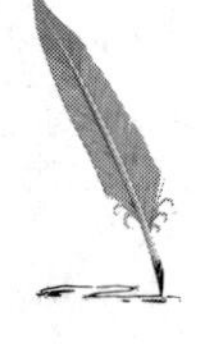

【不良反应及用药注意】注射区疼痛、肿胀不适。

第五节　妇产科外用药

据世界卫生组织的不完全统计，妇女中各种妇科疾病的发病率为65%以上。

我国有关资料显示，育龄妇女妇科病的发病率在70%以上，几乎所有女性一生中都曾被不同程度的妇科炎症所困扰，其中更有5%以上的女性因病情严重而影响了正常的工作和生活。近年来，由于环境污染、竞争压力、工作节奏加快、生活方式改变等诸多因素，导致我国女性卵巢癌、子宫内膜异位、慢性盆腔炎、卵巢早衰等妇科疾病发病率明显上升，并呈年轻化趋势。

考点提示：常用妇产科外用药的临床应用。

临床常用的妇科药物主要有硝酸咪康唑、克霉唑、氯己定、米可定、甲硝唑、洁尔阴泡腾片、复方莪术油等，以栓剂、溶液剂、泡腾片为主。本节主要介绍氯己定栓剂、洁尔阴泡腾片、复方莪术油等，其他药物见本书有关章节。

地瑞舒林（dicresulene，爱宝疗，聚甲酚磺醛，albothyl）

【药理作用及临床应用】为高效防腐药，具有杀灭病原微生物，清除变性、坏死组织，促进创面愈合、止血，维持酸性环境，减轻炎症反应等作用。妇科用于治疗宫颈糜烂、宫颈炎、各类阴道感染（如细菌、滴虫和霉菌引起的白带增多）、外阴瘙痒、使用子宫托造成的压迫性溃疡；外科与皮肤科用于皮肤伤口与病变的局部治疗，能够加速坏死组织的脱落，止血和促进愈合过程。耳鼻喉科用于治疗口腔黏膜和齿龈的炎症；口腔溃疡及扁桃体切除后的止血。

【不良反应及用药注意】用药后偶有局部刺激症状，如烧灼感或疼痛，通常可耐受，并会很快消失。妊娠尤其是最后3个月及哺乳期妇女禁用。

普罗雌烯（promestriene）

【药理作用及临床应用】为高效防腐药，具有杀灭病原微生物，清除变性、坏死组织，促进创面愈合、止血，维持酸性环境，减轻炎症反应等作用。用于因雌激素不足引起的阴道萎缩；宫颈、阴道和外阴的黏膜部分因分娩、局部手术或物理疗法（如激光、冷冻或烧灼等）等引起损伤的迁延不愈，结痂延迟。

【不良反应及用药注意】可导致部分患者的不适反应，在个别病人中会出现刺激、瘙痒、过敏反应等。怀孕期内禁止使用该药物，哺乳期内不推荐使用此药物。

复方醋酸氯己定（compound chlorhexidine acetate）

【药理作用及临床应用】本品为复方制剂，所含醋酸氯己定为广谱杀菌剂，甲硝唑为抗厌氧菌药，冰片具有清凉、减轻不适与疼痛的作用。适用于厌氧菌性、滴虫性阴道炎或混合感染。

【不良反应及用药注意】偶见局部刺激，瘙痒或烧灼感。用药期间应避免房事或使用避孕套。

复方莪术油（compound zedoary turmeric oil，康妇特）

【药理作用及临床应用】本品为硝酸益康唑和莪术油的复方制剂。本品所含莪术油具有行气活血、消炎止痛、活血化瘀、去腐生肌、增强机体免疫功能而发挥协同杀菌作用，以

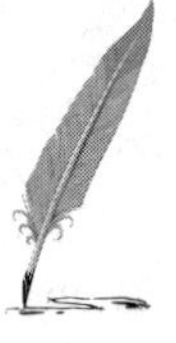

及促进创面愈合；硝酸益康唑为抗真菌药，对白色念珠菌及真菌等有效。适用于治疗白色念珠菌引起的阴道感染、真菌性阴道炎、滴虫性阴道炎、宫颈糜烂。

【不良反应及用药注意】偶有局部刺激，瘙痒，过敏反应等。对本品及其他咪唑类药物过敏者禁用；妊娠3个月内妇女及哺乳期妇女禁用。

目标检测

一、最佳选择题（每题的备选项中，只有1个最佳答案）

1. 对骨质疏松无效的药物是（　　）
   A. 降钙素　B. 依替膦酸二钠　C. 替勃龙
   D. 氨基葡萄糖　E. 雷洛昔芬
2. 抑制骨吸收的药物不包括（　　）
   A. 双磷酸盐　B. 降钙素　C. 雌激素
   D. 依普黄铜　E. 维生素D
3. 双磷酸盐的药理作用是（　　）
   A. 促进正常的骨矿化　B. 抑制骨吸收
   C. 促进磷酸盐晶体的生长　D. 增加骨吸收
   E. 抑制破骨细胞凋亡
4. 依替膦酸二钠的不良反应是（　　）
   A. 消化道反应　B. 肝损害　C. 骨质疏松
   D. 心脏毒性　E. 高钙血症
5. 对阿仑膦酸钠的错误描述是（　　）
   A. 是骨代谢调节剂　B. 能抑制破骨细胞活性
   C. 具有骨矿化抑制作用　D. 抗骨吸收作用较强
   E. 与骨内羟磷灰石有强亲和力
6. 帕米膦酸钠对下列哪一症状无效（　　）
   A. 骨质增生　B. 骨质疏松　C. 高钙血症
   D. 甲状旁腺功能亢进症　E. 癌症溶骨性骨转移疼痛有止痛作用
7. 降钙素的药理作用不包括（　　）
   A. 抑制钠、镁和氯的排泄　B. 抑制破骨细胞活性
   C. 降血钙作用　D. 止痛作用
   E. 抑制肾脏对钙、磷的重吸收
8. 对雷洛昔芬的错误说法是（　　）
   A. 选择性雌激素受体调节剂　B. 是雌激素受体完全激动剂
   C. 可增加骨矿盐密度　D. 可预防绝经后妇女骨质疏松症
   E. 可降低绝经期妇女椎体骨折的发生率
9. 用于骨质增生的药物是（　　）
   A. 降钙素　B. 依替膦酸二钠　C. 替勃龙

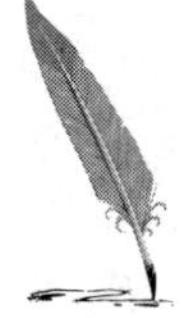

D. 氨基葡萄糖　　E. 雷洛昔芬

10. 妇产科外用药不包括（　　）

A. 地瑞舒林　　B. 复方醋酸氯己定　C. 替勃龙

D. 复方莪术油　　E. 普罗雌烯

11. 适用于绝经期后引起的各种症状包括骨质疏松的药物是（　　）

A. 地瑞舒林　　B. 雷洛昔芬　　C. 替勃龙

D. 复方莪术油　　E. 普罗雌烯

二、配伍选择题（每题备选项在前，试题在后。每组若干题。每组题均对应同一组备选项，每题只有一个正确答案。每个备选项可重复选用，也可不选用）

[12~15]

A. 骨代谢调节剂　B. 骨形成促进药　C. 骨矿化促进药

D. 骨吸收抑制药　E. 雌激素受体激动药

12. 维生素 D 属于（　　）

13. 阿仑膦酸钠属于（　　）

14. 一氟磷酸谷氨酰胺属于（　　）

15. 甲状旁腺属于（　　）

[16~20]

A. 骨质疏松症　　B. 骨质增生症　　C. 前列腺增生症

D. 白内障　　E. 眼干燥症

16. 阿仑膦酸钠可用于（　　）

17. 氨基葡萄糖可用于（　　）

18. 非那雄胺可用于（　　）

19. 吡诺克辛钠可用于（　　）

20. 聚乙烯醇可用于（　　）

[21~25]

A. 抗皮脂溢出药　　B. 皮肤科消毒防腐药

C. 抗皮肤感染药　　D. 皮肤科用肾上腺皮质激素类

E. 皮肤科止痛止痒药

21. 醋酸氢化可的松属于（　　）

22. 咪康唑属于（　　）

23. 水杨酸属于（　　）

24. 达克罗宁属于（　　）

25. 升华硫属于（　　）

[26~30]

A. 干眼症用药　B. 白内障用药　　C. 眼科抗感染药物

D. 消炎眼科用药　E. 青光眼用药

26. 吡诺克辛钠属于（　　）

27. 羟甲纤维素钠属于（　　）
28. 氢化可的松属于（　　）
29. 毛果芸香碱属于（　　）
30. 氯霉素属于（　　）

三、多项选择题（每题的备选项中有2个或2个以上正确答案。）

31. 可用于骨质疏松症的药物是（　　）
A. 依替膦酸二钠　B. 雷洛昔芬　C. 替勃龙
D. 降钙素　E. 骨化三醇
32. 抗老年病药包括（　　）
A. 骨质疏松症用药　B. 前列腺增生用药　C. 青光眼用药
D. 白内障用药　E. 骨质增生用药
33. 骨吸收抑制剂包括（　　）
A. 二膦酸盐类　B. 依普黄酮　C. 雷洛昔芬
D. 替勃龙　E. 雌激素类
34. 骨形成促进剂包括（　　）
A. 甲状旁腺素　B. 氟制剂　C. 生长激素
D. 骨生长因子　E. 维生素D
35. 二磷酸盐的临床用途包括（　　）
A. 甲状旁腺功能亢进症　B. 骨质疏松症
C. 多发性骨髓瘤　D. 高钙血症
E. 恶性肿瘤骨转移造成的骨痛
36. 皮肤科科用药包括（　　）
A. 尿素　B. 达克罗宁　C. 咪康唑
D. 氢化可的松　E. 升华硫
37. 降钙素的临床应用包括（　　）
A. 绝经后骨质疏松症　B. 老年骨质疏松症
C. 治疗各种高钙血症　D. 骨代谢疾病所致的骨痛
E. 甲状旁腺功能亢进症
38. 骨化三醇的作用包括（　　）
A. 属于骨矿化促进药　B. 有促进骨形成作用
C. 调节骨质的矿化　D. 可抑制骨吸收
E. 促进肠道对钙的吸收
39. 延缓衰老的药物包括（　　）
A. 自由基清除剂　B. 单胺类神经传递物质
C. 微量元素　D. 增加肠对钙的吸收
E. 对抗使皮肤老化的脂褐质
40. 眼科用药包括（　　）
A. 吡诺克辛钠　B. 氯霉素　C. 羟甲纤维素钠

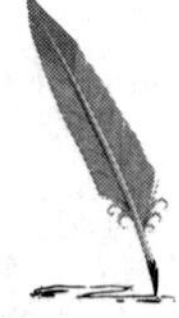

D. 氢化可的松　　E. 毛果芸香碱

四、思考题

1. 目前防治骨质疏松症的药物有哪些？
2. 骨吸收抑制药与骨合成促进药各有哪些？药理作用有何异同？

扫码“练一练”

（郭丽君）

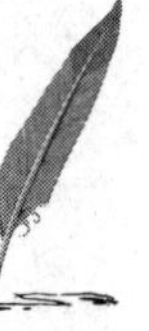

扫码“学一学”

第四十六章
生物制品

学习目标

知识要求

1. 熟悉生物制品的分类、常用制剂的药理作用、临床应用及用药注意。
2. 熟悉生物制品的保存条件和使用注意事项。

技能要求

1. 学会分析、解释生物制品作用、应用。
2. 具备提供免疫功能调节用药咨询服务的能力。

生物药物是利用生物体、生物组织或其他成分，综合应用生物学、生物化学、免疫学、药学等原理与方法进行加工制成的具有预防、诊断、治疗作用的制品。它包括生物制品和生化药品。

随着生物工程学、免疫学等的发展和群众医疗保健水平的提高，临床对生物制品的需求量日趋加大，生物制品已成为当前最有前景的药品。目前使用一般药品难以奏效的肿瘤、病毒感染性疾病、免疫性疾病、遗传性疾病、糖尿病等，可望通过利用现代生物技术所生产的医药产品治愈。

第一节　概　述

一、生物制品的定义

生物制品是以微生物、细胞、动物或人的组织和体液等为原料，应用传统技术或现代生物技术制成的，用于人类疾病预防、治疗和诊断的药品，包括细菌类疫苗（含类毒素）、病毒类疫苗、抗毒素及抗血清、血液制品、细胞因子、生长因子、酶、体内及体外诊断制品，以及其他生物活性制剂，如毒素、抗原、变态反应原、单克隆抗体、抗原抗体复合物、免疫调节及微生态制剂等。

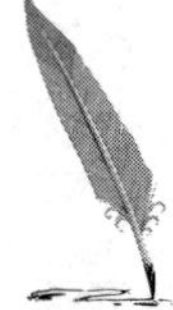

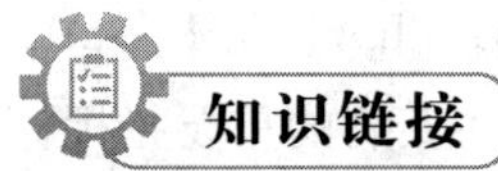

生化药品

生化药品是利用生物体组织、器官等为原料，通过化学方法进行提取、精制或者用化工合成方法制成的生物活性成分，包括一些生命基本物质，如蛋白质、多肽、氨基酸、核酸及其降解产物、酶与辅酶、维生素与激素、糖与脂类及其复合物等。广义的生化药品还应包括从动物、植物和微生物等生物体中提取分离的天然生物活性物质，以及这些物质及其衍生物的化学合成、半合成和生物工程产物。

二、生物制品的分类

考点提示：生物制品的定义和分类。

（一）预防用生物制品

1. 病毒类疫苗（疫苗） 由病毒、立克次体接种于动物，经培养处理制成的称疫苗。疫苗常分为活疫苗和死疫苗。其中活疫苗具有接种量小，接种次数少，免疫效果好，维持免疫时间长等优点，如麻疹疫苗、脊髓灰质炎疫苗等。

2. 细菌类疫苗（菌苗） 由细菌、螺旋体等制成的预防用生物制品称菌苗。也可分为活菌苗和死菌苗。死菌苗进入人体后，不能生长繁殖，对人体刺激时间短，产生免疫力不高，需多次注射，如霍乱菌苗、百日咳菌苗等。活菌苗同活疫苗。

（二）治疗用生物制品

1. 类毒素 用细菌所产生的外毒素，加甲醛后，变为无毒性仍有免疫性的制剂，称为类毒素。应用类毒素进行免疫预防接种，使机体产生相应的抗毒素，可以预防疾病，如吸附精制破伤风类毒素、吸附精制白喉类毒素等。疫苗、菌苗和类毒素接种后，能刺激人体自动产生免疫力，这类制剂称为自动免疫制剂。

2. 抗毒素及抗血清 抗毒、抗菌、抗病毒血清的总称。用细菌类毒素或毒素免疫马或其他动物所取得的免疫血清叫抗毒素（抗毒血清），如破伤风抗毒素、气性坏疽抗毒素等。用细菌或病毒本身免疫马或其他动物所取得的免疫血清叫抗菌或抗病毒血清，如狂犬病血清等。这类血清中含有大量抗体，注入人体后，人体不用自身制造抗体就可以获得免疫力，这类制剂称为被动免疫制剂。

3. 血液制品 是指从健康人血浆中或经特异免疫的人血浆中经分离、提纯或由重组DNA技术制成的血浆蛋白组分和血液细胞有形成分统称为血液制品。如人血白蛋白、人免疫球蛋白等。

（三）诊断制剂

用于诊断的生物制品可分以下几类。

1. 体内试验诊断制剂类 常用的有结核菌素纯蛋白衍生物、卡介苗纯蛋白衍生物、布氏菌纯蛋白衍生物三种。

2. 一般传染病的诊断制剂类 包括各种诊断菌液、病毒液和诊断血清。

3. 诊断肿瘤用制剂 如甲胎蛋白血清、癌胚抗原诊断试剂盒等。

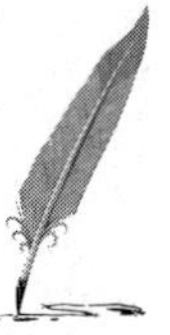

4. 测定免疫水平的诊断制剂 测定人体内五种免疫球蛋白（IgG、IgA、IgM、IgD、IgE），用于疾病诊断、治疗以及机体免疫功能的测定，亦是临床诊断某些疾病的重要指标。

5. 激素用诊断制剂 如妊娠诊断制剂。

（四）微生态制剂

微生态制剂可分为益生菌、益生元和合生素三大类。

三、生物制品的保管

生物制品多用微生物或其代谢产物所制成，从化学成分上看，多具蛋白质的特性，而且有的生物制品本身就是活的微生物。因此生物制品的保存条件尤为重要，直接影响到制品的质量。主要保存条件有：①生物制品一般都怕热、怕光、怕冻，温度越高，保存的时间就越短，最适合的保存条件是2~8℃干燥暗处；②除脊髓灰质炎等活疫苗及干燥制品不怕冻结外，其他生物制品不能在0℃以下保存。因冻结会造成蛋白变性或融化后大量溶菌，而出现絮状沉淀而影响免疫效果，甚至加重用药后反应；③霍乱等死菌苗可在室温保存，但精制抗毒素、吸附精制类毒素、斑疹伤寒疫苗等最好也保存在2℃~8℃暗处；④生物制品多标有失效期和有效期，已过期生物制品必须废弃。

考点提示：生物制品的保存条件。

四、生物制品的应用注意

（一）主要不良反应

考点提示：生物制品的主要不良反应。

生物制品接种后，少数人可出现局部、全身反应和异常反应，特别是疫苗、菌苗和类毒素等反应较多。发生反应的原因主要是生物制品的质量和使用方面的原因，其中不能正确地使用生物制品，是引起不良反应的重要原因之一。

1. 局部反应 一般为注射部位红肿、热、痛等。

2. 全身反应 表现为发热、头痛、恶心、呕吐、腹泻、腹痛等。

3. 异常反应 有晕厥、过敏性休克、血清病等，表现为皮疹、肌肉关节痛、全身淋巴结肿大等，多发生在注射后7~14天。

（二）应用注意事项

考点提示：注射动物血清制品前必须皮试。

为预防严重异常反应的发生，必须注意下列事项。

（1）注射动物血清制品前必须详细询问有无过敏史及癫痫；如无过敏史须做过敏试验，阴性方可使用，阳性必须进行脱敏后才可注射；如发生过敏反应应立即皮下或静脉注射肾上腺素，给以必要的治疗。

（2）患有发热及急性传染病、心血管系统疾病、肝肾疾病、活动性肺结核、糖尿病等不宜接种；孕妇及经期妇女不宜接种；有湿疹、化脓性皮肤病者禁种牛痘。

（3）生物制品安瓿有裂纹、标签不清、药液变色、絮状物或经冻结者均不可使用。

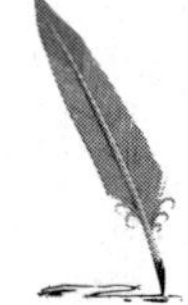

第二节　常用生物制品

案例

患者，女，10个月，近一周出现食欲低下，偶有溢乳或呕吐，大便次数增多，呈黄绿色水样便，有酸味。医生诊断为小儿肠道菌群失调引起的慢性腹泻。

思考：应选用何种药物治疗？使用时应注意哪些事项？

一、预防用生物制品

考点提示：预防用的生物制品及用途。

重组乙型肝炎疫苗（hepatitis B vaccine made by recombinant DNA techniques in yeast，酵母，乙型肝炎表面抗原疫苗）

本疫苗由重组酵母表达的乙型肝炎病毒表面抗原HbsAg经纯化、加佐剂吸附后制成。通过预防接种获得主动免疫保护。适用于乙型肝炎易感者（表面抗原阴性、转氨酶正常）。主要用于婴幼儿以及其他高危人群。使用本品少数人的注射局部有疼痛、红肿，个别人有低热反应。患有肝炎、发热、急性或慢性严重疾病或有过敏史者禁止注射；对酵母成分过敏者禁用。

腮腺炎减毒活疫苗（mumps vaccine live）

本品为腮腺炎减毒毒株接种鸡胚细胞，经培育，收获病毒液冻干制成。用于预防流行性腮腺炎。本品注射后局部一般无反应，在注射后6~10天时少数人可有发热，一般不超过2天。严重疾病、发热等不得接种。

乙型脑炎灭活疫苗（japnese encephalitis vaccine inactivated）

本品是将流行性乙型脑炎病毒接种地鼠肾细胞，培育后收获病毒液，加入甲醛溶液将病毒杀死后制成。用于流行性乙型脑炎。注射后一般无反应，个别人有发热、头晕或皮疹。发热、急性疾病及严重疾病患者以及过敏者不可注射。主要接种对象为6个月至10周岁儿童和由非疫区进入疫区的儿童和成人。

人用狂犬病疫苗（rabies vaccine for human use）

本疫苗为狂犬病固定毒株，接种于原代地鼠肾单层细胞，以培养后收获的病毒液经甲醛溶液灭活浓缩后制成。用于预防狂犬病。注射疫苗期间不得饮酒、饮浓茶、剧烈运动等，避免引起反应。

脊髓灰质炎减毒活疫苗糖丸（poliomyelitis vaccine live，人二倍体细胞）

本疫苗服用后，刺激机体产生抗脊髓灰质炎病毒免疫力，可用于预防脊髓灰质炎，用于2个月以上的儿童。口服后一般无副反应，个别人有发热、恶心、呕吐、腹泻和皮疹，一般不需特殊处理。患有发热、急性传染病、免疫缺陷症、接受免疫抑制剂治疗及孕妇忌服。本品系活疫苗，应使用37℃以下的温水送服，切勿用热水送服。

麻疹减毒活疫苗（measles vaccine，live）

本疫苗用麻疹病毒减毒株接种鸡胚细胞，经培育、收获病毒液后冻干制成。用于预防

麻疹。接种对象为年龄 8 个月以上的麻疹易感者。患有严重疾病，发热或有过敏史者不得接种。注射过丙种球蛋白者，接种本疫苗应间隔 1 个月以上。注射后局部一般无反应，偶有散落皮疹。患严重疾病、急性或慢性感染、发热者、对鸡蛋有过敏史者及妊娠期妇女禁用。

钩端螺旋体疫苗（leptospira vaccine）

本品用不同型别的钩端螺旋体菌株分别培育杀菌后，按各地区流行菌型配成单价或多价疫苗。接种本疫苗后，可使机体产生免疫应答。用于预防钩端螺旋体病。偶有发热及局部疼痛、红肿症状。有发热、急性传染病、严重心脏病、高血压、肝、肾脏病、神经和精神疾病不得使用；孕妇、哺乳期妇女、有过敏史者不宜使用。

皮上划痕人用炭疽活疫苗（anthrax vaccine live for percutaneous scarification）

本品由炭疽芽孢杆菌的弱毒株经培养、收集菌体后稀释制成。专供预防炭疽用。严禁注射。接种后局部可出现微红，不须处理；极个别人可出现低热，能自行消退，如出现持续性体温升高，而局部出现脓肿者，应对症处理。患严重疾病、严重皮肤病患者、有免疫缺陷症及接受免疫抑制剂者、有严重过敏史者禁用。

吸附破伤风疫苗（tetanus vaccine，adsorbed）

本品是破伤风芽孢杆菌菌种经培养，脱毒，精制而成。用于预防破伤风。注射局部有红肿、疼痛、发痒，或有低热、疲倦、头痛等。患有严重疾病、发热者、有过敏史者、注射破伤风类毒素后发生神经系统反应者禁用。

吸附白喉疫苗（diphtheria vaccine adsorbed）

本品为白喉杆菌菌种经培养，脱毒，精制而成。用于预防白喉。用于 6 个月 ~12 岁儿童。注射局部有红肿、疼痛、发痒，或有低热、疲倦、头痛等。患有严重疾病、发热者、有过敏史者、注射白喉类毒素后发生神经系统反应者禁用。

二、治疗用生物制品

考点提示：治疗用的生物制品及用途。

（一）抗毒素和抗血清

吸附精制破伤风类毒素（adsorbed purified tetanus toxoid）

本品是精制破伤风类毒素加吸附剂制成。用于预防破伤风。注射局部有红肿、疼痛、发痒，或有低热、疲倦、头痛等。患严重疾病、发热或有过敏史者及注射破伤风类毒素后发生神经系统反应者禁用。

破伤风抗毒素（tetanus antitoxin）

本品含特异性抗体，具有中和破伤风毒素的作用，可用于破伤风梭菌感染预防；开放性外伤（特别是创口深、污染严重）有感染破伤风危险者。在注射中可突然发生过敏休克，患者突然表现沉郁或烦躁、脸色苍白或潮红、胸闷或气喘、出冷汗、恶心或腹痛、脉搏细速、血压下降，重者神志昏迷虚脱，如不及时抢救可以迅速死亡；轻者注射肾上腺素后即可缓解，重者需输液输氧，使用升压药维持血压，并使用抗过敏药物及肾上腺皮质激素等进行抢救。还可出现血清病，主要症状为荨麻疹、发热、淋巴结肿大、局部水肿，偶有蛋白尿、呕吐、关节痛，注射部位可出现红斑、瘙痒及水肿，一般在注射后 7~14 天发病，称为延缓型；亦有在注射后 2~4 天发病，称为加速型。对血清病应对症疗法，可使用钙剂或

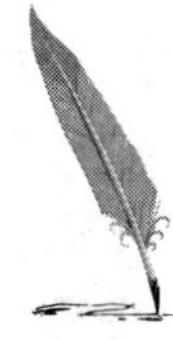

抗组胺药物，一般数日至十数日即可痊愈。

吸附精制白喉类毒素（adsorbed purified diphtheria toxoid）

本品为精制白喉类毒素加吸附剂制成，用于预防白喉。注射局部有红肿、疼痛、发痒，或有低热、疲倦、头痛等。发热、急性传染病、肝、心、肾病、活动性肺结核、血液病、皮肤病、神经系统疾病（乙型脑炎、脑膜炎、脊髓灰质炎等）后遗症及对某些食物、药物过敏者禁用。

白喉抗毒素（diptheria antitoxin）

本品含有特异性抗体，具有中和白喉毒素的作用，可用于白喉杆菌感染的预防和治疗。对已出现白喉症状者应及早注射抗毒素治疗。未经白喉类毒素免疫注射或免疫史不清者，如与白喉患者有密切接触，可注射抗毒素进行紧急预防，但也应同时进行白喉类毒素预防注射，以获得持久免疫。不良反应主要是注射后可能突然发生过敏性休克和血清病，症状及救治办法同破伤风抗毒素。

抗蛇毒血清（snake antivenins）

本品含有特异性抗体，具有中和相应蛇毒的作用。用于蛇咬伤者的治疗，其中蝮蛇毒血清，对竹叶青蛇和烙铁头蛇咬伤亦有疗效。咬伤后，应迅速注射本品，愈早愈好。不良反应主要是注射后可能突然发生过敏性休克和血清病，症状及救治办法同破伤风抗毒素。

抗炭疽血清（anthrax antisera）

本品含有特异性抗体，具有中和炭疽杆菌的作用，用于炭疽杆菌的治疗和预防。适用于炭疽病人和有炭疽感染危险者。不良反应主要是注射后可能突然发生过敏性休克和血清病，症状及救治办法同破伤风抗毒素。

（二）人血液制品

人免疫球蛋白（human immunoglobulin，丙种球蛋白，免疫血清球蛋白）

本品注入体内能停留 2~3 周，最长可达 1 个月，可提高机体对多种细菌、病毒的抵抗力，接种后就可获得免疫力，为一种被动免疫的制剂。适用于预防麻疹和传染性肝炎，也可用于预防细菌、病毒的感染。少数患者注射局部有发红、硬结等，罕见过敏反应。对免疫球蛋白过敏或有其他严重过敏史者禁用。

人血白蛋白（human serum albumin）

【药理作用及临床应用】可增加血容量和维持血浆胶体渗透压，发挥运输及解毒和营养供给的作用。可用于低蛋白血症的防治，也用于失血创伤、烧伤引起的休克，脑水肿及损伤引起的颅压升高，肝硬化及肾病引起的水肿或腹水，新生儿高胆红素血症，心肺分流术、烧伤的辅助治疗，血液透析的辅助治疗和成人呼吸窘迫综合征。

【不良反应及用药注意】偶可出现寒战、发热、颜面潮红、皮疹、恶心呕吐等症状，快速输注可引起血管超负荷导致肺水肿，偶有过敏反应。对白蛋白有严重过敏者、高血压患者、急性心脏病者、正常血容量及高血容量的心力衰竭患者、严重贫血患者、肾功能不全者禁用。

乙型肝炎人免疫球蛋白（human hepatitis B immunoglobulin）

本品含有高效价的乙型肝炎表面抗体，能与相应抗原专一结合起到被动免疫的作用。本品目前尚无诱变性、致癌性和生殖毒性方面的临床研究资料，但临床应用经验未显示其基因突变、致畸、致癌作用。主要用于乙型肝炎的预防，适用于：①乙型肝炎表面抗原

（HBsAg）阳性的母亲所生的婴儿；②意外感染的人群；③与乙型肝炎患者和乙型肝炎病毒携带者密切接触者。一般无不良反应，极少数人注射局部可能出现红肿、疼痛感，无需特殊处理，可自行恢复。对人免疫球蛋白过敏或有其他严重过敏史者禁用。

破伤风人免疫球蛋白（human tetanus immunoglibulin）

本品含高效价的破伤风抗体，能中和破伤风毒素，从而起到预防和治疗破伤风梭菌感染的作用。主要用于预防和治疗破伤风，尤其适用于对破伤风抗毒素（TAT）有过敏反应者。一般无不良反应。极少数人有红肿、疼痛感，无需特殊处理，可自行恢复。对人免疫球蛋白类制品有过敏史者禁用。

三、体内诊断制剂

结核菌素纯蛋白衍生物（purified protein derivative tuberculin，TB-PPD）

本品为诊断试剂。对已受结核杆菌感染或曾接种卡介苗已产生免疫力的机体，能引起特异的皮肤变态反应。与旧结核菌素相比，本品具有反应清楚、不易产生硬结、非特异性反应少等优点。用于结核病的临床诊断、卡介苗接种对象的选择及卡介苗接种后机体免疫反应的监测，成人、婴儿、儿童皆适用。一般无不良反应。曾患过重结核病者或过敏体质者，局部可能出现水泡，浸润或溃疡，有的出现不同程度的发热，一般能自行消退或自愈。偶有严重者可作局部消炎或退热处理。患急性传染病（如麻疹、百日咳、流行性感冒、肺炎等）、急性眼结合膜炎、急性中耳炎、广泛皮肤病者及过敏体质者暂不宜使用。

卡介苗纯蛋白衍生物（purified protein derivative tuberculin，BCG-PPD）

本品为诊断试剂。对已受结核杆菌感染或曾接种卡介苗已产生免疫力的机体，能引起特异的皮肤变态反应。专供卡介苗接种对象的选择、卡介苗接种后质量监测及临床诊断用，成人、婴儿、儿童皆适用；也可用于测量肿瘤病人的细胞免疫功能等。偶见过敏反应；患有急性传染病，如麻疹、百日咳、流行性感冒或肺炎、急性结膜炎、急性中耳炎，以及广泛性皮肤病者暂不宜使用。

布氏菌纯蛋白衍生物（purified Protein derivative of brucellin，BR-PPD）

本品系用布氏菌经培养、杀菌、除去菌体后的上清液制成的纯蛋白衍生物，用于布氏病的临床诊断、布氏菌苗接种对象的选择及布氏菌苗接种后机体免疫反应的监测。患急性传染病（如麻疹、百日咳、流感、肺炎等），急性眼结膜炎，急性中耳炎，广泛性皮肤病患者及过敏体质者禁用。曾患过布氏病者或过敏体质者，局部可出现水泡，浸润或溃疡，有的会出现不同程度的发热，一般能自行消退或自愈，偶有严重者，可作局部消炎或退热处理，个别人可出现皮肤过敏症状。

四、微生态制剂

考点提示：微生态制剂的主要临床用途。

（一）微生态制剂概述

微生态制剂（microecological modulator）又称微生态调节剂，是根据微生态原理制备的制剂，其目的是调整微生态失调，保持微生态平衡，提高人体的健康水平，以达到防病、治病的效果。

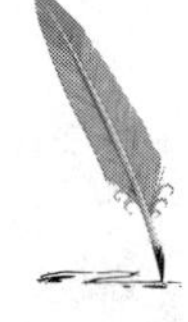

在正常情况下，人肠道内的各种细菌相互制约，处于一种相对平衡的状态，如果由于

某种原因肠道内某种细菌过度生长，或在长期应用抗生素时，一些正常的肠道菌群可能受到抑制，造成肠道菌群比例失调，而引起腹泻等相关疾病。由于微生态调节剂能调整微生态失调，保持微生态平衡，提高宿主健康水平或增进健康，已成为人们防治疾病、维护健康的重要生物制剂，可用于：①预防和治疗急慢性腹泻、便秘，改善胃功能等；②通过降低人体内毒素水平、改善营养状况、帮助肝细胞生长、提高人体免疫力等而起到对肝脏的保护作用，辅助改善肝病症状；③适用于因化学、放射、免疫抑制剂治疗导致菌群失调的症状，如食欲减低、乏力、白细胞计数下降等，提高抗病能力；④肠道正常菌群还直接参与食物的消化吸收，其代谢产物中有多种维生素和酶，可以作为老人、幼儿、病人的营养保健食品。

（二）微生态制剂的分类

考点提示：微生态制剂的分类及定义。

可分为益生菌、益生元和合生素三大类。

1. 益生菌（probiotics） 是指能够促进肠内菌群生态平衡，对宿主起有益作用的活的微生物制剂。人的胃肠道栖息着各种细菌，根据对人体的影响可分为有益菌、有害菌和中性菌。人体内有益菌占优势，就会表现出健康状态，其中双歧杆菌和乳酸杆菌是最具代表性的有益菌。益生菌对人的口腔、皮肤、阴道、肠道的菌群平衡有着重要作用。

2. 益生元（prebiotics） 是指能够选择性地刺激肠内一种或几种有益菌生长繁殖，而且不被宿主消化的物质。常见的益生元有低聚果糖、大豆低聚糖、异麦芽低聚糖、低聚乳果糖、低聚半乳糖、低聚甘露糖、低聚龙胆糖、低聚木糖等。这些低聚糖作为双歧杆菌增殖因子，不仅具有许多生理活性功能，而且由于低聚糖的性质与蔗糖近似，但热量和甜度比蔗糖低，可部分代替蔗糖应用于食品工业，开发具有保健功能的各类食品。

3. 合生素（synbiotics） 是指益生菌与益生元的混合制剂。这种制品优点显著，既可发挥益生菌的生理活性，又可选择性地增加这种菌的数量，使益生菌的作用更显著持久。

（三）常用微生态制剂

临床常用的微生态制剂有双歧杆菌、地衣芽孢杆菌、蜡样芽孢杆菌、酪酸菌、三联菌制剂（主要含双歧杆菌、嗜酸乳杆菌及肠球菌）等。

口服双歧杆菌活菌制剂（live bifidobacterium preparation oral）

【药理作用及临床应用】双歧杆菌活菌能在肠道内定植，与肠上皮细胞特异性结合，占据肠黏膜表面，构成生物学屏障，阻止各种致病菌和条件致病菌的定植和入侵，产生醋酸，降低肠道内的 pH 值，重新建立和增强肠道内有益菌群的优势，纠正菌群失调，减少肠源性毒素的产生和吸收。主要治疗肠道菌群失调引起的急慢性腹泻、便秘，也可用于治疗急慢性肠炎，肠易激综合征以及辅助治疗因肠道菌群失调所致内毒素血症。

考点提示：常用微生态制剂的名称及用途。

【不良反应及用药注意】偶见大便干结、腹胀，大剂量服用可发生便秘。制酸药、抗菌药与本品合用时可减弱其疗效，应分开服用；铋剂、鞣酸、活性炭、酊剂等能抑制、吸附或杀灭活菌，故不能合用。

地衣芽孢杆菌制剂（bacillus licheniformobiogen）

【药理作用】本品以活菌进入肠道后，对葡萄珠菌、白色念珠菌、酵母样菌等致病菌有拮抗作用，而对双歧杆菌、乳酸杆菌、拟杆菌、消化道链球菌有促进生长作用，这样双重

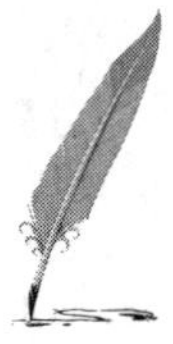

作用可以调整肠道菌群失调，维持人体肠道微生态平衡，从而对肠道疾病达到治疗和预防的目的。

【作用机制】本品为地衣芽孢杆菌活菌制剂，能以菌制菌。服用本品后，地衣芽孢杆菌在肠道内迅速生长繁殖，造成肠道低氧环境。对肠道内的双歧杆菌、乳酸杆菌、拟杆菌、消化链球菌等有益健康的厌氧菌的生长繁殖有促进作用，对葡萄球菌、白色念珠菌、酵母样菌等致病菌则有拮抗作用。

【临床应用】本品主要用于细菌或真菌引起的急慢性肠炎、腹泻。也可用于肠道菌群失调（如长期服用广谱抗生素等原因诱发）引起的肠功能紊乱，如急慢性腹泻、腹胀、消化不良等。

【不良反应及用药注意】偶见大便干结、腹胀，大剂量服用可发生便秘。抗菌药与本品合用时可减低其疗效，故不应同服，必要时可间隔 3 小时服用；铋剂、鞣酸、药用炭、酊剂等能抑制、吸附活菌，不能并用。

其他微生态制剂

临床常用的其他微生态制剂有：①复合乳酸菌胶囊，用于肠道菌群失调引起的肠功能紊乱，如急、慢性腹泻等；②蜡样芽孢杆菌片，用于急慢性痢疾、肠炎、腹泻、婴幼儿腹泻引起的肠功能紊乱等；③枯草杆菌肠球菌二联活菌胶囊，专用于儿童因肠道菌群失调引起的腹泻、便秘、胀气、消化不良等；④乳酶生片，用于消化不良、腹胀及小儿饮食失调所引起的腹泻、绿便等。

双歧三联活菌（bifid triple viable）

【药理作用及临床应用】本品可直接补充人体正常生理细菌，调整肠道菌群平衡，抑制并清除肠道中致病菌，减少肠源性毒素的产生，促进机体对营养物的消化，合成机体所需的维生素，激发机体免疫力。适用于因肠道菌群失调引起的急慢性腹泻；也可用于治疗轻、中型急性腹泻，慢性腹泻及消化不良、腹胀。

【不良反应及用药注意】偶见大便干结，大剂量服用可引起便秘。宜用冷、温开水送服，避免与抗生素同服。

目标检测

一、最佳选择题（每题的备选项中，只有 1 个最佳答案）

1. 属于生物制品的是（　　）

A. 蛋白质　　B. 氨基酸　　C. 酶与辅酶

D. 血液制品　　E. 核酸

2. 属于血液制品的是（　　）

A. 人免疫球蛋白　　B. 破伤风抗毒素　　C. 吸附白喉疫苗

D. 抗蛇毒血清　　E. 吸附精制破伤风类毒素

3. 属于治疗用生物制品的是（　　）

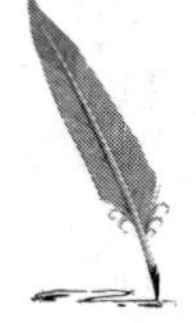

A. 麻疹减毒活疫苗
B. 人用狂犬病疫苗
C. 破伤风抗毒素
D. 腮腺炎减毒活疫苗
E. 重组乙型肝炎疫苗

4. 属于预防用生物制品的是（　　）
A. 破伤风抗毒素
B. 抗蛇毒血清
C. 抗炭疽血清
D. 白喉抗毒素
E. 重组乙型肝炎疫苗

5. 注射前需要做皮试的是（　　）
A. 腮腺炎减毒活疫苗
B. 麻疹减毒活疫苗
C. 抗蛇毒血清
D. 腮腺炎减毒活疫苗
E. 重组乙型肝炎疫苗

二、配伍选择题（每题备选项在前，试题在后。每组若干题。每组题均对应同一组备选项，每题只有一个正确答案。每个备选项可重复选用，也可不选用）

［6~10］
A. 诊断制剂　B. 细菌类疫苗　C. 血液制品
D. 病毒类疫苗　E. 微生态制剂

6. 破伤风抗毒素属于（　　）
7. 地衣芽孢杆菌属于（　　）
8. 结核菌素纯蛋白衍生物属于（　　）
9. 重组乙型肝炎疫苗属于（　　）
10. 吸附白喉疫苗属于（　　）

三、多项选择题（每题的备选项中有 2 个或 2 个以上正确答案）

11. 生物制品包括（　　）
A. 细菌类疫苗　B. 病毒类疫苗　C. 血液制品
D. 单克隆抗体　E. 微生态制剂

12. 微生态制剂包括（　　）
A. 细菌类疫苗　B. 益生菌　C. 血液制品
D. 益生元　E. 合生素

13. 诊断制剂包括（　　）
A. 布氏菌纯蛋白衍生物
B. 单克隆抗体
C. 微生态制剂
D. 卡介苗纯蛋白衍生物
E. 结核菌素纯蛋白衍生物

14. 血液制品包括（　　）
A. 人免疫球蛋白
B. 人血白蛋白
C. 破伤风人免疫球蛋白
D. 人血血红蛋白
E. 乙型肝炎人免疫球蛋白

15. 抗毒素及抗血清包括（　　）
A. 破伤风抗毒素　B. 抗炭疽血清　C. 抗蛇毒血清
D. 白喉抗毒素　E. 吸附精制破伤风类毒素

16. 生物制品的主要不良反应包括（　　）

A. 胃肠道反应　B. 异常反应　C. 局部反应
D. 全身反应　E. 低血糖反应

17. 有关生物制品描述正确的是（　　）

A. 怕热　B. 怕光　C. 怕冻
D. 过期生物制品必须废弃　E. 最好保存在 2~8℃干燥暗处

18. 微生态制剂可用于（　　）

A. 防治急慢性腹泻　B. 防治便秘
C. 辅助改善肝病症状　D. 恶性肿瘤
E. 可作为老、幼、病人的营养保健食品

扫码“练一练”

四、思考题

1. 简述生物制品的定义、分类及保管注意事项。
2. 抗血清预防接种前为何要进行皮试？

（郭丽君）

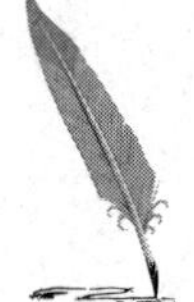

第四十七章

其他类药物

扫码“学一学”

学习目标

知识要求

1. 熟悉电解质和酸、碱平衡调节药和调节生活质量药的的作用、应用及不良反应。
2. 了解调节生活质量药的作用特点、应用及不良反应。

技能要求

1. 学会分析、解释本类药物的作用特点、应用和不良反应及防治。
2. 具备提供本类药物用药咨询服务的能力。

第一节 电解质和酸碱平衡调节药

水、电解质和酸碱平衡是人体细胞进行正常代谢所必需的条件，也是维持人体生命和各脏器生理功能所必要的条件。因疾病、创伤、感染、物理化学因素及不恰当的治疗而使平衡失调时，如果机体缺乏能力进行调节或超过了机体的代偿能力，将会出现水、电解质和酸碱平衡紊乱。水、电解质和酸碱平衡紊乱一旦发生，除了调整失衡，还须针对其原发病进行治疗，但是当疾病发展到一定阶段，水、电解质和酸碱平衡紊乱成为威胁生命的主要因素，则必须尽早发现和纠正，以挽救病人的生命。

一、电解质

氯化钠（sodium chloride）

【药理作用】

（1）氯化钠的钠离子是维持细胞外液渗透压和容量的重要成分。正常人每日需摄入10~15g 氯化钠。

（2）正常浓度的钠离子是维持组织细胞兴奋性和神经肌肉应激性的必要条件。血液中氯化钠正常值为 136~145mmol/L。

（3）钠离子还以碳酸氢钠的形式组成体液缓冲系统，对调节体液的酸碱平衡具有重要作用。

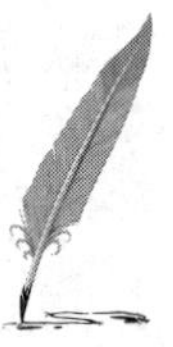

【临床应用】

1. **低钠综合征** 用于术后、上消化道出血、急性胰腺炎需禁食的患者，长期厌食者，出汗过多、剧烈吐泻、大面积烧伤、利尿过度等，以预防和纠正低钠综合征。

2. **脱水或休克** 可输入0.9%氯化钠溶液，用于短暂维持血容量。

3. **慢性肾上腺素皮质功能不全症。**

4. **其他** 0.1%~0.2%的溶液口服可防中暑；0.9%的溶液可用于眼、伤口的冲洗；还可作注射用药的溶剂或稀释剂。

考点提示：氯化钠的临床应用。

知识链接

其他复方电解质输液

按临床应用大致分为五种：①一号液（起始液），用于手术前后和脱水病人的初期水和电解质的补充，其中KN-IB（1/4生理盐水）用于婴儿和新生儿；②二号液（脱水补充液），用于脱水或手术前后水和电解质的补充，纠正钾、钠离子平衡；③三号液（维持液），主要用于不能经口摄取或摄取量不足时来维持水分和电解质平衡及给机体提供能量，其配方种类较多；④四号液（恢复液），主要用于新生儿、老年及术后病人的水分、电解质的补充及维持，其配方特点是电解质浓度低；⑤特殊用液，胃液补充液（EL-G）用于胃液丢失患者；十二指肠补充液（EL-I）用于肠液丢失患者。

【不良反应及用药注意】

（1）3%~5%的高渗氯化钠注射液为高危药品，输入速度要慢，过量可致高血钠症，引起组织水肿，故高血压及心、脑、肾功能不全者慎用，肺水肿病人禁用。

（2）用药期间注意患者是否口渴、水肿、血压变化、尿量变化，监测血钠、氯、钾的浓度。

（3）有酸中毒倾向者，大量应用可引起高氯性酸中毒，故宜采用含碳酸氢钠和乳酸钠的复方氯化钠注射液。

（4）禁止与能量合剂、乳糖酸红霉素、乳酸钠配伍。

氯化钾（potassium chloride）

【药理作用及临床应用】氯化钾的钾离子是细胞内的主要阳离子，是维持细胞内液渗透压的主要成分，血液中氯化钾正常值为140~160mmol/L。钾离子与细胞外氢离子交换，参与调节酸碱平衡，是维持神经肌肉兴奋性和心肌正常功能所必需的物质。成人每日需摄入钾2~3g。用于各种原因所引起的低钾血症。

考点提示：氯化钾的临床应用。

【不良反应及用药注意】

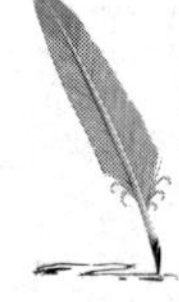

（1）口服液有较强的刺激性，稀释后或饭后服可减轻刺激。采用缓释氯化钾片，对胃肠道刺激较轻。

（2）10%的氯化钾注射液为高危药品，禁止静脉推注；常用葡萄糖或糖盐水稀释后静滴，溶液浓度一般不超过0.2%～0.4%。静滴速度过快可致心律失常甚至心脏骤停，故速度宜慢，静滴过程中应监测病人心率和血钾的变化。

（3）肾功能严重损害者、尿少或尿闭未得到改善及血钾过高的患者禁用。

葡萄糖（glucose）

【药理作用及临床应用】能补充体内水分和糖分，具有补充体液、供给能量、补充血糖、强心利尿和解毒等作用。主要用于各种原因引起的进食不足或大量体液丢失（如呕吐、腹泻、重伤大失血等），全静脉营养，饥饿性酮症、低血糖症、高钾血症；与胰岛素合用，可促进钾转移入细胞内；高渗溶液用作组织脱水剂，可用于脑水肿、肺水肿及降低眼内压，常与甘露醇等脱水药联合应用；配制腹膜透析液；用作静脉药物的稀释剂和载体。

考点提示：葡萄糖的临床应用。

【不良反应及用药注意】胃肠道反应，如恶心、呕吐等，见于口服浓度过高过快时；反应性低血糖。静注高渗葡萄糖注射液时应注意药液有无漏出血管外，以免引起静脉炎；治疗脑水肿使用高渗溶液时如突然停药，容易发生反跳现象并致使脑水肿再度发生，故不可突然停药；颅内或脊髓膜内出血以及脱水病人谵妄时，均禁止使用高渗葡萄糖注射液，以免发生意外。

口服补液盐（oral rehydration salt）

本品为复方制剂，有口服补液盐Ⅰ和有口服补液盐Ⅱ两种。

口服补液盐Ⅰ组分为：每包含钠（Na）应为0.926～1.131g，含钾（K）应为0.354～0.433g，含总氯（Cl）应为1.276～1.560g，含枸橼酸钠应为1.305～1.595g，含无水葡萄糖应为9.00～11.00g。

口服补液盐Ⅱ组分为：每包总量为13.95g（含氯化钠1.75g，葡萄糖10g，枸橼酸钠1.45g，氯化钾0.75g）（为500ml用量）。

【药理作用及临床应用】通过口服补充 Na^+、K^+、HCO_3^-、糖和水分，用于治疗急性腹泻。

【不良反应及用药注意】腹泻停止，立即停用，以防出现高钠血症。心功能不全、高钾血症、急慢性肾衰竭病人禁用。

二、酸碱平衡调节药

碳酸氢钠（sodium bicarbonate）

【药理作用及临床应用】

1. 纠正代谢性酸中毒　静脉滴注。作用迅速，疗效确切，为首选药。

2. 碱化尿液　经肾排泄时使尿液碱化，用于巴比妥类中毒时加速其排泄、防止磺胺类药物在泌尿道析出结晶、增强氨基糖苷类抗生素治疗泌尿道感染的疗效。

3. 治疗高钾血症　碳酸氢钠升高血液的pH值，K^+在pH值高时由细胞外进入细胞内，从而使血钾降低。

考点提示：碳酸氢钠的临床应用。

【不良反应及用药注意】对局部组织有刺激性，注射时应避免漏出血管；碳酸氢钠可加重钠水潴留、缺钾等；过量可致代谢性碱中毒；充血性心力衰竭、急慢性肾衰竭、缺钾的患者慎用。

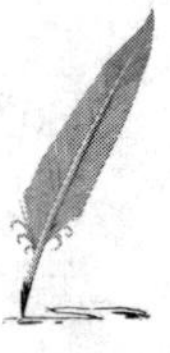

乳酸钠（sodium lactate）

乳酸钠进入体内后，其乳酸根在有氧条件下，经肝转化为碳酸氢根，故可用于治疗代谢性酸中毒。作用不及碳酸氢钠迅速。对高血钾症或普鲁卡因胺、奎尼丁等引起的心律失常伴有酸中毒者，以乳酸钠治疗为宜。过量可引起碱血症，休克、缺氧、肝功能不良及乳酸性酸中毒者不宜使用。

氨丁三醇（trometamole injection）

【药理作用及临床应用】氨基丁三醇为有机胺，碱性较强，能与碳酸的氢离子结合形成碳酸氢盐，既能纠正代谢性酸血症，亦能纠正呼吸性酸血症。能透入细胞内，故可在细胞内外同时起作用。本品很快以原形由尿排出，有碱化尿液及渗透性利尿作用。可用于急性呼吸性、代谢性酸中毒及碱化尿液。

【不良反应及用药注意】静滴时应避免外漏，以免刺激局部组织；偶可出现静脉痉挛和静脉炎；可引起呼吸抑制及低血糖症，将本品 0.2mol/L 和碳酸氢钠 0.1mol/L 溶液混合后静滴可避免呼吸抑制。忌用于慢性呼吸性酸其症患者，肾功能不全者慎用，无尿者忌用。静滴时应对血液中二氧化碳、碳酸氢盐、葡萄糖、电解质进行监测。

第二节　调节生活质量药

一、抗肥胖症药

按减肥药作用机理分类，常可分为三种类型：食欲抑制剂、激素类药物和双胍类降血糖药。

（一）食欲抑制剂

食欲抑制剂主要为苯丙胺类药物。医学研究表明，人的食欲是下丘脑腹内侧部的饱食中枢与腹外侧的摄食中枢共同调节的。苯丙胺类药物可通过兴奋饱食中枢，产生厌食反应，服药后食欲下降，容易接受饮食控制；同时，由于其兴奋作用，使睡眠减少，消耗增加，导致体重减轻。此类药物品种较多，但均因中枢兴奋作用所带来的失眠、不安、心悸、血压升高与成瘾性等不良反应而较少应用。芬氟拉明因不良反应小，效果可靠而用于减肥治疗，但 1997 年因为有报告指出芬氟拉明导致心脏病，所以在美国被禁止使用，随后世界其他地方都跟随禁止。

（二）激素类药物（又称为代谢刺激剂）

主要以甲状腺素为代表，它能提高机体的新陈代谢，增加脂肪的分解、消耗，从而减轻体重。但此类药物使用时若超过正常生理剂量，常可对心血管系统产生不利影响。需要在医生指导下，慎重使用。

（三）双胍类降血糖药

双胍类降血糖药通过增加肌肉组织的无氧糖酵解，增加葡萄糖的利用并减少其在肠道的吸收从而降低血糖。此类药物在治疗糖尿病时，常引起病人厌食而致体重减轻。利用这一不良反应，可用于减肥治疗。双胍类降血糖药对正常人的血糖没有影响。因此，有糖尿病的肥胖病人同样可以服用。

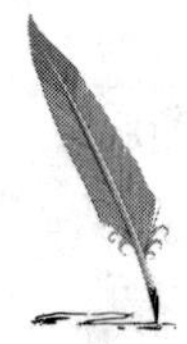

奥利司他（xenical、tetrahydrolipstatin）

本品为抗肥胖症药类非处方药。

【药理作用及临床应用】为局部作用的胃肠道脂肪酶抑制剂，可减少食物脂肪的吸收，而使体重减轻。其作用机制是通过在消化道中与胃及胰的脂肪酶的丝氨酸残基结合，使脂肪酶失活，而不能将食物中的脂肪（主要是甘油三酯）水解为可吸收的游离脂肪酸，因而脂肪不能被身体吸收利用，从而控制体重。用于已进行适度饮食控制和运动锻炼的肥胖或体重超重者，包括已经出现与肥胖相关的危险因素（糖尿病、高血压、血脂异常者等）的患者的长期治疗。

【不良反应及用药注意】

1. 多见胃肠道反应　腹痛、恶心、呕吐、油性呃逆、大便次数增多、软便、稀便等。

2. 少见不良事件　上呼吸道感染、下呼吸道感染、泌尿道感染、流行性感冒、头痛、月经失调、焦虑、疲劳等。

3. 偶见过敏反应　主要临床表现为瘙痒、皮疹、荨麻疹、血管神经性水肿等。

4. 禁忌证　孕妇禁用；对奥利司他或药物制剂中任何一种成分过敏的患者禁用；慢性吸收不良综合征、胆汁淤积症患者禁用；器质性肥胖患者（如甲状腺功能减退）禁用。

【药物相互作用】

（1）可使维生素 A、D 和 E 吸收减少。使用本品同时可加以补充，如正在服用含有维生素 A、D 和 E 的制剂（如一些复方维生素类制剂），应在服用本品 2 小时后或在睡前服用。

（2）2 型糖尿病患者可能需减少口服降糖药（如磺酰脲类药物）的剂量。

（3）与环孢素联合用药时可造成后者血浆浓度的降低，需加强血药浓度监测，调整用量。

（4）与胺碘酮合用时，可能导致后者吸收减少而降低疗效。

二、调节性功能药

性功能受到下丘脑-垂体-性腺轴的神经内分泌调节，也受到副交感神经、交感神经、阴部神经的直接调节以及大脑皮层的调控。勃起功能障碍（ED）是常见的医学现象，有关药物通过多种途径对性功能的影响正越来越受到重视。

西地那非（sildenafil，昔多芬；viagra，万艾可，伟哥）

西地那非是一种研发治疗心血管疾病药物时意外发明的治疗男性勃起功能障碍药物。它是西地那非的枸橼酸盐，一种对环磷酸鸟苷（cGMP）特异的 5 型磷酸二酯酶（PDE5）选择性抑制剂。

【药理作用及临床应用】一氧化氮（NO）是引起阴茎海绵体平滑肌勃起和松弛的主要介质。西地那非为磷酸二酯酶的选择性抑制剂，增强在性刺激下 NO 的释放，引起阴茎海绵体平滑肌血管舒张，血流增加，从而使阴茎勃起。适用于治疗阴茎勃起功能障碍。

【不良反应及用药注意】可出现头痛、潮红、消化不良、鼻塞及视觉异常等，视觉异常主要表现为视物色淡、光感增强或视物模糊。服用过任何剂型硝酸酯类药物的患者，无论是规律或间断服用，均为禁忌证；对西地那非中任何成分过敏的患者禁用。

目标检测

一、最佳选择题（每题的备选项中，只有1个最佳答案）

1. 氯化钾可用于（　　）

A. 各种原因所引起的低钾血症　B. 各种原因所引起的低钠血症

C. 眼、伤口的冲洗　D. 脱水

E. 休克

2. 氯化钠可用于（　　）

A. 低钙综合征　B. 低镁综合征　C. 低钾血症

D. 眼、伤口的冲洗　E. 慢性肾上腺素皮质功能亢进症

3. 可用于抗肥胖症的药物是（　　）

A. 奥利司他　B. 氯化钠　C. 氯化钾

D. 乳酸钠　E. 西地那非

4. 可用于调节性功能的药物是（　　）

A. 奥利司他　B. 西地那非　C. 氯化钾

D. 氯化铵　E. 氯化钠

5. 生理氯化钠溶液含含氯化钠的浓度为（　　）

A. 5%　B. 1%　C. 0.9%

D. 0.09%　E. 0.5%

二、配伍选择题（每题备选项在前，试题在后。每组若干题。每组题均对应同一组备选项，每题只有一个正确答案。每个备选项可重复选用，也可不选用）

[6~9]

A. 西地那非　B. 奥利司他　C. 碳酸氢钠

D. 氯化钠　E. 氯化铵

6. 属于电解质的是（　　）

7. 属于酸碱平衡调节药的是（　　）

8. 属于抗肥胖症的药物是（　　）

9. 属于调节性功能的药物是（　　）

三、多选题（每题的备选项中有2个或2个以上正确答案。）

10. 氯化钠可用于（　　）

A. 低钠综合征　B. 脱水或休克　C. 可防中暑

D. 眼、伤口的冲洗　E. 慢性肾上腺素皮质功能不全症

11. 属于电解质和酸、碱平衡调节药的是（　　）

A. 氯化钠　B. 氯化钾　C. 口服补液盐

D. 碳酸氢钠　E. 乳酸钠

12. 具有调节生活质量作用的药物是（　　）

A. 氯化钠　B. 奥利司他　C. 口服补液盐

D. 碳酸氢钠　E. 西地那非

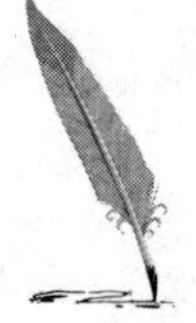

13. 葡萄糖的应用包括（　　）

A. 配制腹膜透析液　　B. 大量体液丢失

C. 脑水肿　　D. 静脉药物的稀释剂

E. 高钾血症

四、处方分析

患者，男，疾病诊断为急性化脓性扁桃体炎，医生开具如下处方，请分析是否合理并说明原因。

Rp.

5%葡萄糖注射液　500ml

青霉素粉剂　800万U　/ i. v. gtt.　q. d.

（郭丽君）

扫码"练一练"

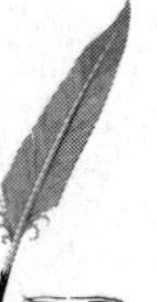

实训指导

实训一　药理学动物实验的基本知识与技术

【实训目的】

（1）明确药理学动物实验的意义与要求。

（2）熟悉药理学实验的一般方法。

（3）了解实验动物的要求和选择。

（4）学会常用实验动物的捉拿及给药技术。

（5）学会实验报告的撰写方法。

【实训材料】

器材：1ml、2ml 注射器。

药品：生理盐水。

动物：小白鼠、家兔。

【实训内容】

一、药理学动物实验的意义和要求

（一）意义

药理学是一门以实验为基础的医学桥梁学科，药理实验是药理教学中不可缺少的组成部分，对学习和掌握药理学知识具有重要作用。通过药理学实验，使学生熟悉药理学实验的基本实验方法和技能，了解获得药理学知识的科学途径，验证药理学中重要的基本理论，加强对理论知识的理解；通过药理学实验，培养学生科学的思维方法、严谨的工作态度、精益求精的工匠精神和团结协作的工作作风，训练和培养学生具有创新意识和发现问题、分析问题和解决问题的能力。

（二）要求

1. 实验前

（1）预习实验教程，明确实验的目的意义、方法步骤、注意事项，并领会其设计原理。

（2）复习与实验相关的理论知识，对实验中所用药物要了解其药理作用，并明白该药在实验中的意义。

（3）预测实验可能出现的实验现象及原因。

（4）明确小组成员分工职责，尽量保证每个同学都能得到应有的技能训练。

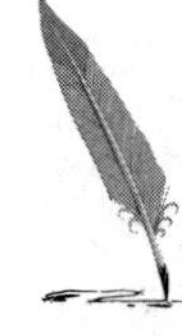

2. 实验时

(1) 严格遵守实验室规则，注意安全操作，防止触电、药物中毒和动物咬伤等事故。

(2) 严格按照实验方法和步骤进行规范和准确的技术操作，精益求精，防止出现意外差错。

(3) 认真观察实验中出现的每个现象，准确记录药物反应的出现时间、表现及最后转归。

(4) 爱护实验器材，注意节约实验材料，尽量避免或减少动物不必要伤亡。

(5) 注意保持安静和良好的课堂秩序，尊重指导老师。

3. 实验后

(1) 关闭实验仪器，清点擦洗实验器材并放回指定位置，如有损坏或遗失，要立即报告带教老师。

(2) 及时清洁实验器材，保持室内卫生，存活或死亡的动物分送至指定地点。

(3) 及时整理实验结果，保存好原始记录，并书写实验报告。

二、药理学实验的一般方法

药理学动物实验的一般方法分为离体实验和在体实验。

(一) 离体实验

离体实验是用动物器官、组织、细胞等在体外进行。

1. 离体脏器实验 如心脏、子宫、肠管、气管等实验。

2. 离体组织实验 如肝组织、脑组织、大小动脉血管等实验。

3. 体外细胞培养 如心肌细胞、神经细胞、血细胞等实验。

4. 体外病毒、细菌培养 如肝炎病毒、AIDS、金黄色葡萄球菌等实验。

(二) 在体实验

在体实验是指对整体动物进行药物作用的观察。

1. 根据是否病理造模分类 在体实验可分为：①健康动物实验，包括清醒状态和麻醉状态两种实验；②疾病病理模型实验，建立与人类疾病相似或相近的动物模型，观察药物的作用，如离体蛙心给予低钙任氏液后造成蛙心衰竭模型，然后给予强心苷观察其对心衰的作用。

2. 根据实验周期和用药次数分类 在体实验可分为：①急性实验，这类实验可在短时间内完成，通常为2~3小时，一般不超过8小时，是教学中常用的方法；②慢性实验，这种实验观察时间比较长，可达数日、数周或数月，甚至更长时间。

三、实验设计原则

1. 随机原则 按照机遇均等的原则进行分组，目的是减少一切干扰因素造成的实验误差，而不受实验者主观因素或其他偏性误差的影响。

2. 对照原则

(1) 阴性对照 包括：①空白对照，指在不加任何处理的条件下进行观察对照，应为阴性结果；②假处理对照，指在给予生理盐水或不含药物的溶媒的条件下进行观察对照，应为阴性结果。

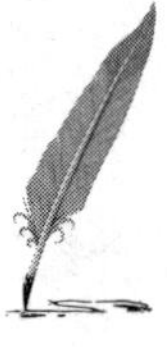

（2）阳性对照　又称标准对照，指以已知经典药物在标准条件下与实验药进行对照，应为阳性结果。

四、动物实验的基本知识和技术

（一）实验动物的选择

药理学实验中常用的动物有青蛙、蟾蜍、小鼠、大鼠、豚鼠、家兔、猫和狗等。由于动物对药物的反应具有种属差异性，故应根据实验目的和要求选用不同的实验动物。

1. 青蛙和蟾蜍　两者均属于两栖纲，无尾目，其心脏能在离体情况下保持较持久地节律性搏动，用于蛙心起搏点、蛙心灌流及心功能不全等实验，以观察药物对心脏的作用；蛙坐骨神经腓肠肌标本可用于局麻药和肌松药的实验，以观察药物对周围神经、横纹肌或神经肌肉接头的作用。

2. 小鼠　属于哺乳纲，啮齿目，鼠科。价格低廉，操作方便，又能复制出多种疾病模型，是医学实验中用途最广泛和最常用的动物。实验用标准体重18～22g，雌雄鉴别是观察肛门与生殖器的距离，若距离近，则为雌性，反之为雄性。小鼠寿命2～3年，易于繁殖，孕期20～25天，生命力强，适用于需要大量动物的实验及药物的初筛实验。如半数致死量的测定和药物的初筛实验等。

3. 大鼠　属于哺乳纲，啮齿目，鼠科。用途与小鼠基本相同，广泛用于胃酸分泌、胃排空、水肿、炎症、休克、心功能不全、肾功能不全等实验。大鼠对炎症反应较为灵敏，其踝关节炎模型常用于观察药物的抗炎作用。

4. 豚鼠　又名天竺鼠、荷兰猪。属于哺乳纲，啮齿目，豚鼠科。其对组胺和结核杆菌敏感，是筛选平喘药、抗组胺药及结核病研究的最理想的动物。豚鼠离体心脏和回肠肌也是常用的实验标本。

5. 家兔　属于哺乳纲，啮齿目，兔科。家兔性情温顺，耳朵大，血管粗而清晰，便于注射和取血。常用于心脏、血压、呼吸、尿量等测定实验。家兔体温比较稳定，常用于解热药的研究和热源检查。家兔皮肤对刺激物的反应近似人类，常用于药物对皮肤的刺激实验。

6. 猫　属于哺乳纲，食肉目，猫科。猫头部表面与脑的部位有固定的对应关系，且脑容量大，故更适用于脑内给药观察药物的作用。

7. 狗　属于哺乳纲，食肉目，犬科。广泛用于许多系统的急、慢性实验研究，是最常用的大动物。如常用于血压、酸碱平衡紊乱、DIC、休克等大实验。

（二）实验动物的捉拿方法

1. 青蛙和蟾蜍捉拿方法　左手握持，将食指和中指夹住蛙的左前肢，拇指压住右前肢，将下肢拉直，用无名指和小指压住（图实训-1）。

2. 小鼠捉拿方法　用右手提鼠尾，放于粗糙面上，向后方轻拉鼠尾，使小鼠前肢固定在粗糙面上，然后迅速用左手拇指、食指和中指捏其双耳间颈背部皮肤，无名指、小指和掌心夹其背部皮肤和尾部，便可将小鼠牢固捉持（图实训-2）。

3. 大鼠捉拿方法　用右手抓住鼠尾，放于粗糙面上，用拇指和食指握住头颈部皮肤，其余手指与掌部握住背部皮肤。为防止被鼠咬伤，左手可戴防护手套，或以布巾包住鼠身（图实训-3）。

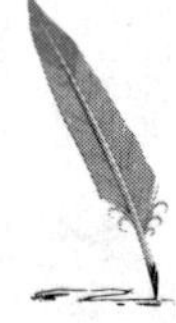

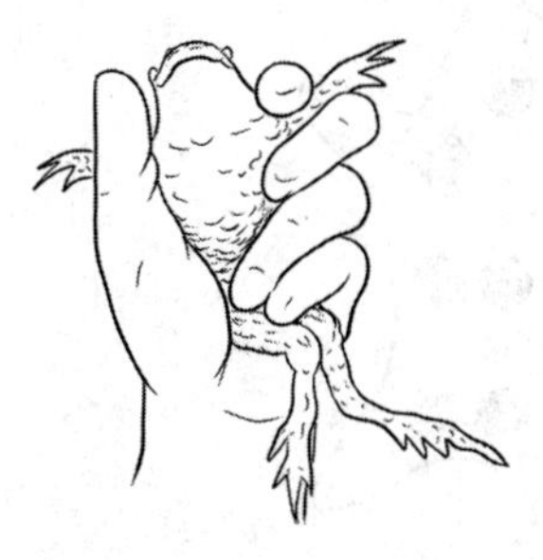

图实训-1　青蛙和蟾蜍捉拿方法

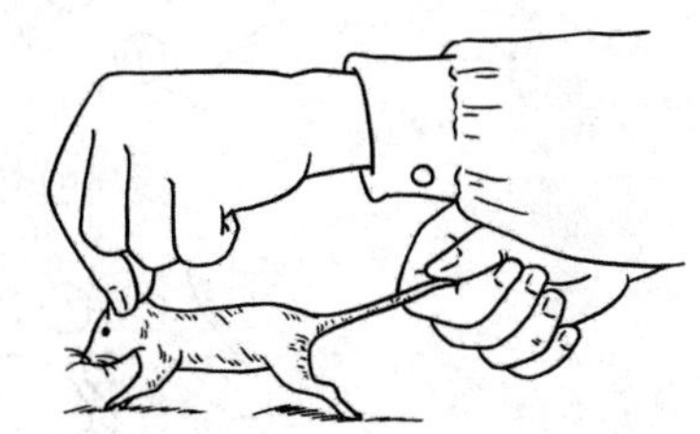

图实训-2　小鼠捉拿方法（双手法）示意图

4. 豚鼠捉拿方法　豚鼠不咬人，不需防护。先用手掌扣住鼠背，抓住其肩胛上方，将手张开，用手指环握颈部，另一只手托住其臀部，即可轻轻提起、固定（图实训-4）。

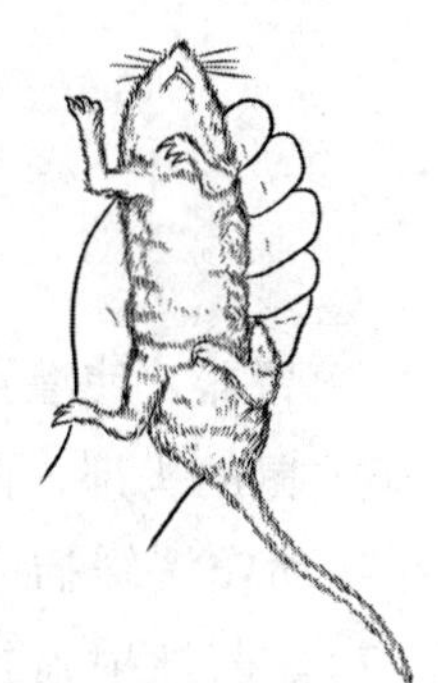

图实训-3　大鼠捉拿方法示意图

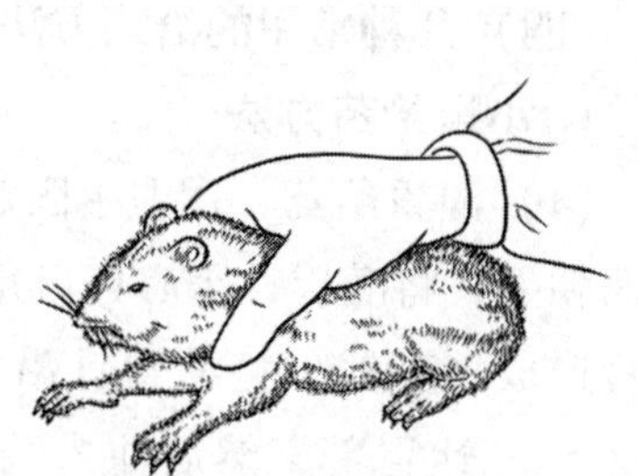

图实训-4　豚鼠捉拿方法

5. 家兔捉拿方法　一只手抓住兔颈背部皮肤，将兔轻轻提起，另一只手托住臀部，使兔呈蹲坐姿势（图实训-5），切不可用手握持双耳提起兔子。

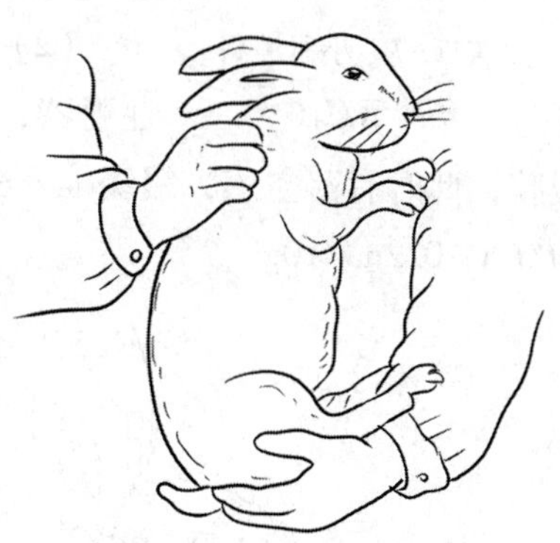

图实训-5　家兔捉拿方法

（三）实验动物的标记

在动物实验时，常需要编号分组，故将动物做上不同的标记加以区别。常用的编号标记方法有染色法、挂牌法和烙印法。家兔等较大动物可用特制的号码牌固定于耳上，而小动物则常用染色法，常用染色的化学试剂是3%～5%苦味酸溶液，标记成黄色。

标记方法一：如给小鼠标记1-10号，可将小鼠背部的肩、腰、臀部按左、中、右分为九个区，从左到右标记1-9号，第10号不作标记（图实训-6）。

标记方法二：动物左前、后肢标记分别为1、2号；右前、后肢标记分别为3、4号；头部标记为5号，若在头部标记后，又在左前肢或后肢，或右前肢或后肢标记一处，则分别为6、7、8、9号。10号是在身体靠近尾部标记。在10号的基础上还可与1、2、3、4、5号组合，分别形成11、12、13、14、15号等。

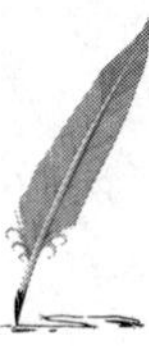

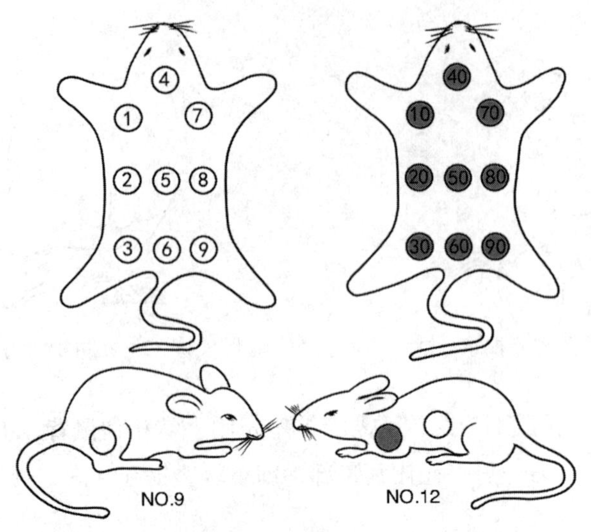

图实训-6　小鼠标记方法示意图

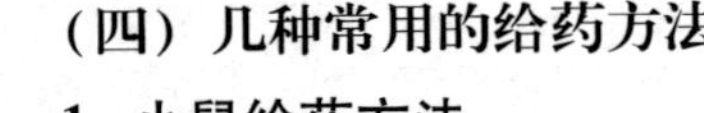

(四) 几种常用的给药方法

1. 小鼠给药方法

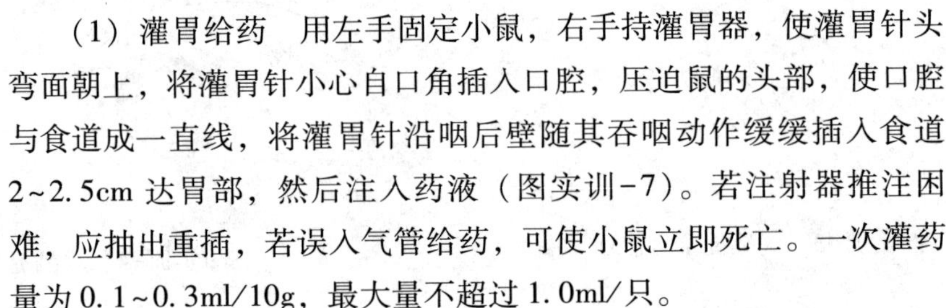

图实训-7　小鼠灌胃给药示意图

(1) 灌胃给药　用左手固定小鼠，右手持灌胃器，使灌胃针头弯面朝上，将灌胃针小心自口角插入口腔，压迫鼠的头部，使口腔与食道成一直线，将灌胃针沿咽后壁随其吞咽动作缓缓插入食道2~2.5cm达胃部，然后注入药液（图实训-7）。若注射器推注困难，应抽出重插，若误入气管给药，可使小鼠立即死亡。一次灌药量为0.1~0.3ml/10g，最大量不超过1.0ml/只。

(2) 腹腔给药　左手捉持小鼠，腹部朝上，头部下倾，右手持注射器，在其左或右侧下腹部以45°角将针头朝小鼠头部方向刺入腹腔，此时有落空感，缓缓推入药液（图实训-8）。注意注射部位不宜太高。一次注射量为0.1~0.2ml/10g。

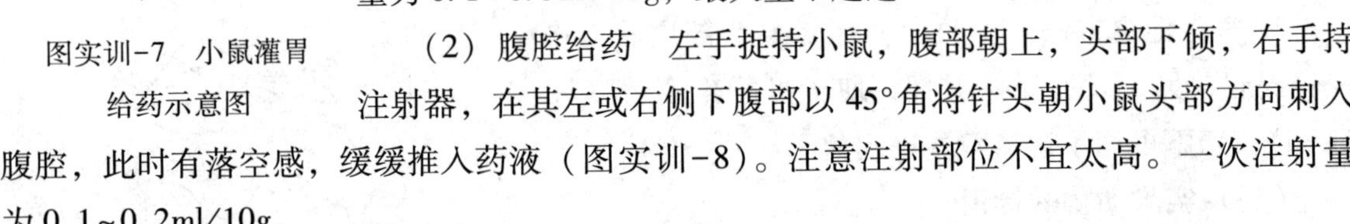

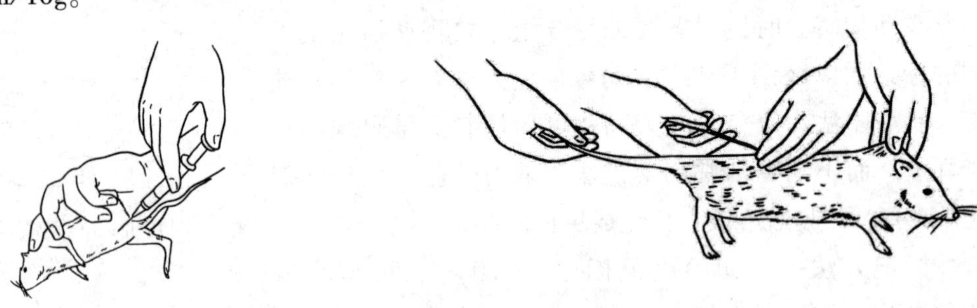

图实训-8　小鼠腹腔给药示意图

(3) 皮下给药　左手单手法捉持小鼠，拇指及食指轻轻捏起颈部皮肤，右手持注射器将针头刺入皮下，然后注入药液。或左手捉持小鼠，右手持注射器，约10°角刺入前肢腋部或背部皮下，注入药液后皮下可见隆起小包，然后针头稍向后退出一段，再旋转针头拨出，以防药液漏出。注射量为0.05~0.2ml/10g。

(4) 尾静脉给药　将小鼠置入一特制的固定筒内，使鼠尾露在外，用75%酒精涂擦，使血管扩张，表皮角质软化。以左手拇指和食指捏住鼠尾，中指从下面托住尾巴，右手持

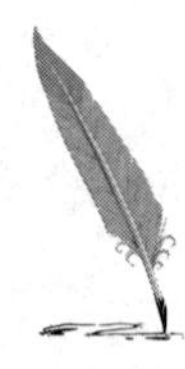

注射器，在尾部四分之一处（此外皮肤薄，易于穿刺）选择两侧静脉中扩张明显者，使针头与鼠尾呈3°~5°角刺入，先缓推少量药液，如无阻力，可继续注入药液（图实训-9）。如有阻力，且局部变白，表明不在血管内，应拔针重新注射。注射容量为0.1~0.2ml/10g。

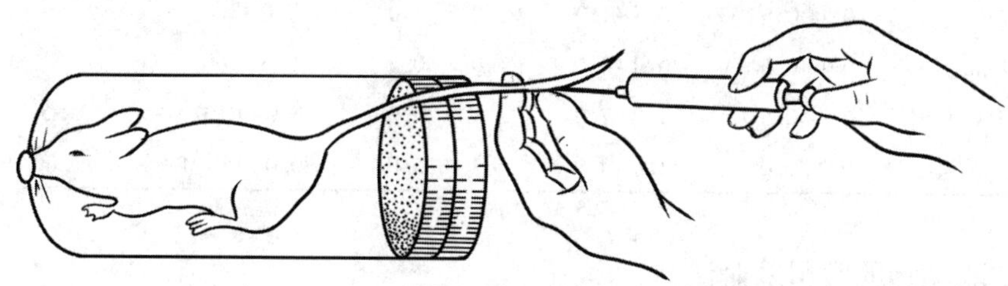

图实训-9　小鼠尾静脉给药示意图

2. 大鼠给药方法　大鼠各种给药法基本与小鼠相同，只是使用的注射器和用药量大。

3. 家兔给药方法

（1）耳缘静脉注射　兔耳外缘的血管为静脉，中央血管为动脉。将兔固定于兔箱内，先剪去耳背面外缘的毛，便于辨认和扩张血管，并用酒精棉球涂擦此注射处皮肤，以左手食指和中指夹紧耳根部，拇指和无名指捏住耳尖部，右手持注射器，从耳尖端无名指所垫处注射，针刺入后用左手拇指按住针头，此时若无阻力或无发生局部皮肤发白隆起现象，说明针头在血管内即可注射药液，注射完毕压住针眼，拔去针头，继续压迫数分钟止血（见图实训-10）。注射容量为0.5~2.5ml/kg。

（2）灌胃给药　两人合作，助手就座，将家兔的躯体夹于两腿之间，左手紧握双耳固定头部，右手抓住双前肢固定前身。术者将开口器横插在家兔口中，缓慢旋转开口器，将兔舌压并固定之。取8号导尿管经开口器中小孔，沿上颚壁缓慢插入食道约15~18cm，此时可将导尿管外口端置于一杯清水中，若无气泡逸出，说明确已插入食道，这时可用注射器注入药液，然后注入少许清水以冲洗管内残存的药液。灌胃完毕，应先捏闭导尿管外口，拔出导尿管，再取出开口器（图实训-11）。灌胃总量每只不超过20ml。

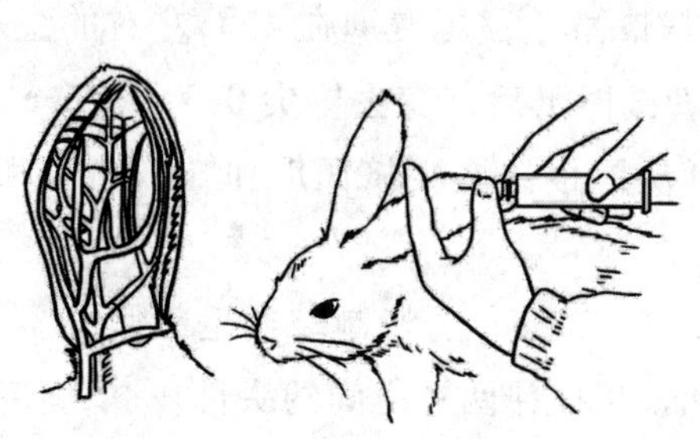

图实训-10　家兔耳缘静脉给药法

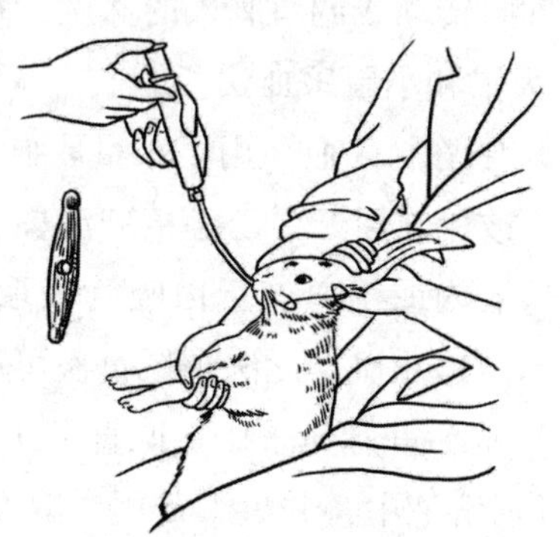

图实训-11　家兔灌胃给药法

（3）肌内注射　选择肌肉发达而无血管的部位，一般多选臀部。注射时垂直迅速刺入肌肉，回抽针栓，若无回血，即可注射。注射容量为0.5~2.0ml/kg。

（4）皮下注射、腹腔注射　方法基本同小白鼠。皮下注射容量为0.5~2.0ml/kg，腹腔注射容量为0.5~1.0ml/kg。

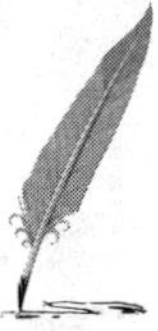

表实训-1 几种常用动物不同给药途径的给药容积范围（ml/只）

给药途径	小鼠	大鼠	豚鼠	兔	狗
腹腔注射（i. p.）	0. 2~1. 0	1. 0~3. 0	2. 0~5. 0	5. 0~10. 0	5. 0~15. 0
皮下注射（i. h.）	0. 1~0. 5	0. 5~1. 0	0. 5~2. 0	1. 0~3. 0	3. 0~10. 0
肌肉注射（i. m.）	0. 1~0. 2	0. 2~0. 5	0. 2~0. 5	0. 5~1. 0	2. 0~5. 0
静脉注射（i. v.）	0. 2~0. 5	1. 0~2. 0	1. 0~5. 0	3. 0~10. 0	5. 0~15. 0
灌胃给药（i. g.）	0. 2~1. 0	1. 0~4. 0	1. 0~5. 0	80. 0~150. 0	200. 0~500. 0

（五）实验动物的常用采血法

在实验中，经常需要采取动物的血液进行检验及分析，因此掌握正确的采血方法很有必要。下面介绍兔与大小鼠的采血方法。

1. 兔采血法

（1）耳缘静脉采血　将兔固定在箱内或仰卧固定于兔台上，在耳缘静脉处拨去取血部位的背毛，用手指轻弹耳壳或用二甲苯或乙醇棉球涂擦局部，使血管扩张，用5号或6.5号针头的注射器向心方向刺入血管内徐徐抽动针栓取血。取血不多时可以用针头或刀片纵向刺破血管后让血液自然流出，用吸管取血，或直接滴入盛器中，采血完毕，用干棉球压迫止血。一般可采血5~10ml。

（2）耳中央动脉采血　将兔先固定于兔箱内或固定于兔台上，在兔耳的中央找到一条颜色鲜红、较粗的血管，则为中央动脉。用左手固定兔耳，右手持注射器，在其末端向心方向刺入动脉取血，取血后用干棉球压迫止血。中央动脉容易发生痉挛性收缩，应让其充分扩张后取血。可采血15ml。

（3）心脏穿刺采血　将兔前肢在背后交叉固定于手术台上，剪去胸前区被毛，皮肤消毒后，用左手食指在左胸第3~5肋间触摸心跳处，取心跳最明显处用带有6.5号或7号针头的注射器，垂直刺入心脏，当针头进入心脏时，血可自动涌入注射器，如不顺利可将针头稍微轴向转动或调节刺入的深度，每次采血量20~25ml。

2. 大鼠和小鼠采血法

（1）尾静脉采血　用于小量取血，将鼠身固定或麻醉，鼠尾浸泡在45℃左右的温水中几分钟，或用二甲苯、乙醇棉球涂擦，扩张尾部血管，擦干后，剪去尾尖0.3 ~0.5cm，让血滴入盛器内或用血红蛋白吸管吸取，必要时，可从尾根向尾尖挤压取血。取血结束时，以干棉球压迫止血。此法小鼠每次可取血0.1ml。

（2）眶后静脉丛采血　取直径1~1.5mm，长约1~1.5cm的特制玻璃毛细管，事先浸入1%肝素溶液中，并烘干备用。取血时左手拇指和食指抓住两耳之间的头部皮肤，使头部固定，轻轻压迫动物的颈部两侧，阻断头部静脉血液回流，使眼球充分外突，眶后静脉丛充血，右手持毛细管与鼠面成45°角，刺入下眼睑与眼球之间，轻轻向眼底方向移动，并向下捻动，大鼠刺入4~5cm，小鼠2~3cm可达眶后静脉丛，稍加吸引，血流入毛细管，达到所需血量时，拔出玻管，松开左手，自可止血。也可用带有7号针头的1ml注射器代替玻管取血。这种方法小鼠一次可采血0.1~0.3ml，大鼠可采血0.5~lml。

（3）断头采血　需血量大，而且不需动物存活时可用此方法。用利剪刀剪去鼠头，鼠颈向下，将血流入备有抗凝剂的容器中。注意防止动物毛等杂物流入容器引起溶血。此法

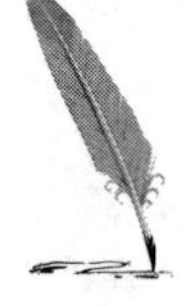

小鼠可采血0.8~1.2ml，大鼠5.0~10.0ml。

五、药物剂量的计算

（一）药量单位

药物的计量采用国际衡量公制单位。药物的重量以“克（g）”为基本单位，容量以“毫升（ml）”为基本单位，常用的重量和容量的公制见表实训-2。

表实训-2 常用重量和容量公制表

国际单位符号	国际单位名称
a（atto）	（$\times10^{-18}$）阿（微微微）
f（temto）	（$\times10^{-15}$）飞（毫微微）
p（pico）	（$\times10^{-12}$）皮（微微）
pg（picogarm）	皮克（微微克）
n（nano）	（$\times10^{-9}$）纳（毫微）
ng（nanogram）	纳克（毫微克）
nl（nanolitre）	纳升（毫微升）
nm（nanometer）	纳米（毫微米）
μ（micro）	（$\times10^{-6}$）微
μg（microgram）	微克
μl（microlitre）	微升
μm（micron）	微米
m（milli）	（$\times10^{-3}$）毫
mg（milligram）	毫克
ml（millilitre）	毫升
mm（millimetre）	毫米
c（centi）	（$\times10^{-2}$）厘
d（deci）	（$\times10^{-1}$）分
k（kilo）	（$\times10^{3}$）千
kg（kilogram）	千克（公斤）
km（kilometre）	千米（公里）
cpm（counts per minute）	每分钟计数（测定放射性的单位）
ppm（parts per million）	每百万份数的份数（百万分之几）

（二）药物剂量的计算

动物实验所用药物剂量一般按mg/kg（或g/kg）体重计算，应用时须从已知药液浓度换算出相当于每千克体重应注射的药液量（ml），以便于给药。

例：小白鼠体重18g，腹腔注射盐酸吗啡10mg/kg，现药液浓度为0.1%。应注射多少毫升？

1. 第一种计算方法 0.1%的溶液即每毫升含药物1mg（即1mg /ml），剂量为10mg/kg相当的容积为10ml/kg，小白鼠体重为18g，换算成kg为0.018kg，故应注射药液量=0.018

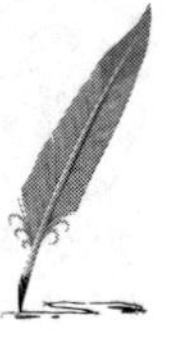

kg×10ml//kg=0. 18ml。

小白鼠给药剂量常以 mg/10g 计算，换算成容积时也可以 ml/10g 计算较为方便。如上例，注射剂为 10ml/kg 可换算成 10ml/kg =10ml/1000g =0. 1ml/10g，那么 18g 体重的小白鼠应注射药液量=0. 18ml，相当于 0. 18mg/10g。计算其他小白鼠药量时很方便，如 20g 体重的小白鼠，给药量为 0. 20ml，以此类推。

2. 第二种计算方法 可按如下计算公式进行计算：

$$给药容量(ml)=\frac{剂量(mg/kg)\times 动物体重(kg)}{注射液浓度(mg/ml)}$$

六、实验报告的撰写

实验报告是培养文字表达能力和概括综合分析问题能力的重要训练。实验报告要求结构完整、条理分明、用词规范、详略得宜、措辞注意科学性和逻辑性。一般包括下列内容。

1. 实验题目 一般应包括实验药物、实验动物、实验方法及实验结果，如“强心苷对离体蛙心的作用”。

2. 实验目的 说明本次实验的目的。

3. 实验方法 当完全按照实验指导上的步骤进行时，可用简练的文字描述，也可不再重述，如果实验方法临时有所变动，则应作简要说明。

4. 实验结果 实验结果是实验报告中最重要的部分，必须保证其真实性。实验中要及时、准确做好原始记录，实验结束后应立即进行归纳与整理，最好以图表的形式体现，不可单凭记忆或搁置了长时间后再作整理，否则易致遗漏或差错。

5. 讨论 应针对实验中所观察到的现象与结果，联系课堂讲授的理论知识进行分析和讨论，不能离开实验结果空谈理论。要判断实验结果是否为预期的，如果属于非预期的则应分析其可能原因。

6. 结论 是从实验结果归纳出来的概括性判断，也就是对本实验所能说明的问题、验证的概念或理论的简要总结。应注意与实验目的相对应，并做到文字简练、明确、严谨，不可超出本实验结果所说明的问题。

七、实验动物的捉拿和剂量换算练习

1. 材料

（1）器材：鼠笼

（2）动物：小白鼠、家兔

2. 内容

（1）分组进行小白鼠、家兔的捉拿练习。

（2）分组进行剂量的换算练习。

3. 思考

（1）小鼠、家兔捉拿时应注意哪些事项？

（2）已知小鼠体重 22g，腹腔注射地西泮的剂量为 20mg/kg，现有地西泮注射液浓度为 0. 1%，请计算应注射多少量（ml）？

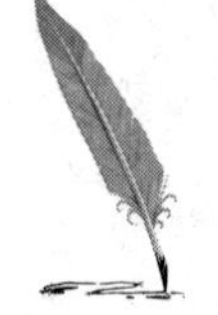

（杨丽珠）

实训二　不同剂量对药物作用的影响

［实训目的］

（1）观察不同剂量尼可刹米对小白鼠作用的差异。

（2）学会小白鼠的腹腔注射给药技术。

［实训材料］

器材：普通天平、1ml 注射器。

药品：0.1%、1.0%、5%尼可刹米溶液。

动物：体重相近小白鼠 3 只。

［实训步骤］

（1）取小鼠 3 只，分别称体重、编号，观察正常活动情况。

（2）各小鼠经腹腔注射不同浓度的尼可刹米溶液 0.1ml/10g。

（3）将给药后的小鼠放置鼠笼中，观察其表现有何区别。记录首次出现惊厥时间（潜伏期）和最终结果。

［实训提示］

（1）在一定药物剂量范围内，药物效应随剂量的递增而增强，当超过一定剂量，可出现中毒甚至死亡。尼可刹米为中枢兴奋药，随着剂量增加，其中枢兴奋作用逐渐增强，过量可出现惊厥反应。

（2）掌握腹腔注射的正确方法，给药剂量一定要准确。

（3）小鼠的惊厥是指四肢、躯干与颜面骨骼肌非自主的强直与阵挛性抽搐，常为全身性、对称性，伴有或不伴有意识丧失。

（4）比较各鼠给药前后的表现、作用强度和发生快慢。

［实训结果］

表实训-3　不同剂量尼可刹米对小鼠作用的差异

鼠号	体重（g）	剂量（ml/10g）	惊厥潜伏期（min）	给药前表现	给药后表现
1					
2					
3					

［实训思考］根据所学的理论知识，分析各鼠出现不同反应程度（强弱、快慢）的原因。

（杨丽珠）

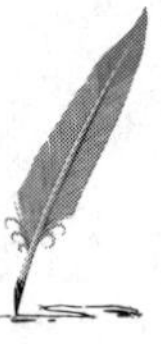

实训三　不同给药途径对药物作用的影响

一、硫酸镁实验

［实训目的］

（1）观察不同给药途径对硫酸镁作用的影响。

（2）学会小白鼠的灌胃和腹腔注射给药技术。

［实训材料］

器材：普通天平、1ml 注射器、小鼠灌胃针头。

药品：10% 硫酸镁溶液。

动物：体重相近的小鼠 2 只。

［实训步骤］

（1）取小鼠 2 只，分别称重、编号，观察正常活动。

（2）一只腹腔注射 10% 硫酸镁溶液 0. 2ml/10g，另一只用同样剂量的硫酸镁灌胃。

（3）分别将两鼠置鼠笼中，观察其表现有何区别。

［实训提示］

（1）药物给药途径不同，可直接影响药物效应的快慢和强弱，甚至出现质的不同。硫酸镁口服不吸收产生导泻和利胆作用，注射给药易吸收产生抗惊厥和降压作用。

（2）掌握规范的灌胃操作技术，不要误入气管或插破食管，前者可致窒息，后者可出现如同腹腔注射时的吸收症状，重则死亡。

（3）注射给药后药物作用出现较快，需留心观察。

［实训结果］

表实训-4　不同给药途径对硫酸镁作用的影响

鼠号	体重（g）	剂量（ml/10g）	给药途径	给药前表现	给药后表现
1					
2					

二、尼可刹米实验

［实训目的］

（1）观察不同给药途径对尼可刹米作用的影响。

（2）学会小白鼠灌胃、腹腔注射和皮下注射技术。

［实训材料］

器材：普通天平、1ml 注射器、小鼠灌胃针头。

药品：2. 5% 尼可刹米溶液。

动物：体重相近的小白鼠 2 只。

［实训步骤］

（1）取小鼠 2 只，分别称重、编号，观察正常活动。

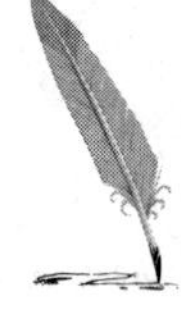

（2）按 0.2ml/10g 剂量，分别以腹腔注射和灌胃给药给予 2.5%尼可刹米溶液。

（3）将给药后的小鼠放置鼠笼中，观察其表现有何区别。记录首次出现惊厥时间（潜伏期）和最终结果。

［实训提示］

（1）药物给药途径不同，可直接影响药物效应的快慢和强弱。尼可刹米腹腔注射吸收快，出现惊厥潜伏期短，症状严重；而灌胃给药吸收慢，出现惊厥潜伏期长，症状相对较轻。

（2）掌握规范的灌胃操作技术，不要误入气管或插破食管，前者可致窒息，后者可出现如同腹腔注射时的吸收症状，重则死亡。

（3）惊厥潜伏期是指给药后至出现惊厥的时间。

（4）注射给药后作用出现较快，需留心观察。

［实训结果］

表实训-5　不同给药途径对尼可刹米作用的影响

鼠号	体重（g）	剂量（ml/10g）	惊厥潜伏期（min）	给药前表现	给药后表现
1					
2					

［实训思考］给药途径不同，药物的作用为什么有的会出现量的不同，有的则出现质的差异?

（杨丽珠）

实训四　药物血浆半衰期（$t_{1/2}$）的测定

【实训目的】

（1）学习测定药物 $t_{1/2}$ 的基本方法。

（2）学会家兔的捉拿和耳缘静脉注射给药技术。

（3）了解家兔采血技术。

【实训材料】

器材：721 型分光光度计、离心机、婴儿秤、兔固定箱、5ml 注射器、7 号针头、50ml 烧杯、10ml 试管、试管架、0.5ml、1ml、5ml 吸管、吸球、纱布。

药品：0.02%水杨酸钠标准溶液、10%水杨酸钠溶液、10%三氯醋酸溶液、10%三氯化铁溶液、0.5%肝素溶液（生理盐水配制）、蒸馏水。

动物：体重 2.5~3kg 家兔 1 只。

【实训步骤】

取试管 4 支，编号，按下表进行加样（表实训-6）。

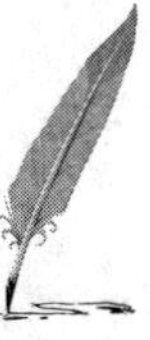

表实训-6　水杨酸半衰期测定加样表

加入试液（ml）＼试管号	1号（对照管）	2号（标准管）	3号（5min 给药管）	4号管（35min 给药管）
10%三氯醋酸溶液	3.5	3.5	3.5	3.5
给药前血液	1.0	1.0		
给药后 5min 血液			1.0	
给药后 35min 血液				1.0
0.02%水杨酸钠标准溶液		1.0		
蒸馏水	1.0		1.0	1.0
10%三氯化铁	0.5	0.5	0.5	0.5

方法：

（1）取 4 支试管，各加入 10%三氯醋酸溶液 3.5ml。

（2）取家兔 1 只，称重。用 0.5%肝素溶液浸润的注射器从心脏（或耳缘静脉）取血 2ml，分别加入 1 号管和 2 号管各 1.0ml，摇均静置。

（3）按 2ml/kg（200mg/kg）剂量由耳缘静脉缓慢注射 10%水杨酸钠溶液，记录给药时间。

（4）分别于给药后 5 分钟、35 分钟从心脏（或耳缘静脉）取血各 1ml，置于 3 号和 4 号管，摇均静置。

（5）取 0.02%水杨酸钠标准液 1ml，加入 2 号管，其余各管均加入 1ml 蒸馏水，摇匀。

（6）将 4 支试管以 1500~3000r/min 离心 5 分钟，精确吸取上清液 3.0ml，分别放入另一对应编号的试管中，每管各加入 10%三氯化铁 0.5ml，摇匀显色。

（7）用分光光度计以 1 号管为对照，在 520nm 波长处测定其他各管的吸光度。

（8）由标准管吸光度值（y）和浓度（x）求比值 k，即 $k=x/y$

（9）根据 $x=k\cdot y$，由 y_1（3 号管吸光度）和 y_2（4 号管吸光度）求 x_1（3 号管血药浓度）和 x_2（4 号管血药浓度）。

【实训提示】

（1）水杨酸钠在酸性环境中可变为水杨酸，后者与三氯化铁反应生成一种配位化合物，该化合物在 520nm 波长有最大吸收峰，其吸光度与水杨酸的浓度成正比。在不同时间测定吸光度，可求出相应的血药浓度及半衰期。

（2）严格按实验步骤操作，试管编号和所加入溶液不可混乱。

（3）为防止凝血，心脏取血时，注射器内应先用 0.5%肝素溶液湿润。

（4）离心时应注意试管的平衡，以免损坏离心机。

（5）禁止用手触摸比色皿的光滑面，若溶液流出，只能用擦镜纸擦拭。

【实训结果】

表实训-7　水杨酸的血药浓度

项目＼试管号	1号（对照管）	2号（标准管）	3号（5min 给药管）	4号管（35min 给药管）
光密度				
k 值				
血药浓度（ug/ml）				

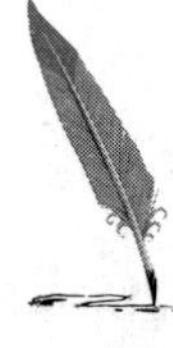

1. 根据公式计算 $t_{1/2}$

$$t_{1/2}=\frac{0.301}{(\lg x_1-\lg x_2)/\Delta t}$$

Δt 为静注水杨酸后两次取血的间隔时间（min）。

2. 作图法求 $t_{1/2}$

在半对数坐标纸上，以时间为横坐标，血药浓度的对数值为纵坐标，将两次测算的 x_1 和 x_2 作点连线，即为静注水杨酸钠的药时曲线，在此线上找出血药浓度下降一半所对应的时间，即为该药的 $t_{1/2}$。

（杨丽珠）

实验五　传出神经系统药物对家兔肠离体平滑肌的影响

【实训目的】

（1）学会离体平滑肌的实验方法。

（2）观察乙酰胆碱、阿托品、肾上腺素等药物对家兔离体肠平滑肌的作用。

【实训材料】

器材：BL-420 型生物机能实验系统、麦氏浴槽、L 形通气管、温度计、充气球胆、铁支架、张力换能器、弹簧夹、螺旋夹、双凹夹、粗剪刀、眼科剪、眼科镊、注射器、培养皿、缝合针线、木槌。

药品：台氏液、0.01%氯乙酰胆碱、0.1%硫酸阿托品溶液、1%氯化钡溶液。

动物：家兔。

【实训步骤及观察项目】

（1）取家兔 1 只，击头致死。立即剖腹，剪取空肠 2~3cm，放入盛有台氏液的烧杯中，剥离肠系膜，将肠内容物冲洗干净备用。

（2）向麦氏浴槽内加入适量台氏液，设置温度在 37℃~38℃，输入空气使气泡排出数为每秒 1~2 个。将肠段两端用缝针各穿一线，将肠段的一端系在通气管的小钩上，将通气管连同肠段放入麦氏槽内。

（3）肠段另一端的线系于张力换能器的小钩上，将换能器与 BL-420 生物机能实验系统接好，选择“张力”信号。

（4）待肠管稳定后，观察离体肠正常收缩曲线，依次于麦氏浴槽内加入下列药液：①0.01%氯乙酰胆碱 1ml，待作用明显、收缩达最高点时，加入 0.1%硫酸阿托品溶液 1ml，待作用明显时，再加入 0.01%氯乙酰胆碱 1ml，观察结果；②加入 1%氯化钡溶液 1ml，观察结果，作用达最高点时，加入 0.1%硫酸阿托品溶液 1ml，观察结果。

【实训提示】

（1）制作肠管标本时，动作要轻柔，勿将肠管腔封住，避免牵拉肠管，减少对肠的刺激。

（2）加药时药液须滴入台氏液里，不可滴在肠管上或沿浴槽壁滴入。

【实训思考】加入阿托品前后对氯乙酰胆碱有何影响，为什么？

（杨丽珠）

实验六　传出神经系统药物对动物血压的影响

【实训目的】

（1）学习麻醉动物急性血压实验的方法。

（2）观察传出神经药物对动物血压的影响。

【实训材料】

器材：兔手术台、电子秤、手术刀、手术剪、粗剪刀、止血钳、气管插管、动脉插管、动脉夹、头皮针、插入式血压计、注射器、铁支架、螺旋夹、缝合线、酒精棉球、纱布，胶布，三通。

药品：3%戊巴比妥钠溶液、6%枸橼酸钠溶液（或肝素溶液）、0.01%盐酸肾上腺素溶液、0.01%盐酸异丙肾上腺素溶液、0.1%酚妥拉明溶液、生理盐水。

动物：家兔。

【实训步骤】

（1）取家兔一只，称重，耳缘静脉注射3%戊巴比妥钠溶液1ml/kg，麻醉后，仰位固定于手术台上。

（2）剪去颈部的毛，正中切开颈部皮肤，分离气管。在气管下穿一线，轻提气管，作一倒“T”形切口，插入气管插管，结扎固定。

（3）分离颈总动脉，将远心端结扎，朝向心方向插入与插入式血压计以三通相连的动脉插管（内充满枸橼酸钠溶液），结扎固定。

（4）观察记录一段正常血压曲线，然后依次由耳缘静脉注射下列药物：

1）观察拟肾上腺素药物对血压的影响：①0.01%盐酸肾上腺素0.1ml/kg；②0.01%盐酸异丙肾上腺素0.1ml/kg。

2）观察α受体阻断药对拟肾上腺素药作用的影响：①0.01%盐酸肾上腺素0.1ml/kg；②1%酚妥拉明溶液0.1ml/kg。

【实训提示】所建静脉通道在不给药时应连续、缓慢地推注生理盐水，以防止血栓形成；必要时实验中的药物剂量可根据具体情况适当增减。

【实训结果】

表实训-8　传出神经系统药物对动物血压的影响

剂量　药物	血压值（kPa）	
	给药前	给药后
盐酸肾上腺素		
盐酸异丙肾上腺素		
盐酸肾上腺素		
酚妥拉明		

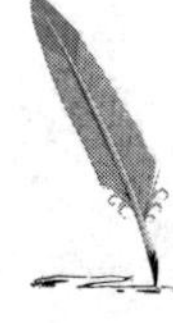

【实训思考】酚妥拉明对肾上腺素的升压作用有何影响，为什么？

（杨丽珠）

实训七　镇静催眠药的抗惊厥作用

【实训目的】观察苯巴比妥的抗惊厥作用，联系其临床应用。

【实训原理】尼可刹米是中枢兴奋药，剂量过大可引起惊厥反应。镇静催眠药具有抗惊厥作用，可对抗尼可刹米引起的惊厥反应。

【实训材料】

器材：天平、注射器（1ml）、针头（4 号）、大烧杯。

药品：0.5%苯巴比妥溶液、2.5%尼可刹米溶液、生理盐水。

动物：体重相近的小白鼠 2 只。

【实训步骤】

（1）取体重相近小白鼠 2 只，称重、编号，放入大烧杯中。

（2）观察并记录两组小鼠的正常活动情况。

（3）1 号鼠腹腔注射 0.5%苯巴比妥溶液 0.1ml/10g，2 号鼠腹腔注射等量生理盐水。

（4）10 分钟后，分别给两只小鼠腹腔注射 2.5%尼可刹米溶液水 0.2～0.3ml/10g。观察并记录惊厥出现的程度和速度。

【实训提示】以小鼠后肢出现强直为惊厥指标。

【实训结果】

表实训-9　苯巴比妥对小鼠的抗惊厥作用

鼠号	体重	用药前反应	用药后反应	
			惊厥发生时间（min）	惊厥持续时间和结果
1				
2				

【实训思考】惊厥的危害是什么？哪些药物可以抗惊厥，各有何特点？

（杨丽珠）

实训八　镇痛药的镇痛作用比较

【实训目的】

（1）观察疼痛反应与药物的镇痛作用。

（2）学习化学刺激法筛选镇痛药或比较药物镇痛效果的方法。

【实训原理】腹膜的感觉神经分布广泛，把醋酸等化学刺激物注入腹腔，使小鼠产生疼痛，表现为扭体反应。

哌替啶为人工合成镇痛药。其主要作用是激动阿片受体，激活脑内“抗痛系统”，阻断

痛觉传导，产生中枢性镇痛作用。其作用出现快，对各种剧痛有较好的镇痛的作用。

罗通定为植物延胡索的提取物。其镇痛作用与脑内阿片受体无关。镇痛作用比哌替啶弱，但较解热镇痛药作用强，对慢性持续性钝痛效果好，对急性锐痛和癌性疼痛效差。

【实训材料】

器材：天平 1 台、1ml 注射器 3 支、针头 3 个、烧杯 3 个、秒表。

药品：0.2%盐酸哌替啶溶液、0.2%罗通定溶液、生理盐水、0.6%醋酸溶液。

动物：体重相近的小鼠 3 只（体重 28～32g）。

【实训步骤】

（1）取体重相近小白鼠 3 只，称重、编号。观察其正常活动情况。

（2）1 号鼠腹腔注射 0.2%盐酸哌替啶溶液 0.1ml/10g，2 号鼠腹腔注射 0.2%罗通定溶液 0.1ml/10g，3 号鼠腹腔注射生理盐水 0.1ml/10g。

（3）30 分钟后各鼠均腹腔注射 0.6%醋酸溶液 0.2ml/10g。观察 10 分钟内出现扭体反应的小鼠数。

（4）实验结束后综合全班数据中，计算各药镇痛百分率（P）。

【实训结果】

表实训-10　镇痛药的镇痛作用比较

镇痛药物	鼠数	扭体反应鼠数	无扭体反应鼠数	药物镇痛百分率
哌替啶				
罗通定				
生理盐水				

$$药物镇痛百分率=\frac{实验组无扭体反应鼠数-对照组无扭体反应鼠数}{对照组扭体反应鼠数}\times 100\%$$

【实训提示】

（1）醋酸溶液需临用时配制。

（2）小鼠体重轻，扭体反应出现率低。

（3）小鼠扭体反应表现为腹部收缩内凹、躯体扭曲、伸展后肢、臀部抬高及蠕行等，出现任何一项即为阳性。

【实训思考】吗啡 、哌替啶和罗通定的镇痛机制有何不同？联系其临床应用。

（杨丽珠）

实训九　强心苷对离体蛙心的作用

【实训目的】学习离体蛙心灌注法，观察强心苷对离体蛙心的直接作用。

【实训材料】

器材：探针、蛙板、手术器械一套、蛙心套管、烧杯、滴管、蛙心夹、记录仪。

药品：0.025%毒毛花苷 K 溶液、任氏液。

动物：青蛙。

【实训步骤】

（1）取蛙一只，破坏大脑及脊髓，仰卧固定于蛙板上，将胸腹部皮肤剪开，用镊子夹

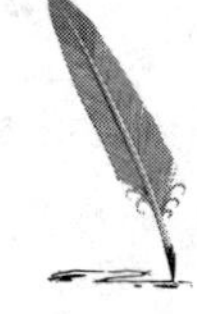

住剑突软骨轻轻提起，用剪刀将胸骨及肌肉 一起剪去，剪开心包。手术中尽量避免剪破血管，以免影响操作。

（2）分离主动脉，将一线结扎左侧主动脉上端，并在二主动脉下穿过一线，打一松结备用。提起右侧主动脉下穿过一线，打一松结备用，提起右侧主动脉，朝向心端剪一“V”字形小口，盛有任氏液的蛙心套管，用示指封住管口由切口处插入主动脉球，用镊子柄顶住心尖，将套管缓缓向后向左推入心室，若已插入心室则有血液流进套管，管内液体随心脏收缩上下移动，用滴管吸去蛙心套管内的血液，以任氏液冲洗 2~3 次，然后扎紧备用的松结，剪断两主动脉弓，轻轻提起蛙心插管，在静脉窦以下把其余血管一起结扎，在结扎以下剪断，使心脏与蛙体分离。

（3）将管内的任氏液冲洗至无色为止，然后将蛙心插管固定在铁支架上，用蛙心夹夹住心尖部，连于换能器，打开电脑记录仪，记录一段正常心脏活动曲线。

（4）给药观察曲线有何变化：①换成管容积低钙任氏液；②当心脏收缩明显减弱时，加入 0.025%毒毛花苷 K 溶液 0.2ml；③当作用明显时，再加入 1%氯化钙溶液 0.1ml。

【实训提示】

（1）原理　强心苷是正性肌力药，对心脏有正性肌力、负性频率以及负性传导的作用，中毒时可出现心律失常。

（2）蛙心套管要插入心室，不要插入太深，以免损伤心肌。

（3）结扎时要远离静脉窦（起搏点）。

【实训结果】记录正常心脏活动曲线，以频率、收缩幅度为指标，给药后除观察上述指标外，并观察有无心律失常。

【实训思考】本实验中可以看到强心苷的哪些药理作用？强心苷为什么有这些作用？

（杨丽珠）

实训十　利尿药对家兔尿量的影响

【实训目的】

（1）观察呋塞米对家兔的利尿作用，分析其作用机制并联系其临床用途。

（2）学习兔耳缘静脉注射法、兔尿道导尿法。

【实训原理】呋塞米为强效利尿药，具有利尿和扩血管作用，其利尿作用快，利尿作用强大，短时间内利尿作用明显。本实验采用导尿管法，观察呋塞米的利尿作用。

【实训材料】

器材：兔手术台、注射器、导尿管、量筒、烧杯。

药品：1%呋塞米溶液、生理盐水、液状石蜡。

动物：家兔 1 只（雄性，2kg 以上）。

【实训步骤】

（1）取家兔（雄性）1 只，称重，编号，静脉注射 37℃生理盐水 40ml/kg。

（2）30 分钟后，将家兔仰卧位固定于手术台上。将导尿管尖端用液状石蜡润滑后自尿道慢慢插入，当其通过膀胱括约肌进入膀胱后，即可观察到有尿液滴出（大约共插入 8~

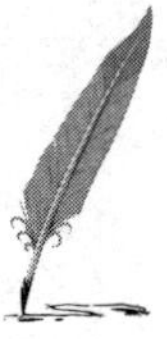

12cm），轻压膀胱，最初5分钟内滴出的尿液弃去不计。

（3）在导尿管下接一量筒，待家兔尿液滴速稳定后，收集20分钟内滴出的尿液，计其毫升数（若尿液太少可计数尿液滴数），作为给药前的对照值。然后，静脉注射呋塞米4mg/kg，并量计给药后20分钟内的尿量。

（4）比较给药前后家兔尿量的变化。

【实训结果】

表实训-11 呋塞米对家兔尿量的影响

实验组	体重	给药剂量	给药前尿量（ml）	给药后尿量（ml）

【实训提示】

（1）注射生理盐水时，应将其先加热至37℃左右，以免过凉的液体对家兔有刺激性。

（2）导尿管的插入动作要轻缓，以免损伤尿道口；插入深度也要适当，不要插破膀胱。

（3）当遇到兔导尿不畅时，可尝试转动导尿管，以免导尿管顶在膀胱壁上，尿液无法导出。

【实训思考】分析用呋塞米前后尿量变化的原因是什么？

（杨丽珠）

实训十一　氢化可的松的抗炎作用

【实训目的】

（1）观察氢化可的松的抗炎作用并分析其作用机制。

（2）学习小鼠耳郭肿胀的实验方法。

【实训原理】二甲苯是一种具有强烈化学刺激性的有机溶剂，涂擦于小鼠耳郭皮肤上，能损伤所接触的局部组织，使之释放组胺、缓激肽等致炎物质，毛细血管通透性增加、白细胞浸润，产生急性炎症反应。氢化可的松属非特异性激素类抗炎药，具有强大的抗炎作用，可抑制各种原因所致的炎症反应，减轻小鼠耳郭的水肿。

【实训材料】

器材：天平、1ml注射器、针头（5号）、烧杯、分析天平、打孔器（8~9mm）。

药品：0.5%氢化可的松溶液、生理盐水、二甲苯

动物：体重相近的雄性小鼠4只（体重25~30g）。

【实训步骤】

（1）取体重相近小白鼠4只，称重、编号。观察其正常活动情况。

（2）用0.1ml的二甲苯溶液涂擦4只小鼠右耳郭正反两面皮肤。

（3）30分钟后，二鼠腹腔注射0.5%氢化可的松溶液0.1ml/10g，另两只小鼠同法注射生理盐水0.1ml/10g作为对照。

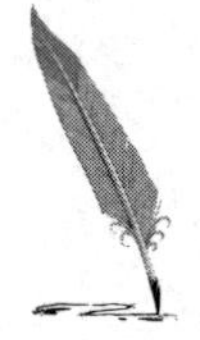

（4）2小时后将小鼠脱颈椎处死，沿耳郭基线剪下左右两耳，用直径为8~9mm打孔器

分别在左、右耳郭同一部位打下圆耳片，分别用分析天平精确称重。

（5）用每只鼠的右耳片（致炎一侧）重量减去左耳片（对照一侧）重量即可算得右耳的肿胀程度。比较两药肿胀度，汇总全班实验结果，将对照鼠和给药鼠的肿胀程度进行统计学处理。

【实训结果】

表实训-12 氢化可的松对抗小鼠耳郭肿胀作用

鼠号	致炎药物	治疗药物	左耳片重量	右耳片重量	肿胀度
1	二甲苯	氢化可的松			
2	二甲苯	氢化可的松			
3	二甲苯	生理盐水			
4	二甲苯	生理盐水			

肿胀度=右耳片重量-左耳片重量

【实训提示】

（1）在小鼠耳郭上涂二甲苯溶液时剂量应准确。首先应将小鼠固定好，并用注射器精确吸取二甲苯溶液。

（2）应选用锋利的打孔器。

（3）所取耳片应与涂二甲苯的部位一致，打耳片时应在左右耳郭同一部位。

【实训思考】说出糖皮质激素的药理作用、其抗炎的机制及临床用药时的注意事项。

（杨丽珠）

实训十二　链霉素的急性中毒及解救方法

【实训目的】

（1）学会观察小白鼠链霉素的急性中毒症状及解救方法。

（2）了解链霉素急性中毒的。

【实训材料】

器材：鼠电子天平、鼠笼、lml 注射器、大烧杯。

药物：4%硫酸链霉素溶液、5%氯化钙溶液、生理盐水

动物：体重相近小鼠 2 只。

【实训步骤】

（1）取体重相近的小鼠 2 只，称重、编号，观察并记录呼吸、肌张力及活动情况。

（2）两鼠分别注射腹腔注射 4%硫酸链霉素溶液 0. 1ml/10g。

（3）给药后注意观察并记录两鼠鼠呼吸、肌张力及活动情况。待中毒明显后（四肢无力、呼吸困难、发绀等），一只小鼠立即腹腔注射 5%氯化钙溶液 0. 1ml/10g，另一只小鼠立即腹腔注射生理盐水溶液 0. 1ml/10g。

（4）注意观察并记录两只小鼠的呼吸、肌张力及活动情况。

【实训提示】

（1）链霉素具有阻断神经肌肉的传递作用，大剂量给药可出现骨骼肌松弛、运动功能

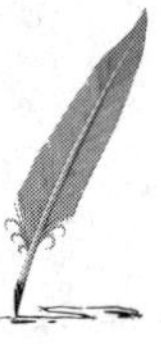

和呼吸运动障碍，钙离子能促进神经末梢释放递质，可对抗链霉素的中毒症状。

（2）小鼠给予大剂量链霉素后，须事先准备好所需剂量的氯化钙溶液，待出现明显中毒症状时立即腹腔注射，防止小鼠中毒死亡。

（3）小鼠活动情况可分为正常、增加、减少三级。

（4）观察肌张力时，将小鼠放置于铁丝网等粗糙表面，抓住鼠尾往后拖，根据阻力将其分为正常、较弱、很弱、无力四级。

【实训结果】

表实训-13 链霉素的急性中毒及解救

鼠号	给药前表现			药物	给药后表现			解救药	解救后表现		
	呼吸	肌张力	活动		呼吸	肌张力	活动		呼吸	肌张力	活动
1											
2											

【实训思考】

氨基糖苷类抗生素具有哪些共性的不良反应？其急性中毒应选择哪些药物抢救？为什么？

（杨丽珠）

实训十三　处方基本知识及处方调配

【实训目的】

（1）学习处方的基本知识。

（2）学会处方分析。

【实训材料/场景】

药品盒、处方、模拟药店或模拟药房

【实训内容】

一、处方基本知识

2006年11月27日经卫生部部务会议讨论通过了《处方管理办法》，办法共有63个条款，2007年5月1日起施行。由卫生部负责全国处方开具、调剂、保管相关工作的监督管理。

（一）处方的概念

处方是指由注册的执业医师和执业助理医师在诊疗活动中为患者开具的、由取得药学专业技术职务任职资格的药学专业技术人员审核、调配、核对，并作为患者用药凭证的医疗文书。在医疗工作中，处方反映了医、药、护各方在药物治疗活动中的法律权利与义务，并且可以作为追查医疗事故责任的证据，具有法律上的意义。处方记录了医生对患者药物

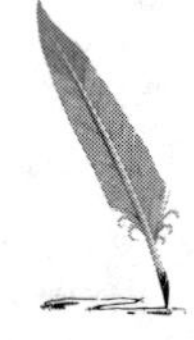

治疗方案的设计和对病人正确用药的指导，也作为药学人员调剂活动的依据，具有技术上的意义。处方的经济意义表现在它是患者药费支出的详细清单，同时可以作为调剂部门统计特殊管理和贵重药品消耗的单据。也是患者进行药物治疗和药品流向的原始记录。

（二）处方类型

1. 按处方性质分类

（1）法定处方　主要指《中华人民共和国药典》和国家食品药品监督管理局颁布标准收载的处方，其具有约束力。

（2）医师处方　是医师为患者诊断、治疗和预防用药所开具的处方。

（3）协定处方　是医院药剂科与临床医师按日常医疗用药的需要，共同协商制定的处方。本类处方适合大量配制和储备，仅限于本单位使用。

2. 按开具的特殊药品和临床一些科别分类

（1）普通处方　处方笺为白色。

（2）急诊处方　处方笺为淡黄色，右上角标注“急诊”

（3）儿科处方　处方笺为淡绿色，右上角标注“儿科”。

（4）麻醉药品和第一类精神药品　处方笺为淡红色，右上角标注“麻、精一”。

（5）第二类精神药品处方　处方笺为白色红字，右上角标注“精二”。

（三）处方格式

处方由处方前记、处方正文和处方后记三部分组成（图实训-12）。

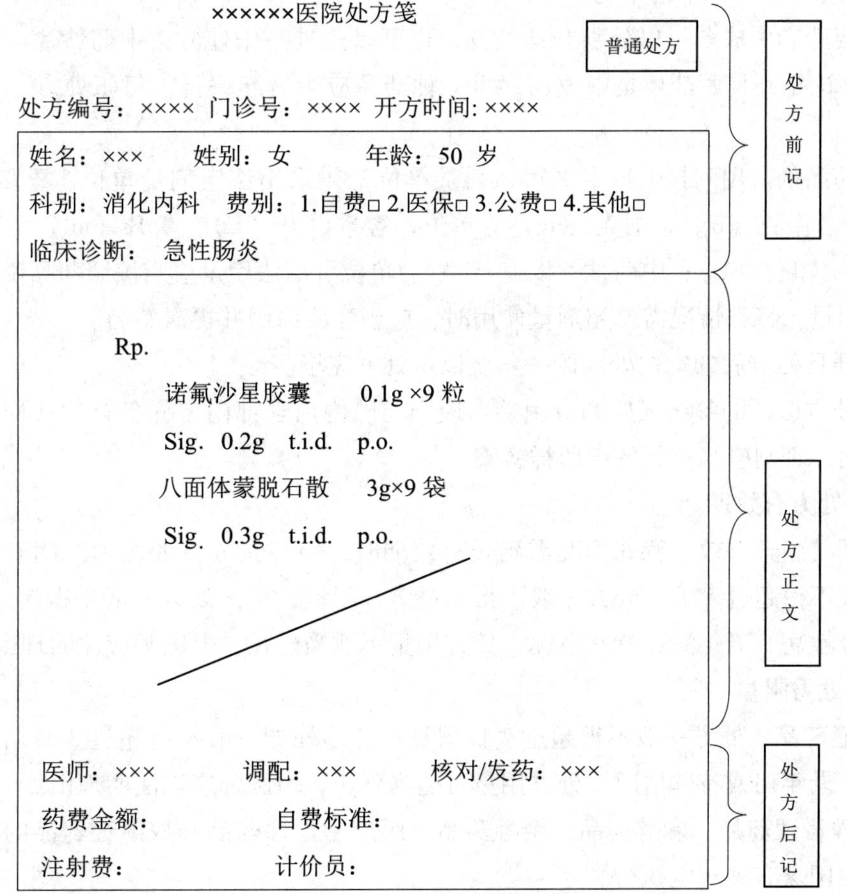
××××××医院处方笺

普通处方

处方编号：×××× 门诊号：×××× 开方时间: ××××

姓名：×××　姓别：女　年龄：50 岁

科别：消化内科　费别：1.自费□ 2.医保□ 3.公费□ 4.其他□

临床诊断：急性肠炎

Rp.

诺氟沙星胶囊　0.1g ×9 粒

Sig. 0.2g　t.i.d.　p.o.

八面体蒙脱石散　3g×9 袋

Sig. 0.3g　t.i.d.　p.o.

医师：×××　调配：×××　核对/发药：×××

药费金额：　自费标准：

注射费：　计价员：

图实训-12　处方格式

1. 处方前记 包括医疗机构名称、费别、患者姓名、性别、年龄、门诊或住院病历号，科别或病区和床位号、临床诊断、开具日期等。可添列特殊要求的项目。麻醉药品和第一类精神药品处方还应当包括患者身份证明编号，代办人姓名、身份证明编号。

2. 处方正文 以 Rp 或 R（拉丁文 Recipe“请取”的缩写）标示，分列药品名称、剂型、规格、数量、用法用量。

3. 处方后记 包括医师签名或者加盖专用签章、药品金额以及审核、调配、核对、发药药学专业技术人员签名或者加盖专用签章等。

（四）处方书写主要规则

（1）使用专用处方笺书写，即普通处方为白色，急诊处方为淡黄色，儿科处方为淡绿色，麻醉药品为淡红色。

（2）每张处方限于一名患者的用药。患者一般情况、临床诊断填写清晰、完整，并与病历记载相一致。患者年龄应当填写实足年龄，新生儿、婴幼儿写日、月龄，必要时要注明体重。

（3）书写处方要求字迹清晰，项目书写完整。如药名、剂量、单位、规格、用法、用量要准确规范，不得涂改，如需修改，应当在修改处签名并注明修改日期。除特殊情况外，处方上应注明临床诊断。

（4）药品名称应当使用规范的中文名称书写，没有中文名称的可以使用规范的英文名称书写。书写药品用法可用规范的中文、英文、拉丁文或者缩写体书写，但不得使用“遵医嘱”“自用”等含糊不清字句。

（5）西药和中成药可以分别开具处方，也可以开具一张处方，中药饮片应当单独开具处方。但不论是开具西药还是中成药，每一种药品应当另起一行，每张处方不得超过 5 种药品。

（6）药品剂量用阿拉伯数字书写，剂量单位一律采用法定剂量单位：重量以克（g）、毫克（mg）、微克（μg）、纳克（ng）为单位；容量以升（L）、毫升（ml）为单位；国际单位（IU）、单位（U）；中药饮片以克（g）为单位。用法用量应当按照药品说明书规定的常规用法用量，特殊情况需要超剂量使用时，应当注明原因并再次签名。

（7）开具处方后的空白处应画一斜线以示处方完毕。

（8）处方医师的签名式样和专用签章应当与院内药学部门留样备查的式样相一致，不得任意改动，否则应当重新登记留样备案。

（五）处方有效期

处方开具当日有效。特殊情况需延长有效期时，由开具处方的医师注明有效期限，但有效期最长不得超过 3 天。处方一般不得超过 7 日用量；急诊处方一般不得超过 3 日用量。对于某些慢性病、老年病或特殊情况，处方用量可适当延长，但医师应注明理由。

（六）处方限量

1. 普通药品 处方一般不得超过 7 日用量；急诊处方一般不得超过 3 日用量；对于某些慢性病、老年病或特殊情况，处方用量可适当延长，但医师应当注明理由。

2. 特殊管理药品 麻醉药品、精神药品、医疗用毒性药品和放射性药品的处方用量应当严格按照国家有关规定执行。

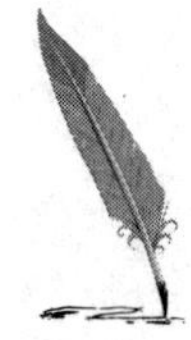

（1）为门（急）诊患者开具的麻醉药品或第一类精神药品注射剂，每张处方为一次常

用量；控缓释制剂，每张处方不得超过 7 日常用量；其他剂型，每张处方不得超过 3 日常用量。

（2）第二类精神药品一般每张处方不得超过 7 日常用量；对于慢性病或某些特殊情况的患者，处方用量可以适当延长，医师应当注明理由。

（3）住院病人的麻醉药品和第一类精神药品处方应当逐日开具，每张处方为 1 日常量。

（七）处方保管

处方由调剂、出售处方药品的医疗机构或药品零售企业妥善保存。

1. 医院处方 普通处方、急诊处方、儿科处方保存 1 年，医疗用毒性药品、精神药品处方保存 2 年，麻醉药品处方保存 3 年。

2. 零售药店处方 按 GSP 规定，零售药店必须保存处方 2 年以上备查。

（八）处方中常用缩写及中文含义

1. 用药时间（表实训-14）

表实训-14 与用药时间相关的缩写及中文含义

拉丁文缩写	中文含义	拉丁文缩写	中文含义
a. c.	饭前	t. i. d.	每天三次
p. c.	饭后	q. i. d.	每天四次
a. m.	上午	q. o. d.	隔日一次
p. m.	下午	q. h.	每小时一次
q. m.	每晨	q. 4h.	每 4 小时一次
q. n.	每晚	st.，stat.！	立即
h. s.	睡前	S. O. S.	需要时（只一次）
q. d.	每天一次	p. r. n.	必要时用（可重复）
s. i. d.	每天一次	Cito	急速地
b. i. d.	每天二次	lent	缓慢

2. 给药途径（表实训-15）

表实训-15 与给药途经相关的缩写及中文含义

拉丁文缩写	中文含义	拉丁文缩写	中文含义
i. d.	皮内注射	Pr. dos.	一次量，顿服
i. h.	皮下注射	Pr. inf.	婴儿用
i. m.	肌内注射	Pr. ocul.	眼用
i. v.	静脉注射	Pr. nar.	鼻用
i. v. gtt.	静脉滴注	Pr. aur.	耳用
p. o.	口服	p. rect.	灌肠
Adus. ext.	外用		

3. 药物制剂（表实训-16）

表实训-16　与药物制剂相关的缩写及中文含义

拉丁文缩写	中文含义	拉丁文缩写	中文含义
Amp.	安瓿剂	Ocul.	眼膏剂
Caps.	胶囊剂	Ol.	油剂
Emul.	乳剂	Past.	糊剂
Extr.	浸膏	Sol.	溶液剂
Inj.	注射剂	Syr.	糖浆剂
Lot.	洗剂	Tab.	片剂
Loz.	喉片	Tr.	酊剂
Mist.（Mixt）	合剂	Ung.	软膏剂

4. 其他缩写（表实训-17）

表实训-17　其他相关的缩写及中文含义

拉丁文缩写	中文含义	拉丁文缩写	中文含义
aa	各	Sig.	标记（用法）
ad	加至	co.，comp.	复方的
No.	数目，号	dil.	稀的
Rp.	取	fort.	浓的
q. s.	适量	Sat.	饱和的

（九）处方调配

处方调配是指销售药品时，药学技术人员根据医师处方调剂、调配药品的过程。

1. 调配程序

药品调配的一般程序为：收处方→审核处方→收费→调配处方→包装标示→核对检查→发药及用药交代。

2. 审核处方　包括处方规范审核和用药适宜性审核。

（1）处方规范审核　主要包括：①审核处方内容是否完整；②书写是否规范、字迹是否清晰；③有否执业（助理）医师签字；④是否有医疗机构盖章；⑤修改处是否有执业（助理）医师签字并注明日期等。

（2）用药适宜性审核　主要包括：①对规定必须做皮试的药物处方医师是否注明过敏试验及结果的判定；②处方用量与临床诊断的相符性；③剂量、用法是否正确；④剂型与给药途径是否正确；⑤是否有重复给药现象；⑥是否有潜在临床意义的药物相互作用和配伍禁忌。

药学专业技术人员经过处方审核后，如有发现药品滥用和用药失误，应拒绝调剂，并及时告知处方医师，但不得擅自更改或者配发代用药品。对于发生严重药品滥用和用药失误的处方，药学专业技术人员应当按有关规定报告。

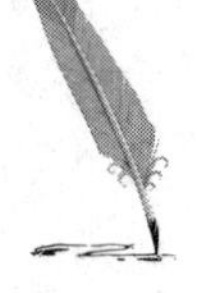

3. 调配处方及注意事项

（1）药学专业技术人员调剂处方时必须做到“四查十对”　具体内容为：①查处方，

对科别、姓名、年龄；②查药品，对药名、规格、数量、标签；③查配伍禁忌，对药品性状、用法用量；④查用药合理性，对临床诊断。

（2）注意事项　主要有：①发出的药品应注明患者姓名和药品名称、用法、用量；②发出药品时应按药品说明书或处方医嘱，向患者或其家属进行相应的用药交代与指导，包括每种药品的用法、用量和注意事项等；③药学专业技术人员在完成处方调剂后，应当在处方上签名；④药学专业技术人员对于不规范处方或不能判定其合法性的处方，不得调剂。

（十）处方点评

1. 处方点评的意义　为规范医院处方点评工作，提高处方质量，促进合理用药，保障医疗安全，2010 年 2 月，卫生部组织制定了《医院处方点评管理规范（试行）》。处方点评是根据相关法规、技术规范，对处方书写的规范性及药物临床使用的适宜性进行评价，发现存在或潜在的问题，制定并实施干预和改进措施，促进临床药物合理应用的过程，是医院持续医疗质量改进和药品临床应用管理的重要组成部分，也是提高临床药物治疗学水平的重要手段。

2. 处方点评的实施　处方点评的具体工作由医院药学部门成立的处方点评工作小组负责，会同医疗管理部门，根据医院实际情况，确定具体抽样方法和抽样率，其中门急诊处方的抽样率不应少于总处方量的 1‰，且每月点评处方绝对数不应少于 100 张；病房（区）医嘱单的抽样率（按出院病历数计）不应少于 1%，且每月点评出院病历绝对数不应少于 30 份。

3. 处方点评的结果　处方点评结果分为合理处方和不合理处方。不合理处方包括不规范处方、用药不适宜处方及超常处方。

（1）有下列情况之一的应当判定为不规范处方　①处方的前记、正文、后记内容缺项，书写不规范或者字迹难以辨认的；②医师签名、签章不规范或者与签名、签章的留样不一致的；③药师未对处方进行适宜性审核的（处方后记的审核、调配、核对、发药栏目无审核调配药师及核对发药药师签名，或者单人值班调剂未执行双签名规定）；④新生儿、婴幼儿处方未写明日、月龄的；⑤西药、中成药与中药饮片未分别开具处方的；⑥未使用药品规范名称开具处方的；⑦药品的剂量、规格、数量、单位等书写不规范或不清楚的；⑧用法、用量使用“遵医嘱”、“自用”等含糊不清字句的；⑨处方修改未签名并注明修改日期，或药品超剂量使用未注明原因和再次签名的；⑩开具处方未写临床诊断或临床诊断书写不全的；⑪单张门急诊处方超过五种药品的；⑫无特殊情况下，门诊处方超过 7 日用量，急诊处方超过 3 日用量，慢性病、老年病或特殊情况下需要适当延长处方用量未注明理由的；⑬开具麻醉药品、精神药品、医疗用毒性药品、放射性药品等特殊管理药品处方未执行国家有关规定的；⑭医师未按照抗菌药物临床应用管理规定开具抗菌药物处方的；⑮中药饮片处方药物未按照“君、臣、佐、使”的顺序排列，或未按要求标注药物调剂、煎煮等特殊要求的。

（2）有下列情况之一的应当判定为用药不适宜处方　①适应证不适宜的；②遴选的药品不适宜的；③药品剂型或给药途径不适宜的；④无正当理由不首选国家基本药物的；⑤用法、用量不适宜的；⑥联合用药不适宜的；⑦重复给药的；⑧有配伍禁忌或者不良相互作用的；⑨其他用药不适宜情况的。

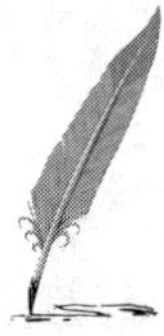

(3) 有下列情况之一的应当判定为超常处方 ①无适应证用药；②无正当理由开具高价药的；③无正当理由超说明书用药的；④无正当理由为同一患者同时开具2种以上药理作用相同药物的。

4. 处方点评的监督管理 各级卫生行政部门应当加强对辖区内医院处方点评工作的监督管理，对不按规定开展处方点评工作的医院应当责令改正。药师未按规定审核处方、调剂药品、进行用药交代或未对不合理处方进行有效干预的，医院应当采取教育培训、批评等措施；对患者造成严重损害的，卫生行政部门应当依法给予相应处罚。

二、处方认知和处方分析练习

(1) 学生分组到模拟药店认识处方药与非处方药。

(2) 学生分组到模拟药房认识处方，并根据所学知识进行处方分析。

【实训思考】

(1) 处方由几部分组成？各部分主要包括哪些内容？

(2) 处方调配程序一般包括哪些环节？

(3) 用药适宜性审核处方主要包括哪些内容？

(4) 哪些情形可判定为不规范处方、用药不适宜处方及超常处方？

(5) 分析下列处方是否合理并说明理由。

处方示例：

姓名：洪彤 性别：女 年龄：48岁 科别：呼吸内科

临床诊断：急性上呼吸道感染

Rp.

阿莫西林胶囊 0.25g×48

Sig. 0.5 q. i. d.

罗红霉素片 0.15g×12

Sig. 0.15 b. i. d.

分析：此处方不合理。因为阿莫西林属繁殖期杀菌剂，需在细菌繁殖期发挥杀菌作用，而罗红霉素属速效抑菌剂，能快速抑制细菌蛋白质合成，使细菌处于静止期，两药合用，罗红霉素不利于阿莫西林发挥杀菌作用。建议单用其中一种药物即可。

处方练习1：

姓名：林厉 性别：男 年龄：40岁 科别：消化内科

临床诊断：胆绞痛

Rp.

硫酸阿托品注射液 0.5mg×1

Sig. 0.5mg 立即肌内注射

盐酸吗啡注射液 10mg×1

Sig. 10mg i. m. st!

处方练习2：

姓名：赵立 性别：男 年龄：52岁 科别：心血管内科

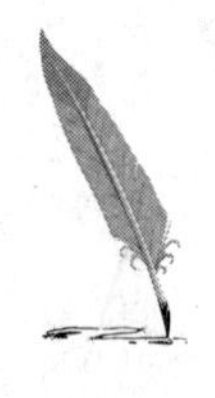

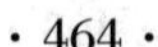

临床诊断：慢性心功能不全

Rp.

地高辛片 0.25mg×20

Sig. 0.25mg q. d.

10%葡萄糖酸钙注射液 10.0ml / 混合缓慢静注

25%葡萄糖注射液 20.0ml

处方练习3：

姓名：刘枚 性别：女 年龄：48岁 科别：泌尿科

临床诊断：心衰、肾功能不全、合并泌尿道感染

Rp.

硫酸庆大霉素注射剂 8万U×6

Sig. 8万U b. i. d. i. m.

呋塞米注射液 20mg×18 / i. v. gtt. q. d.

5%葡萄糖氯化钠注射液 ml

处方练习4：

姓名：李丽 性别：女 年龄：32岁 科别：血液科

临床诊断：风湿性关节炎

Rp.

醋酸泼尼松片 5mg×60

Sig. 10mg t. i. d. p. o.

阿司匹林片 0.5g×30

Sig. 0.5g t. . i. d. p. o.

处方练习5：

姓名：王武 性别：男 年龄：48岁 科别：心血管内科

临床诊断：原发性高血压

Rp.

普萘洛尔片 10mg×30

Sig. 10mg t. i. d. p. o.

氨氯地平片 5mg×10

Sig. 5mg b. i. d. p. o.

卡托普利片 25mg×30

Sig. 25mg b. i. d. p. o.

处方练习6：

姓名：周玲 性别：女 年龄：48岁 科别：消化内科

临床诊断：消化性溃疡

Rp.

奥美拉唑胶囊 20mg×14

Sig. 20mg b. i. d.

阿莫西林胶囊 0.25g×56

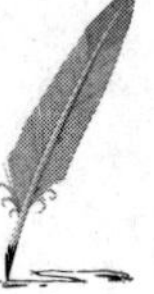

Sig. 1g　b. i. d.

甲硝唑片　0. 2g×28

Sig. 0. 4g　b. i. d.

处方练习 7：

姓名：张三　性别：男　年龄：63 岁　科别：心血管内科

临床诊断：稳定型心绞痛

Rp.

硝酸甘油片　0. 5mg × 50

Sig. 0. 5mg　舌下含化　p. r. n.

处方练习 8：

姓名：钟平　性别：男　年龄：50 岁　科别：消化内科

临床诊断：急性肠炎

Rp.

诺氟沙星胶囊　0. 1g ×9

Sig. 0. 2g　t. i. d.　p. o.

八面体蒙脱石散　0. 3g×9

Sig. 0. 3g　t. i. d.　p. o.

（杨丽珠）

实训十四　药品一般知识及药品分类上架练习

【实训目的】

（1）学习药品的一般知识。

（2）学习药品的各种分类方法。

（3）学会按药理作用与临床用途将药物进行分类并上架。

【实训材料/场景】

药品盒 50 种、模拟药店。

【实训内容】

一、药品一般知识

（一）药品有关概念

1. 药物与药品

（1）药物　是指用于预防、治疗和诊断疾病的化学物质。

（2）药品　是指用于预防、治疗、诊断人的疾病，有目的地调节人的生理功能并规定有适应证或者功能主治、用法和用量的物质，包括中药材、中药饮片、中成药、化学原料

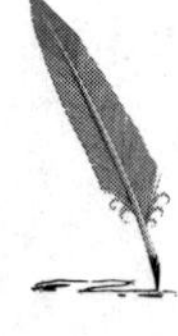

药及其制剂、抗生素、生化药品、放射性药品、血清、疫苗、血液制品和诊断药品等。

二者区别在于药品已进入流通领域，是可供临床直接使用的上市商品；而药物所涉及的范围更大，可能有些还在实验阶段，不一定可以上市，但有活性。

2. 现代药与传统药

（1）现代药　一般是指19世纪以来发展起来的化学药品、抗生素、生化药品、放射性药品、血清、疫苗、血液制品等，是用合成、分离、提取、化学修饰、生物工程等现代科学方法得到的物质。我国一般称其为西药。

（2）传统药　一般是指历史上流传下来的药物，并在传统医学、药学理论指导下用于疾病治疗的物质。主要是动物、植物和矿物药，又称天然药物，例如我国传统的中药。

二者根本区别在于应用的医学理论不同。按现代医学理论和方法筛选的有效成分使用的应属于现代药，按中医理论配方使用的应属于中药，其实有很多现代药来源于中药。

3. 处方药与非处方药

（1）处方药　是指必须凭执业医师或执业助理医师处方才可调配、购买和使用的药品，处方药只准在专业性医药报刊进行广告宣传，不准在大众传播媒介进行广告宣传。

（2）非处方药　是由国务院药品监督管理部门公布的，不需要凭执业医师和执业助理医师处方，消费者可自行判断、购买和使用的药品。非处方药简称OTC药。根据药品的安全性，非处方药分为甲类和乙类。

4. 上市（注册）药品

（1）上市（注册）药品　是指经国家食品药品监督管部门审查批准并发给生产（或试生产）批准文号或进口药品注册证的药品。

（2）新药　是指未曾在中国境内外上市销售的药品。对已上市药品增加新适应证、改变给药途径或剂型、制成新的复方制剂按照新药申请的程序申报。

（3）仿制药品　是指仿制国家已批准正式生产、并收载于国家药品标准的品种。试行标准的药品及受国家行政保护的品种不得仿制。

5. 假药与劣药

（1）假药　有下列情形之一的属于假药：①药品所含成分与国家药品标准规定的成分不符的；②以非药品冒充药品或者以他种药品冒充此种药品的。

有下列情形之一的药品，亦按假药论处：①国务院药品监督管理部门规定禁止使用的；②依照本法必须批准而未经批准生产、进口，或者依照本法必须检验而未经检验即销售的；③变质的；④被污染的；⑤使用依照本法必须取得批准文号而未取得批准文号的原料药生产的；⑥所标明的适应证或者功能主治超出规定范围的。

（2）劣药　药品成分的含量不符合国家药品标准的为劣药。有下列情形之一的药品按劣药论处：①未标明有效期或者更改有效期的；②不注明或者更改生产批号的；③超过有效期的；④直接接触药品的包装材料和容器未经批准的；⑤擅自添加着色剂、防腐剂、香料、矫味剂及辅料的；⑥其他不符合药品标准规定的。

6. 特殊管理药品　是指国家规定有特殊管理办法的医疗用诊断或治疗的药品，包括麻醉药品、精神药品、医疗用毒性药品和放射性药品（见附录一）。

（1）麻醉药品　是指连续使用后易产生生理依赖性（成瘾性）的药品，如吗啡、可待因、哌替啶等。

（2）精神药品　是指直接作用于中枢神经系统，使之兴奋或抑制，连续使用能产生依赖性的药品。我国生产和使用的精神药品分为两类：①第一类，不准在医药门市部零售的药品，如三唑仑、咖啡因等；②第二类，定点药房可凭盖有医疗单位公章的医生处方零售的药品，如地西泮、苯巴比妥等。

（3）医疗用毒性药品　是指毒性剧烈，治疗剂量与中毒剂量相近，使用不当会使人中毒或死亡的药品，如洋地黄毒苷、阿托品等。

（4）放射性药品　是指用于临床诊断或者治疗的放射性核素制剂及其标记物，如碘［^{131}I］化钠、镓［^{67}Ga］胶体等。医疗单位使用放射性药品，必须符合国家放射性同位素卫生防护管理的有关规定。

7. 国家基本药物　是指由国家医疗保障部门制定的能够保证病人基本治疗需要的药品。国家基本药物目录是医疗卫生机构配备使用药品的依据。

8. 基本医疗保险药品　是指保证职工临床治疗必需的，纳入基本医疗保险给付范围内的药品，并符合“临床必需、安全有效、价格合理、使用方便，市场能保证供应”的原则。基本医疗保险药品是在《国家基本药物目录》的基础上遴选，并分为甲类和乙类药品。

9. 高危险药品　是指药理作用显著且迅速、易危害人体的药品，包括：①高浓度电解质制剂，如10% KCl溶液、氯化钙注射液等；②肌肉松弛剂，如维库溴铵注射液、琥珀胆碱注射液等；③细胞毒化药品，如环磷酰胺注射液、甲氨蝶呤注射液等（见附录二）。

（二）药品分类

药品品种繁多，性质各异，分类方法也不尽相同。根据不同需要和特点进行分类管理与使用。常用药品分类如下。

1. 按药物剂型为主的综合分类　片剂（口服片剂、口腔用片剂、泡腾片、外用片剂、其他片剂）；胶囊剂；注射剂（溶液型注射剂、混悬型注射剂、乳剂型注射剂、注射用无菌粉末）；眼用制剂（滴眼剂、眼膏剂、眼用乳膏剂）；丸剂（滴丸、糖丸、小丸等）；气雾剂、喷雾剂；糖浆剂；栓剂；软膏剂；乳膏剂；散剂；颗粒剂；膜剂；贴剂；浸膏、流浸膏；口服溶液剂、口服混悬剂、口服乳剂。

2. 按照药品分类管理办法分类　可分为处方药与非处方药。

3. 按普通药品与特殊管理药品分类　可分为麻醉药品、精神药品、医疗用毒性药品和放射性药品。

4. 按药品来源分类

（1）植物药　利用植物的皮、花、根、茎及果实等药用部位制成的药物，如小檗碱、长春碱、颠茄等。

（2）动物药　利用动物的全体或部分脏器以及其分泌物制成的药物，如牛磺酸、甲状腺素等。

（3）矿物药　直接利用矿物经过加工而征程的药物，如芒硝、硫黄、硼砂等。

（4）抗生素　指由某些微生物代谢产生的，具有抑制或杀灭其他病原微生物作用的化学物质物质，如青霉素、红霉素等。

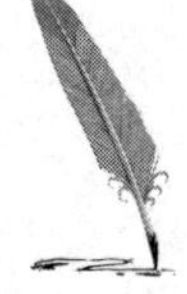

（5）人工合成药　指用化学方法合成的药物，如阿司匹林、苯海拉明等。

（6）生物制品　是以微生物、细胞、动物或人源组织和体液等为原料，应用传统技术或现代生物技术制成，可用于疾病的预防、治疗和诊断的药品，如抗毒素、血液制品等。

5. 按照药理作用与临床用途分类

（1）抗感染药物　抗生素、合成抗菌药、抗结核药、抗真菌药、抗病毒药。

（2）抗寄生虫病药　抗疟疾药、抗阿米巴病药、抗滴虫病药、抗血吸虫病药、抗丝虫病药、抗肠蠕虫药。

（3）中枢神经系统用药　中枢兴奋药、治疗中枢神经系统退行性疾病药、解热镇痛抗炎药、抗痛风药、抗震颤麻痹药、抗精神病药、抗焦虑药、抗抑郁症药、抗躁狂症药、抗癫痫药、镇静催眠药。

（4）麻醉及其辅助用药　全麻药、局麻药、麻醉辅助用药。

（5）自主神经系统用药　拟胆碱药、抗胆碱药、拟肾上腺素药、抗肾上腺素药。

（6）心血管系统用药　钙拮抗药、抗慢性心功能不全药、抗心律失常药、抗心绞痛药、抗高血压药、抗休克药、调节血脂及抗动脉粥样硬化药、血容量扩充药。

（7）消化系统用药　助消化药、抗消化道溃疡药、止吐药、泻药和止泻药、利胆药。

（8）呼吸系统用药　祛痰药、止咳药、平喘药。

（9）泌尿系统用药　利尿药、脱水药、尿崩症用药。

（10）血液系统用药　抗凝血药、促凝血药、抗贫血药。

（11）抗过敏药　抗组胺药、过敏反应阻滞剂、钙剂。

（12）激素及有关药物　肾上腺素皮质激素、胰岛素及降血糖药、甲状腺素及抗甲状腺药、性激素、计划生育用药。

（13）维生素类及矿物药。

（14）生物制品　疫苗类、血液制品。

（15）调节水电解质及酸碱平衡用药。

（16）影响机体免疫功能药。

（17）抗肿瘤药。

（18）其他药物　调节生活质量药、解毒药品、诊断用药、临床各科用药（皮肤科、眼科、消毒防腐类外科、耳鼻喉及口腔科、妇科用药）。

（三）药品的标识

1. 药品的批准文号　供医疗使用的药品必须要有国家药品行政管理部门批准生产的文号，这是药品生产、上市、使用的依据。现统一格式为“国药准（试）字+1 位字母+8 位数字”，其中：①“准”字代表国家批准正式生产的药品，“试”字代表国家批准试生产的药品；②“一位字母”为汉语拼音字母，代表药品的类别，如“H”代表化学药品，“Z”代表中药，“B”代表保健药品，“S”代表生物制品，“J”代表进口分装药品等；③“8 位数字”即第 1、2 位代表批准文号的来源，第 3、4 位表示批准该药品生产之公元年号的后两位数字，第 5、6、7、8 位数字为顺序号。

2. 批号　表示药品生产日期的一种编号，也是表示这批药品是同一次投料，同一生产工艺所生产的产品。编制格式为“年+月+流水顺序号”，如批号 150113，其中 1501 表示生产时间为 15 年 1 月，13 是流水顺序号，表示第 13 批。也可采用亚批号，如 150114-03，即代表该药品为 2015 年 1 月 14 日生产的第 3 小批。

3. 有效期　是指药品在规定的贮藏条件下能够保证质量的期限。表示方法有以下三种。

（1）直接标明有效期　以有效月份最后 1 天为到期日。如某药品有效期为 2015 年 5

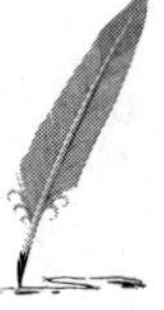

月，表明该药品在2015年5月31日前使用均有效。

（2）直接标明失效期　国外进口药品常采用EXP，Date或Use before标明失效期。如某药标明EXP，Date：May 2015，则表示该药失效期为2015年5月，即有效使用时间为2015年4月30日。

（3）标明有效年限　如某药品标明有效期3年，则应配合生产日期判断有效期是何日。如某药品生产日期为140501，有效期三年，其有效期可标注为"2017年4月"，即代表有2014年5月生产的药品，有效期三年，药品至2017年5月1日以前有效。

（四）药品说明书

药品说明书是载明药品的重要信息的法定文件，是选用药品的法定指南。说明书内容应包括药品的品名、规格、生产企业、药品批准文号、产品批号、有效期、主要成分、适应证或功能主治、用法、用量、禁忌、不良反应和注意事项、药品的贮存条件、生产厂家、通讯地址等。中药制剂说明书还应包括主要药味（成分）性状、药理作用、贮藏等。

二、药品分类及上架练习

（1）将预先准备的50种药品盒按照剂型进行分类。
（2）将预先准备的50种药品盒按照处方药和非处方药进行分类。
（3）将预先准备的50种药品盒按照药理作用与临床用途进行分类，并上架。

【实训思考】

（1）药品按照药理作用与临床用途进行分类可分为哪几类？试举例说明。
（2）预先准备的50种药品中哪些是属于特殊管理药品？
（3）预先准备的50种药品中哪些是属于非处方药？

（杨丽珠）

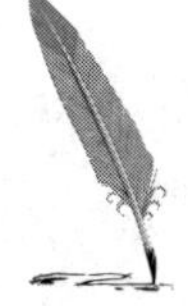

目标检测参考答案

第一章

一、最佳选择题

1. D　2. D　3. E　4. C　5. E　6. D

二、配伍选择题

7. A　8. C　9. D　10. B

三、多项选择题

11. ABCD

第二章

一、最佳选择题

1. C　2. C　3. C　4. E　5. B　6. B　7. D　8. E　9. A　10. B　11. E

二、配伍选择题

12. B　13. E　14. C　15. A　16. D　17. A　18. B　19. C

三、多项选择题

20. ABCDE　21. ABCD　22. ACE　23. BD

第三章

一、最佳选择题

1. B　2. E　3. A　4. A　5. B　6. C　7. C　8. D　9. E　10. C　11. C　12. D　13. D　14. B

二、配伍选择题

15. B　16. D　17. C　18. A

三、多项选择题

19. ABD　20. CE　21. AB　22. ACDE

第四章

一、最佳选择题

1. E　2. E　3. D　4. E　5. D　6. D　7. A　8. B

二、配伍选择题

9. B 10. A 11. C 12. D

三、多项选择题

13. ABCD 14. ABCDE

第五章

一、最佳选择题

1. D 2. C 3. E 4. E 5. D 6. E 7. B 8. A

二、配伍选择题

9. E 10. A 11. C 12. D

第六章

一、最佳选择题

1. E 2. E 3. A 4. C 5. E 6. B 7. D 8. B 9. D 10. E 11. E

二、配伍选择题

12. A 13. E 14. C

第七章

一、最佳选择题

1. D 2. D 3. C 4. B 5. D 6. A 7. D 8. B 9. A 10. D

二、配伍选择题

11. E 12. A 13. D 14. C 15. C

三、多项选择题

16. BE 17. AE 18. ABDE 19. ABD

第八章

一、最佳选择题

1. A 2. C 3. C 4. A 5. A 6. C 7. E 8. B 9. B 10. A 11. B 12. A 13. C 14. E 15. D 16. C 17. A 18. B

二、配伍选择题

19. D 20. A 21. C 22. E

三、多项选择题

23. ABCD 24. ABC 25. ABCD 26. CD

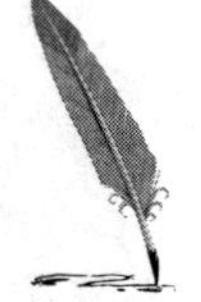

第九章

一、最佳选择题

1. B 2. C 3. C 4. C 5. B 6. D 7. A 8. B 9. B 10. C

二、多项选择题

11. BDE 12. ACDE 13. ABDE 14. BCDE

第十章

一、最佳选择题

1. B 2. C 3. C 4. B 5. C 6. A 7. A 8. C 9. E

二、配伍选择题

10. B 11. A 12. D 13. A

三、多项选择题

1. BCDE 2. BCDE

第十一章

一、最佳选择题

1. C 2. A 3. D 4. E 5. B 6. E 7. C 8. A

二、配伍选择题

9. D 10. A 11. E 12. B

三、多项选择题

13. ABCE 14. ABCE 15. ABDE 16. BCDE

第十二章

一、最佳选择题

1. C 2. D 3. E 4. B 5. A 6. E 7. C 8. D

二、配伍选择题

9. E 10. B 11. C 12. A 13. D

三、多项选择题

14. ACDE 15. ABCE 16. ABCD 17. ACDE

第十三章

一、最佳选择题

1. C 2. B 3. D 4. B 5. B 6. C 7. A

二、配伍选择题

8. C 9. A 10. D 11. E 12. B

三、多项选择题

13. CDE 14. ABDE 15. ABDE 16. ABCD 17. ABC

第十四章

一、最佳选择题

1. B 2. B 3. E 4. D 5. C 6. D 7. D 8. B 9. B 10. D

二、配伍选择题

11. D 12. C 13. E 14. A 15. B

三、多项选择题

16. ABCE 17. ABCD 18. ABC 19. BCDE

第十五章

一、最佳选择题

1. E 2. E 3. A 4. C 5. C 6. E 7. E 8. D 9. D 10. C 11. A 12. C 13. D

二、配伍选择题

14. A 15. B 16. D

三、多项选择题

17. BDE 18. ABDE 19. CDE 20. ABCD

第十六章

一、最佳选择题

1. A 2. D 3. E 4. C 5. D 6. D 7. D 8. D 9. B 10. C 11. B 12. E 13. E 14. B 15. A 16. D

二、配伍选择题

17. C 18. E 19. A 20. A

三、多项选择题

21. ABCD 22. ABCE 23. ABCDE 24. AD

第十七章

一、最佳选择题

1. B 2. D 3. C 4. A 5. D

二、配伍选择题

6. D 7. A 8. A 9. C 10. E

三、多项选择题

11. ABCD 12. CDE

第十八章

一、最佳选择题

1. A 2. B 3. C 4. C 5. D 6. B 7. C 8. B 9. C 10. D

二、配伍选择题

11. D 12. E 13. E 14. B 15. A 16. D 17. B 18. A 19. D 20. C

三、多项选择题

21. ABCDE 22. ABC 23. ABD

第十九章

一、最佳选择题

1. D 2. D 3. E 4. D 5. C

二、配伍选择题

6. B 7. C 8. C 9. A

三、多项选择题

10. ABCDE 11. ABCDE

第二十章

一、最佳选择题

1. E 2. C 3. A 4. B 5. A

二、配伍选择题

6. D 7. E 8. A

三、多项选择题

9. BCDE 10. ACDE

第二十一章

一、最佳选择题

1. D 2. D 3. B 4. D 5. D 6. E 7. D 8. B 9. D 10. C

二、配伍选择题

11. A 12. B 13. C 14. D 15. E 16. C 17. A

三、多项选择题

18. ACDE 19. ABCE 20. ABC

第二十二章

一、最佳选择题

1. E 2. B 3. A 4. E 5. D 6. D 7. D 8. C 9. E 10. E

二、配伍选择题

11. E 12. C 13. D 14. B 15. A 16. B 17. E

三、多项选择题

18. ABCE 19. ABC 20. ABCDE

第二十三章

一、最佳选择题

1. C 2. D 3. B 4. B 5. E 6. E 7. D 8. E 9. E 10. C

二、配伍选择题

11. A 12. E 13. C 14. B

三、多项选择题

15. ABC 16. ACE 17. CDE 18. ABCE 19. DE

第二十四章

一、最佳选择题

1. C 2. A 3. B 4. D 5. B 6. D 7. C

二、配伍选择题

8. C 9. A 10. E 11. D

三、多项选择题

12. BCD 13. ABCD 14. ABCD 15. ACDE 16. ABE

第二十五章

一、最佳选择题

1. C 2. B 3. A 4. C 5. A 6. C 7. C 8. D 9. E

二、配伍选择题

10. A 11. C 12. B 13. A 14. C 15. E 16. E 17. B 18. D 19. C

三、多项选择题

20. ABCD 21. ABCDE

第二十六章

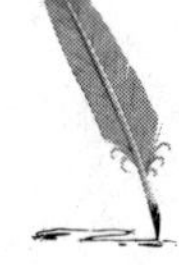

一、最佳选择题

1. C 2. C 3. E 4. C 5. E 6. A 7. D 8. B 9. C 10. A 11. D 12. C

二、配伍选择题

13. C　14. D　15. E　16. A　17. E　18. A　19. B　20. C　21. B　22. A

三、多项选择题

23. ABCDE　24. ABCE　25. ABE　26. BC　27. AC

第二十七章

一、最佳选择题

1. C　2. B　3. A　4. C　5. E　6. A　7. C　8. E　9. B　10. D

二、配伍选择题

11. E　12. A　13. B　14. E　15. E　16. B　17. A

三、多项选择题

18. ABCDE　19. ABCD　20. ABCDE

第二十八章

一、最佳选择题

1. A　2. D　3. E　4. B　5. D　6. D　7. D　8. A　9. C　10. A　11. B　12. A　13. C　14. D　15. C

二、配伍选择题

16. A　17. C　18. C　19. A　20. D　21. E　22. B　23. C　24. B　25. A　26. C　27. D

三、多项选择题

28. ABCDE　29. ABCDE　30. ABCDE　31. ABCDE　32. ABCE

第二十九章

一、最佳选择题

1. C　2. E　3. E　4. D　5. B　6. A　7. D　8. E　9. C　10. D　11. A　12. C　13. C　14. B　15. A　16. B

二、配伍选择题

17. B　18. A　19. E　20. D　21. C　22. B　23. D　24. E

三、多项选择题

25. ACDE　26. ACDE　27. ABCD　28. ABCDE　29. BD　30. ABC

第三十章

一、最佳选择题

1. C　2. A　3. D　4. A　5. A　6. C　7. E　8. E　9. D　10. B　11. A

12. A 13. D

二、配伍选择题

14. A 15. D

三、多项选择题

16. BCE 17. ACD 18. ABCE 19. ADE 20. ABDE 21. ACD

第三十一章

一、最佳选择题

1. D 2. C 3. D 4. B 5. B 6. C 7. D 8. C 9. A 10. D

二、配伍选择题

11. B 12. E 13. E 14. A 15. C 16. B 17. D 18. B 19. C

三、多项选择题

20. ACDE 21. ABCE 22. BE 23. AC 24. ABCE 25. ABCDE 26. ABCE 27. ACE

第三十二章

一、最佳选择题

1. A 2. B 3. A 4. B 5. B

二、配伍选择题

6. B 7. A 8. D 9. C 10. E 11. D 12. B 13. B 14. C 15. E

三、多项选择题

16. ABC 17. ABCDE 18. ABCD 19. ABC 20. ABC

第三十三章

一、最佳选择题

1. D 2. E 3. A 4. B 5. E

二、配伍选择题

6. A 7. B 8. C 9. E 10. D

三、多项选择题

11. AB 12. CDE 13. AB 14. AE 15. AE 16. ABCD

第三十四章

一、最佳选择题

1. E 2. D 3. D 4. B 5. C 6. D 7. E 8. C 9. E 10. B 11. E

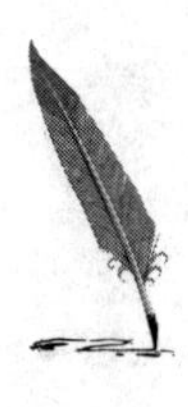

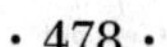

12. B 13. A 14. D 15. C 16. B 17. A 18. C 19. E 20. B 21. D 22. E 23. B 24. B 25. C 26. D 27. C 28. A

二、配伍选择题

29. B 30. C 31. A 32. C 33. E 34. D 35. B 36. B 37. E 38. D 39. C 40. A

三、多项选择题

41. ABDE 42. ABDE 43. ACDE 44. ABC 45. BCDE 46. CD 47. ABCD 48. ACDE 49. ACD 50. ACDE 51. ABDE 52. ABCDE 53. ADE 54. ABCDE 55. ABC 56. ABCDE 57. ACDE 58. BCE

第三十五章

一、最佳选择题

1. C 2. D 3. B 4. C 5. B 6. A 7. C 8. B 9. D 10. D 11. A 12. D 13. A 14. D 5. C 16. A 17. D 18. A

二、配伍选择题

19. D 20. E 21. C 22. A 23. B 2 4. A 25. D

三、多项选择题

26. ABCDE 27. ABCE 28. ABCE 29. ABCDE 30. ACDE

第三十六章

一、最佳选择题

1. D 2. D 3. D 4. D 5. B 6. C 7. D 8. D 9. B 10. B 11. D 12. D 13. A 14. C 15. E

二、配伍选择题

16. E 17. A 18. D 19. C 20. D

三、多项选择题

21. ABCDE 22. ABCDE 23. CE 24. ABCD 25. ABE 26. ABDE 27. ABCDE 28. ADE

第三十七章

一、最佳选择题

11. B 12. C 13. A 14. B 15. B 16. A

二、配伍选择题

7. E 8. A 9. B 10. C

三、多项选择题

11. DE 12. ACD 13. ABCDE 14. ABDE 15. BDE 16. ABDE

第三十八章

一、最佳选择题

1. D 2. B 3. A 4. C 5. B 6. D

二、配伍选择题

7. A 8. B 9. C 10. D

三、多项选择题

11. AD 12. ABCDE 13. BE 14. ACDE 15. ABCDE

第三十九章

一、最佳选择题

1. A 2. B 3. B 4. D 5. C 6. A 7. C 8. B 9. C 10. D 11. B 12. D

二、配伍选择题

13. B 14. B 15. D 16. B

三、多项选择题

17. ABE 18. ACDE 19. CE 20. ABCDE 21. ABC 22. ABCDE 23. ABCDE 24. ABCDE

第四十章

一、最佳选择题

1. D 2. C 3. B 4. B 5. E 6. D

二、配伍选择题

7. D 8. C 9. B 10. A

三、多项选择题

11. AC 12. ABCDE 13. ABCDE 14. ACDE 15. AE 16. ABDE 17. ABDE 18. ABCE

第四十一章

一、单选题

1. B 2. B 3. E 4. C 5. C 6. B 7. C 8. C 9. A 10. D 11. D 12. C 13. B 14. C 15. D 16. D

二、配伍选择题

17. C 18. A 19. D 20. B

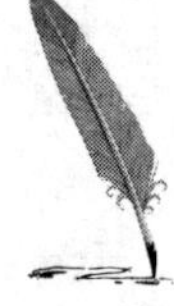

三、多项选择题

21. BCE 22. BCE 23. ACDE 24. ABCD 25. CE

第四十二章

一、单选题

1. C 2. D 3. C 4. C 5. E 6. C 7. D 8. B 9. A 10. D 11. C

二、配伍选择题

12. D 13. B 14. A 15. E 16. C 17. A 18. B 19. E 20. D

三、多项选择题

21. ABCDE 22. CDE 23. ABDE

第四十三章

一、最佳选择题

1. C 2. B 3. B 4. B 5. C

二、配伍选择题

6. A 7. C

三、多项选择题

8. ABC 9. ABCD

第四十四章

一、最佳选择题

1. C 2. B 3. A 4. C 5. E 6. D 7. C 8. A

二、配伍选择题

9. D 10. C 11. B 12. D

三、多项选择题

13. ABCD 14. BC

第四十五章

一、最佳选择题

1. D 2. E 3. A 4. A 5. C 6. A 7. A 8. B 9. D 10. C 11. B

二、配伍选择题

12. C 13. D 14. D 15. B 16. A 17. B 18. C 19. D 20. E 21. D 22. C 23. B 24. E 25. A 26. B 27. A 28. D 29. E 30. C

三、多项选择题

31. ABCDE 32. ABDE 33. ABCDE 34. ABCDE 35. ABDE 36. ABCDE

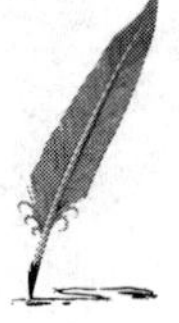

37. ABCDE 38. ACE 39. ABCDE 40. ABCDE

第四十六章

一、最佳选择题

1. D 2. A 3. C 4. E 5. C

二、配伍选择题

6. C 7. E 8. A 9. D 10. B

三、多项选择题

11. ABCDE 12. BDE 13. ADE 14. ABCE 15. ABCD 16. RBCD 17. RABCDE 18. RABCE

第四十七章

一、单选题

1. A 2. D 3. A 4. B 5. D

二、配伍选择题

6. D 7. C 8. B 9. A

三、多项选择题

10. ABCDE 11. ABCDE 12. BE 13. ABCDE

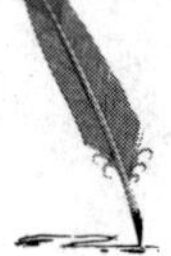

参考文献

[1] 王开贞，李卫平. 药理学［M］. 8 版. 北京：人民卫生出版社，2019.

[2] 侯晞. 药理学. 3 版. 北京：人民卫生出版社，2014.

[3] 姜国贤．药理学［M］. 2 版．北京：人民卫生出版社，2014.

[4] 杨宝峰．药理学［M］. 8 版．北京：人民卫生出版社，2013.

[5] 刘尚智，王建鹏．护理药理学［M］. 2 版．北京：中国医药科技出版社，2019.

[6] 屈刚，张卫芳．药理学［M］. 北京：科学出版社，2013.

[7] 国家基本药物临床应用指南和处方集编委会．国家基本药物处方集-化学药品和生物制品［M］. 2012 年版．北京：人民卫生出版社，2012.

[8] 蔡卫民，吕迁洲．临床药学理论与实践［M］. 北京：人民卫生出版社，2012.

[9] 倪峰，杨丽珠．药理学［M］. 北京：人民卫生出版社，2012.

[10] 陈新谦，金有豫，汤光．新编药物学［M］. 17 版．北京：人民卫生出版社，2011.

[11] 朱依谆，殷明．药理学［M］. 7 版．北京：人民卫生出版社，2011.

[12] 金虹，令红艳．药理学实验与学习指导［M］. 2 版．西安：第四军医大学出版社，2011.

[13] 中国高血压防治指南修订委员会委员．中国高血压防治指南 2010［J］. 中华心血管病杂志，2011，39（7）：579-615.

[14] 王迎新．药理学［M］. 北京：人民卫生出版社，2010.

[15] 杨世杰．药理学［M］. 2 版．北京：人民卫生出版社，2010.

[16] 王吉耀．内科学［M］. 2 版．北京：人民卫生出版社，2010.

[17] 王开贞，于肯明．药理学［M］. 6 版．北京：人民卫生出版社，2009.

[18] 潘雪．药学基础［M］. 北京：化学工业出版社，2006.

参考文献

[illegible]